Scott/Barlow

Kräutertherapie bei Kindern

Dosierungen

Alle im Buch angegebenen Dosierungen gelten für dreijährige Kinder. Umrechnung für andere Altersgruppen finden Sie in der folgenden Tabelle. Die vorgeschlagenen Dosierungen sind lediglich Empfehlungen, sie müssen individuell an das Kind angepasst werden.

Dosierung in Abhängigkeit vom Alter des Kindes

Alter	Faktor, mit dem die Dosis multipliziert werden sollte
6–12 Monate	x $^1/_3$
1–2 Jahre	x $^1/_2$
2–4 Jahre	x 1
4–7 Jahre	x $1^1/_2$
7–14 Jahre	x 2
Über 14 Jahre	x 3

Julian Scott, Teresa Barlow

Kräutertherapie bei Kindern

Vorbeugen und behandeln nach energetischem Ansatz

ELSEVIER
URBAN & FISCHER

URBAN & FISCHER
München • Jena

Zuschriften und Kritik an:
Elsevier GmbH, Urban & Fischer Verlag, Lektorat Komplementäre und Integrative Medizin, Karlstraße 45, 80333 München

Titel der Originalausgabe:
Herbs in the treatment of children
ISBN: 0-443-07163-2
Erschienen bei Churchill Livingstone
An imprint of Elsevier Science Limited

Wichtiger Hinweis für den Benutzer
Die Erkenntnisse in der Medizin unterliegen laufendem Wandel durch Forschung und klinische Erfahrungen. Der Herausgeber und die Autoren dieses Werkes haben große Sorgfalt darauf verwendet, dass die in diesem Werk gemachten therapeutischen Angaben (insbesondere hinsichtlich Indikation, Dosierung und unerwünschten Wirkungen) dem derzeitigen Wissensstand entsprechen. Das entbindet den Nutzer dieses Werkes aber nicht von der Verpflichtung, anhand der Beipackzettel zu verschreibender Präparate zu überprüfen, ob die dort gemachten Angaben von denen in diesem Buch abweichen und seine Verordnung in eigener Verantwortung zu treffen.

Wie allgemein üblich wurden Warenzeichen bzw. Namen (z. B. bei Pharmapräparaten) nicht besonders gekennzeichnet.

Bibliografische Information Der Deutschen Bibliothek
Die Deutsche Bibliothek verzeichnet diese Publikation in der Deutschen Nationalbibliografie; detaillierte bibliografische Daten sind im Internet unter http://dnb.ddb.de abrufbar.

1. Auflage 2006

Der Urban & Fischer Verlag ist ein Imprint der Elsevier GmbH.

06 07 08 09 10 5 4 3 2 1

Um den Textfluss nicht zu stören, wurde bei Berufsbezeichnungen die grammatikalisch maskuline Form gewählt. Selbstverständlich sind in diesen Fällen immer Frauen und Männer gemeint.

Planung: Christl Kiener, Dr. med. Julia Bender, München
Übersetzung: Dr. med. Andreas Bender, Gernlinden
Redaktion: Dr. med. Julia Bender, München, Verena Eichhorn, Hamburg
Register: Inge Pfeifer, München
Herstellung: Kadja Gericke, Arnstorf, Marion Kraus, München
Satz: Kösel, Krugzell
Druck und Bindung: Appl, Wemding
Fotos/Zeichnungen: aus dem engl. Original
Umschlaggestaltung: SpieszDesign, Neu-Ulm
Titelfotografie: GettyImages

ISBN 3-437-57540-6
ISBN 978-3-437-57540-2

Aktuelle Informationen finden Sie im Internet unter www.elsevier.com und www.elsevier.de

Vorwort

Seit wir unsere Praxis eröffnet haben, haben chronische und rezidivierende Erkrankungen bei Kindern stark zugenommen. Bei Asthma kann man fast von einer Epidemie sprechen, und auch Allergien und Autoimmunerkrankungen werden immer häufiger. Dafür gibt es mehrere mögliche Erklärungen: die zunehmende Umweltverschmutzung, die schlechtere Qualität unserer Nahrung, die Nebenwirkungen konventioneller Medikamente und so weiter. Was auch immer dafür verantwortlich ist, für Eltern ist es heute viel schwieriger, ihre Kinder gesund zu halten und sie wieder gesund zu pflegen, wenn sie erst einmal erkrankt sind. Vor diesem Hintergrund haben wir dieses Buch geschrieben.

In diesem Buch wird beschrieben, wie man die häufigsten Erkrankungen von Kindern mithilfe einfacher Kräuter behandelt. Wir möchten unsere Erfahrung, wie gut die Kräutertherapie wirkt, mit anderen teilen. Wenn sie sinnvoll eingesetzt wird, ist sie sicher, sanft und dennoch sehr effektiv. Die von uns beschriebenen Heilmittel werden seit Tausenden von Jahren erfolgreich eingesetzt.

Wir zeigen in diesem Buch auch, dass die Behandlung einfacher Erkrankungen mit naturheilkundlichen Mitteln den Bedarf an Antibiotika und anderen nebenwirkungsreichen konventionellen Medikamenten drastisch senken kann. Darüber hinaus werden die Kinder durch die Kräutertherapie robuster, gesünder und glücklicher, da wir die Beobachtung gemacht haben, dass die Kräuter den Körper tatsächlich stärken, während sie die Krankheit bekämpfen – dies ist ein großer Gegensatz zu vielen schulmedizinischen Medikamenten.

Die Kräutertherapie basiert auf einem etwas anderen Ansatz als die Schulmedizin. Sie unterstützt das Kind, statt die Krankheit anzugreifen. Sie hilft dem Kind, die Krankheit zu überwinden. Der Körper wird angeregt, Toxine auszuscheiden. Das Immunsystem wird gestärkt, so dass es besser mit Bakterien und Viren umgehen kann. So wird das Kind durch die Kräutertherapie zu dauerhafter Gesundheit geführt. Mithilfe unseres Ansatzes bleiben gesunde Kinder gesund und chronisch kranke Kinder können zurück zur Gesundheit finden.

Besonderheiten unseres Buches

Auswahl der Kräuter

Wenn Sie schnell durch dieses Buch blättern, werden Sie feststellen, dass wir nur eine sehr begrenzte Anzahl an Pflanzen einsetzen. Die Kräuter, die wir in diesem Buch empfehlen, sind die, mit denen wir die meisten Erfahrungen haben und deren Wirkung wir genau kennen. Einige dieser Kräuter kennen Sie als Leser vielleicht nicht; evtl. sind sie in Ihrer Umgebung auch nicht immer leicht erhältlich. Glücklicherweise gibt es viele Alternativen zu unseren Rezepturen. Wir empfehlen Ihnen, bei den Kräutern zu bleiben, mit denen Sie Erfahrungen haben, statt zu sehr in unsere Fußstapfen zu treten. Es ist viel besser, einige wenige Kräuter gut zu kennen statt viele Kräuter nur oberflächlich. Aus diesem Grund enthält unser Buch Erklärungen zu den meisten empfohlenen Rezepturen und eine kurze Materia medica der verwendeten Kräuter. Wir hoffen, dass diese Mittel Sie in die Lage versetzen, für Pflanzen, die Sie nicht bekommen können, einen zufrieden stellenden Ersatz zu finden.

Sicherheit

Durch das ganze Buch hindurch weisen wir immer wieder auf potenzielle Gefahren hin. Wir glauben, dass wir die häufigsten Risiken erwähnt haben, aber unvermeidlicherweise gibt es seltene Beschwerden, die gefährlich sein können, in diesem Buch aber nicht erwähnt werden. Wir empfehlen daher, im Zweifelsfall immer einen Arzt hinzuzuziehen.

Die beste Medizin

Wir möchten die extrem wichtige Rolle der modernen Medizin in dieser Welt nicht herunterspielen. Viele Millionen Leben konnten durch rechtzeitig verabreichte Medikamente gerettet werden. Unsere Botschaft soll daher nicht sein, dass alle schulmedizinischen Medikamente schlecht und nur die Kräutertherapie gut ist. Wir glauben, man muss für jede Erkrankung die *beste* Medizin aussuchen. Bei akuten Erkrankungen können dies konventionelle Medikamente sein, wie z. B. Bronchodilatatoren, die so effektiv einen Asthma-Anfall stoppen können. Dennoch gibt es viele Situationen, in denen Kräuter schnellere und länger anhaltende Erleichterung bringen. Diese Beschwerden werden in diesem Buch besprochen.

Therapeut und Eltern

Das vorliegende Buch kann sowohl von Therapeuten als auch von Eltern genutzt werden. Therapeuten können mithilfe dieses Buches in ihrer Praxis Eltern beraten und Erkrankungen behandeln, deren Therapie nicht ganz einfach ist. Eltern ermöglicht das Buch, einfache Beschwerden zu Hause behandeln. Gleichzeitig macht es sie auf die Warnsignale aufmerksam, die eine sofortige ärztliche Behandlung erforderlich machen.

Theoretische Grundlagen: Eine universelle Medizin

Die Theorien, auf denen dieses Buch basiert sind die der traditionellen chinesischen Medizin (TCM). Diese wiederum beruhen auf jahrtausende alten Beobachtungen. Wir setzen diese Theorien seit mehr als 25 Jahren ein, und je länger wir damit arbeiten, umso überzeugter sind wir von ihrer Nützlichkeit im Praxisalltag. Unsere ursprüngliche Ausbildung war in traditioneller chinesischer Medizin, aber über die Jahre sind wir in Kontakt zu vielen anderen Therapeuten gekommen – westlichen Phytotherapeuten, Experten in ayurvedischer, tibetanischer oder afrikanischer Medizin und anderen. Uns fiel auf, wie viele Gemeinsamkeiten zwischen diesen verschiedenen Richtungen bestehen. Alle benutzen ein Humoralsystem, das auf Elementen basiert (drei im Fall von Ayurveda, vier in der westlichen Phytotherapie, fünf in der chinesischen und tibetanischen Medizin). Darüber hinaus unterscheiden alle Systeme zwischen starken Patienten und schwachen Patienten. In der westlichen Phytotherapie ist diese Tradition am schwächsten vertreten, aber auch hier sind Hitze und Kälte, Stärke und Schwäche, seit der griechischen Antike Basis der Therapie, wie die folgende Übersicht über die Geschichte zeigen wird. Daher können wir sagen, dass die Prinzipien, denen dieses Buch folgt, wirklich universal sind.

! Ursprung der in diesem Buch verwendeten Theorien

Die Grundsätze, auf denen dieses Buch beruht, sind die der traditionellen chinesischen Medizin, aber sie sind alle auch in westlichen Traditionen wieder zu finden:

- Die Prinzipien von Hitze und Kälte (die sich durch alle traditionellen Medizinsysteme ziehen) waren bis vor ca. 100 Jahren Teil der Schulmedizin, wie sie in Europa und Amerika praktiziert wurde.
- Das Konzept von starken und schwachen Patienten, die unterschiedlich behandelt werden müssen, war einer der Eckpfeiler der klassischen Medizin.
- Die Vorstellung von Echomustern findet sich in den Schriften von Samuel Hahnemann, dem Begründer der Homöopathie. Er bezeichnete sie als Miasmen. Wir haben diese Bezeichnung bewusst vermieden, da spätere Homöopathen, wie z. B. Clark und Kent in den USA, die Bedeutung dieses Begriffes leicht veränderten, so dass sie auch Erbkrankheiten, v. a. Tuberkulose, Syphilis und Gonorrhö umfasst.

Modernisieren der Tradition

Wir fanden einige Veränderungen der traditionellen Muster nötig, wenn es darum geht, westliche Patienten zu behandeln, da der Lebensstil hier heute völlig anders ist als im traditionellen China. Die Krankheitsmuster von Kindern, die unter wesentlich härteren physischen Bedingungen und mit eiserner Disziplin aufwachsen, sind etwas anders als die eines Kindes, das sich von Cola und Chips ernährt und viel weniger streng erzogen wird.

Die zweite Änderung, die wir gemacht haben, ist, dass wir versucht haben, westliche Kräuter statt der chinesischen einzusetzen. Wir haben dies aus einer Reihe von Gründen getan. Zum einen sind sie kommerziell leichter erhältlich als die chinesischen Kräuter. Zum anderen wachsen viele der Pflanzen überall in unserer Umgebung. Man kann sie in der Wildnis finden, beobachten, wie sie wachsen und dann ernten. Abgesehen davon, wie viel Freude dies bereitet, kommt man so auch zu einem viel tieferen Verständnis der Natur der Pflanzen, als man es je durch ein Buch gewinnen könnte.

Das Werk von *Zhongyao Da Cidian* (Jiangsu New Herbal Research Institute: Greater Encyclopaedia of Chinese Herbs, Shanghai, Hong Kong, 1978, Shanghai Technical Press), das viele westliche Kräuter mit ihren Wirkungen auflistet, hatte hier großen Einfluss auf uns. Nachdem wir viele Jahre mit diesen Kräutern gearbeitet haben, können wir mit Sicherheit sagen, dass der Ansatz, westliche Kräuter zu nutzen, bei Kindern jeglichen ethnischen Hintergrunds sehr gut wirkt.

Die Grundlagen der traditionellen chinesischen Medizin: Körper, Energie und Geist

Eine der wichtigsten Lehren der traditionellen chinesischen Medizin besagt, dass Menschen aus Körper, Energie und Geist bestehen. Dies alleine ist keine revolutionäre Aussage, und es gibt nur wenige, die ihr nicht zustimmen würden. Was jedoch in der TCM anders ist, ist der Glaube, dass alle drei Ebenen miteinander verbunden und voneinander abhängig sind. Dies bedeutet, dass eine Störung des Geistes die Energie und kurz darauf auch den Körper beeinträchtigt. In rudimentärer Form gibt es diese Theorie auch in der westlichen Psychiatrie, in dem Konzept der psychosomatischen Erkrankungen, aber eben nur in rudimentärer Form. Gemäß der TCM gibt es keine Erkrankung, die sich auf eine Ebene des Menschen beschränkt. Wenn ein Mensch krank ist, sind alle drei Ebenen in gewissem Ausmaß betroffen. Wenn man sich beispielsweise erkältet, fühlt man sich müde, da die Energie gestört ist,

und man kann kurzfristig auch eine etwas negativere Lebenseinstellung haben, da auch der Geist betroffen ist.
Die große Stärke der TCM ist, dass sie nach jahrtausendelangen Beobachtungen zu einem genauen Schluss gekommen ist, auf welche Weise Störungen einer Ebene die anderen Ebenen beeinflussen können. Auf diese Weise kann man eine klare Verbindung herstellen zwischen dem Energiestatus des Menschen und bestimmten Verhaltensmustern. Leider können wir im Rahmen dieses Buches nicht im Detail auf diese Verbindungen eingehen.

Wie die Energie das Verhalten beeinflusst

In diesem Buch beziehen wir uns immer wieder auf das Verhalten des Kindes und darauf, welche Rückschlüsse dieses Verhalten auf den Energiestatus des Kindes zulässt. Es mag überraschend sein, dass wir so ein subjektives Kriterium als Basis für die Auswahl einer geeigneten Rezeptur wählen. Wenn man darüber nachdenkt, stellt man jedoch fest, wie stark sich der eigene Energiezustand in Stimmung und Verhalten widerspiegelt. Stellen Sie sich vor, wie es ist, voller Energie und gut erholt aus dem Urlaub zurückzukommen. Die Probleme, mit denen man sich vor dem Urlaub befassen musste, wirken auf einmal weniger wichtig. Sogar mit persönlichen Konflikten kann man nach einem Urlaub viel besser umgehen. Mit der Zeit nagt jedoch erneut der Alltag an den Energiereserven, und eigentlich unbedeutende Schwierigkeiten werden subjektiv größer und größer. Die Aktivitäten, die man sehr genießen konnte, als man voller Energie war, machen plötzlich weniger Spaß und sind nicht mehr so erfrischend wie zuvor. Je nach Temperament wird man evtl. auch nervös und reizbar. So beeinflusst der eigene Energiestatus die ganze Sichtweise der Welt.
Die gleichen Kräfte wirken auch bei Kindern, aber glücklicherweise reagieren Kinder mit relativ einfachen Verhaltensmustern. Energiereiche Kinder möchten aktiv sein. Sie gehen mehr aus sich heraus und können besser mit schwierigen Situationen umgehen. Wenn sich ihre Energie vermindert, sind sie verletzlicher und ziehen sich stärker zurück. Diese Grundsätze sind sehr wichtig für unseren Ansatz, da wir die Erfahrung gemacht haben, dass die Beobachtung des Verhaltens eines Kindes und seines Temperaments sehr schnell zu der geeigneten Rezeptur weisen kann.

Weitere Quellen

Dieses Buch ist aus unserer 25-jährigen Erfahrung in der Therapie von Kindern entstanden. Während dieser Zeit haben wir auf viel Fachliteratur zurückgegriffen und mit vielen anderen Therapeuten gesprochen. Wir hatten auch die Gelegenheit, viele Kinder zu behandeln und das Leid zu sehen, das sie und ihre Eltern erfahren mussten. Wenn dieses Buch einen Teil dieses Leids lindern kann, hat es seinen Zweck erfüllt.

Kurze Geschichte der Kräutertherapie im Westen

In diesem kurzen Überblick über die Geschichte der Kräutertherapie möchten wir zeigen, dass sich die grundlegenden Ideen der TCM auch in der westlichen Phytotherapie wieder finden. Die Ideen wurden nach und nach in der Antike entwickelt und erreichten ihren Höhepunkt im zweiten Jahrhundert nach Christus, als Galen, der Leibarzt des römischen Kaisers die wichtigsten Theorien aller medizinischen Schulen der damaligen Zeit zusammenfasste.
Zu dieser Zeit hatten sich bereits alle wichtigen Grundsätze der heutigen modernen Medizin entwickelt. Es gab die medikamentöse Therapie, Operationen, Anästhesie, Aromatherapie, Psychotherapie, Massage, Ernährungstherapie und Bewegungstherapie. Selbst über die Vorzüge von Vollkornbrot gegenüber Weißbrot wurde bereits lebhaft diskutiert. Wenn man sich mit der Medizingeschichte beschäftigt, ist man immer wieder verblüfft, wie viele unterschiedliche Ideen es gab, und wie viel davon heute vergessen ist oder ignoriert wird.

Griechische Antike

Die Periode, die uns interessiert, begann im fünften Jahrhundert vor Christus mit dem Auftauchen der ersten medizinischen Lehrbücher, da man ab diesem Zeitpunkt die Entwicklung der grundlegenden Prinzipien der Medizin mit verfolgen kann. Vor dieser Zeit gab es zwar auch schon eine hoch entwickelte Medizin in Ägypten, aber nur Fragmente davon wurden überliefert.

Das erste medizinische Werk von großer Bedeutung ist das von **Hippokrates.** Das Werk wurde offensichtlich von mehr als einem Autor verfasst, und es beweist, dass auch damals schon medizinische Theorien lebhaft diskutiert wurden. Ein Teil des Buches, die Aphorismen, ist eine Sammlung traditioneller Sprichwörter. Ein anderer Teil, der sich mit der „heiligen Erkrankung" befasst, versucht zu beweisen, dass Epilepsie nicht auf eine göttliche Heimsuchung zurückzuführen, sondern eine rein körperliche Erkrankung ist.

Die theoretischen Grundlagen der hippokratischen Medizin sind, wie in den meisten traditionellen Medizinsystemen, die Elemente – in der griechischen Antike waren es vier: Hitze, Kälte, Feuchtigkeit und Trockenheit. Man glaubte, dass Krankheiten entstehen, wenn das Gleichgewicht dieser Elemente gestört ist, und dass es Aufgabe der Medizin ist, das Gleichgewicht wieder herzustellen. In den meisten Schriften wird impliziert, manchmal auch ausdrücklich fomuliert, dass der Körper von einer Lebenskraft durchdrungen wird.*

Irgendwann zwischen 500 und 300 v. Chr. vermengten sich Medizin und Religion. Zu Hippokrates' Zeiten wurde die Medizin klar als eine liberale Kunst verstanden und hatte nicht mehr (und nicht weniger) mit Religion zu tun als die Bildhauerei oder die Töpferkunst. 300 v. Chr. entwickelten sich jedoch die Asklepions, Heiltempel, die **Asklepios** gewidmet waren. Es gab diese Tempel an vielen Orten, die zwei wichtigsten in Epidaurus und auf Kos. Man begab sich damals für wirklich ganzheitliche Kuren in die Tempel.

Ein Teil der Kur, bei der Asklepios angerufen wurde, war die Einnahme eines Schlaftrunks, der Träume hervorrief. Die Nacht nach der Einnahme verbrachte man im Tempel. Man erwartete sich von dieser Prozedur, dass Asklepios im Traum erschien und dem Träumenden die Lösung zu seinen Problemen zeigte. Wie bei allen Träumen konnte auch hier die Lösung in verschlüsselter Form erscheinen, daher lebte eine Reihe von Traum-Interpretatoren auf dem Tempelgelände. Hier bestehen Parallelen zur modernen Psychotherapie. Wir wissen, dass es zusätzlich in den Tempeln auch Kräutertherapeuten, Masseure, Aromatherapeuten und Bewegungstherapeuten gab.

Zu Beginn des dritten Jahrhunderts vor Christus stand Kos wieder im Mittelpunkt der Medizin: hier wurde von Philias um 280 v. Chr. die **empirische Medizin** begründet. Grundprinzip dieser Richtung war es, medizinisches Wissen zu sammeln, indem man sich auf drei Säulen stützt: Beobachtung, Anamnese und Analogien: Man beobachtete den Patienten und seine Reaktion auf die Therapie, hinterfragte genau die Vorgeschichte und die jeweiligen Symptome und verglich die Ergebnisse mit anderen Patienten. So entstand erstmals eine systematische Datenbank.

Hellenistische und römische Medizin

Die empirische Schule stellt vielleicht den Höhepunkt der antiken griechischen Medizin dar. Es gab danach zwar immer noch Weiterentwicklungen, aber mit dem Wachstum des römischen Reiches war es unvermeidbar, dass die Römer die Medizin zu beeinflussen begannen.

Dementsprechend war der nächste wichtige Entwicklungsschritt ein typisch römischer: die

---

* In China entstand ungefähr zur gleichen Zeit das Werk „The Yellow Emperor's Classic of Internal Medicine". In Hippokrates' Werk wird beschrieben, dass die Lebensenergie durch ein „großes Gefäß" fließt. Diese Beschreibung ist ganz ähnlich wie die des „great yang vessels" der TCM. Man fragt sich, ob die alten Griechen Kontakt mit der chinesischen Medizin hatten.

Entwicklung der **methodistischen Schule.** Dieser Ansatz war sehr stofflich orientiert. Er lehnte sogar die Existenz einer Lebenskraft ab, die bisher in der römischen Medizin als *vis medicatrix naturae* bekannt war. Theoretische Grundlage dieser Medizin war die Annahme, dass der Körper von Blut genährt wird, das durch „Poren" fließt – heute würden wir sie als Kapillaren bezeichnen. Man ging davon aus, dass es drei Gesundheitszustände gab: Entspannung der Poren, Anspannung der Poren und Mischzustände. Die Anhänger dieser Schule interessierten sich nicht für die Ursachen der Erkrankungen. Eine weitere Entwicklung, die auf diese Schule zurückgeht, ist jedoch die Vorstellung von Verunreinigungen im Blut als Krankheitsursache. Diese Idee findet man in vielerlei Form heute noch – im Bereich der Kräutertherapie kennen wir beispielsweise die Umstimmungsmittel, die das Blut reinigen sollen, und in der Naturheilkunde gibt es das Konzept des Leaky Gut Syndroms, bei dem Nahrungspartikel aufgrund einer Störung der Darmschleimhaut ins Blut gelangen.

Wir sehen also, dass gegen Ende des dritten Jahrhunderts vor Christus bereits alle wichtigen Grundsätze der modernen Medizin zu finden sind. Die Anatomie war weit entwickelt, ebenso die Chirurgie: Beweis hierfür sind die Instrumente eines Chirurgen aus römischer Zeit, die vor kurzem in einem Schiffwrack entdeckt wurden. Teilweise könnte man diese Instrumente heute noch verwenden. Es gibt die Elementen-Lehre, die in der modernen Medizin in Form der antientzündlichen Medikamente immer noch aktuell ist: im wörtlichen Sinne handelt es sich um Medikamente gegen „Entzündungen", also zur Reduktion von Feuer. Es gab die Vorstellung von Spannung und Entspannung, von tonisierenden Mitteln und davon, dass der Lebensstil Ursache und Therapie chronischer Erkrankungen sein kann. Die Wechselwirkungen zwischen Geist und Körper waren bereits bekannt, wie man an den Asklepions sehen kann, und es gab auch schon den stofflichen Ansatz der methodistischen Schule, der in der modernen Schulmedizin so weit verbreitet ist. Interessanterweise gab es sogar schon hitzige Konflikte zwischen den unterschiedlichen Schulen.

Diese Konflikte hielten Jahrhunderte lang an, bis im ersten Jahrhundert nach Christus die **eklektische Schule** begründet wurde. Ziel der Eklektiker war es, das Beste aus allen Systemen zu nehmen und Differenzen zwischen den verschiedenen Richtungen zu schlichten. Dieser Versöhnungsprozess dauerte fast 100 Jahre und fand seinen Höhepunkt in den Schriften von Galen (130–210 n.Chr.), dem Leibarzt des Kaisers Marcus Aurelius. Galen schrieb eine Vielzahl an Büchern zu allen möglichen medizinischen Themen, von denen nur einige wenige überliefert sind, darunter jedoch auch Beschreibungen von Kräutertherapien.

Arabische Traditionen während des europäischen Mittelalters

Nach Galen gab es viele medizinische Autoren, aber man hat den Eindruck, sie leiteten sich alle von ihm ab. Keiner hatte etwas wirklich Neues zu sagen. Nach Galen ging es mit der Medizin in Europa langsam bergab. Während des Mittelalters verschwand ein großer Teil des römischen und griechischen Wissens aus Europa, und es war den Arabern überlassen, dieses Wissen zu bewahren. Ihnen verdanken wir die Erhaltung der klassischen Werke, aber sogar sie machten keine großen Fortschritte.

925 n. Chr. schrieb Rhazes (Abu Bakr Muhammad Ibn Zakariya'Ar-Razi) in Bagdad einen medizinischen Aufsatz, der im Prinzip die Lehren Galens' und Hippokrates' zusammenfasst. Selbst der berühmte Avicenna (Abu' Ali Al-Husayn Ibn' Abd Allah Ibn Sina, 980–1037 n. Chr.) zeigt keine großartigen neuen Erkenntnisse, abgesehen von der Beschreibung der Wirkung von Kräutern. Der große Verdienst der Araber war es vielmehr, dass sie überhaupt Medizin praktizierten. Diese Kunst war in Europa fast ausgelöscht worden und musste bis zur Renaissance auf ihre Wiederbelebung warten. Die Werke von Avicenna wurden ins Lateinische übersetzt, ebenso wie eine große Materia medica von Mesua dem Jüngeren aus Damaskus. Sie erschien unter dem Namen *de simplicibus* und wurde bis ins 15. Jahrhundert 26-mal neu aufgelegt. Selbst

zu Zeiten von König James dem I. galt das Werk noch als medizinisches Standardlehrbuch.

Das Wiedererwachen Europas

Ende des 15., Anfang des 16. Jahrhunderts, wurde die medizinische Schule in Montpellier begründet (1593). Etwas zuvor hatte Paracelsus (Theophrastus Bombastus von Hohenheim, 1490–1541 n. Chr.) sein turbulentes Leben geführt. Neben anderen Errungenschaften gilt er als der Vater der allopathischen Medizin. Es sollte jedoch noch bis zum 19. Jahrhundert dauern, bevor die allopathische Medizin wirklich Fuß fassen konnte.

Vor dem 19. Jahrhundert war die westliche Medizin gleichzusetzen mit Kräutertherapie. Anders als die chinesische Medizin, die auch tierische und mineralische Substanzen einsetze, und die Ayurveda, die toxische Mineralien so entgiftete, dass sie therapeutisch wirkten, basierte die westliche Therapie fast nur auf Pflanzen. Davon abgesehen, dass nach und nach die Lehren der Antike wiederentdeckt wurden, änderte sich dies auch kaum. Die Meilensteine der britischen Kräutertherapie sind Bücher wie Gerards *Herball*, das Ende des 16. Jahrhunderts geschrieben und 1636 überarbeitet wurde. Gerards Bücher enthalten einige lebhafte Interpretationen, die auf seinen eigenen Erfahrungen beruhen, sind aber im Wesentlichen eine englische Zusammenfassung der Klassiker. Das gleiche gilt auch für das Buch *A Physical Directory* von Culpeper (1649), obwohl hier eine interessante Abhandlung über den Einfluss der Astrologie auf Pflanzen ergänzt wurde. Beide Werke basieren auf einer Elementen-Lehre und machen Angaben zur „Temperatur" der Kräuter, d.h., ob es sich um wärmende oder kühlende Pflanzen handelt.

Entwicklung der Kräutertherapie in Nordamerika

Auf der anderen Seite des Atlantiks gab es interessantere Entwicklungen. Die Pilgrim Fathers waren den Indianern begegnet, die ihnen sehr weiterhalfen. Nicht nur brachten sie den Siedlern bei, wie man überlebt, sondern sie gaben ihnen auch medizinisches Wissen weiter. Erstmals seit der griechischen Antike wurden hier Kräuter anspruchsvoller eingesetzt. Es gab bereits die Vorstellung von tonisierenden und ausleitenden, sowie von stimulierenden und entspannenden Pflanzen. Diese Ideen waren zuvor lange in Vergessenheit geraten und werden auch heute noch in Europa nur selten eingesetzt. Zusätzlich zu diesen neuen Ansätzen wurde die Materia medica auch um einige wundervolle Kräuter, wie z.B. Kanadische Gelbwurzel *(Hydrastis canadensis)* oder Kermesbeere *(Phytolacca decandra)* ergänzt.

Mit der Zeit entwickelten sich unterschiedliche Schulen der Kräutertherapie. Die wichtigsten darunter waren die Thompsonianer, die so genannten Physiomedicalists und die Eklektiker.

Die **Thompsonianer** waren die Anhänger von Thompson, einem hitzigen Kräutertherapeuten, der an sehr hohe Dosierungen glaubte, vor allem bei Lobelie. Aus verschiedenen Gründen (manche sagen aufgrund seines Erfolgs, andere aufgrund seiner schwierigen Persönlichkeit), entfachte er den Zorn der American Medical Association (eine allopathische Gruppe), die daraufhin keine Gelegenheit ausließ, sein Werk zu verunglimpfen. Das Vermächtnis dieses Konflikts ist noch heute spürbar, da in vielen Ländern die Lobelie, eine sehr sichere Pflanze, als schädlicher eingestuft wird als das chemische Paracetamol, von dem man weiß, dass es viel toxischer ist.

Die **Physiomedicalists** standen den frühen medizinischen Schulen sehr nahe, da auch sie sich des Unterschieds zwischen tonisierenden, stimulierenden und ableitenden Mitteln sehr bewusst waren. Sie waren aus Angst, möglicherweise giftige Pflanzen einzusetzen, in der Auswahl ihrer Präparate jedoch stark beschränkt. Die Tatsache, dass auch eine in hohen Dosen giftige Pflanze in niedriger Dosierung heilsame Wirkungen haben kann, konnten sie nie akzeptieren. Sie verfolgten stattdessen einen klaren „schwarz oder weiß"-Ansatz: Entweder eine Pflanze war giftig, oder aber nicht. Mittlerweile ist klar, dass sie hier Unrecht hatten, wie der Tod einiger Patienten an einer Überdosis Karottensaft in den letzten Jahrzehnten beweist. Obwohl Karotten gerade

auch für Säuglinge ein Nahrungsmittel mit vielen positiven Wirkungen sind, können extreme Dosierungen giftig sein.
Die **Eklektiker,** die sich nach der klassischen griechischen Schule benannt hatten, gingen einen anderen Weg und experimentierten mit allen verfügbaren neuen Chemikalien. Man hat den Eindruck, sie nahmen eine Position zwischen den Physiomedicalists und den Allopathen ein. Auch wenn sie chemische Stoffe verwendeten, halfen sie dadurch mehr als zu schaden. Ihre größte Errungenschaft war die Entwicklung der ätherischen Öle, die in der Therapie von akutem Husten und bei Patienten, deren Verdauung zu schwach ist, um Kräuter verdauen zu können, von größtem Nutzen sind.

Niedergang der traditionellen Theorien

Die Charakterisierung von Kräutern und Krankheiten mit den Eigenschaften „Hitze" und „Kälte" wurde bis nach der Erfindung des Thermometers von Fahrenheit im Jahre 1708 nie infrage gestellt. Ohne ein Thermometer, mit dem man die Körpertemperatur messen kann, kann man nicht wissen, ob ein Mensch objektiv wirklich heißer oder kälter ist. Wenn ein Patient daher mit weißem Gesicht im Bett lag, fröstelte und kalte Haut hatte, schien es offensichtlich, dass er als „kalt" einzustufen war. Erst mithilfe des Thermometers konnte man nachweisen, dass die Körperkerntemperatur tatsächlich erhöht war. Je mehr sich das Thermometer verbreitete, desto mehr verließ man sich allein auf seine Messungen und immer weniger auf die subjektiven Symptome von Hitze und Kälte.
Zur gleichen Zeit verschob sich auch der Fokus immer weiter weg von humoralen Krankheitstheorien, hin zu den neuen Wissenschaften der Physik, Chemie und Mikrobiologie. Mit der Entwicklung dieser neuen Wissenschaften gab es neue, objektive Untersuchungen für bestimmte Beschwerden, und mit der Zeit wurde diesen Tests immer mehr Bedeutung beigemessen und subjektive Empfindungen wurden immer weniger gewürdigt. Die mikroskopischen Bestandteile des Körpers werden als wichtiger und realer empfunden als die Hoffnungen und Ängste des Patienten, obwohl der Patient dies umgekehrt empfinden mag. Diese Betonung der stofflichen Ebene erinnert sehr stark an die Haltung der Methodisten zu römischen Zeiten.
Während traditionelle wissenschaftliche Theorien verworfen wurden zugunsten moderner Ansätze, die auf nachweisbaren stofflichen Prozessen basierten, gab es mit der Entdeckung und Entwicklung der Homöopathie jedoch auch eine gegenläufige Tendenz. Homöopathische Mittel werden potenziert, um ihre Energie herauszulösen; oft enthalten sie keine stofflichen Bestandteile mehr von der Substanz, aus der sie ursprünglich gewonnen wurden.

Kräutertherapie heute

Die Tradition der Kräutertherapie lebt in Europa und den USA auch heute noch weiter, auch wenn sie oft wenig bemerkt wird und nur geringe finanzielle Unterstützung erfährt. Die gute Verträglichkeit und überzeugende Wirkung der Kräuter macht sie besonders attraktiv gerade auch für Patienten, deren Körper durch schulmedizinische Präparate aus dem Gleichgewicht gebracht wurde. In Großbritannien und den USA stehen uns glücklicherweise Kräuter von beiden Kontinenten zur Verfügung. Die unterschiedlichen Erkenntnisse der verschiedenen Schulen lassen sich so gut integrieren. Länder mit einem breiteren Klimaspektrum, wie z.B. Frankreich oder Italien, haben zwar eine größere Auswahl an heimischen Kräutern, aber sie profitieren dafür nicht von großartigen nordamerikanischen Kräutern wie Kanadische Gelbwurzel *(Hydrastis canadensis)*.
In ganz Europa und den USA wird die Phytotherapie heute wiederentdeckt. In Großbritannien kann man das Fach sowohl an Universitäten als auch an zahlreichen erfolgreichen Privatschulen studieren. Auch in den USA kann man die Phytotherapie an vielen naturheilkundlichen Colleges erlernen. Trotz zunehmender gesetzlicher Einschränkungen, nehmen Nachfrage und Verfügbarkeit der Kräuter heute immer weiter zu.

Danksagung

Die Autoren möchten Monica Barlow danken für ihre unschätzbare Hilfe beim Lesen des Manuskripts und Inta Ozol für die Anregung zu diesem Buch. Auch allen Angestellten von Elsevier Science, die an der Produktion des Buches beteiligt waren, gilt unser Dank. Besonders bedanken möchten wir uns bei den vielen Lehrern, die wir über die Jahre hatten, und von denen wir so viel lernen konnten.

Inhalt

Teil I: Grundlagen 1

1 Energie und Gesundheit 2
1.1 Energie 2
1.2 Hitze und Kälte 6
1.3 Mischtypen und Normvarianten 7
1.4 Energie der Kräuter 8
1.5 Aktive Inhaltsstoffe 9
1.6 Basiskategorien der Kräuter 10
1.7 Dosierungen 11

2 Energetisches Muster der Krankheiten 13
2.1 Die Entstehung von Krankheiten bei Kindern 13
2.2 Die drei Hauptprobleme 14
2.3 Häufige Krankheitsmuster bei Verdauungsstörungen 15
2.4 Energie der Eltern bei Krankheit des Kindes 19
2.5 Das Leaky Gut Syndrom 19
2.6 Prävention mithilfe des Krankheitsmuster-Ansatzes 20

3 Ernährung 21
3.1 Überfütterung 21
3.2 Unregelmäßige Mahlzeiten 21
3.3 Unstrukturiertes Füttern 22
3.4 Ernährung in der Schwangerschaft 23
3.5 Die Stillzeit 23
3.6 Wärmende und kühlende Nahrungsmittel 27
3.7 Zusammenfassung: Allgemeine Ernährungsempfehlungen 29
3.8 Omega-3- und Omega-6-Fettsäuren 30
3.9 Schwierigkeiten bei der Nahrungsumstellung von Kindern 31

4 Fieber und Infektionskrankheiten 32
4.1 Krankheiten aus komplementärmedizinischer Sicht 32
4.2 Faktoren, die eine Krankheit begünstigen können 36
4.3 Kinderkrankheiten 37
4.4 Häufige Selbstmedikationen 38
4.5 Einsatz von Antibiotika 39
4.6 Wann sollte man Hilfe suchen? 40

5 Echomuster 42
5.1 Was ist ein Echomuster? 42
5.2 Wie entstehen Echomuster? 42
5.3 Behandlung von Echomustern 45
5.4 Verhaltensänderungen im Verlauf der Therapie 45
5.5 Schwierigkeiten bei der Therapie von Echomustern 46
5.6 Familiendynamik während der Krankheit 46

6 Entwicklungsphasen und ihre Bedeutung für Krankheiten 48
6.1 „Lebenstore": Die 7- bzw. 14-Jahrs-Übergangsphasen 48
6.2 Störungen, die durch Lebensereignisse hervorgerufen werden 51
6.3 Störungen, die durch die Lebensweise verursacht werden 52

7 Diagnostik 54
7.1 Inspektion 54
7.2 Palpation 60
7.3 Hören/Auskultation 61
7.4 Riechen 62

Teil II: Kräutertherapie in der Praxis 63

8 Kräuter richtig verabreichen 64
8.1 Darreichungsformen 64
8.2 Wie man Kinder dazu bringt, Kräuter einzunehmen 66
8.3 Kräuterdosierungen 69

8.4 Zusammenstellen einer Kräuterrezeptur ... 71

9 Materia medica ... 73
9.1 Nomenklatur/Terminologie ... 73
9.2 Kräuter ... 74
9.3 Homöopathie ... 113
9.4 Massage ... 115

Teil III:
Spezielle Therapie ... 125

10 Obstipation ... 126
10.1 Krankheitsmuster bei Kindern unter drei Jahren ... 126
10.2 Krankheitsmuster bei Kindern über drei Jahren ... 131
10.3 Elternberatung ... 134
10.4 Ungeeignete Kräuter ... 135
10.5 Andere Therapieformen ... 135

11 Chronische Diarrhö ... 137
11.1 Krankheitsmuster bei Diarrhö ... 137
11.2 Klinik und Befunde ... 139
11.3 Kräutertherapie ... 140
11.4 Andere Therapieformen ... 142
11.5 Allgemeine Anmerkung ... 143

12 Säuglingskoliken ... 144
12.1 Krankheitsmuster bei Säuglingskoliken ... 144
12.2 Klinik und Befunde ... 145
12.3 Kräutertherapie ... 145
12.4 Andere Therapieformen ... 147

13 Rezidivierendes Erbrechen ... 149
13.1 Krankheitsmuster bei Erbrechen ... 150
13.2 Klinik und Befunde ... 150
13.3 Kräutertherapie ... 153
13.4 Andere Therapieformen ... 157

14 Appetitmangel ... 159
14.1 Krankheitsmuster bei Appetitmangel ... 159
14.2 Klinik und Befunde ... 160
14.3 Kräutertherapie ... 161
14.4 Andere Therapieformen ... 163

15 Nahrungsmittelintoleranzen und -allergien ... 164
15.1 Grundlagen ... 164
15.2 Innere Ursachen von Nahrungsmittelintoleranzen und -allergien ... 166
15.3 Häufige Allergene und ihre klinische Symptomatik ... 167
15.4 Vorgehen bei der Behandlung von Nahrungsmittelintoleranzen und -allergien ... 167
15.5 Häufige Krankheitsmuster bei Nahrungsmittelintoleranzen und -allergien ... 170
15.6 Klinik und Befunde ... 172
15.7 Kräutertherapie ... 172
15.8 Ätherische Öle ... 176
15.9 Sonderfall: Kandida-Infektionen ... 176

16 Fieber ... 178
16.1 Grundlagen ... 178
16.2 Krankheitsmuster bei Fieber ... 179
16.3 Klinik und Befunde ... 180
16.4 Basistherapie bei Fieber ... 180
16.5 Therapie begleitender Muster ... 183
16.6 Sonderfälle ... 185
16.7 Fieber vorbeugen ... 186
16.8 Fieberkrämpfe ... 187
16.9 Andere Therapieformen ... 188

17 Chronischer Husten ... 190
17.1 Ursachen chronischen Hustens ... 190
17.2 Krankheitsmuster bei chronischem Husten ... 191
17.3 Klinik und Befunde ... 192
17.4 Kräutertherapie ... 194
17.5 Ätherische Öle ... 200

18 Asthma ... 201
18.1 Die Entstehung von Asthma aus komplementärer Sicht ... 202
18.2 Therapie des Asthmaanfalls ... 206
18.3 Krankheitsmuster zwischen den Anfällen ... 209
18.4 Klinik und Befunde ... 209

18.5 Kräutertherapie 211
18.6 Konventionelle Therapie 217
18.7 Schwierigkeiten bei der Asthmatherapie 218

19 Akuter Husten 221
19.1 Grundlagen 221
19.2 Krankheitsmuster bei Husten 221
19.3 Klinik und Befunde 223
19.4 Kräutertherapie 223
19.5 Andere Therapieformen 228
19.6 Husten als Symptom chronischer Erkrankungen 229
19.7 Allzweck-Rezepturen bei Husten 233

20 Masern 235
20.1 Bedeutung der Masern aus komplementärer Sicht ... 235
20.2 Krankheitsverlauf 236
20.3 Komplikationen 236
20.4 Kräutertherapie 237
20.5 Allgemeine Empfehlungen bei Masern 240
20.6 Andere Therapieformen 241
20.7 Positiver Effekt der Masern 242

21 Mumps 243
21.1 Mumps aus komplementärer Sicht ... 243
21.2 Klinik und Befunde 243
21.3 Kräutertherapie 244
21.4 Andere Therapieformen 246

22 Keuchhusten 247
22.1 Krankheitsverlauf 247
22.2 Krankheitsmuster bei Keuchhusten ... 247
22.3 Klinik und Befunde 248
22.4 Allgemeine Hinweise 249
22.5 Kräutertherapie 250
22.6 Andere Therapieformen 253

23 Impfungen 254
23.1 Die Impfdiskussion 254
23.2 Wichtige Krankheitsmuster vor Impfungen 255
23.3 Klinik und Befunde 256
23.4 Kräutertherapie vor der Impfung 257
23.5 Die Impfung selbst 258
23.6 Nach der Impfung 259
23.7 Andere Therapieformen 260

24 Ohrinfektionen (Otitis media) 261
24.1 Allgemeine Hinweise 261
24.2 Akute Otitis media 263
24.3 Kräutertherapie bei akuter Otitis media 264
24.4 Rezidivierende Otitis media und Paukenerguss 266
24.5 Kräutertherapie bei rezidivierender Otitis media und Paukenerguss 267

25 Schlafstörungen 270
25.1 Ursachen für Schlafstörungen 270
25.2 Typische Schlafmuster 271
25.3 Sonstige Klinik und Befunde 273
25.4 Kräutertherapie 276
25.5 Andere Therapieformen 279

26 Ekzeme 281
26.1 Zugrunde liegende Faktoren 281
26.2 Unterstützende Faktoren und resultierende Krankheitsmuster 282
26.3 Klinik und Befunde 284
26.4 Kräutertherapie 285
26.5 Andere Therapieformen 291

Register 293

Teil I
Grundlagen

1 Energie und Gesundheit

Während der letzten 200 Jahre hat die Verbreitung der Naturwissenschaften zu großen Fortschritten geführt. Kein Bereich des Lebens blieb davon unberührt. Die Luft, die wir atmen, die Nahrung, die wir essen, die Art und Weise, wie wir verdauen, atmen, leben und vieles andere mehr wurden genau erforscht. Die Arbeitsweise der inneren Organe wurde in allen Einzelheiten untersucht. Allgemeiner Wohlstand und eine Verlängerung des Lebens waren die sichtbaren Erfolge der Wissenschaft. Aber können die bisherigen Forschungsergebnisse wirklich die *ganze* Wahrheit wiedergeben? Viele westliche Wissenschaftler würden diese Frage bejahen, aber für viele Ärzte und Therapeuten, die täglich kranke und gesunde, junge und alte Menschen erleben, sind die Antworten der Naturwissenschaften immer noch unbefriedigend. Wir glauben, dass mehr hinter dem Leben steckt.

Die Naturwissenschaften liefern gute Erklärungen für unbelebte Systeme, aber sobald sie versuchen, den Menschen zu beschreiben, fehlt ein wichtiger Bestandteil. Menschen sind mehr als bloße Maschinen. Sie haben Vorlieben und Abneigungen, Hoffnungen und Ängste. Zudem sind alle Menschen verschieden und reagieren unterschiedlich, sowohl wenn sie gesund sind als auch wenn sie krank sind.

Sobald ein Mensch krank wird, sind diese Unterschiede von besonderer Bedeutung. Speziell Kinder haben oft ganz andere Beschwerden als Erwachsene; ihre Krankheiten sind andere und sie benötigen oft eine andere Therapie. In diesem Buch soll gezeigt werden, wie man Arzneimittel ganz individuell verschreiben kann, um die Heilung des Patienten zu unterstützen.

Um dies zu erreichen, muss man sich zunächst näher mit dem Begriff „Lebensenergie" beschäftigen und verstehen, wie Störungen im energetischen Gleichgewicht des Körpers Krankheiten den Weg ebnen können. Wenn man weiß, welche Faktoren eine solche energetische Störung hervorrufen können, kann man die Ursachen für eine Erkrankung des Kindes oft in seinen Lebensumständen finden. Eine besondere Rolle spielen hierbei die unterschiedlichen Konstitutionstypen von Kindern. Auf die wichtigsten Typen – Stärke oder Schwäche, Hitze oder Kälte – und die zu diesen Typen passende Basisbehandlung wird dieses Kapitel später genauer eingehen.

> **! Cave**
>
> Ein Großteil aller Erkrankungen, gerade auch die häufigen Kinderkrankheiten, kann mit einfachen Mitteln zu Hause behandelt werden. Dies ist jedoch nicht immer der Fall! Im Zweifelsfall sollte man als Therapeut oder Elternteil nicht zögern, einen Arzt zu verständigen. Gerade bei Säuglingen und Kleinkindern können Krankheiten rasch zu kritischen Situationen führen.

1.1 Energie

Zu den wichtigsten Konzepten dieses Buches gehört die so genannte **Lebensenergie,** ein Faktor, der in der westlichen Medizin viel zu wenig Beachtung findet. Jeder Mensch kennt das Gefühl, „sehr viel Energie zu haben" – oder aber auch so wenig Energie zu haben, dass man am liebsten den Tag im Bett verbringen würde. Wir leben nur dank dieser Energie. Für Kinder ist die Lebensenergie sogar noch wichtiger, gesunde Kinder scheinen oft geradezu überzuschäumen vor Energie. In der östlichen Medizin bezeichnet man die Lebensenergie als *qi, ki* oder *chi;* die ayurvedische Medizin spricht von *prana,* die alten Griechen von *pneuma.* Im 19. Jahrhundert wurde hierfür der Begriff *vis medicatrix naturae* geprägt. In all diesen unterschiedlichen Systemen und Epochen war die Energie ein wichtiger Bestandteil des Medizinverständnisses, sie galt als die grundlegende Lebenskraft, die unseren Gesundheitszustand und unsere Reaktion auf Krankheit bestimmt.

Eines der Hauptprobleme des wissenschaftlichen Ansatzes ist es, dass die Medizin sich sehr stark auf Instrumente stützt, die die Energie eines Menschen nicht messen können. Leider wird daraus oft geschlossen, dass Dinge, die nicht messbar sind, auch nicht existieren können. Aus diesem Grund geriet in der modernen Medizin ein so fundamentaler Begriff wie der der Lebensenergie immer mehr in Vergessenheit. Kinder haben zwar nur wenig Körpermasse, relativ gesehen aber sehr große Mengen an Energie, so dass energetische Therapieansätze, wie sie in der Naturheilkunde häufig sind, bei ihnen ganz besonders gut wirken.

Energietypen bei gesunden Kindern

Wir alle wissen, was es bedeutet, sich voller Energie zu fühlen, wir alle kennen auch Perioden, in denen wir weniger Energie hatten. Im Praxisalltag sollte man es sich daher angewöhnen, bei jedem Kind zunächst genau zu beobachten, ob es **viel oder wenig Energie** hat. Wenn man sich diese Frage immer wieder stellt, wird man sehr schnell erkennen, dass es zwei Arten von Kindern gibt: manche Kinder haben sehr viel Lebensenergie, andere haben weniger. Dies bedeutet nicht, dass Kinder mit viel Energie gesund und Kinder mit wenig Energie grundsätzlich krank sind. Beide Typen können gesund sein – sie sind lediglich **unterschiedliche Arten gesunder Kinder.**

Jeder Typ hat dabei eine unterschiedliche Art, auf seine Lebensumstände zu reagieren. Diese Unterscheidung spielt auch in Bezug auf Krankheiten und die geeignete Therapie des Kindes eine Rolle: Ein starkes Kind mit viel Energie und einem guten Appetit hat in der Regel auch ein gutes Immunsystem. Das blasse, schwächere Kind hat hingegen häufig eine langsamere Abwehrreaktion. Es macht daher Sinn, dem schwachen Kind eine Arznei zu verabreichen, die das Immunsystem stärken kann. Im Gegensatz dazu braucht ein starkes Kind keine Stärkung der Abwehrkräfte sondern eher eine Arznei, die direkt die Krankheit bekämpft.

Zur Vereinfachung werden in diesem Buch nur drei grundlegende Energietypen unterschieden, in die sich die meisten Kinder einordnen lassen:

- Das **starke, energiereiche Kind,**
- Das **zarte, energiearme Kind,**
- Das **zarte, nervöse Kind mit Energieüberschuss.**

Einordnung des Energietyps

Das starke, energiereiche Kind

Typischerweise sind starke, energiereiche Kinder in allen Lebensbereichen stark. Sie haben nicht nur einen kräftigen Körper, sondern auch starke Vorlieben und Abneigungen. Von Geburt an scheinen sie genau zu wissen, was sie wollen und setzen ihren Willen entschlossen durch. Sie geben nicht leicht nach und sind nicht leicht unterzukriegen; oft sind es eher die Eltern, die Schwierigkeiten haben, sich durchzusetzen.

Typisch sind:

- Rosige Hautfarbe
- Kräftiger Körperbau, starke Knochen
- Guter Appetit auf alles
- Viel Energie
- Kräftige Stimme
- „Hart im Nehmen" bei Stürzen, Schürfwunden oder Prellungen

Das zarte, energiearme Kind

Zarte, energiearme Kinder sind von Geburt an weniger überschwänglich und haben weniger Lebensenergie. Später neigen sie zu ruhigeren Beschäftigungen wie Lesen, Malen oder einfach nur Dasitzen. Oft wirken die Kinder stiller. Sie fangen leichter an zu weinen als andere Kinder und brauchen mehr Zuwendung.

Typisch sind:

- Blassere Hautfarbe
- Wenig Appetit
- Zierlicher Knochenbau
- Empfindlich gegenüber Stürzen, Schürfwunden oder Prellungen
- Bevorzugen Lesen oder Zeichnen gegenüber Rennen und Toben.

Das zarte, nervöse Kind mit Energieüberschuss

Dieser Energietyp stellt eine Art Paradoxon dar: Einerseits sind die zarten Kinder mit Energieüberschuss dünn und zierlich gebaut, andererseits zeigen sie in ihrem Verhalten oft mehr Energie als ein körperlich viel stärkeres Kind. Ihr Erscheinungsbild und ihr Energielevel scheinen nicht zusammenzupassen. In Ruhe wirken sie wie ein zartes, energiearmes Kind mit blassem Gesicht und schwachem Knochenbau. Bei den Mahlzeiten haben sie wenig oder gar keinen Appetit. Sobald sie vom Tisch aufstehen erscheint ihre Energie jedoch grenzenlos. Sie sind pausenlos aktiv. Genau in dieser Diskrepanz zwischen der geringen Nahrungsaufnahme und ihrer großen Energie liegt die Besonderheit der betroffenen Kinder. Die Menge an Nahrungsenergie, die sie zu sich nehmen, kann keinesfalls ihr Energielevel erklären.

Zarte Kinder mit Energieüberschuss zeigen oft ein ganz charakteristisches Verhalten: sie wollen pausenlos im Mittelpunkt stehen. Sie sind geradezu auf Aufmerksamkeit angewiesen. In extremen Fällen kann das permanente Streben nach Aufmerksamkeit dieser Kinder in ihrem Umfeld als sehr lästig empfunden werden.

Typisch sind:

- Blassere Hautfarbe
- Wenig Appetit, oft sehr wählerisch beim Essen
- Dünne Beine
- Empfindlich, weint beim geringsten Anlass
- Braucht Aufmerksamkeit, will im Mittelpunkt stehen
- Immer in Bewegung, rennt viel, häufig außer Kontrolle
- Oft hohe Stimme, hysterisches Lachen
- Einfallsreich und kreativ, wenn man ihm die Chance dazu gibt.

Besonderheiten dieses Konstitutionstyps

Das zarte Kind mit Energieüberschuss zeigt viel Energie, ohne auch eine entsprechende Menge an Nahrung zu sich zu nehmen. Stattdessen lebt dieser Konstitutionstyp von **nervöser Energie,** von Adrenalin. In gewissem Maße können alle Kinder auf nervöse Energie zurückgreifen, beispielsweise an Tagen, an denen sie aufgedreht pausenlos herumrennen ohne zu essen; bei zarten Kindern mit Energieüberschuss ist dies jedoch mehr oder weniger der Normalzustand. Sie versuchen mit allen Mitteln, diesen Stoffwechselzustand aufrecht zu erhalten, z. B. auch indem sie fernsehen oder Computerspiele spielen, die das Gehirn zur Ausschüttung von Adrenalin stimulieren.

Meist vermeiden zarte Kinder mit Energieüberschuss motorische Spiele oder ruhige Denkspiele. Stattdessen bevorzugen sie rastloses Toben. Die Konsequenz davon ist, dass diese Kinder sehr häufig in Gedanken versunken sind, statt ihre körperlichen Bedürfnisse bewusst wahrzunehmen. Sie verweigern teilweise sogar die Nahrungsaufnahme, um nicht zu sehr „in ihren Körper zurückgeholt" zu werden.

Ein anderes Mittel, mit dem diese Kinder ihren Energieüberschuss aufbauen, ist es, sich in den Mittelpunkt der Aufmerksamkeit zu rücken. Jeder, der schon einmal eine Rede vor Publikum halten musste, weiß, welche Adrenalinstöße Aufmerksamkeit auslösen kann. Das gleiche gilt – wenn auch in kleinerem Rahmen – für die zarten Kinder mit Energieüberschuss. Im Mittelpunkt zu stehen und von allen beobachtet zu werden, gibt ihnen neue Energie und Wohlbefinden. In manchen Fällen gehen diese Kinder sehr weit um die gewünschte Aufmerksamkeit zu erhalten: sie weinen beim geringsten Anlass, übertreten alle Regeln, weigern sich ins Bett zu gehen oder bestehen auf „Belohnungen", bevor sie irgendeiner Aufforderung folgen.

Wir möchten nicht den Eindruck erwecken, dass diese Kinder schwieriger sind als andere. Wie alle anderen Kinder auch, sind sie die meiste Zeit bezaubernd, aber dennoch können sie uns gelegentlich zur Weißglut bringen. Eine Besonderheit der zarten Kinder mit Energieüberschuss ist es zudem, dass sie aufgrund ihrer geringen Nahrungsaufnahme und ihrer gesteigerten nervösen Energie in extremen Fällen sehr krankheitsanfällig sein können.

Wie entsteht dieser Konstitutionstyp?

Das Muster entsteht häufig, wenn die Eltern aus irgendeinem Grund nicht die Kraft oder Fähigkeit haben, „nein" zu sagen und einen gewissen

Grad an Disziplin herzustellen, beispielsweise weil sie erschöpft oder krank sind oder selbst emotionale Probleme haben. Möglicherweise reagieren die Eltern mit ihrem Erziehungsstil auch auf die Art und Weise, wie sie selbst früher erzogen wurden. Manche Eltern haben genaue Vorstellungen von dem Grad an Freiheit, den ein Kind braucht und glauben, dass es falsch ist, jemals „nein" zu sagen. Andere Eltern lieben ihr Kind so sehr, dass sie es nicht ertragen können, es weinen zu hören, wenn sie Dinge verbieten. Was auch immer der Grund für das Verhalten ist: es ist immer einfach für die Eltern, das Kind fernsehen oder Computer spielen zu lassen. Es ist auch einfach für das Kind, das Essen zu verweigern oder sich zu einer gemeinsamen Mahlzeit an den Tisch zu setzen. Jede Mutter oder jeder Vater kennt diese Situationen: niemand kämpft gerne pausenlos mit seinem Kind und jeder gibt daher gelegentlich nach. Wenn dies nur ab und zu passiert oder nur eine kurze Zeit lang, regelt sich das Gleichgewicht zwischen Eltern und Kind ganz von selbst wieder. Wenn die Eltern hingegen immer nachgeben, können sich bei dem Kind schlechte Angelegenheiten entwickeln: das Kind wird schließlich an keine Mahlzeit mehr teilnehmen, Fernsehen wird zur normalen Beschäftigung nach der Schule statt draußen zu spielen, und die Schlafenszeit verschiebt sich immer weiter nach hinten etc. Wenn Kinder in einer solchen Situation zu spielen beginnen, wird ihr Gehirn überstimuliert und sie neigen dazu, hyperaktiv und nervös herumzurennen.

Zarte Kinder mit Energieüberschuss haben jedoch auch eine sehr positive Seite: sie sind oft sehr phantasievoll, wenn man ihnen die Gelegenheit dazu bietet. Sobald man sie vom Fernseher oder der Stimulation durch den Computer weglockt, zeichnen und gestalten sie oft ganz außergewöhnliche Dinge. Wenn man die negativen Seiten dieses Konstitutionstyps kontrollieren kann, werden diese Kinder häufig zu sehr sensiblen, liebevollen Kindern mit großen Talenten.

Rituale und Grenzen im Leben eines Kindes

Kinder mit nervösem Energieüberschuss haben oft keinen klar strukturierten, disziplinierten Tagesablauf. Niemand würde bestreiten, dass es sehr positiv zu bewerten ist, dass Kinder nicht mehr so streng erzogen werden wie in viktorianischen Zeiten. Strikte, unversöhnliche Regeln zu Hause und raue Sitten in der Schule haben damals großen Schaden bei Kindern und innerhalb der Familien angerichtet. Heute wachsen Kinder glücklicherweise in einer viel liebevolleren Umgebung auf, in der sie sich selbst entfalten können, sei es durch Phantasie, Lachen oder auch ab und zu durch Ungezogenheit.

Jedes Kind braucht Regeln in seinem Leben, z.B. dass es nicht in der Nähe von Autos oder mit Strom spielen darf, weil es sich sonst verletzen könnte. Nur wenn Regeln aufgestellt und Grenzen gezogen werden, kann ein Kind sich sicher und geborgen fühlen. Eine weitere Grundvoraussetzung für Geborgenheit sind feste Gewohnheiten oder Rituale. Als Erwachsene haben wir oft Gewohnheiten, die wir eigentlich loswerden möchten. Kinder jedoch haben häufig nicht genug feste Gewohnheiten und müssen behutsamen an einen klar strukturierten Tagesablauf herangeführt werden. Wenn Kinder einen regelmäßigen Tagesablauf haben, haben sie das Gefühl, zur richtigen Zeit am richtigen Ort zu sein, sie fühlen sich geborgen. Regelmäßige Mahlzeiten und ein festes Einschlaf-Ritual helfen einem Kind, Vertrauen und Selbstsicherheit zu entwickeln. Natürlich sollte ein geregelter Tagesablauf nicht mit eiserner Strenge oder körperlicher Bestrafung durchgesetzt werden; aber sanfte Entschlossenheit kann dem Kind oft mehr Liebe vermitteln, als wenn man das Kind ständig machen lässt, was es will.

Wir möchten betonen, dass das vorliegende Buch kein Erziehungsratgeber ist, und dass wir kein Urteil darüber abgeben möchten, ob ein bestimmter Erziehungsstil einem anderen überlegen ist. Es gibt keinen „richtigen" Weg. Unterschiedliche Kinder reagieren auch ganz unterschiedlich auf verschiedene Arten der Erziehung. Manche Kinder brauchen strenge Disziplin, während andere mehr Freiheit und Unterstützung benötigen. Hier soll es lediglich darum gehen, wie die Art der Erziehung die Gesundheit beeinflussen kann. Wenn ein Kind absolut gesund ist, besteht kein Grund am bisherigen Erziehungsstil zu zweifeln. Wenn jedoch eines der oben genannten Muster auftritt, kann es sinnvoll sein, die vorhandenen Grenzen zu betrachten und zu entscheiden, ob sie vielleicht zu streng oder zu locker sind.

Energetischer Ansatz

Es gibt noch eine weitere Erklärung, wie der Konstitutionstyp des zarten Kindes mit Energieüberschuss entstehen kann: den energetischen Ansatz. Die Bindung zwischen Mutter* und Kind ist eine sehr enge. Kurz nach der Geburt sind Mutter und Kind quasi unzertrennlich, da die Mutter ihr Baby mit Milch und Wärme versorgt. Zu diesem frühen Zeitpunkt im Leben des Kindes spendet die Mutter dem Kind freimütig sehr viel Zeit, körperliche Zuwendung und auch Energie. Noch ausgeprägter ist dies zu beobachten, wenn das Baby oder Kind krank wird und die Mutter alles ihr mögliche tut, um das Kind während der Krankheit zu unterstützen. In Krankenhäusern sieht man oft kranke Kinder, die erschöpft wirken; genauso häufig sieht man jedoch auch Mütter, die zwar gesund sind, aber ebenso erschöpft wirken. Das liegt daran, dass Mütter einem kranken Kind unbegrenzt viel ihrer Energie geben, ohne dabei an sich selbst zu denken. Dies ist ein natürlicher Mechanismus: die Mutter opfert ihre eigene Energie für das Kind, um dem Kind zu helfen, wieder gesund zu werden. Man kann dies „Unterstützung“ oder auch einfach „Liebe“ nennen, aber im eigentlichen Sinne handelt es sich um Energie, die zur Heilung benötigt wird. Dieser natürliche Prozess ist sehr wichtig, da Babys nur über geringe Energiereserven verfügen und ohne Unterstützung Schwierigkeiten haben, eine Krankheit zu überwinden.

Normalerweise werden Kinder im Laufe ihrer Entwicklung immer unabhängiger von der Energie ihrer Mutter. Kinder werden selbstständig, können alleine essen und selbst ausreichende Energiereserven aufbauen. Kinder mit nervösem Energieüberschuss hingegen bleiben abhängig von der Unterstützung durch die Mutter und lernen nicht, selbst ausreichend Energie zur Verfügung zu haben. Sie fordern ihr Umfeld ständig und können dadurch kleine Mengen an Energie von ihren Bezugspersonen „abzapfen“. Wenn ihre Mütter keine Energie mehr zur Verfügung stellen können, finden sie andere Menschen, von denen sie Energie bekommen können. Oft wirken die Bezugspersonen eines solchen Kindes daher sehr müde und ausgelaugt, obwohl sie eigentlich gesund sind. Ständig Energie zur Verfügung stellen zu müssen, kann sehr erschöpfend sein.

1.2 Hitze und Kälte

Neben den unterschiedlichen Energietypen ist es bei der Behandlung von Kindern auch sehr wichtig, zwischen heißen und kalten Konstitutionstypen zu unterscheiden. Wenn das Kind krank ist, muss zudem auch die Krankheit dem Hitze- oder Kältetyp zugeordnet werden.

Kinder vom Hitzetyp

Kinder vom Hitzetyp wirken auch heiß: sie schwitzen viel, haben oft ein rotes Gesicht, mögen keine warme Bekleidung und ziehen ihre Kleider oft von selbst aus. Nachts sind diese Kinder oft rastlos und decken sich im Schlaf auf. Tagsüber sind sie sehr aktiv, rennen viel herum und können nur schlecht stillsitzen. Sie haben eine hohe Stoffwechselrate.

! Anzeichen von Hitze

- Rotes Gesicht
- Rote Zunge
- Aktiv
- Leicht aufbrausend, aber auch leicht wieder zu beruhigen

* In diesem Buch sprechen wir aus praktischen Gründen etwas altmodisch von der Mutter, wenn die Hauptbezugsperson eines Kindes gemeint ist. Natürlich sind wir uns bewusst, dass es heutzutage viele andere Szenarien gibt, in denen die Hauptbezugsperson der Vater oder die Großmutter oder zwei oder drei andere Mitglieder der Familie sein können. Wir bitten die vereinfachte Nutzung des Begriffes „Mutter“ zu entschuldigen: selbstverständlich ist damit auch jeder andere Hauptbetreuer gemeint.

- Hitzeempfindlich
- Rastlos
- Guter Appetit
- Durstig
- Schwitzen leicht
- Mögen keine warme Bekleidung
- Leichter Schlaf
- Deckt sich nachts auf
- Schläft auf dem Rücken mit ausgestreckten Armen und Beinen

Kinder vom Kältetyp

Kinder vom Kältetyp hingegen wirken blass bis fahl. Sie schwitzen selbst bei Hitze kaum und tragen gerne viel Kleidung. Nachts wachen sie auf, sobald ihnen auch nur ein bisschen kalt ist. Ihr Verhalten ist weniger aktiv, sie können gut stillsitzen. Sie haben eine niedrige Stoffwechselrate.

! Anzeichen von Kälte

- Blasses Gesicht
- Blasse Zunge
- Eher passiv
- Kälteempfindlich
- Rollen sich oft wie ein Ball zusammen
- Wählerisch beim Essen
- Häufig Bauchschmerzen, vor allem nach dem Trinken von kaltem Wasser
- Wenig Durst
- Schwitzt selten
- Mag warme Kleidung
- Schläft tief, wacht aber gelegentlich durch Bauchschmerzen auf
- Schläft zusammengerollt oder auf dem Bauch

1.3 Mischtypen und Normvarianten

Alle oben beschriebenen Konstitutionstypen entsprechen reinen Klischeevorstellungen. In Wirklichkeit gibt es viel mehr unterschiedliche Typen von Kindern, aber dennoch kann man bei genauer Beobachtung bei fast allen Kindern deutliche Zeichen für einen der geschilderten Typen finden.

Im Laufe der verschiedenen Jahreszeiten kann sich auch die Energie eines Kindes und sein Hitze- oder Kältezustand ändern. Gegen Ende des Winters beispielsweise kann die Energie von Kindern abnehmen. Im Frühling und Frühsommer werden Kinder heißer, im Herbst hingegen kühler. Die Checklisten in Tabelle 1-1 und 1-2 können bei der Einordnung des Konstitutionstyps helfen.

Tab. 1-1: Checkliste: Stark oder schwach?

Merkmal	Stark, energiereich	Zart, energiearm	Zart, nervöser Energieüberschuss
Muskeln	❑ Kräftig	❑ Schlaff	❑ Etwas schwächer
Knochenbau	❑ Stark	❑ Dünn	❑ Dünn
Stimme	❑ Laut	❑ Leiser	❑ Schrill
Wilde, energievolle Spiele	❑ Beliebt	❑ Ungern	❑ Ungern
Grobe Spiele	❑ Beliebt	❑ Ungern	❑ Ungern
Appetit	❑ Gut	❑ Wählerisch	❑ Minimal
Zubettgehen	❑ Zu normaler Zeit	❑ Früh	❑ Spät
Im Mittelpunkt stehen wollen	❑ Gelegentlich	❑ Nein	❑ Ja
Hyperaktiv	❑ Gelegentlich	❑ Nein	❑ Ja

Tab. 1-2: Checkliste: Hitze oder Kälte?

Merkmal	Kälte	Hitze
Gesichtsfarbe	❑ Blass	❑ Rosig
Lippen und Zunge	❑ Blass	❑ Rosig
Verhalten	❑ Ruhig	❑ Aufgedreht
Lieblingswetter	❑ Warm	❑ Kühl
Appetit	❑ Schlecht	❑ Gut
Bauchschmerzen	❑ Durch kaltes Wasser	❑ Durch zu viel essen
Durst	❑ Trinkt selten kaltes Wasser	❑ Mag kaltes Wasser
Schwitzen	❑ Selten	❑ Häufig
Kleidung	❑ Mag warme Kleidung	❑ Mag keine warme Kleidung
Bettdecke	❑ Mag dicke Decke	❑ Deckt sich nachts auf
Schlaf	❑ Auf dem Bauch	❑ Auf dem Rücken
	❑ Zusammengerollt	❑ Ausgestreckt
	❑ Tiefer Schlaf (außer bei Bauchschmerzen)	❑ Leichter Schlaf

1.4 Energie der Kräuter

Heilkräuter sind lebendige Wesen, die wachsen, atmen und sterben. Um dies zu tun, benötigen sie Energie, daher hat auch jede Pflanze eine bestimmte energetische Kraft inne. Die Interaktion zwischen Mensch und Pflanze ist sehr komplex. Es ergeben sich Wechselwirkungen auf verschiedenen Ebenen: emotional, energetisch und physisch. Am komplexesten ist dabei wohl die Gefühlsebene: Pflanzen, insbesondere Blumen, haben einen so starken Effekt auf unsere Emotionen, dass ein ganzer Industriezweig davon leben kann. Wehe dem Ehemann, der seiner Frau nie Blumen schenkt! In jeder Stadt gibt es Blumenhändler, die dieses Bedürfnis der Menschen befriedigen. Im Bereich der Medizin werden Blüten beispielsweise in der Pionierarbeit des Waliser Internisten Dr. E. Bach nutzbringend eingesetzt. Seine Bach-Blüten-Arzneien basieren hauptsächlich auf dem wunderbaren Effekt, den Blumen auf unsere Emotionen haben.*

Auf einer etwas stofflicheren Ebene haben Pflanzen v.a. eine Wirkung auf unsere schlechteren Stimmungen. Einige Pflanzen werden traditionell seit langer Zeit zur Stimmungsaufhellung bei leichter Niedergeschlagenheit eingesetzt, so z.B. Borretsch. Eine ähnliche Wirkung auf empfindsame Menschen kann man beispielsweise auch bei Rosmarin oder Thymian sowie bei Rosenblüten beobachten.

Geht man noch etwas weiter, kann man sagen, dass einige Kräuter eine wärmende Wirkung haben, andere eine kühlende. Manchen Kräutern kann man sogar bestimmte Wirkungen auf einzelne Organe zuordnen. Dies wird unter der Rubrik „Wirkung" in der Materia Medica (☞ Kapitel 9) wiedergegeben. So kann man beispielsweise aus der Materia Medica ersehen, dass Fenchel *(Foeniculum vulgaris)* die Verdauung fördert,

* Dr. Bach geht davon aus, dass alle Krankheiten auf einer Störung des emotionalen Gleichgewichts beruhen. Bei der Behandlung einer Krankheit sollte man daher zunächst versuchen, das emotionale Gleichgewicht wieder herzustellen. Zu diesem Zweck entwickelte er sein System der Bach-Blüten, die je nach Emotionslage individuell verschrieben werden. Bach-Blüten werden bei einer Vielzahl von Erkrankungen ausgesprochen erfolgreich eingesetzt. Besonders Kinder sprechen sehr gut darauf an. Der frühzeitige Einsatz von Bach-Blüten kann oft den Ausbruch einer Krankheit verhindern, indem er die emotionale Instabilität behandelt, bevor sich eine Erkrankung manifestieren kann.

Krämpfe löst, als leichtes Expektorans wirkt und den Milchfluss bei stillenden Müttern verbessert. Diese Wirkungen sind ein erster Anhaltspunkt, um die Energie einer Pflanze zu verstehen. Um Kräuter effektiv verschreiben zu können, reichen diese Angaben meist schon völlig aus. Trotzdem kann eine einfache Beschreibung der Gesamtheit der Eigenschaften einer Pflanze nicht annähernd gerecht werden. Es gibt beispielsweise Pflanzen wie Tausendgüldenkraut *(Centaurium erythreae)* oder Enzian *(Gentiana amarella)**, die auf physischer Ebene ganz ähnliche Wirkungen haben, sich aber sehr stark in ihrer emotionalen Wirkung unterscheiden. Dies zeigt sich schon in ihrem Erscheinungsbild: wenn man die beiden schönen Pflanzen ansieht, entwickelt man ganz unterschiedliche Gefühle. Analog können die Pflanzen auch bei ganz unterschiedlichen Gefühlszuständen eingesetzt werden – eine Tatsache, die Dr. Bach bei seinen Bach-Blüten auszunutzen weiß. Tausendgüldenkraut ist geeignet für Menschen, „die sich übereifrig bemühen, anderen zu dienen". während Enzian indiziert ist bei Menschen, „die sich sehr leicht entmutigen lassen".**

In diesem Buch basiert der Einsatz der Kräuter vor allem auf ihren energetischen Eigenschaften. Unserer Erfahrung nach ist dies der nützlichste Ansatz für den Praxisalltag, da er beschreibt, wie eine Pflanze den menschlichen Körper tatsächlich beeinflussen kann. Er ermöglicht es, die Arznei ganz individuell für den einzelnen Patienten mit seinem speziellen Krankheitsmuster zusammenzustellen. Die Kenntnis der energetischen Eigenschaften der Pflanzen hat sich innerhalb von Jahrhunderten aus der Erfahrung vieler Praktiker entwickelt.

1.5 Aktive Inhaltsstoffe

Im 19. Jahrhundert, als die Chemie noch in den Kinderschuhen steckte, sorgte die Entdeckung, dass organische Verbindungen aus Pflanzen isoliert werden konnten, große Aufregung aus. In klinischen Untersuchungen fanden viele Forscher heraus, dass diese isolierten Verbindungen ganz ähnliche Wirkungen hatten, wie die Pflanze selbst. Man ging daher davon aus, dass die Wirkung einer Pflanze sich allein aus den Wirkungen ihrer Hauptinhaltsstoffe (Effektoren) zusammensetzte. Diese Ansicht wird auch heute noch oft vertreten. Es gibt Firmen und Forschungsgruppen, deren einziges Interesse es ist, die Hauptinhaltsstoffe von Pflanzen zu identifizieren und zu extrahieren. Aus diesem Grund werden auch in der Materia Medica (☞ Kapitel 9) die wichtigsten chemischen Bestandteile jeder Pflanze kurz aufgelistet.

Der oben genannte Ansatz ist einerseits sehr interessant, andererseits bringt er aber oft enttäuschende Therapieergebnisse mit sich. Es gibt nur wenige Fälle, in denen die chemische Analyse der Inhaltsstoffe einer Pflanze tatsächlich den Weg zu neuen Therapien einer Krankheit gewiesen hat. In den meisten Fällen konnten derartige wissenschaftliche Analysen nur Wirkungen bestätigen, die in der Erfahrungsheilkunde bereits seit langem bekannt waren. Durch das Isolieren bestimmter Inhaltsstoffe kann es zudem passieren, dass eine vorher ungiftige Pflanze plötzlich toxisch wirkt. Ein gutes Beispiel hierfür ist Acetylsalizylsäure (z. B. Aspirin®), die man aus Pflanzen der *Spirea*-Familie, insbesondere aus Mädesüß *(Filipendula ulmaria)*, gewinnen kann. Während Acetylsalizylsäure Magengeschwüre verursachen kann, wird die ganze Pflanze erfolgreich zur Behandlung von Magenbeschwerden eingesetzt.

Hier stoßen die Ansichten von Schulmedizin und Naturheilkunde aufeinander. Unser Ansatz ist ein Mittelweg zwischen den beiden Denkrichtungen. Wir glauben, dass im Praxisalltag die Energie der Kräuter von größerer Bedeutung ist. Nachdem wir jahrelang Erfahrungen in der Arbeit mit Kräutern gesammelt haben, ist es für uns offensichtlich, dass Kräuter mehr sind als nur die

* Der Enzian, der normalerweise in der Medizin eingesetzt wird, ist eigentlich eher *Gentiana lutea*, nicht *Gentiana amarella*. Ihre medizinischen Wirkungen sind jedoch sehr ähnlich. Gentiana lutea wird vor allem deshalb bevorzugt, da die Pflanze sehr viel größer und daher leichter zu sammeln ist.

** Aus: Bach, E: The twelve healers, Saffron Walden, England, 1941, CW Daniels

Summe ihrer Inhaltsstoffe. Die Gesamtpflanze wirkt im Körper auf eine ganz spezielle Art und Weise, die typisch für die jeweilige Pflanze ist. Andererseits liefert uns die Analyse der Inhaltsstoffe einer Pflanze neue Einsichten, ohne die wir beispielsweise nicht wüssten, dass es Parallelen zwischen der Wirkweise von Fingerhut *(Digitalis purpurea)* und Meerzwiebel *(Urginea maritima)* gibt. Es konnte gezeigt werden, dass die Herzglykoside, die in diesen beiden Pflanzen enthalten sind, fast identisch sind. Daher ist es sinnlos, beide Kräuter gleichzeitig zu geben, man sollte sich immer für eine von beiden entscheiden. Im Gegensatz dazu haben Ysopkraut *(Hyssopus officinalis)* und Huflattich *(Tussilago farfara)* unterschiedliche Inhaltsstoffe, so dass man in einer Rezeptur beide verschreiben kann.

1.6 Basiskategorien der Kräuter

Die Wirkung von Kräutern kann ganz einfach so kategorisiert werden, dass sie zu den oben geschilderten Hauptkonstitutionstypen der Kinder passen. Analog zu den starken oder schwachen, heißen oder kalten Kindern gibt es auch tonisierende oder ableitende, heiße oder kalte Kräuter.

Tonisierende und ableitende Kräuter

So wie wir starke Kinder (die nie müde wirken) von schwächeren, zarten Kindern (die leicht ermüden und schnell in Tränen ausbrechen) unterscheiden, kann man auch Kräuter in die beiden Kategorien „stark" oder „schwach" einteilen:

- **Tonisierende Kräuter** können dem Körper etwas zusätzliche Kraft verleihen. Sie liefern dem Kind Energie. Dadurch kann das Kind nicht nur schwierige Situationen, sondern auch Krankheiten besser bewältigen.
- Bei starken Kindern setzt man andere Pflanzen, die so genannten **ableitenden Kräuter,** ein. Sie können das Kind zwar etwas ermüden, aber sie wirken entlastend bei einem Überschuss an innerer Anspannung.

Gibt man einem starken Kind eine ableitende Arznei, so hat dies kaum negative Auswirkungen. Das starke Kind hat ausreichend Energie, daher spielt ein geringer Energieverlust keine Rolle. Das Kind wird eventuell etwas beruhigt und kann besser schlafen. Eine tonisierende Arznei hingegen könnte verheerende Auswirkungen haben, indem sie eine ohnehin schon zu große Anspannung noch weiter verstärken könnte.

Um die beiden Arten von Kräutern besser zu verstehen, kann man sich zunächst einen Säugling vorstellen, der zahnt. Er fühlt sich heiß an und wird sehr leicht zornig. Für dieses Kind wäre eine tonisierende Pflanze ungeeignet und könnte die Situation verschlimmern. Ein Tonikum kann den inneren Druck sowie die Temperatur erhöhen und den Zorn verstärken. Das Kind jedoch bräuchte ein Mittel, das ihm hilft, „Druck abzulassen", sich ausreichend zu entspannen um einschlafen zu können. Sobald das Baby eingeschlafen ist, kann die Heilung einsetzen. Ableitende Kräuter könnten diesen Bedürfnissen gerecht werden.*

Ein weiteres Beispiel ist ein blasser, schlaff wirkender Junge, der wenig Appetit hat und oft unter Verstopfung leidet. Zur Behandlung der Obstipation setzt man typischerweise große Dosen von Sennesblättern *(Cassia angustifolia)*, einer ableitenden Pflanze, ein. Bei dem geschilderten Jungen hätte diese Therapie jedoch nur negative Auswirkungen, da ein dünnes Kind, das wenig isst, kaum Reserven zur Verfügung hat. Ein Abführmittel würde seine geringen Energiereserven weiter reduzieren. Geeignet wäre hier eine Pflanze, die die Muskulatur des Verdauungstraktes stärkt und tonisiert.

Wärmende und kühlende Kräuter

Der Gedanke, dass man Nahrungsmittel oder Arzneien vom Energiezustand her in „heiß" und „kalt" einteilen kann, hat lange Tradition. Den-

* Interessanterweise gilt Paracetamol (z. B. Benuron®) als ableitende Arznei und ist daher gut geeignet für zahnende Kinder.

noch ist diese Einteilung aus unserer heutigen Denkweise fast verschwunden. In antiken Schriften war diese Vorstellung weit verbreitet. Auch im 17. Jahrhundert war sie noch in wichtigen Werken von Gerard oder Culpeper vertreten. Sie verlor erst im 18. Jahrhundert, als das Thermometer erfunden wurde, an Bedeutung. Wir denken, es ist wichtig, diese alte Erkenntnis wieder aufzugreifen.

Die Idee ist sehr einfach: eine Substanz mit heißer Energie führt dazu, dass man Hitze verspürt. Substanzen mit kalter Energie hingegen haben eine kühlende Wirkung. Ein gutes Beispiel für eine wärmende Pflanze ist Ingwer *(Zingiber officinalis)*, während Gurke *(Cucumis sativa)* eine kühlende Pflanze ist.

Nicht nur Kräuter kann man in heiß oder kalt einteilen, sondern auch Nahrungsmittel. Wärmende Nahrungsmittel, wie z. B. Lammeintopf, würde man instinktiv an einem kalten Tag essen wollen, während man kühlende Nahrungsmittel, wie z. B. Kopfsalat oder Salatgurke, eher an einem heißen Tag essen möchte. Weitere Beispiele sind in Tab. 1-3 dargestellt.

Die „Temperatur" einer Pflanze ist wichtig, da sie die Art und Weise beschreibt, in der ein Kind auf die Einnahme der Arznei reagieren wird. Kühlende Kräuter, wie z. B. Veilchen *(Viola odorata)* oder Sonnenhut *(Echinacea augustifolia)*, die oft bei bakteriellen Infektionen mit Hitzesymptomatik eingesetzt werden, sind beispielsweise gut geeignet für ein starkes Kind mit gerötetem Gesicht, das Fieber hat. Für ein blasses, schwaches Kind hingegen wären sie ungeeignet, selbst wenn eine bakterielle Infektion vorliegt. Sie könnten hier nur dann von Nutzen sein, wenn man sie mit tonisierenden, wärmenden Kräutern kombiniert. Bei der Therapie der einzelnen Krankheiten werden wir hierauf noch näher eingehen.

1.7 Dosierungen

Die Dosierungen der Kräuter sind von größter Bedeutung. Bei geringen Dosen sind die tonisierenden oder ableitenden Wirkungen einer Pflanze nicht sehr ausgeprägt. Man braucht beispielsweise große Dosen an Lobelie, um starkes Schwitzen hervorzurufen, während kleinere Dosen fast tonisierend auf die Lungen wirken. Ebenso benötigt man hohe Dosen von Pappelrinde, um bei starken Patienten Nebenwirkungen hervorzurufen.

Das gleiche gilt auch für Hitze und Kälte. In hoher Dosierung wirkt Enzian beispielsweise stark kühlend, während dieser Effekt bei geringer Dosierung keine Rolle spielt.

Tab. 1-3: Tonisierende/ableitende und wärmende/kühlende Kräuter

Gruppe	Beispiel	Wirkung
Tonisierende Kräuter	Süßholz *(Glycyrrhiza glabra)*	Generell tonisierend, besonders stark auf Darm und Lunge
	Fenchel *(Foeniculum vulgaris)*	Tonisiert die Verdauung
	Kanadische Gelbwurzel *(Hydrastis canadensis)*	Tonisiert und stimuliert Verdauung und das gesamte System
	Pappelrinde (Populus tremuloides)	Tonisiert den Darm, führt nach und nach zu einer Erhöhung des Darmtonus
	Berberitze *(Berberis vulgaris)*	Tonisiert die Leber, fördert die Gallenausscheidung
	Ginseng *(Panax ginseng)*	Tonisiert die gesamte Konstitution (meist nur für sehr schwache Kinder geeignet)
	Kava-Kava *(Piper methisticum)*	Tonisiert den gesamten Körper, v. a. die untere Körperhälfte, inklusive der Blase; cave: in Deutschland nicht zugelassen

Tab. 1-3: Tonisierende/ableitende und wärmende/kühlende Kräuter *(Fortsetzung)*

Gruppe	Beispiel	Wirkung
Ableitende Kräuter	Lobelie *(Lobelia inflata)*	Starkes Relaxans, das für schwache Kinder ungeeignet ist; ruft bei bestimmten Arten von Fieber starkes Schwitzen hervor
	Eisenhut *(Aconitum napellus)*	Verursacht starkes Schwitzen, das nur bei starken Kindern mit bestimmten Fiebertypen sinnvoll ist; cave: muss sehr vorsichtig verabreicht werden, schon in mittleren Dosen toxisch
	Sennesblätter *(Cassia angustifolia)*	Starkes Abführmittel, das bei starken Kindern gelegentlich vorsichtig eingesetzt werden kann; für schwache Kinder immer ungeeignet
	Jamaican dogwood *(Piscicida erythrina)*	Sehr starkes Relaxans, das sehr starken Kindern beim Einschlafen helfen kann, bei schwächeren Kindern jedoch einen gegenteiligen Effekt haben kann
Wärmende Kräuter	Thymian *(Thymus vulgaris)*	Erwärmt den Verdauungstrakt und hilft, Kinder mit Erkältungskrankheiten der Luftwege zu erwärmen
	Ingwer *(Zingiber officinalis)*	Erwärmt das gesamte System, vor allem den Magen
	Zimt *(Cinnamomum cassia)*	Erwärmt das gesamte System, besonders hilfreich bei Kindern mit Erkältungskrankheiten, die den Verdauungstrakt beeinflussen
	Chilli *(Capsicum minimum)*	Erwärmt das gesamte System
Kühlende Kräuter	Eibisch *(Althea officinalis)*	Kühlend bei Entzündungen, vor allem in Lunge und Verdauungstrakt
	Enzian *(Gentiana glabra)*	Reduziert überschüssige Hitze im gesamten System, vor allem, wenn sie durch Leberprobleme, wie z. B. Hepatitis, verursacht ist
	Berberitze *(Berberis vulgaris)*	Lindert Entzündungen im Verdauungstrakt (gleichzeitig tonisierend)
	Veilchen *(Viola odorata)*	Lindert Entzündungen der Atemwege

2 Energetisches Muster der Krankheiten

2.1 Die Entstehung von Krankheiten bei Kindern

Unserem Verständnis nach wird jede Krankheit durch einen bestimmten Faktor in den Lebensumständen des Kindes ausgelöst. Ungenau könnte man diese Krankheitsursache als „Stress“ bezeichnen. Stress wirkt zunächst stimulierend auf den Organismus, wenn er jedoch zu lange anhält, kann er zu einer Störung des Energiegleichgewichts und später auch zu einer Erkrankung führen. Wenn man diesem Ansatz folgt, sollte man zuerst nach belastenden Faktoren im Leben eines Patienten suchen, wenn man die Ursache einer Erkrankung ergründen will.

Bei Erwachsenen gibt es zwei Hauptursachen für krankheitsauslösenden Stress:

- **Anspannung** durch emotionale Belastungen,
- **Erschöpfung** durch Überarbeitung und Schlafmangel.

Aus diesem Grund kommen auch hauptsächlich wieder die zwei genannten Kategorien von Arzneimitteln zum Einsatz: ableitende Mittel (bei Anspannung) und tonisierende Mittel (bei Erschöpfung). Auch in der Schulmedizin findet man diesen Ansatz wieder, wenn man z.B. den weit verbreitenden Einsatz von Beruhigungsmitteln wie Diazepam bei der Behandlung von Anspannung betrachtet. Ginseng hingegen wird sehr häufig bei Erschöpfung eingenommen.

Bevor wir genauer auf die Krankheitsentstehung bei Kindern eingehen, sollten wir uns näher damit befassen, welche Organsysteme am stärksten von Stress beeinflusst werden. Hierzu muss man sich die Unterschiede zwischen dem Leben eines Kindes und dem eines Erwachsenen bewusst machen. Stresssituationen treten bei Kindern am häufigsten im Zusammenhang mit der **Nahrungsverdauung** oder beim **Einfluss von Kälte** auf.

Die Nahrungsverdauung spielt dabei die größere Rolle. Ein Kind muss wachsen und benötigt dazu ausreichend Nährstoffe. Aus der Nahrung werden jedoch nicht nur Nährstoffe aufgenommen, sondern auch Energie, die das Kind benötigt, um mit Kälte fertig zu werden, zu lernen und sich mit ihrer Umwelt auseinanderzusetzen. Die Verdauung ist daher von allergrößter Bedeutung für die Gesundheit eines Kindes.

Im Praxisalltag kann man leicht beobachten, dass eine gute Verdauung der Schlüssel zu einem gesunden Kind ist. Kinder mit Verdauungsstörungen können anfällig für alle Arten von Erkrankungen sein. Dementsprechend kann es bei vielen unterschiedlichen Krankheiten, wie z.B. Diarrhö, Schlafstörungen, chronischem Husten oder sogar Krampfanfällen ganz entscheidend sein, zunächst die Verdauung zu regulieren.

> **! Besondere Probleme bei Säuglingen und Kleinkindern**
>
> Man könnte den Eindruck haben, dass die ersten zwei oder drei Lebensjahre eines Kindes zwar wichtig sind, aber letztlich doch nur einen sehr geringen Anteil an der Gesamtlebenszeit des Menschen ausmachen, und dass daher dieser Phase häufig eine zu große Bedeutung beigemessen wird. Wir glauben jedoch, dass diese frühen Jahre in Wirklichkeit ganz entscheidend sind, da Gesundheitsstörungen, die sich bereits so früh manifestieren häufig bis ins Erwachsenenalter weiterwirken.
>
> Ursache hierfür ist unter anderem das unreife Immunsystem eines Säuglings, das leicht aus dem Gleichgewicht gebracht werden kann. Eine einfach Erkrankung kann daher für ein Neugeborenes eine sehr große Belastung darstellen, während ein 6-jähriges Kind die gleiche Krankheit an einem einzigen Tag überwinden könnte. Darüber hinaus ist es für den Säugling sehr schwer, sein Gleichgewicht wieder zu finden, wenn sein System erst einmal ins Ungleichgewicht gebracht wurde.

2.2 Die drei Hauptprobleme

Die drei wichtigsten Stoffwechselaufgaben bei Säuglingen und Kleinkindern sind:

- Verdauung
- Regulation des Wärmehaushalts
- Atmung

Diese drei Bereiche stehen untereinander in enger Verbindung. Ein Neugeborenes muss sich direkt nach der Geburt erstmals damit auseinandersetzen. Nachdem es neun Monate in der Wärme und Sicherheit des Mutterleibes zugebracht hat, soll das Baby mit einem Schlag alleine essen, atmen und sich warm halten.

Die **Nahrungsaufnahme** stellt dabei wahrscheinlich das größte Problem da (ganz anders als bei Erwachsenen), da ein Säugling relativ zu seinem Körpergewicht riesige Mengen an Nahrung zu sich nehmen muss, um wachsen zu können. Bereits mit 6 Monaten hat der Säugling sein Gewicht verdoppelt, nach zwölf Monaten sogar verdreifacht. Die Menge an Nahrung, die man relativ gesehen braucht, um sein Gewicht in so kurzer Zeit zu verdoppeln, ist wahrlich beeindruckend.

Zusätzlich muss das Baby jedoch auch seine **Körpertemperatur** aufrechterhalten. Auch hier gibt es wieder einen entscheidenden Unterschied zwischen Erwachsenen und Kindern: Säuglinge haben relativ zum Körpergewicht eine viel größere Körperoberfläche und kühlen daher viel schneller aus. Hier besteht eine enge Verbindung zur Verdauung: dies bedeutet, dass das Baby sogar noch mehr Nahrung aufnehmen muss, um ausreichend Wärme zu produzieren.

Der dritte Faktor, die **Atmung,** fließt ebenfalls in die Gleichung ein. Da Atmung für das Kind eine ganz neue Erfahrung ist, ist es wesentlich anfälliger für Atemwegserkrankungen, deren Abwehr ebenfalls Energie kostet. Der Säugling benötigt also wiederum mehr Nahrung, um diese zusätzliche Energie zur Verfügung stellen zu können. Gleichzeitig bedeutet dies jedoch auch, dass ihm weniger Energie für die Verdauung zur Verfügung steht.

Aus dieser kurzen Erläuterung wird ersichtlich, was für eine immense Bedeutung die drei Faktoren im Leben des Kindes haben. Prinzipiell gibt es bei Erwachsenen die gleichen Probleme. In Industrieländern sind Erwachsene jedoch nur in den seltensten Fällen so harten Lebensumständen ausgesetzt, dass diese Elemente wirklich zum Tragen kommen. Stattdessen sind Erwachsene mit ganz anderen Problemen konfrontiert, die meist mit ihren sozialen Beziehungen oder ihrem Beruf zusammenhängen. Kapitel 6 geht näher darauf ein, wie sich die Probleme eines Kindes langsam zu den Problemen eines Erwachsenen entwickeln können.

Die oben geschilderten Zusammenhänge gelten nicht nur in der Theorie. In der Praxis begegnet man ihnen häufig genug. Wenn ein Säugling einen Atemweginfekt hat, reagiert in der Regel auch der Verdauungstrakt mit: in leichten Fällen hat das Baby nur weniger Appetit, in stärkeren Fällen kann Diarrhö auftreten. Ebenso kann man beobachten, dass ein Kind, das einen schlechten Appetit hat, schwächer wird. Das Immunsystem kann in der Folge nicht richtig arbeiten und das Kind wird anfälliger für Atemwegsinfekte. Umgekehrt kann ein Säugling mit Verdauungsstörungen sekundär auch Schnupfen oder Husten entwickeln. Wenn ein Kind mit Husten in die Praxis kommt, sollte man daher immer auch den Zustand des Verdauungssystems beachten. Wenn die Verdauung schlecht ist, kann man den Husten nur kurzzeitig lindern, er wird in der Regel zurückkehren, sobald die Kräuter nicht mehr eingenommen werden.

Die Verbindung zwischen Verdauung und Atemwegen

Die Schulmedizin geht davon aus, dass Lunge und Verdauungstrakt völlig unabhängig voneinander arbeiten. Wenn man wegen Husten einen Arzt aufsucht, wird er nur in den seltensten Fällen nach der Ernährung fragen. Aus unserer Erfahrung und unseren Kenntnissen der chinesischen Medizin heraus ist es für uns jedoch offensichtlich, dass unsere Nahrung einen ausgeprägten Einfluss auf die Funktion der Lungen hat.

Dies ist ein sehr wichtiger Grundsatz der chinesischen Medizin. Bislang gibt es dafür noch keine wissenschaftliche Erklärung. Möglicherweise könnte es daran liegen, dass sowohl Lunge als auch Darm mit Schleimhaut ausgekleidet sind. Wenn im Darm überschüssige Säure vorhanden ist (z. B. durch zu reichhaltige Nahrung), kann eine leichte Schleimhautentzündung die Folge sein. Der Körper reagiert auf diese Entzündung, indem er eine dickere Schleim-Schutzschicht produziert, und zwar nicht nur lokal im Darm, sondern im gesamten Körper, also auch in der Lunge. So kann sich aufgrund einer Reizung des Verdauungstraktes überschüssiger Schleim in den Atemwegen bilden, der sich als Husten, Sinusitis, Schnupfen oder generalisierte Atemwegsinfektion manifestieren kann.

! Verdauung, Haut und Lunge stehen bei Säuglingen in enger Verbindung untereinander. Sobald eines dieser Systeme gestört ist, können auch die anderen beiden leicht aus dem Gleichgewicht geraten.

Verdauung und Flüssigkeitshaushalt

Eine weitere Folge einer Verdauungsstörung kann auch eine Störung des Flüssigkeitshaushalts sein. Wenn der Verdauungstrakt nicht richtig arbeitet, entzündet oder verschleimt ist, verändert sich die Menge an Flüssigkeit, die resorbiert wird, das empfindliche Gleichgewicht wird gestört:

- Wenn ein Kind zwar gut trinkt, der Darm aber zu wenig Flüssigkeit resorbiert, kann es zu vermehrten Entzündungen im Körper kommen. Gleichzeitig wird die Schleimproduktion gesteigert, so dass die Wasserresorption noch stärker eingeschränkt wird.
- Wenn hingegen mehr Flüssigkeit resorbiert wird als die Nieren ausscheiden können, kann dies zu Wasseransammlungen im Körper führen.

Es gibt verschiedene Anzeichen für eine Störung des Flüssigkeitshaushalts. Die betroffenen Kinder können schwammige, eindrückbare Beine, ein verquollenes Gesicht oder ein aufgedunsenes Abdomen haben. Manchmal scheiden sie tagsüber wenig und nachts sehr viel aus, so dass sie zum Bettnässen neigen können. Wenn ein Kind derartige Symptome aufweist, sollte man nicht nur die Nieren untersuchen und behandeln, sondern auch den Verdauungstrakt beachten: funktioniert die Verdauung gut? Möglicherweise benötigt der Magen-Darm-Trakt die Therapie und nicht die Nieren.

! **Zeichen eines gestörten Flüssigkeitshaushalts**

- Schwammige Beine
- Verquollenes Gesicht
- Aufgedunsenes Abdomen
- Verminderte Ausscheidung tagsüber, nachts Bettnässen

2.3 Häufige Krankheitsmuster bei Verdauungsstörungen

Obwohl Kinder individuell so verschieden sind, treten bei der Verdauung immer wieder die gleichen einfachen Störungen auf. Bei Erwachsenen betreffen Erkrankungen in diesem Bereich meist mehr oder weniger isoliert nur ein einzelnes Organ, wie z. B. die Gallenblase. Bei Kindern hingegen gerät viel häufiger der gesamte Verdauungstrakt aus dem Gleichgewicht. Wie oben erklärt, führt dies zu einer Beeinträchtigung des gesamten Körpers. Selbst wenn bei einem Kind ein einzelnes Symptom, wie z. B. Erbrechen, Obstipation oder chronischer Husten, vorzuherrschen scheint, sollte man dennoch immer genau beobachten, ob nicht in eines der in diesem Kapitel geschilderten typischen Krankheitsmuster vorliegt.

! **Krankheitsmuster im Allgemeinen**

Mit dem Begriff „Krankheitsmuster“ bezeichnen wir eine Ansammlung von Symptomen und Befunden, die sehr häufig in Kombination auftreten. Diese Muster können bei der Verschreibung von Kräutern sehr hilfreich sein. Sie ermöglichen es, einen Mittelweg zwischen der rein symptomatischen und der vollkommen ganzheitlichen Therapie zu finden. Wenn man wie in der Schulmedizin rein symptombezogen behandelt, wendet man für ein bestimmtes Symptom immer wieder die gleiche Arznei an, egal in welchem Zusammenhang das Symptom auftritt. Auch einige Phytotherapeuten arbeiten nach diesem Ansatz; sie verschreiben z. B. bei Erbrechen unabhängig von der Ursache immer Enzian *(Gentiana lutea)*. Andere Therapeuten hingegen sind der Ansicht, dass jede Arznei ganz individuell für den einzelnen Patienten zusammengestellt werden sollte.

Der Ansatz der Krankheitsmuster ist ein Kompromiss zwischen beiden Therapierichtungen. Die Beachtung der Muster bietet einen Anhaltspunkt dafür, welche Kategorie von Kräutern am ehesten infrage kommt. Krankheitsmuster entsprechen im Prinzip jeweils bestimmten energetischen Störungen; dementsprechend sind sie oft schwer zu erfassen. Hier können nur exemplarisch einige Symptome und Befunde aufgelistet werden, die besonders häufig gleichzeitig vorkommen.

Das Besondere an der Arbeit mit Krankheitsmustern ist, dass man durch die Identifikation des Hauptmusters gleichzeitig auch die Hauptstörung im energetischen Gleichgewicht eines Kindes identifizieren kann. So kann man häufig Kräuter nur aufgrund des vorliegenden Musters verschreiben, ohne das eigentliche Hauptsymptom zu beachten. Der Grundsatz dabei lautet:

„Jedes Krankheitsmuster hat viele Symptome und jedem Symptom können viele Krankheitsmuster zugrunde liegen."

Die häufigsten Krankheitsmuster im Bereich des Verdauungstrakts sind:

- **Nahrungsstagnation:** Das Kind ist stark, hat einen guten Appetit und isst daher mehr, als es verdauen kann. Die dadurch angestaute Nahrung beginnt zu gären.
- **Schwache Verdauung mit Energiemangel:** Das Kind hat wenig Energie, daher arbeitet die Verdauung nicht gut. Da die Verdauung nicht gut ist, steht dem Kind zu wenig Energie zur Verfügung.
- **Schwache Verdauung mit nervösem Energieüberschuss:** Das Kind isst wenig, daher steht ihm nur wenig Nahrungsenergie zur Verfügung. Stattdessen lebt das Kind von nervöser Energie.

Nahrungsstagnation

Meist sind starke, energiereiche Kinder betroffen. Wie in Kapitel 1 geschildert, ist eine große Begeisterungsfähigkeit von Anfang an typisch für diese Kinder. Ihre Begeisterung wird auch auf den Bereich des Essens übertragen, so dass sie in der Regel einen sehr guten Appetit haben. Die Kinder essen oft alles, was ihnen vorgesetzt wird, oft auch dann, wenn sie eigentlich gar keinen Hunger mehr haben. Dieses übermäßige Essen ist die häufigste Ursache für eine Nahrungsstagnation.

Symptomatik

Wenn ein Kind so viel isst, dass der Magen mit der Verdauung nicht hinterherkommt, wird die Nahrung teilweise unverdaut und teilweise im Gärungszustand weitertransportiert. Charakteristisch für dieses Krankheitsmuster sind bei Kindern folgende Symptome:

- **Rote Backen:** können bei Erwachsenen und Kindern auftreten, sind häufig die Folge übermäßigen Essens.
- **Reizbarkeit, Empfindlichkeit, schlechte Laune:** Die stillstehende Nahrung im Abdomen führt zu Unwohlsein oder sogar Schmerzen. Hierdurch kommt es zu der Stimmungsverschlechterung.
- **Geblähtes Abdomen, unregelmäßiger Stuhlgang:** Wenn die Nahrung zu lange im Verdauungstrakt verweilt, ermöglichen die Wärme und Feuchtigkeit einen Gärungsprozess. Bei der Gärung entsteht Gas, das zu Blähungen führt und den Geruch des Stuhls verändert: in leichten Fällen riecht der Stuhlgang als Folge der Gärung nach Apfel, in schwereren Fällen ist der Stuhl sehr übel riechend. Verstopfung und Diarrhö können im Wechsel auftreten: Wenn die Nahrung lange an einer Stelle bleibt, kommt es zu Obstipation; die dann einsetzende Gärung äußert sich klinisch als Durchfall.

- **Katarrhalische Symptome:** Atemwegssymptome sind Folge einer systemischen Entzündungsreaktion mit gesteigerter Schleimproduktion.
- **Schlafstörungen:** hervorgerufen durch Unwohlsein, eine verstopfte Nase, leichten Husten etc. Zusätzlich führt überschüssige Hitze zu Unruhe im Gehirn.

Das Erscheinungsbild der Kinder ist allein Folge der Verdauungsstörung. Sie wirken oft wie Erwachsene nach den Weihnachtsfeiertagen.

Ursachen

> **! Es gibt drei Hauptursachen für Nahrungsstagnation**
> - Übermäßiges Essen
> - Unregelmäßiges Essen
> - Ungeeignete Nahrung

Übermäßiges Essen

Dadurch, dass die betroffenen Kinder so gerne essen, oder auch ein bisschen gierig sind, nehmen sie mehr Nahrung zu sich als sie verdauen können. Die Nahrung, die nicht verdaut wird, beginnt zu gären (s. o.).

Unregelmäßiges Essen

Das Verdauungssystem kann am besten arbeiten, wenn es regelmäßig Nahrung zugeführt bekommt. Die Verdauungsorgane können sich dann an die festen Mahlzeiten anpassen. Wenn die Ernährung hingegen sehr unregelmäßig ist und sowohl von Zeiten als auch Mengen her stark variiert, kann die Verdauung nur schwer einen Rhythmus finden und funktioniert schlechter.

Ungeeignete Nahrung

Der Begriff „unpassende Nahrung" soll hier nicht moralisierend verwendet werden, wir bezeichnen damit lediglich Nahrung, die ein individuelles Kind schlecht verträgt. Hier gibt es keine allgemeingültigen Grundsätze. Was ein bestimmtes Kind gut verträgt, kann für ein anderes völlig ungeeignet sein. Manche Kinder haben einen riesigen Appetit und essen ein breites Spektrum an „Erwachsenennahrung" und fühlen sich dennoch sehr wohl dabei. Andere Kinder hingegen müssen sehr genau auf ihre Ernährung achten. In Kapitel 3 gehen wir näher darauf ein, woraus sich eine geeignete Ernährung zusammensetzen sollte. Hier möchten wir lediglich kurz darauf hinweisen, dass Ballaststoffe von Kleinkinder oft schlecht vertragen werden, ebenso wie Kuhmilch-Produkte und glutenhaltige Speisen.

Schwache Verdauung mit Energiemangel

Dies Muster betrifft meist schwächere Kinder, obwohl es auch gelegentlich bei starken Kindern auftritt, die eine Erkrankung durchgemacht haben oder Nahrung zu sich nehmen, auf die sie allergisch sind. Aus einem bestimmten Grund (z. B. einer Krankheit) kommt es zu einem Energiemangel, so dass den Kindern nicht mehr ausreichend Energie für die Verdauung zur Verfügung steht. Als Folge davon können die Kinder nur wenig essen und auch nur wenig Nahrungsenergie aufnehmen. Es entsteht ein Teufelskreis und ein zunehmender Energiemangel manifestiert sich.

Symptomatik

Bereits auf den ersten Blick fallen bei den Kindern folgende Charakteristika auf:

- Blasses Gesicht, evtl. leicht gelbliche Hautfarbe
- Eher schlaffe Haltung
- Oft schüchtern
- Insgesamt kraftlos.

Anamnese und Untersuchung können zusätzlich folgende Befunde ergeben:

- Schlechter Appetit, wählerisch beim Essen
- Häufig Obstipation, gelegentlich auch Diarrhö
- Empfindlich, beginnt schnell zu weinen
- Dünne Arme und Beine oder auch weiche Extremitäten mit schlaffem Tonus
- Oft müde, schläft tagsüber gerne.

> **! Schlechter Appetit als Symptom**
>
> Bei Kindern unter drei Jahren versteht man unter „schlechtem Appetit" einfach, dass das

Kind wenig Nahrung zu sich nimmt. Mit neun oder zehn Jahren werden Kinder aktiver und benötigen wesentlich mehr Nahrung als zuvor. Hier steht bei „schlechtem Appetit" nicht so sehr die Menge an aufgenommener Nahrung im Vordergrund, sondern die Auswahl der Nahrung, die das Kind isst. Ein zehnjähriges Kind mit schlechtem Appetit kann viel Nahrung zu sich nehmen, jedoch z. B. ausschließlich Hamburger mit Pommes und Erbsen essen.

Alle die geschilderten Symptome sind Folge des Energiemangels:

- Die Kinder sind scheu und sensibel, weil sie zu wenig Energie haben, um sich mit ihrer Umwelt auseinanderzusetzen.
- Obstipation tritt auf, weil durch den Energiemangel die Peristaltik vermindert ist.
- Die dünnen Extremitäten resultieren aus der Unterernährung.
- Weiche Arme und Beine können Folge einer leichten Wassereinlagerung sein (s. o.).

Ursachen

! Ursachen für schwache Verdauung mit Energiemangel

- Protrahierte Geburt
- Erschöpfung der Mutter
- Lang andauernde Krankheit
- Übermäßiges Impfen
- Unregelmäßiges Stillen und Füttern

Die ersten drei der genannten Ursachen ermüden Mutter und Kind und schwächen ihre Energie. Zu viele Impfungen verursachen die gleichen Probleme wie schwere Krankheiten, indem sie das Kind schwächen. Auf dieses Problem geht Kapitel 5 näher ein. Warum unregelmäßiges Füttern die Verdauung stört, wird in Kapitel 3 näher erläutert.

Schwache Verdauung mit nervösem Energieüberschuss

Symptomatik

Typisch für Kinder mit schwacher Verdauung und nervösem Energieüberschuss sind folgende Charakteristika:

- Blasses Gesicht
- Oft schüchtern
- Kraftlosigkeit

Anamnese und Untersuchung können zusätzlich folgende Befunde ergeben:

- Schlechter Appetit, sehr wählerisch beim Essen
- Häufig Obstipation, gelegentlich auch Diarrhö
- Empfindlich, beginnt schnell zu weinen
- Dünne Arme und Beine oder auch weiche Extremitäten mit schlaffem Tonus
- Nie müde, immer in Bewegung
- Wollen nie ins Bett gehen
- Wollen immer im Mittelpunkt stehen

Die physischen Symptome erklären sich größtenteils wie bei schwacher Verdauung mit Energiemangel (s. o.). Der Unterschied im Verhalten entsteht dadurch, dass die Kinder von nervöser Energie leben. Das Verhaltensmuster ermöglicht es den Kindern, ihrer Umgebung Energie „abzuzapfen". Indem sie im Mittelpunkt stehen und Bezugspersonen reizen, können sie deren Lebensenergie für sich nutzen.

Ursachen

! Ursachen für schwache Verdauung mit nervösem Energieüberschuss

- Protrahierte Geburt
- Erschöpfung der Mutter
- Lang andauernde Krankheit
- Übermäßiges Impfen
- Unregelmäßiges Stillen und Füttern
- Unstrukturierter Tagesablauf

Die Ursachen sind die gleichen wie bei schwacher Verdauung mit Energiemangel. Der Einfluss des unstrukturierten Tagesablaufs wird in Kapitel 1 erläutert.

2.4 Energie der Eltern bei Krankheit des Kindes

Bisher haben wir uns bei der Erklärung der Energiezustände ganz auf das Kind konzentriert. Diese Sicht ist nicht wirklich ganzheitlich, da man die Energie eines Kindes nie separat von der seiner Eltern betrachten sollte. Dies ist umso wichtiger, wenn das Kind krank ist und zusätzliche Energie benötigt. Die Eltern eines kranken Kindes fühlen sich sehr oft erschöpft, da sie diese zusätzliche Energie zur Verfügung stellen, damit das Kind die Krankheit überwinden kann. Besonders für berufstätige Eltern, die sich nicht frei nehmen können, um das kranke Kind zu versorgen, kann dies ein Problem darstellen. Wenn sie ohnehin schon maximal angespannt sind, haben sie möglicherweise keine Energie für das Kind übrig.

2.5 Das Leaky Gut Syndrom

In den letzten Jahren haben verschiedene Forschungsergebnisse zur Prägung des Begriffs „Leaky Gut Syndrom“ (durchlässiger Darm) geführt. Dieses Syndrom wird unter anderem auch für Nahrungsmittelintoleranzen und Allergien verantwortlich gemacht. Studien konnten zeigen, dass bei Menschen mit einfachen Beschwerden oft die Darmzotten leicht entzündet sind und daher die Nahrung nicht richtig resorbieren können. Normalerweise nimmt der Darm nur Nahrung auf, die in so kleine Moleküle aufgespalten wurde, dass die Leber sie weiter verarbeiten kann. Wenn der Darm entzündet ist, gelangen wesentlich größere Moleküle in die Blutbahn: Moleküle, die normalerweise im Darm verbleiben sollten, können plötzlich die Mukosa durchdringen. Da die Leber mit deren Abbau überfordert ist, ist es Aufgabe des Immunsystems, die Moleküle abzubauen. Nahrung kann so Antigen-Charakter annehmen, sie wird vom Immunsystem als „fremd“ erkannt. Die Aktivierung des Immunsystems lässt sich anhand von Antikörpern im Blut nachweisen.

Darmdurchlässigkeit und Krankheitsmuster

Beim Leaky Gut Syndrom führt eine Verdauungsstörung zu einer Störung des Immunsystems. Auf diese Weise kann der ganze Körper aus dem Gleichgewicht geraten. Das Ausmaß der Beeinträchtigung variiert von Kind zu Kind. Manche Kinder reagieren mit einer Nahrungsstagnation, während sich bei anderen eine schwache Verdauung mit Energiemangel entwickelt. Bei wieder anderen kann sich eine Nahrungsmittelallergie oder eine allergische Reaktion der Atemwege manifestieren.
Bei der Kräutertherapie konzentrieren wir uns normalerweise nicht auf die gestörte Darmdurchlässigkeit; stattdessen beachten wir die Art und Weise, in der das Kind vom Leaky Gut Syndrom beeinträchtigt wird. In der Regel verschwinden die Beschwerden von selbst, wenn dem Kind die richtigen Kräuter verschrieben werden, und die Darmdurchlässigkeit normalisiert sich.

Darmdurchlässigkeit und Antibiotika

Antibiotika können das Leaky Gut Syndrom verschlimmern, da sie die gesunde Darmflora angreifen. Da die Darmbakterien wichtig für den Abbau der Gallensäuren und die Verdauung größerer Moleküle, wie z. B. von Hormonen, sind, kann eine Schädigung der Darmflora zum vermehrten Auftreten von Hormonen und Gallensäuren im Blut führen und die Beschwerden verstärken.

Hefepilze

Der Hefepilz Candida albicans kann sich im Darm und an anderen Orten mit feuchtem Milieu, vor allem im Bereich von Mund (Mundsoor) und Vagina, stark vermehren. Die Elimination ist nicht immer einfach. Viele Erwachsene und Kinder sind betroffen. Ein Candida-Befall kann durch ein Leaky Gut Syndrom verursacht werden und kann die gestörte Darmdurchlässigkeit gleichzeitig verschlimmern, indem er die Epithelzellen schädigt. Candida albicans kann Toxine freisetzen, die andere Organe, inlusive des Gehirns, beeinträchtigen. So kann bei Kindern eine Prädisposition für das Aufmerksamkeits-Defizit-Syndrom, Hyperaktivität und Autismus entstehen. Kapitel 15 geht näher auf die Auswirkungen einer Candida-Infektion ein.

2.6 Prävention mithilfe des Krankheitsmuster-Ansatzes

Das Konzept der Krankheitsmuster wird im Laufe dieses Buches wieder und wieder auftauchen. Die geschilderten Muster sind für viele unterschiedliche Beschwerden und Erkrankungen verantwortlich. Dennoch gibt es Kinder, die zwar einem der geschilderten Muster entsprechen, aber trotzdem keine spezifische Krankheit haben. In diesen Fällen sollte man nicht warten, bis sie krank werden, sondern vorbeugend behandeln, solange das Kind gesund ist, um das Auftreten einer Krankheit zu verhindern. Ein besonderer Vorzug der Krankheitsmuster ist es, dass sie den Weg zu einer geeigneten Ernährung, Kräuterrezeptur oder sonstiger Therapie weisen. Einzelheiten hierzu werden in unterschiedlichen Kapiteln geschildert. Bei schwacher Verdauung oder Nahrungsstagnation sollten besonders Kapitel 10, 11 und 14 beachtet werden. Auch wenn nur leichte Beschwerden vorliegen, können bestimmte Kräuterrezepturen, deren Effekte in den genannten Kapiteln erklärt werden, sinnvoll sein.

! Zusammenfassung

- Eine gute Verdauung ist unerlässlich für die Gesundheit eines Kindes.
- Verdauungstrakt und Atemwege stehen funktionell in enger Verbindung.
- Es gibt drei häufige Krankheitsmuster im Bereich des Verdauungstrakts:
  - Nahrungsstagnation
  - Schwache Verdauung mit Energiemangel
  - Schwache Verdauung mit nervösem Energieüberschuss

3 Ernährung

Eltern, die ihr Kind in der Praxis vorstellen, sind sich meist schon der Tatsache bewusst, dass die Ernährung wichtig für die Gesundheit ihres Kindes ist. Sie fragen oft um Rat, welche Ernährungsweise empfehlenswert ist und wie man beim Abstillen vorgehen sollte. In diesem Kapitel möchten wir kurz auf diese Fragen eingehen, ohne jedoch in die Tiefe gehen zu können. Unserer Erfahrung nach gibt es einige Dinge, die man vermeiden sollte, aber auch mehrere Arten, wie man ein Kind richtig ernähren kann. Wenn es darum geht, die Ernährung festzulegen, kann sich das Kind oft viel besser durchsetzen als der Arzt oder Therapeut. Die meisten Kinder essen nur das, was sie wollen und können ganz klar ausdrücken, welche Speisen das sind.

Wir haben festgestellt, dass die meisten Eltern ihren Kindern ganz instinktiv geeignete Nahrung geben (mit ein paar Ausnahmen, die weiter unten besprochen werden sollen). Das Problem stellt also nicht die Auswahl geeigneter Nahrung dar, sondern vielmehr die Strukturierung der Mahlzeiten. Dies soll daher das Hauptthema des folgenden Kapitels sein.

3.1 Überfütterung

Die Aufnahme von zu viel Nahrung – bzw. Milch bei Säuglingen – auf einmal ist ein häufiges Problem bei Kindern. Manche Kinder essen sehr gerne und die Mütter beobachten mit Vergnügen, wie gut das Kind isst. Ein Kind zu füttern kann sehr befriedigend sein, und umgekehrt ist es sehr schwer, hart zu bleiben, wenn ein Kind nach mehr Nahrung weint, obwohl es eigentlich genug gegessen hat.

Überfütterung ist seltener bei gestillten Babys zu beobachten, da die Mutter nicht unbegrenzt Milch produzieren kann. Bei einigen Müttern, die sehr große Mengen an sehr reichhaltiger Milch produzieren, kann es jedoch trotzdem zu einer zu großen Nahrungsaufnahme des Säuglings kommen.

3.2 Unregelmäßige Mahlzeiten

Unregelmäßige Mahlzeiten sind heute die zweithäufigste Ursache von Verdauungsstörungen. Dies liegt daran, dass unser Leben immer unruhiger und hektischer wird. Vor nicht allzu langer Zeit war es die Norm, dass sich Familien dreimal am Tag zu einer gemeinsamen Mahlzeit zusammensetzen. Zwischen den Mahlzeiten wurde in der Regel nichts zu sich genommen, außer vielleicht eine kleine Zwischenmahlzeit für Kinder zu festen Zeiten. Heute hingegen ist es in vielen Familien normal, dass jedes Familienmitglied sich einzeln Tiefkühlkost in der Mikrowelle erwärmt, wann immer es sich danach fühlt. In anderen Familien wird quasi rund um sie Uhr „genascht" und man setzt sich gar nicht mehr zu einer vernünftigen Mahlzeit an den Tisch. Vor diesem Hintergrund ist es nicht erstaunlich, dass diese Essgewohnheiten auch auf Säuglinge und Kleinkinder übertragen werden. Einige Kinder kommen damit gut zurecht; es gibt jedoch auch viele, deren Verdauungssystem davon überfordert wird. Ihr Magen ist niemals ganz leer und sie haben keine Gelegenheit, wirklich Hunger zu entwickeln. Dies kann zu zwei Krankheitsmustern führen: zu Nahrungsstagnation oder schwacher Verdauung.

Nahrungsstagnation

Wie in Kapitel 2 erläutert, sind es meist die begeisterungsfähigen Kinder, die eine Nahrungsstagnation entwickeln. Obwohl sie nicht wirklich hungrig sind, reagieren sie mit Begeisterung auf jegliches Essen und lassen sich gerne noch eine zweite Portion geben. So vermischen sich im Magen teilweise verdaute und unverdaute Nahrung und die Gärung setzt ein.

Dies kann gleichermaßen bei Stillkindern und Flaschenkindern vorkommen. Gerade bei kleinen Kindern sind regelmäßige Fütterungszeiten günstiger für die Verdauung. Bei sehr jungen Säuglingen kann es nötig sein, alle eineinhalb bis zwei Stunden zu füttern, aber dennoch sollte man darauf achten, dass mindestens eine Stunde zwischen zwei Mahlzeiten liegt. Bei kranken oder besonders pflegebedürftigen Kindern kann es schwierig sein, regelmäßige Mahlzeiten zu geben, aber ganz allgemein gilt, dass ein Kind, dass von Anfang an regelmäßige Fütterungszeiten gewöhnt ist, eine gesündere Verdauung entwickeln kann.

Schwache Verdauung

Die Kinder, die das Muster der schwachen Verdauung entwickeln, sind meist diejenigen, die nie eine richtige Mahlzeit essen. Zu den Mahlzeiten sind sie meist nicht hungrig und essen fast gar nichts. Eine halbe Stunde später bekommen sie jedoch oft Hunger und fangen an zu naschen. Sie essen immer wieder zwischendurch Kleinigkeiten und nehmen daher fast nie eine richtige Mahlzeit zu sich. Ihr Magen hat nie Zeit, sich zu erholen. Die permanente Verdauungsarbeit schwächt den Magen. Mit der Zeit kann sich diese Schwäche auf den ganzen Körper übertragen.

3.3 Unstrukturiertes Füttern

Unstrukturiertes Füttern ist eigentlich ein Extremfall der unregelmäßigen Mahlzeiten. Wir führen es hier dennoch als gesonderten Punkt auf, da es oft die Ursache einer schwachen Verdauung ist. Grund dafür ist, dass zu Beginn jeder Stillmahlzeit zunächst dünne Vormilch abgegeben wird. Die weniger reichhaltige Vormilch dient dazu, zunächst den Durst des Säuglings zu stillen. Erst nach einigen Minuten Saugens erhält das Baby dann die eigentliche, reichhaltige Muttermilch. Wenn ein Kind also immer nur eine Minute lang saugt, dann wieder aufhört und später erneut eine Minute an der Brust nuckelt, erhält es immer nur die dünne Vormilch, nie die reichhaltigere Muttermilch. Erst wenn man tatsächlich ein bis eineinhalb Stunden Zeit zwischen den einzelnen Stillzeiten lässt, kann das Baby eine vollständige Mahlzeit erhalten.

! Welcher Essensrhythmus ist empfehlenswert?

Es gibt hier wenig allgemeingültige Regeln, aber dennoch hat sich ein Grundsatz als sehr hilfreich erwiesen, gerade wenn ein Kind sich nicht wohl fühlt: man sollte auf ausreichende Abstände zwischen den Mahlzeiten achten und sicherstellen, dass der Magen ausreichend Zeit hat, sich zu entleeren. In der Praxis bedeutet das, dass **mindestens ein bis eineinhalb Stunden zwischen zwei Mahlzeiten** liegen sollten, in denen das Kind keine Nahrung und auch kein Wasser zu sich nimmt. Manchen Müttern fällt es sehr schwer sich an diese Regel zu halten, aber für einige Kinder ist dies Voraussetzung dafür, gesund werden zu können.

Fallbeispiel

Einer unserer ersten Patienten in den USA war ein Kind mit Absencen. Ein Arzt hatte die Diagnose „leichte epileptische Anfälle" gestellt. Im Rahmen dieser Anfälle hielt das betroffene Mädchen plötzlich mit ihrer derzeitigen Beschäftigung inne und starrte nur noch leer vor sich hin. Manchmal begann sie zu zittern, und wenn ein Anfall länger anhielt, konnte es sein, dass sie stolperte und zu Boden fiel. Als sie in unserer Praxis vorgestellt wurde, war sie 21 Monate alt. Sie wurde nach wie vor bei Bedarf gestillt; in ihrem Fall bedeutete dies, dass sie alle drei bis fünf Minuten zu ihrer Mutter zurückkehrte, einen Schluck an der Brust nahm und dann weiterspielte.

Absencen stehen meist in Verbindung mit Schwäche. In diesem Fall kamen wir zu dem Schluss, dass die Schwäche des Mädchens auf seine Essensgewohnheiten zurückzuführen war – das Mädchen erhielt immer nur die dünne Vormilch und nie nahrhafte Muttermilch. Wir empfahlen der Mutter daher, zwischen den Mahlzeiten mindestens eine Stunde Abstand zu lassen. Unser Rat stieß jedoch auf taube Ohren, da die Mutter fest an die Richtigkeit der Instinkte ihrer Tochter glaubte und eine starke Abneigung gegen Disziplin hatte. Obwohl wir ihr erklärten, dass man ihr Kind wahrscheinlich nicht heilen

könnte, ohne seine Essgewohnheiten umzustellen, war die Mutter nicht in der Lage, die nötigen Veränderungen umzusetzen.
Unsere Befürchtungen hinsichtlich der Heilung des Kindes erwiesen sich als gerechtfertigt. Obwohl wir das Mädchen in den folgenden Monaten mit Akupunktur und Kräutern behandelten, verbesserte sich ihr Zustand nur wenig. Dennoch kam eines Tages ein Wendepunkt: die Mutter erkrankte plötzlich an einer Nahrungsmittelvergiftung. Während der Erkrankung war sie zu schwach um ihre Tochter weiterhin zu füttern, so oft das Mädchen wollte. Zum ersten Mal wurden die empfohlenen Mindestabstände zwischen den Mahlzeiten also eingehalten.
Da die Mutter bemerkte, wie gut ihrer Tochter das veränderte Essverhalten tat, wurde sie ermutigt, die Umstellung auch nach Ende ihrer Erkrankung beizubehalten. Von diesem Zeitpunkt an ging es dem Mädchen zunehmend besser, im Laufe weniger Wochen verschwanden die Anfälle.

3.4 Ernährung in der Schwangerschaft

Wir möchten hier nicht zu sehr in die Tiefe gehen, sondern uns auf die Beschreibung der wichtigsten Nahrungsmittel und deren Einfluss auf Mutter und Kind beschränken. Wichtig ist der Grundsatz: jede Art von Ernährung in der Schwangerschaft hat Einfluss auf das Baby! Einige Regeln sollten beachtet werden:

- **Werdende Mütter sollten auf qualitativ hochwertige Bio-Kost achten:** Schadstoffe aus Lebensmitteln aus herkömmlicher Landwirtschaft belasten das Baby. Zudem enthält nicht-Bio-Nahrung oft weniger Spurenelemente und Mineralien. Lokal angebaute Frischkost ist die zweitbeste Lösung, wenn Bio-Nahrung nicht verfügbar ist.
- **Während der Schwangerschaft sollten Vitaminpräparate eingenommen werden:** Dies gilt speziell für Frauen, die sich nicht von Bio-Kost ernähren. Der Vitamin- und Mineralstoffgehalt von herkömmlich gedüngter Nahrung ist im Vergleich zu vor 25 Jahren deutlich reduziert, da der Boden, auf dem die Nahrung wächst, oft ausgelaugt ist. Glücklicherweise kann man dieses Defizit mithilfe qualitativ hochwertiger Multivitamin- und Mineralstoff-Präparate gut ausgleichen. Achtung: die empfohlenen Dosierungen sollten nie überschritten werden, da es sonst zu Überdosierungen kommen kann!
- **Achten Sie auf den Energiezustand der Schwangeren:** Wenn Frauen sich während der Schwangerschaft sehr müde fühlen, sollten sie sich so oft wie möglich ausruhen. Das ist nicht nur gut für das Baby, sondern erleichtert auch die Umstellung nach der Geburt, da man nur so ausreichende Energiereserven für die zusätzlichen Belastungen aufbauen kann.
- **Versuchen Sie, Schwangerschaftsbeschwerden naturheilkundlich zu behandeln:** Viele häufige Schwangerschaftsbeschwerden, wie z.B. Übelkeit, Anämie, hoher Blutdruck) sprechen gut auf komplementäre Therapien an. Gerade Kräutertherapie, Akupunktur und Homöopathie sind oft sehr hilfreich. Sie sind nichtinvasiv, werden seit Jahrhunderten eingesetzt und haben günstigen Einfluss auf das Neugeborene.
- **Denken Sie daran, dass das Baby das Leben der Mutter mitlebt:** Nach vier oder fünf Monaten registriert das Baby alles, was um es herum vor sich geht. Gerade auch die Gefühle der Mutter werden direkt auf den Säugling übertragen.
- **Während der Schwangerschaft sollten keine Orangen gegessen werden:** Der übermäßige Genuss von Orangen kann zu Unruhe bis Hyperaktivität beim Kind führen. Auch wenn sich das Verhalten meist innerhalb der ersten drei Lebensjahre normalisiert, stellt ein schlafloses Kind eine große Belastung für die Familie da.

3.5 Die Stillzeit

Viele Studien konnten zeigen, dass Muttermilch künstlicher Säuglingsmilch überlegen ist.* Nicht

* Eine Ausnahme ist, wenn die Mutter beispielsweise auf Medikamente angewiesen ist, die in die Muttermilch übergehen.

Tab. 3-1: Nahrungsmittel mit unerwünschten Wirkungen in der Stillzeit

Nahrungsmittel	Mögliche Wirkung
Kuhmilch	Der schleimfördernde Effekt der Kuhmilch kann direkt auf den Säugling übertragen werden. Der Schleim ist meist farblos.
Weizen	Das im Weizen enthaltene Gluten geht in die Muttermilch über und kann zu einer gesteigerten Schleimproduktion beim Baby führen. Der Schleim ist meist grünlich.
Erdnüsse	Der schleimfördernde Effekt von Erdnüssen kann direkt auf den Säugling übertragen werden.
Kaffee, schwarzer Tee	Die stimulierende Wirkung wird in unterschiedlichem Ausmaß auf das Baby übertragen. Manche Kinder reagieren bereits mit lang anhaltender Schlaflosigkeit auf eine Tasse schwachen Tee, während andere Kinder wenig oder gar nicht ruhelos werden.
Orangen	Orangen enthalten zentral stimulierende Inhaltstoffe und können zu Hyperaktivität führen.
Krustentiere (Muscheln, Krabben, Austern)	Können beim Baby Schlaflosigkeit und Reizbarkeit bis hin zu Hyperaktivität verursachen.
Bohnen	Verursachen Blähungen und Bauchschmerzen beim Säugling.

alle Mütter möchten ihr Baby stillen, diejenigen jedoch, die sich für das Stillen unterscheiden werden oft zu wenig unterstützt, wenn Schwierigkeiten auftreten. Wir haben die Erfahrung gemacht, dass kaum eine Mutter nicht genug Milch produzieren kann, wenn man sie immer wieder ermutigt und ihr, wenn nötig, geeignete Kräuter verabreicht.

Da dieses Buch sich auf die Behandlung von Kindern konzentrieren soll, möchten wir nicht näher auf die Überwindung der häufigsten Stillhindernisse eingehen. Wir möchten hier lediglich die Mütter, die sich für das Stillen entscheiden, ermutigen, nicht zu schnell aufzugeben. Wenn die Mütter sich rechtzeitig mit dem Stillen auseinandersetzen und sich bei Schwierigkeiten an einen in der Kräutertherapie, Homöopathie, Akupunktur erfahrenen Therapeuten oder eine Hebamme wenden, können häufige Beschwerden wie wunde Brustwarzen, Mastitis oder Milchmangel oft schnell behandelt werden.

Ein besonders effektives Mittel zur Steigerung des Milchflusses soll hier kurz erwähnt werden: **Dillsamen** ***(Anthum graveolens)***. 1 TL des Samens wird mit einer beliebigen Menge heißen Wassers übergossen und als Tee getrunken (mind. 3-mal tgl.).

Ernährung der Mutter in der Stillzeit

Die Ernährung der Mutter während der Stillzeit ist ebenso wichtig wie während der Schwangerschaft. Es ist offensichtlich, dass die Mutter ausreichend Nahrung zu sich nehmen muss, um sich selbst und das Kind zu ernähren. Was sich viele jedoch nicht bewusst machen, ist, dass die Energie der Nahrung direkt in die Muttermilch übergeht. Es ist oft erstaunlich, dass bestimmte Nahrungsmittel über die Muttermilch schon eine stimulierende oder ableitende Wirkung ausüben, bevor eigentlich Zeit war, sie zu verdauen (☞ Tab. 3-1). Generell gelten die gleichen Ernährungsgrundsätze wie in der Schwangerschaft (s.o.).

Künstliche Säuglingsnahrung

Künstliche Säuglingsnahrung ist weniger gut als Muttermilch. Auch wenn die modernen Zusammensetzungen der Säuglingsnahrung sehr nah an die Muttermilch angepasst sind, können sie nicht die Qualität der Muttermilch erreichen. Dies liegt teilweise daran, dass die organischen Verbindungen in der Säuglingsnahrung aus tierischen Proteinen hergestellt werden, und tierisches Eiweiß ist nicht das gleiche wie menschliches Eiweiß. Seit einiger Zeit weiß man, dass die Form eines Proteinmoleküls ausschlaggebend dafür ist, ob es von Enzymen abgebaut werden kann. Kuhmilchprotein hat eine andere Form als menschliche Proteine und kann daher nicht auf die gleiche Art und Weise verdaut werden. Auch nicht-tierische Eiweiße, wie z.B. Soja-Proteine, können nicht so leicht verdaut werden wie menschliches Eiweiß.

Auch andere Faktoren spielen eine Rolle. Die Abwehr des Säuglings wird durch Muttermilch gestärkt, da Antikörper der Mutter über die Milch übertragen werden können. Das Kind kann daher auf das ausgereifte Immunsystem der Mutter zurückgreifen und erhält Antikörper gegen viele Keime, denen Mutter und Kind ausgesetzt sind. In künstlicher Säuglingsnahrung fehlen diese Antikörper.

Kuhmilch und Kalzium

Immer wieder hört man, wie wichtig Kuhmilch und Kalzium für die Entwicklung von gesunden Knochen sind. In vielen Schulen wird daher Milch angeboten und sogar als Erwachsene werden wir ermutigt, Kuhmilch zu trinken, um Osteoporose zu vermeiden und gesunde Zähne zu erhalten.

Dies ist eine Position, die wir vehement ablehnen. Kuhmilch ist nicht unersetzbar. In der Tat wird Kuhmilch von vielen Menschen sehr schlecht vertragen, einige sind sogar allergisch dagegen. Kuhmilch ist ideal für Kälber, aber nicht automatisch auch gut für Menschen. Natürlich benötigt ein wachsendes Kind Kalzium und Vitamine, aber diese sind in einer Vielzahl von Nahrungsmitteln enthalten. Im Rahmen einer ausgewogenen Ernährung – egal ob vegetarisch oder nicht – kann man ausreichend Vitamine, Mineralstoffe und Kalzium zu sich nehmen, ohne auf Kuhmilch angewiesen zu sein. Die Forschung konnte sogar nachweisen, dass Kalzium aus Kuhmilch nicht so leicht resorbiert werden kann, und dass sich ein Kalziummangel bei manchen Menschen sogar verschlechtert, wenn sie Kuhmilch trinken.*

Wir sind der Ansicht, dass die meisten Kinder davon profitieren, wenn man ihren Kuhmilchkonsum reduziert oder sie gar keine Kuhmilch mehr trinken. Darüber hinaus glauben wir, dass der Verzicht auf Kuhmilch bei kleinen Kindern zu einem Rückgang vieler Krankheiten führen würde. Auf dieses Thema geht Kapitel 15 näher ein.

Das Hauptproblem ist, dass die Kuhmilch Proteine enthält, die viele Kinder nur sehr schwer verdauen können. Durch Pasteurisierung wird die Verdauung noch weiter erschwert. Dies bedeutet eine Belastung für das sich entwickelnde Verdauungssystem und kann zu leichten Entzündungen führen. Hierdurch entsteht Schleim, der den Gastrointestinaltrakt schwächt.

Zudem stammt Kuhmilch heute meist von ungesunden Kühen – Tieren, die einseitig mit Monokulturgras gefüttert werden und chemische Zusatzstoffe, Hormone und Antibiotika erhalten. Viele Kühe müssen unter abstoßenden Bedingungen in überfüllten Ställen leben; auch dies beeinflusst die Milch. In Kuhmilch sind oft so viele Hormone und Antibiotika enthalten, dass sich die Milch nicht mal mehr zum Käsemachen eignet. Diese Milch kann nicht gut für ein kleines Kind sein.

Der Effekt der Pasteurisierung

Pasteurisierte Milch ist so verbreitet, dass es oft schwierig ist, rohe, unbehandelte Milch zu finden. Die Pasteurisierung hat ganz offensichtliche Vorteile: Tuberkulose-Bakterien werden abgetötet und die Milch hält sich länger, bevor sie schlecht wird. Die Nebeneffekte jedoch werden nur von wenigen Menschen beachtet, daher möchten wir hier kurz einige der Wirkungen nennen.

---

* Sellmeyer DE, Stone KL, Sebastian A et al: A high ratio of dietary animal to vegetable protein increases the rate of bone loss and the risk of fracture in postmenopausal women. Study of Osteoporotic Fractures Research Group, Am J Clin Nutr 2001; 73:118. Weitere interessante Fakten über Kuhmilch finden Sie auf der Internetseite www.notmilk.com.

Zum einen ist pasteurisierte Milch **schwerer zu verdauen:** Durch den Prozess wird die Proteinstruktur der Milch verändert wird. Zudem werden natürlicherweise in der Milch enthaltene Bakterien, die die Verdauung unterstützen, gleichzeitig mit den Krankheitserregern abgetötet.
Zum anderen kann pasteurisierte Milch kurz- und langfristigen Einfluss auf die Gesundheit haben. In Tierversuchen fanden sich ausgeprägte Effekte. Bei Ratten und Katzen, denen Pasteurisierte und sterilisierte Milch gegeben wurde, zeigte sich kurzfristig eine erhöhte Krankheitsanfälligkeit, langfristig war nach zwei Generationen die Anzahl der Missbildungen erhöht.* Es ist erstaunlich, dass diese schockierenden Ergebnisse bislang ignoriert werden.

Alternativen zur Kuhmilch

Ziegenmilch

Ziegenmilch ist für die, die sie mögen, eine gute Alternative. Sie ist leichter verdaulich als Kuhmilch, da die Proteine in Ziegenmilch denen der Muttermilch ähnlicher sind. Wir haben schon häufiger beobachtet, dass chronische Beschwerden allein aufgrund eines Wechsels von Kuhmilch zu Ziegenmilch verschwanden. Da Ziegen auch nicht so häufig in Massentierhaltung leben, ist die Qualität der Milch besser. Hauptproblem ist der intensive Geschmack und Geruch der Milch, den viele Menschen nicht mögen. Einige Ärzte raten von Ziegenmilch ab, da sie mehr Natrium enthält als Kuhmilch. Bei Kindern unter einem Jahr kann zu viel Natrium zu einer Überlastung der unreifen Nieren führen. Wir möchten diese Aussage nicht weiter beurteilen, können aber sagen, dass wir bisher keinerlei negative Auswirkungen von Ziegenmilch auf Kinder beobachten konnten.

Schafmilch

Eine weitere gute Alternative ist Schafmilch. Hauptnachteil ist hier der hohe Fettgehalt, der bei einigen Kindern zu Diarrhö führen kann.

Sojamilch

Sojamilch ist eine ausgezeichnete Alternative zu Kuhmilch. Die meisten Bio-Soja-Produkte enthalten zugesetzte Vitamine und Kalzium. Einige Kinder haben Schwierigkeiten, diese Zusätze zu verdauen. Babys reagieren häufig mit Blähungen und Bauchschmerzen auf Soja. Später zeigt sich oft, dass die Kinder nicht nur Soja, sondern auch andere Bohnen schlecht verdauen können. Aufgrund der hohen Eiweißkonzentrationen in Sojamilch können übel riechende Stühle auftreten. Dies kann die Eltern beunruhigen, ist aber nicht Ausdruck einer Erkrankung.

Reismilch, Haferschleim

Auch diese beiden Alternativen sind mit Vitamin- und Kalziumzusätzen erhältlich und werden normalerweise sehr gut vertragen. Hauptnachteil ist der geringe Fettgehalt. Einige Getreidemilchsorten enthalten zusätzliche Fette, so dass sie ein guter Milchersatz sind.

Umstellung auf feste Nahrung

Wir hatten sehr häufig die Gelegenheit, die Effekte der unterschiedlichen Methoden des Abstillens zu beobachten. Die folgenden Ratschläge basieren daher eher auf unserer Erfahrung als auf Theorien. Folgende Grundsätze scheinen zu gelten:

- Ein guter Zeitpunkt für die Umstellung auf feste Nahrung schient zwischen dem 5. und 12. Monat zu sein. Ein Baby beginnt in der Regel mit ca. sechs Monaten, Interesse an fester Nahrung zu zeigen, manche Kinder auch erst etwas später mit neun oder zehn Monaten. Wenn ein Kind sich mit zwölf Monaten immer

* Katase A: Der Einfluss der Ernährung auf die Konstitution des Organismus. Path Inst Med Acad Osaka, 1931; Pottenger FM: The effect of heat-processing of food on the dento-facial structures of experimental animals. Am J Orthodon Oral Surg 32: 467–485, 1946; Price WA: Nutrition and physical degeneration, New York, 1939, PB Hoeber. Zitiert in: Husemann F, Wolff O (ed.): Anthroposophiscal approach to medicine, vol 3, Spring Valley, NY, 1989, Anthroposophic Press, p 94.

noch nicht für feste Nahrung interessiert, liegt wahrscheinlich eine schwache Verdauung vor, die behandelt werden sollte. Einige Kinder interessieren sich bereits mit vier Monaten für feste Nahrung. In der Regel sollte man in diesem Fall trotzdem nicht gleich mit der Umstellung beginnen, da dies zu einer Nahrungsstagnation führen kann.

- Zwischen neun Monaten und fünf Jahren sollte das Abstillen abgeschlossen sein. Dies scheint eine sehr vage Angabe zu sein, beruht aber auf unseren Beobachtungen:
  - Wenn ein Kind bereits vor neun Monaten komplett abgestillt wird, erhöht sich das Risiko für Verdauungsstörungen. Offensichtlich ist das Verdauungssystem in diesem Alter noch nicht ausreichen entwickelt, um sich ausschließlich von fester Nahrung zu ernähren. Das Kind kann auch eine erhöhte Infektanfälligkeit zeigen, da das Immunsystem zu diesem Zeitpunkt noch unreif ist und die Antikörper der Mutter nach Weglassen der Muttermilch nicht mehr zur Verfügung stehen.
  - Hinsichtlich der Obergrenze gibt es unterschiedliche Meinungen. Manche glauben, dass Stillen über das erste Lebensjahr hinaus das Zusammengehörigkeitsgefühl der Familie auf Kosten der persönlichen Entwicklung des Kindes stärkt. Andere sind der Ansicht, dass ein Kind bis zu einem Alter von fünf Jahren die Gelegenheit haben sollte, an der Brust zu trinken. Obwohl wir dies in der Regel nicht empfehlen würden, gibt es auch keine konkreten medizinischen Gründe, die dagegen sprechen. Kinder, die erst so spät abgestillt werden, scheinen später nicht signifikant mehr medizinische Probleme zu entwickeln. Viele Mütter haben schon lange vor diesem Zeitpunkt das Bedürfnis, „ihren Körper wieder für sich zu haben“, aber das scheint eine Frage der persönlichen Einstellung zu sein und keinen Einfluss auf die Gesundheit des Kindes zu haben.

Die erste feste Nahrung

Zu Beginn sollte die feste Nahrung möglichst einfach sein, z. B. gut gekochtes Getreide. Fein geriebener oder lange gekochter weißer Reis wird von den meisten Kindern gut vertragen. Auch Weizen kann in verschiedenen Formen gegeben werden, obwohl manche Kinder hier mehr Schwierigkeiten bei der Verdauung haben. Dies liegt einerseits an dem größeren Gluten-Anteil in Weizen und andererseits daran, dass die modernen Weizensorten oft schwer verdaulich sind. Wenn Weizen gegeben wird, sollten auf jeden Fall die Kleie entfernt werden, um die Verdauung zu erleichtern. Dinkel ist eine gute Alternative zu Weizen.
Für Eltern, die nur Vollkornprodukte füttern möchten, sind Hirse die am leichtesten verdauliche Möglichkeit. Auch wenn sie nicht so gut vertragen werden wie Reis, sind sie doch wesentlich einfacher zu verdauen als die übrigen Vollkörner. Einige Experten raten von Hirsen ab, da sie nur wenig Proteine enthalten. In unserer Praxis konnten wir jedoch bislang bei Kindern, die auf Hirse umgestellt wurden, keine Proteinmangelzustände beobachten.

3.6 Wärmende und kühlende Nahrungsmittel

In Kapitel 1 wurde erklärt, dass Kinder vom Konstitutionstyp her als „heiß“ oder „kalt“ eingestuft werden können. Das gleiche gilt für Kräuter und Nahrungsmittel. Die Untersuchung des Energiegehalts und der Wirkungen der Lebensmittel ist hoch interessant und würde den Rahmen dieses Buches sprengen. Wir möchten daher nur ganz kurz auf die Grundlagen eingehen. Tabelle 3-2 gibt eine Übersicht über Energie und Wirkung einiger der wichtigsten Nahrungsmittel.

Tab. 3-2: Energie einiger wichtiger Nahrungsmittel

Nahrungsmittel	Energie	Besonderheiten
Reis	Neutral	Eines der am besten geeigneten Nahrungsmittel beim Abstillen.
Hafer	Leicht wärmend	Sehr gut bei kaltem Wetter.
Brot	Neutral	Brot kann bei einigen Kindern Störungen des Flüssigkeitshaushalts verursachen und die Schleimproduktion fördern. Für viele Kinder schwer zu verdauen.
Bananen	Kühlend	Die kalte Energie der Bananen ist eine häufige Ursache für Bauchschmerzen, vor allem bei Kindern, die vom Typ her selbst kalt sind. Andererseits können sie bei Kindern mit zu viel innerer Hitze bei Obstipation den Stuhl normalisieren.
Joghurt	Kühlend	Kann bei Kindern Bauchschmerzen verursachen. Insgesamt raten wir von Joghurt ab, außer er enthält lebende Kulturen und stammt aus biologischer Produktion. Probiotische Sorten können die Darmflora nach einer Antibiotikatherapie wieder herstellen.
Milch	Kühlend	Bio-Milch ist für Menschen, die sie vertragen, ein geeignetes Nahrungsmittel. Milch aus nicht biologischer Erzeugung sollte gemieden werden. Selbst qualitativ hochwertige Milch kann die Schleimproduktion verstärken.
Käse	Meist kühlend, einige stinkende Sorten jedoch wärmend	Käse sollte erst ab zwei Jahren gegeben werden. Käse am späten Abend kann Alpträume verursachen, besonders, wenn er in überbackener Form gegessen wird. Man sollte bei Käse unbedingt auf gute Qualität achten. Sterilisierter Käse sollte vermieden werden.
Weiße Bohnen	Neutral	Alle Hülsenfrüchte können zu Blähungen und bei Säuglingen und Kleinkindern zu Bauchschmerzen führen. Wenn man beim Kochen Nelken hinzu gibt, kann diese Wirkung vermindert werden.
Früchte	Kühlend	Alle Früchte sind kühl bis kalt, eine Ausnahme bilden höchstens Pfirsiche. Rohe Äpfel sind besonders stark kühlend und können Verdauungsprobleme verursachen. Zusammen mit Nelken gekocht verursachen sie weniger Beschwerden.
Fruchtsaft	Kühlend	Der kühlende Effekt ist sehr angenehm bei heißen Temperaturen. Übermäßiger Genuss kann jedoch Diarrhö auslösen.
Kohlensäurehaltige Getränke	Kühlend	Die meisten kohlensäurehaltigen Getränke enthalten Zucker, Farbstoffe und Süßstoffe. Man sollte daher möglichst wenig davon zu sich nehmen.
Hamburger	Wärmend	Hamburger aus biologisch erzeugten Bestandteilen sind ein angemessenes Nahrungsmittel für viele Kinder. Die Hamburger, die in Fastfood-Restaurants verkauft werden, genügen selten diesen Qualitätsansprüchen und sollten daher vermieden werden.
Eis	Kühlend	Eis sollte nur in möglichst geringen Mengen verzehrt werden und es sollten nur Sorten aus hochwertigen Zutaten gewählt werden. Obwohl Eis kühlend ist, verabreichen einige Therapeuten ihre Kräuterrezepturen in Form von Eiscreme, damit die Kinder sie möglichst widerstandslos essen. Der Rezeptur wird dann für gewöhnlich zusätzlich Ingwer zugesetzt, um den kühlenden Effekt der Eiscreme auszugleichen.
Zucker	Neutral	Obwohl Zucker in kleinen Dosen neutral ist, kann er in größeren Mengen einen Adrenalinstoß auslösen. Die Kinder werden zunächst hyperaktiv,

Tab. 3-2: Energie einiger wichtiger Nahrungsmittel *(Fortsetzung)*

Nahrungsmittel	Energie	Besonderheiten
		eine halbe Stunde später schließlich unglücklich und weinerlich. Kleine Mengen Zucker können positive Wirkung auf Kinder haben, wenn wir auch schon Kinder gesehen haben, bei denen bereits ein Teelöffel pro Woche zu Schnupfen und Husten führt.
Schokolade	Wärmend	Schokolade kann Ursache von Hyperaktivität sein. Manchen blassen Kindern hingegen kann Schokolade helfen, besser mit ihrer Umwelt fertig zu werden. Dies kann an dem enthaltenen Koffein liegen.

3.7 Zusammenfassung: Allgemeine Ernährungsempfehlungen

- **Seien Sie vorsichtig mit ballaststoffreicher Nahrung für Kinder:** Gerade im Bereich der Naturheilkunde gibt es viele Eltern, die viel über die positiven Effekte von Ballaststoffen bei Erwachsenen gelesen haben und dann automatisch glauben, Ballaststoffe seien auch für Kinder gut. Es gibt zwar Kinder, die Ballaststoffe gut vertragen, aber die meisten Kinder, die aufgrund von Beschwerden in der Praxis vorgestellt werden, haben Schwierigkeiten, sie zu verdauen. Grund hierfür könnte der kürzere Verdauungstrakt der Kinder sein, so dass aufgrund der kürzeren Verweildauer der Nahrung im Darm nicht ausreichend Zeit für den Abbau der Fasern bleibt.
- **Wann immer möglich sollte biologisch erzeugte Nahrung gewählt werden:** herkömmlich angebaute Nahrung enthält Pestizide und andere Giftstoffe und hat einen verminderten Gehalt an wichtigen Mineralstoffen und anderen für die Gesundheit essenziellen Substanzen. Wenn keine biologisch angebauten Lebensmittel verfügbar sind, sollten als zweitbeste Alternative lokal angebaute, frische Lebensmittel verwendet werden.
- **Ermutigen Sie Mütter zum Stillen:** Unzählige Studien konnten die Vorteile der Muttermilch gegenüber künstlicher Säuglingsnahrung nachweisen.
- **Vermeiden Sie Kuhmilch:** Viele Kinder können Kuhmilch nur schlecht verdauen, selbst wenn es sich um reine Bio-Milch handelt. Auch Kuhmilch-Allergien kommen vor. Die heute vertriebene Milch ist meist von sehr schlechter Qualität und enthält Antibiotika und Pestizide. Durch Kuhmilch ausgelöste Probleme sind z. B. eine übermäßige Schleimproduktion, chronischer Husten und Asthma.
- **Vermeiden Sie Erdnüsse:** Erdnüsse steigern die Schleimproduktion. Zudem sind viele Kinder allergisch auf Erdnüsse und können nach dem Genuss von Erdnüssen schwere allergische Reaktionen bis hin zum anaphylaktischen Schock bekommen.
- **Vermeiden Sie glutenhaltige Nahrung im 1. Lebensjahr:** Gluten ist für viele Kinder schwer zu verdauen. Viele Kinder haben eine leichte Form der Gluten-Allergie. Auch für Kinder ohne Allergie kann Gluten eine große Belastung für das Verdauungssystem darstellen. Gluten findet sich hauptsächlich in Weizen und anderen Getreidesorten, vor allem Roggen und Hafer.
- **Bananen und Joghurt können Bauchschmerzen verursachen:** Häufig werden Bananen und Joghurt als erste feste Nahrung empfohlen. Auch wenn die meisten Kinder sie gut vertragen, kann sie bei anderen Ursache von Bauchschmerzen sein.
- **Fleischproteine sind nicht unbedingt nötig:** Diese Regel widerspricht gängigen Ernährungstheorien, die sich sehr auf Proteine konzentrieren. Unserer Erfahrung nach können Kinder die in Fleisch und Eiern enthaltenen tierischen Proteine oft nur schwer verdauen, sie können leicht zu einer Nahrungsstagnation führen. Das soll natürlich nicht heißen, dass Proteine an sich unnötig sind: Eiweiß ist essen-

ziell wichtig für das Wachstum, aber der gesamte Eiweißbedarf des Kindes kann durch eine Getreide-Milch-Ernährung gedeckt werden.

- **Beschränken Sie Zucker und Junk-Food* auf ein Minimum:** Dieser Punkt muss erwähnt werden, auch wenn die meisten Eltern, die in eine naturheilkundliche Praxis kommen, ihren Kindern ohnehin kein Fastfood geben. Wir raten dazu, die Menge an Fastfood möglichst gering zu halten, statt ganz auf sie zu verzichten, da dies in den meisten Familien nur schwer durchzuführen ist. Dennoch gibt es einige Kinder, vor allem hyperaktive, chronisch erschöpfte, die völlig auf Zucker und Fastfood verzichten sollten.
- **Beschränken Sie Fruchtsäfte auf ein Minimum:** Auch wenn Biofruchtsäfte gegenüber künstlichen Softdrinks eindeutig zu bevorzugen sind, sollte man in der Regel höchstens ein bis zwei Gläser pro Tag trinken. Wenn Kinder Durst haben, sollten sie Wasser trinken. Fruchtsäfte enthalten viel Zucker und werden schnell zur Haupt-Kohlenhydratquelle der Kinder. Fruchtsaft sollte besonders dann gemieden werden, wenn das Kind zu Diarrhö neigt oder schlechten Appetit hat.
- **Beschränken Sie den Konsum von Orangen und Orangensaft:** Viele Kinder werden hyperaktiv, wenn sie zu viel Orangensaft trinken. Manchmal genügt dabei schon ein Teelöffel.

3.8 Omega-3- und Omega-6-Fettsäuren

Essenzielle Fettsäuren sind für einen gesunden Körper unerlässlich. Es gibt zwei Hauptfamilien, Omega-3- und Omega-6-Fettsäuren, und in letzter Zeit zeigen immer mehr Studien, dass der Konsum größerer Mengen von Omega-6-Fettsäuren einen sehr ungünstigen entzündungsfördernden Effekt auf den Körper auswirken kann.

Damit essenzielle Fettsäuren ihre positive Wirkung auf die Gesundheit entfalten können, müssen sie im richtigen Verhältnis aufgenommen werden: das Verhältnis der Omega-3- zu den Omega-6-Fettsäuren sollte in etwa 1 : 4 betragen (ein Quotient von 0,25). Die heute übliche Nahrung enthält meist relativ gesehen zu viel Omega-6-Fettsäuren. Bei einigen Ernährungsformen beträgt der Quotient nur 0,09. Hierfür ist teilweise die moderne Landwirtschaft verantwortlich. Das Verhältnis von 1 : 4 ist in der Natur in den ganzen Pflanzen enthalten, aus denen viele Öle gewonnen werden, und auch häufig in Nahrungsmitteln aus biologischer Erzeugung, wie z. B. in Bio-Eiern. In Eiern aus Legebatterien hingegen liegt das Verhältnis bei 1 : 100. Ähnliche Zahlen erhält man, wenn man Bio-Rindfleisch mit Rindfleisch aus Massentierhaltung vergleicht. Omega-6-Fettsäuren sind zusätzlich auch in Sojaöl, Sonnenblumenöl und Distelöl enthalten, den bei der Zubereitung von Fastfood am häufigsten verwendeten Ölen.

Vor allem Menschen mit Hautproblemen und Allergien sollten ihren Konsum an Omega-3-Fettsäuren erhöhen und an Omega-6-Fettsäuren erniedrigen. Diese einfache Maßnahme kann verblüffende Effekte bei der Behandlung dieser Beschwerden haben. Andere Beschwerden, die mit einem Mangel an Omega-3-Fettsäuren in Verbindung stehen können, sind beispielsweise Heuschnupfen, das prämenstruelle Syndrom und viele Autoimmunkrankheiten.

Omega-3-Fettsäuren finden sich in Leinsamen, Borretschsamen, Nachtkerzenöl, Rapsöl, Kürbisöl und Walnussöl. Omega-6-Fettsäuren hingegen sind enthalten in Sonnenblumen-, Distel-, Mais-, Sesam- und Weizenkeimöl.

* Der Begriff „Junk-Food“ ist nicht eindeutig definiert. Wir verstehen darunter u. a. Fertiggerichte, farb- und geschmackstoffhaltige Lebensmittel, Nahrung aus minderwertigen Zutaten und billigen Ölen, sowie Fleisch aus Massentierhaltung. Tiefkühlgerichte entsprechen oft in allen Punkten dieser Aufzählung.

3.9 Schwierigkeiten bei der Nahrungsumstellung von Kindern

Wenn die Ursache der Beschwerden eines Kindes übermäßiges Essen ist, ist der naheliegendste Rat, ihm weniger Nahrung zu geben. Dies ist jedoch oft leichter gesagt als getan. Wenn das Kind es gewöhnt ist, viel zu essen, erfordert es viel Willenskraft und Entschlossenheit, die Nahrungsmenge zu reduzieren. Dies gilt besonders für Stillkinder. Wenn das Kind schreit und normalerweise durch das Saugen an der Brust beruhigt werden kann, ist es sehr schwer, diese Gewohnheit zu durchbrechen. Das Schreien eines Säuglings ist oft stärker als das vernünftige Denken.

Wenn man die Essgewohnheiten eines Säuglings verändern möchte, darf man nicht erwarten, dass dies völlig problemlos gelingt. Man sollte mit kleinen Veränderungen beginnen und einen Zeitpunkt wählen, der der Mutter geeignet erscheint. Viele Mütter berichten, dass die Schwierigkeiten bei der Umstellung lediglich fünf bis sieben Tage anhalten, danach hat sich das Baby an die neue Situation gewöhnt. Bereiten Sie die Mütter daher auf fünf bis sieben schwierige Tage vor.

Zusammenfassung

- Übermäßiges Essen und unregelmäßige Mahlzeiten sind häufige Ursachen von Verdauungsstörungen.
- Muttermilch ist die beste Nahrung für Säuglinge.
- Einige Kinder vertragen es nicht, nach Bedarf gefüttert zu werden, sondern brauchen einen festen Rhythmus der Mahlzeiten.
- Die erste feste Nahrung sollte so einfach wie möglich sein.
- Kinder unter drei Jahren haben Schwierigkeiten bei der Verdauung von Ballaststoffen.
- Für viele Kinder ist Kuhmilch schwer verdaulich.
- Wenn ein Kind verschleimt ist, sollte man nach Kuhmilchkonsum, Erdnusskonsum oder einer Zuckerunverträglichkeit fragen.

4 Fieber und Infektionskrankheiten

In diesem Kapitel soll gezeigt werden, dass Fieber und Infektionskrankheiten ein unverzichtbarer Teil der Kindheit sind und dass sie ein Kind unter gewissen Umständen sogar stärken können. Zumindest geben sie dem Kind die Möglichkeit, sein Immunsystem zu trainieren.

4.1 Krankheiten aus komplementärmedizinischer Sicht

Infektionskrankheiten wie Fieber, Husten und Atemwegsinfekte sind bei kleinen Kindern sehr häufig und treten erst im Laufe der Entwicklung seltener auf. Meist wird dies damit erklärt, dass das Immunsystem erst nach und nach lernt, die unterschiedlichen Viren und Bakterien zu erkennen und Schutzmechanismen zu entwickeln. Obwohl dieser Ansatz natürlich richtig ist, gibt er nur einen Teilaspekt der Entwicklung wieder. Er kann beispielsweise nicht erklären, warum einige Kinder durch Krankheiten wie Keuchhusten sehr schwer erkranken, während andere nur ganz leichte Symptome zeigen. Diese Frage möchten wir hier näher beleuchten und einige Antworten liefern.

Wir sind der Ansicht, dass es zwei Haupttypen von Infektionskrankheiten gibt:

- Der eine Typ wird verursacht durch Krankheitskeime, die so virulent sind, dass sie selbst den gesundesten Körper angreifen können.
- Der andere Typ von Krankheit resultiert dadurch, dass der Körper sich bereits bevor er mit Krankheitskeimen konfrontiert wurde, nicht im Gleichgewicht befand.

Beide Krankheitstypen können letztlich ein ganz ähnliches Erscheinungsbild haben, müssen aber unterschiedlich behandelt werden.

Die Schulmedizin geht meist unwillkürlich davon aus, dass die meisten Krankheiten durch Viren oder Bakterien verursacht werden. Diese Keime werden mit einer Vielzahl von Krankheiten assoziiert, wie z.B. mit Pneumonien, Tuberkulose, Keuchhusten, banalen Erkältungen und seit einiger Zeit sogar mit Magengeschwüren. Seit Pasteur nachweisen konnte, dass Bakterien bei der Entstehung von vielen Erkrankungen involviert sind, wurde die Annahme, dass die Bakterien auch tatsächlich die *Ursache* der Erkrankung sind zur allgemeingültigen Wahrheit. Man ging daher davon aus, dass man nur den Kontakt mit diesen Viren und Bakterien vermeiden müsse, um nicht krank zu werden. Diese Ansicht ist heute so verbreitet, dass man in jedem Supermarkt ganze Gänge mit antibakteriell wirksamen Seifen, Waschpulvern etc. findet. Sie bildet auch die Grundlage für das Impfen: wenn wir unser Immunsystem dazu bringen können, ein Viren oder Bakterien zu bekämpfen, werden wir nicht krank.

Wir glauben, dass diese Sichtweise zu einfach ist. Eine Vielzahl anderer Faktoren spielen eine Rolle, wenn es darum geht, ob ein Keim eine Krankheit auslösen kann oder nicht. Dieser Gedanke ist nicht neu. Bereits zu Pasteurs Zeiten wurde er geäußert. Pasteurs größter Rivale, Beauchamp, betonte immer wieder „c´est le terrain" – es ist der Nährboden – der alles entscheidend ist. In einem Aufsehen erregenden öffentlichen Experiment trank er sogar selbst ein Glas Wasser, das Cholera-Keime enthielt, ohne selbst an Cholera zu erkranken.

Seit damals gab es immer wieder Hinweise darauf, dass ein Keim allein nicht ausreicht, um eine Krankheit auszulösen. Streptokokken finden sich beispielsweise in der Rachenflora vieler gesunder Menschen, und Pneumokokken sind auch in den Lungen von Gesunden zu finden, ohne dass sie dort Symptome hervorrufen. Auch neuere Studien anthroposophischer Ärzte gaben eher Beauchamp als Pasteur Recht. Sie ergaben, dass normalerweise harmlose Bakterien auf krankem Gewebe zu Krankheitserregern mutieren können.*

All diese Überlegungen führen uns zu der Schlussfolgerung, dass beide Faktoren bei der

* Zitiert in Husemann F, Wolff O (ed): Anthroposophiscal approach to medicine, vol 3, Spring Valley, NY, 1989, Anthroposophic Press, p 10.

Entstehung einer Krankheit von Bedeutung sind: der Erreger *und* ein geeignetes Umfeld, in dem er sich vermehren kann. Wenn der Körper gesund ist, ist das Umfeld nicht geeignet und es findet keine Infektion statt. Wenn kein Keim vorhanden ist, kommt es ebenso wenig zu einer Erkrankung. Dies erklärt, warum manche Menschen sich anstecken, wenn sie einem bestimmten Erreger ausgesetzt sind, und andere nicht. Diese These kann auch begreiflich machen, wie sich eine Krankheitsepidemie z. B. in einer Schule ausbreitet. Die Kinder, die am schnellsten erkranken, sind naturgemäß diejenigen, die bereits vor der Epidemie sehr schwach oder müde sind und sich nicht im Gleichgewicht befinden. Kinder mit einer stärkeren Konstitution haben oft nur leichte oder gar keine Beschwerden.

Für den Praxisalltag haben diese Erkenntnisse eine große Bedeutung für die Wahl der geeigneten Therapie. Geht man davon aus, dass der Krankheitserreger die Hauptursache der Erkrankung ist, wie es die Schulmedizin meist tut, so konzentriert sich die Therapie auf die Elimination der Krankheitserreger, z. B. durch Antibiotika. Für unseren Ansatz hingegen spielt der Zustand des Körpers eine größere Rolle, daher konzentriert sich die Therapie auf die Stärkung und Regulierung des Körpers selbst. Nur in sehr schweren Fällen sind Antibiotika oder Virostatika nötig. Durch die stärkende, regulierende Therapie wird Krankheitsprävention in einem Ausmaß möglich, das für die Schulmedizin nur schwer vorstellbar ist.

Der Krankheitsprozess

Bisher haben wir nur die Bedingungen beschrieben, die für den Ausbruch einer Krankheit nötig sind. Es muss eine Gleichgewichtsstörung des Körpers vorliegen, und ein Krankheitserreger muss vorhanden sein, der diese Gleichgewichtsstörung ausnutzt. Wie sich die Krankheit jedoch weiter entwickelt, hängt von einer Vielzahl von Faktoren ab, es sind immer eine ganze Reihe unterschiedlicher Verläufe möglich. Es gibt Umstände, unter denen eine Erkrankung zu einer Verschlechterung des Gesundheitszustandes führen kann, und andere Umstände, unter denen sie den Gesundheitszustand verbessern kann. Die Richtung, in der sich der Gesundheitszustand verändert, hängt sehr stark von der Energie des Kindes vor Erkrankung ab, ob eine vollständige Immunantwort ausgelöst wurde und davon, ob dem Kind Gelegenheit zur Erholung gegeben wird.

Folgende Beispielsituationen möchten wir genauer betrachten:

- Starkes Kind, vollständige Immunantwort, ausreichend Zeit zur Erholung
- Starkes Kind, vollständige Immunantwort, keine Zeit zur Erholung
- Schwaches Kind, unvollständige Immunantwort
- Schwaches Kind, stärkerer Krankheitserreger

Starkes Kind, vollständige Immunantwort, ausreichend Zeit zur Erholung

Ein starkes, gesundes Kind hat in der Regel eine vollständige Immunantwort. Dennoch kann das Kind ziemlich krank wirken, da die Immunantwort oft sehr hohes Fieber mit sich bringt. Im Rahmen dieses Fiebers wird jedoch die Gleichgewichtsstörung, die es dem Krankheitserreger ermöglichte, sich auszubreiten, reguliert; im naturheilkundlichen Sinne „reinigt“ sich der Körper.

Im Anschluss an das Fieber ist das Kind oft müde. Gerade jetzt ist es sehr wichtig, dem Kind ausreichend Ruhe zur Heilung zur Verfügung zu stellen. Früher war dies selbstverständlich, oft wurden Kinder nach einer schweren Erkrankung zur Erholung aufs Land geschickt. Heute empfehlen wir den Eltern, das Kind nach dem Abfiebern noch für mindestens so viele Tage aus der Schule zu lassen, wie das Fieber zuvor angedauert hat. Wenn ein Kind also beispielsweise drei Tage lang Fieber hat, sollte es sich nach dem Fieber noch für mindestens drei Tage zu Hause ausruhen.

Ergebnis ist, dass das Kind letztlich gestärkt aus der Erkrankung hervorgeht. Das ursprünglich vorhandene Ungleichgewicht wurde korrigiert und das Kind hatte Gelegenheit zur vollständigen Erholung.

Fallbeispiel

Im Frühling erkrankt ein Mädchen an Grippe und entwickelt hohes Fieber. Das Fieber hält drei Tage lang an und erreicht Maximalwerte von 40 °C. Sie wird behandelt mit Kräutern wie Schafgarbe *(Achillea millefolium)* und beginnt daraufhin, stark zu schwitzen. Nach dem Abfiebern ist das Mädchen erschöpft und darf sich noch zu Hause erholen. Schafgarbe wird noch so lange weitergegeben, bis sie sich wieder vollständig gesund fühlt.

Starkes Kind, vollständige Immunantwort, keine Zeit zur Erholung

Bei einem starken Kind mit vollständiger Immunantwort, dem aber keine ausreichende Zeit zur Erholung gelassen wird, verläuft die eigentliche Erkrankung zunächst wie im zuvor geschilderten Fall. Der einzige Unterschied ein Fehlen der Erholungsphase, das heute sehr verbreitet ist: Kinder werden meist wieder zur Schule geschickt, sobald sie das Bett verlassen können. Dementsprechend ist das Ergebnis auch nicht so günstig. Das Gleichgewicht ist zwar einigermaßen wieder hergestellt, das Kind ist jedoch noch schwach und die Energiereserven erholen sich im Schulalltag nur sehr langsam. Dies bedeutet, dass das Kind krankheitsanfällig ist, und falls eine erneute Epidemie auftritt, bevor die Energiereserven wieder aufgefüllt sind, wird das Kind vermutlich erneut erkranken.

Fallbeispiel

Ein Junge erkrankt im Rahmen einer Epidemie an seiner Schule im Herbst an Husten. Obwohl er eigentlich von starker Konstitution ist, wird ihm für die Erholung nicht ausreichend Zeit gelassen, und er spielt sofort nach der Erkrankung wieder in der Schulmannschaft Fußball. Um auf der sicheren Seite zu sein, verschreibt der Arzt Antibiotika. Das Kind ist daraufhin für längere Zeit nicht vollständig gesund und hat immer wieder Husten-Rückfälle, die kommen und gehen.

Schwaches Kind, unvollständige Immunantwort

Bei einem schwächeren Kind mit einer unvollständigen Immunantwort entwickelt sich oft nicht ganz so hohes Fieber, da das Kind nicht genug Energie für eine starke Abwehrreaktion zur Verfügung hat. Eine andere Ursache für eine unvollständige Reaktion des Immunsystems kann eine Antibiotikatherapie sein, die den normalen Verlauf der Krankheit plötzlich unterbricht. Dadurch wird dem Körper die Gelegenheit genommen, seine normale Reaktion zu Ende zu führen und sein Gleichgewicht wieder herzustellen. Aus naturheilkundlicher Sicht kann sich der Körper nicht richtig reinigen, wenn die normale Immunantwort unterbrochen wird.

Ergebnis ist, dass das Kind sich nur teilweise erholt. Die Gleichgewichtsstörung bleibt erhalten, es bleibt daher anfälliger für weitere Erkrankungen. Wenn die Immunreaktion hingegen vollständig abgelaufen und das Kind während der Krankheit liebevoll gepflegt worden wäre und anschließend ausreichend lange Zeit zur Erholung gehabt hätte, hätte das schwache Kind aus der Krankheit gestärkt hervorgehen können.

Fallbeispiel

Ein sechs Monate altes Baby entwickelte während einer Phase mit nasskaltem Wetter Husten. Das Sputum war klar und wässrig, zusätzlich hatte das Kind leichtes Fieber. Dennoch ging es ihm alles in allem gut. Da die Mutter sich Sorgen machte, brachte sie das Baby zum Arzt, der Antibiotika verschrieb. Der Husten verschwand daraufhin rasch, aber nur einen Monat später hatte das Kind erneut ganz ähnlichen Husten, da die zugrunde liegende Gleichgewichtsstörung nie behoben worden war.

Schwaches Kind, stärkerer Krankheitserreger

Wenn ein schwaches Kind mit einem sehr virulenten Krankheitserreger konfrontiert wird, liegt die ungünstigste Ausgangssituation vor. Oft hat das Kind zusätzlich keine Möglichkeit, geeignete Medikamente einzunehmen oder die Medi-

Tab. 4-1: Mögliche Verlaufsformen einer Erkrankung

Konstitutionstyp	Immunantwort	Erholungsphase	Ergebnis
Stark	Stark, 40 °C Fieber	Ausreichend lang	Der Körper ist stärker als zuvor.
Stark	Stark, 40 °C Fieber	Keine Zeit zur Erholung	Das Gleichgewicht ist wiederhergestellt, aber das Kind bleibt schwach und krankheitsanfälliger.
Schwach	Inkomplett, 38,5 °C Fieber, evtl. Unterbrechung durch Antibiotika	Keine Zeit zur Erholung	Das Kind erholt sich nur teilweise, die Symptome halten noch längere Zeit an.
Schwach	Schwach, Krankheit breitet sich ungehindert aus	Ausreichend lang	Obwohl das Kind ausreichend Zeit zur Erholung hat, ist seine Gesundheit ernsthaft angegriffen.

kamente wirken nicht ausreichend, so dass die Krankheit sich weiter ausbreiten kann. Dies schwächt den Körper. Ergebnis kann eine bleibende Schädigung der Gesundheit des Kindes sein. Einzelne betroffene Organe können unter Umständen mehrere Jahre brauchen bis sie sich vollständig erholt haben.

Fallbeispiel

Ein 2-jähriger Junge hatte schon sein ganzes Leben lang einen schlechten Appetit. Er ist daher sehr dünn und hat keine Energiereserven angelegt. Unglücklicherweise steckt sich das Kind mit Keuchhusten an und hat keinen Zugang zu einer komplementärmedizinischen Therapie. Um auf der sicheren Seite zu sein, verordnet der behandelnde Arzt prophylaktisch Antibiotika. Leider können die Antibiotika den Keuchhusten nicht lindern, das Kind hustet wochenlang immer weiter. Gleichzeitig wird der Junge immer dünner, da er fast seine ganze Nahrung wieder erbricht. Der lang anhaltende Husten schwächt die Lungen immer mehr und hinterlässt das Kind schließlich in sehr schlechter Verfassung. Die Lungen werden den Rest des Lebens sein gesundheitlicher Schwachpunkt bleiben.

Zusammenfassung der unterschiedlichen Krankheitsverläufe ☞ Tab. 4-1.

Phytotherapie oder Antibiotika?

Phytotherapeuten stehen eine ganze Reihe unterschiedlicher Kräuter zur Verfügung. Einige eignen sich zur Wiederherstellung des Gleichgewichts, andere haben eine antibakterielle oder antivirale Wirkung (s. u.).

Antibiotika oder Virostatika sollten eingesetzt werden, wenn die Krankheit außer Kontrolle zu geraten droht. Sie sind beispielsweise indiziert bei Kindern mit Asthma, die einen Atemwegsinfekt entwickeln. Für die meisten Kinder jedoch sind Kräuter zur Wiederherstellung des Gleichgewichts Therapie der Wahl. Bei einem blassen, vor Kälte zitternden Kind beispielsweise können wärmende Kräuter die Symptome in der Regel viel schneller lindern als Antibiotika und das Kind wird nach der Erkrankung gesünder sein als vorher. Wenn ein Kind entgegen sehr hohes Fieber hat, bringen kühlende Kräuter, die das Schwitzen anregen, die schnellste Heilung.

Jeder Phytotherapeut steht immer wieder vor schweren Entscheidungen, wenn es darum geht, den Zustand eines Kindes einzuschätzen, und zu entscheiden, ob das Kind die Erkrankung auch ohne Antibiotika überstehen kann. Sein Ziel sollte immer sein, das Kind zur Gesundheit zu führen. Oft kann es sehr befriedigend sein, mitzuerleben, wie Kinder durch die Kräutertherapie immer stärker werden und sich letztlich zu gesunden Erwachsenen entwickeln.

Unserer Ansicht nach haben die meisten banalen Erkrankungen einen positiven Effekt auf die Gesundheit eines Kindes, und es wäre ein Fehler, sie zu unterdrücken, außer das Kind ist tatsächlich in Gefahr oder die Krankheit droht Oberhand zu gewinnen. Die Krankheit sollte so lange anhalten, wie das Kind braucht, um sein Gleichgewicht

wiederzuerlangen, d.h., so lange, bis die Gleichgewichtsstörung, die die Voraussetzung für weitere Infektionen bildet, beseitig wurde.
Wenn ein Kind beispielsweise erkältet ist und unter Schnupfen, Husten mit wässrigem Sputum und leicht aufgedunsener Haut leidet, so ist dies ein Zeichen dafür, dass überschüssige Feuchtigkeit aus dem Körper eliminiert wird. Die Gleichgewichtsstörung, die den Wasseransammlungen zugrunde lang, wird beseitigt. Wenn ein Patient hingegen im Rahmen eines Infektes friert und Schüttelfrost hat, wird mithilfe eines Fiebers das Temperatur-Gleichgewicht wieder hergestellt. Erst wenn dies geschehen ist, wird das Fieber wieder absinken, nicht vorher.

Krankheitsepidemien

Alles, was wir bisher beschrieben haben, bezieht sich ausschließlich auf die banalen Erkältungskrankheiten, die Teil des Alltags sind. Die relativ harmlosen Krankheitserreger ermöglichen es dem Kind, von alleine wieder gesund zu werden. Es gibt jedoch extrem virulente Keime, wie z.B. Ebola Viren, die schlimme Krankheiten hervorrufen, gegen die der Körper keine Schutzmechanismen hat. Als die banale Erkältung erstmals bei den Eskimos auftrat, gab es viele Todesfälle, da die Bevölkerung einem für sie völlig neuen Virus ausgesetzt war. In Extremfällen wie diesen gilt das schulmedizinische Modell, dass der Körper von außen angegriffen wird. Man sollte dann nicht zögern, Antibiotika oder Virostatika einzusetzen.

4.2 Faktoren, die eine Krankheit begünstigen können

Die in der Folge beschriebenen Faktoren können den „Nährboden“ beeinflussen, also ein Ungleichgewicht schaffen, das die Voraussetzungen für Krankheiten schafft.

Einfluss des Wetters

In früheren Zeiten wurde das Wetter lange als eine der Hauptursachen für Erkrankungen angesehen. Das Wort „influence“ (Einfluss) hat der Influenza ihren Namen gegeben. Auch heute noch gilt, dass plötzliche Wetterumschwünge oder extreme Wetterlagen Gleichgewichtsstörungen hervorrufen können, die den Boden für Krankheiten bilden. Um dies besser zu verstehen, möchten wir hier nachvollziehen, was passiert, wenn das Wetter plötzlich feucht und kalt wird.
Normalerweise gibt der Körper im Rahmen der Perspiration jeden Tag 0,5–1 l Wasser über die Haut ab. Wenn plötzlich nass-kaltes Wetter auftritt, nimmt die Verdunstung ab und weniger Wasser wird abgegeben. Zunächst gelangt jedoch die gleiche Menge an Flüssigkeit in die Haut, so dass in der Folge entweder die Haut feucht wird oder sich unter der Hautoberfläche Feuchtigkeit ansammelt und sie leicht aufgedunsen wirken lässt. Wenn das feuchte Wetter weiter anhält, passt sich der Körper schnell an die äußeren Umstände an, das überschüssige Wasser wird über die Nieren ausgeschieden. Wenn diese Anpassung zu langsam erfolgt, setzt sich die Feuchtigkeit in der Haut fest. Die Feuchtigkeit kann dann auch das am engsten mit der Haut verbundene Organ, die Lunge, befallen. Wenn die Lungen zu feucht sind, können sich Bakterien und Viren leichter vermehren. Typischerweise äußert sich die Feuchtigkeitsansammlung klinisch in wässrigem Schnupfen und Husten.
Wie haben dieses Beispiel ausgewählt, weil in Nordeuropa sehr viele Menschen von diesem Problem betroffen sind, aber ganz ähnliche Zusammenhänge gibt es auch bei anderen Formen von Wetterumschwüngen, die dann eher Krankheiten auslösen, die von Trockenheit, Hitze oder Kälte charakterisiert werden.

Fallbeispiel

In einem Jungeninternat brach im Februar eine Krankheitsepidemie aus. Das Wetter war außergewöhnlich kalt gewesen und zusätzlich war eine Woche lang die Heizung ausgefallen. Glücklicherweise waren die Schüler zäh und an ungeheizte Klassenräume gewöhnt. Gegen Ende der

Woche, in der die Heizung kaputt war, wurde das Wetter plötzlich sehr mild. Gleichzeitig wurde die Heizung repariert und musste auf Anweisung des Installateurs einige Tage auf voller Leistung laufen. Die Jungen mussten daher nach der strengen Kälte der vergangenen Tage plötzlich in Hitze schmachten. Am vierten Tag erkrankte die Mehrzahl der Schüler an einer Tonsillitis mit hohem Fieber. Mehr als Dreiviertel der Jungen erkrankte gleichzeitig, da die Hitzestörung sich selbst regulierte. ■

Immunstimulation

Wie kann die Stimulation des Immunsystems das Ausbrechen von Erkrankungen begünstigen? Wenn ein Kind immer wieder banale Infekte durchmacht, muss doch sicherlich irgendetwas mit dem Immunsystem nicht stimmen und es macht Sinn, die Abwehr anzuregen.

Nun, dies mag für manche Kinder durchaus gelten, aber bei anderen ist es nicht sinnvoll, das Immunsystem zu stimulieren, wenn das Kind nicht ausreichend Energie hat um die Gesundheit aufrecht zu erhalten. Hier ist es sinnvoller, das Kind zu stärken und Gleichgesichtsstörungen zu beheben. In der Regel führt dies automatisch auch zu einer Stärkung des Immunsystems, ohne dass Immunstimulatoren wie Sonnenhut *(Echinacea angustifolia)* nötig sind.

Dieser Ansatz hat große Bedeutung für die Therapie, da er ganz neue Möglichkeiten eröffnet, wie Erkältungskrankheiten und sonstige banale Infekte verhindert oder behandelt werden können:

- Das **Ziel der Prävention** ist nicht allein die Stärkung des Immunsystems, sondern den Körper in einen **Gleichgewichtszustand** zu bringen, der verhindert, dass Krankheiten auftreten oder zumindest dazu führt, dass eine Krankheit nur einen milden Verlauf nimmt.
- Das **Ziel der Therapie** ist es nicht, den Krankheitserreger zu eliminieren, sondern lediglich die Symptome zu lindern und die möglichst **rasche Wiederherstellung des Gleichgewichts** zu fördern. Sekundäres Ziel ist es, zu verhindern, dass die Gleichgewichtsstörung sich verschlimmert.

4.3 Kinderkrankheiten

Auch für die Kinderkrankheiten gilt unsere oben beschriebene Sichtweise: bei sorgfältiger Betreuung können Mumps, Masern oder Keuchhusten eine positive Wirkung auf den Körper haben. Auch diese Krankheiten sollten nicht allein als Angriff eines Krankheitserregers gesehen werden, der eliminiert werden muss, sondern sie sind vielmehr wichtige Phasen in der Entwicklung eines Kindes. Während der Kinderkrankheiten beseitigt der Körper Gleichgewichtsstörungen, die von Geburt an bestanden. Die Reaktion auf die Krankheitserreger bietet dem Körper die Möglichkeit, sich zu reinigen und auszubalancieren.*

In diesem Zusammenhang sollte man sich bewusst machen, dass die drei genannten Krankheiten alle ein ganz unterschiedliches System betreffen. Masern stehe v.a. in Zusammenhang mit Gehirn und Nervensystem, Mumps mit den Drüsen und Keuchhusten mit Lunge und Verdauungstrakt. Jede Krankheit beseitigt also Störungen in einem unterschiedlichen System. Die positiven Effekte werden unter der jeweiligen Erkrankung in Teil III näher beschrieben.

Diese Betrachtungsweise der Kinderkrankheiten bedeutet jedoch nicht, dass wir sie nicht ernst nehmen. Wie jede Infektionskrankheit, können auch Kinderkrankheiten einen schlechten Verlauf nehmen und der Zustand der Kinder kann sich nach der Erkrankung verschlechtert statt verbessert haben. Gerade in Entwicklungsländern, wo Kinder in Armut und unter großen Ent-

* Interessanterweise nehmen immer wieder neue Viren den Platz bekannter Viren ein. Durch die Pertussis-Impfung ist Keuchhusten in Großbritannien sehr selten geworden. Heute erkranken stattdessen viele Kinder an einem Husten, der dem klassischen Keuchhusten sehr ähnlich ist, aber durch Adenoviren hervorgerufen wird. Obwohl das Kind häufig etwas andere Symptome hat, ist der Einfluss der Erkrankung fast der gleiche.

behrungen aufwachsen, fordern Kinderkrankheiten viele Todesopfer.

Es kann daher Situationen geben, in denen man verhindern möchte, dass ein Kind eine bestimmte Krankheit bekommt. Wenn das Kind sehr schwach ist und die reale Gefahr besteht, dass im Rahmen einer Maserninfektion als Komplikation eine Meningitis auftritt, sollte man selbstverständlich alles tun, um eine Ansteckung mit Masern zu verhindern. Wenn das Kind hingegen zu keiner Risikogruppe gehört (wie dies für die meisten Kinder gilt), wird eine Maserninfektion, während der es sorgfältig betreut wird, ihm langfristig für seine Gesundheit nur Nutzen bringen.

4.4 Häufige Selbstmedikationen

Sonnenhut (Echinacea angustifolia)

Vor einiger Zeit wurde Sonnenhut als Wunderwaffe gegen Krankheiten gefeiert. Es gibt Werbeanzeigen, in denen schöne Menschen Seite an Seite mit dieser schönen Blüte abgebildet sind, und die versuchen, den Leser davon zu überzeugen, dass eine Kombination aus Echinacea und Bienenpollen das Immunsystem stärkt, die Gesundheit verbessert sowie das Leben verlängert. Unserer Ansicht nach sind diese Behauptungen irreführend. Der richtige Zeitpunkt für den Einsatz von Sonnenhut ist das Anfangsstadium einer Infektion, noch bevor sich der Infekt tatsächlich festgesetzt hat. Seine Aufgabe ist es, das Immunsystem sozusagen „wachzurütteln" und es dadurch vorübergehend zu aktivieren. Wenn Echinacea jedoch als Dauermedikation eingenommen wird, lässt dieser Effekt nach. Eine besondere Indikation für Echinacea, bei der es sich in der Vergangenheit sehr bewährt hat, ist die Behandlung von eitrigen Prozessen, wie z. B. Furunkel oder eitrige Tonsillitis.

Studien zur Wirksamkeit von Echinacea kommen zu unterschiedlichen Ergebnissen. Firmengesponserte Untersuchungen kommen erwartungsgemäß zu dem Schluss, dass Sonnenhut ein Allheilmittel ist. Objektivere Studien zeigen jedoch, dass die Langzeitanwendung von Echinacea die Anfälligkeit gegenüber Erkältungskrankheiten nicht vermindert, sondern scheinbar sogar erhöht.

Vitamine und Mineralstoffe

Indikationen

Viele Menschen nehmen heute regelmäßig Vitamin- oder Mineralstoffpräparate ein und geben häufig auch ihren Kindern ähnliche Präparate. Früher waren wir überzeugt davon, dass es keinen Grund gibt, dauerhaft derartige Präparate einzunehmen, außer man leidet an einer chronischen Erkrankung. Nachdem wir jedoch einige Patienten genauer beobachteten, mussten wir unsere Ansicht revidieren. In manchen Fällen können Nahrungsergänzungsmittel für die Gesundheit eines Kindes von großer Bedeutung sein. Besonders in zwei Situationen halten wir sie für sinnvoll:

- **Bei Kindern mit schlechtem Appetit:** Manche Kinder haben trotz des ausgiebigen Einsatzes von naturheilkundlichen Therapien nie einen gesunden Appetit. Wenn diese Kinder sich dennoch wohl fühlen und viel Energie haben, gibt es keinen Grund, ihnen zusätzliche Vitamine und Mineralstoffe zu geben. Häufiger jedoch sind die Kinder leicht ermüdbar und anfällig für banale Infekte. Dies kann daran liegen, dass sie einfach nicht ausreichend Vitamine zu sich nehmen, um gesund zu bleiben und zu wachsen.
- **Wenn die Ernährung des Kindes qualitativ minderwertig ist:** Fertiggerichte enthalten oft nur wenig Mineralien und Vitamine. Wenn eine Familie sich nur von derartiger Kost ernährt, kann sich bei dem Kind ein allgemeiner Vitaminmangel entwickeln, obwohl sie von der Menge her ausreichend Nahrung zu sich nehmen. Dieses Muster wird immer häufiger, da in der modernen Landwirtschaft zunehmend mehr Dünger verwendet und die Böden ausgelaugt werden. Ein gutes Beispiel hierfür ist Brokkoli, dessen Kalziumgehalt sich heute auf ein Viertel dessen früherer Tage vermindert

hat. Biologisch erzeugte Nahrungsmittel bilden eine Ausnahme, aber auch hier muss man genau auswählen. Viele so genannte Bio-Nahrungsmittel werden in Hydrokultur angebaut. Dabei werden zwar organische Nährstoffe verwendet, die Pflanze konnte jedoch nie in wirklicher Erde wachsen. Das so entstandene Nahrungsmittel ist zwar nicht pestizidbelastet, enthält aber trotzdem nicht die volle Menge an Vitaminen und Mineralstoffen. Auch unter diesen Umständen kann eine Supplementation sinnvoll sein.

Auswahl des geeigneten Präparats

Auch die Auswahl des Vitaminpräparats ist nicht immer einfach. Obwohl die Etiketten vieler Präparate den Eindruck erwecken möchten, die Inhaltsstoffe seien natürlich erzeugt, so entspricht das nicht immer der Wahrheit. Oft stammen die Vitamine aus industrieller Herstellung und die Mineralstoffe aus Tierabfällen. Man sollte daher darauf achten, dass die Nahrungsergänzungsstoffe aus biologisch angebautem Gemüse hergestellt wurden. Zudem ist es wichtig, ein Präparat zu wählen, das nur einmal täglich eingenommen werden muss.

4.5 Einsatz von Antibiotika

Antibiotika haben viele wichtige Indikationen und konnten schon Millionen von Menschenleben retten. Sie haben das Auftreten der früher häufigen Erschöpfungszustände nach lang anhaltendem Fieber deutlich reduziert. Man sollte dennoch auch ihre Nachteile nicht aus dem Blick verlieren. Antibiotika können mit schwer wiegenden Nebenwirkungen verbunden sein. Die heute üblichen Antibiotika haben den extrem ungünstigen Nebeneffekt, dass sie neben den eigentlichen Krankheitserregern leider auch die physiologische Bakterienflora des Körpers fast komplett ausrotten. Unter bestimmten Bedingungen ist es sinnvoll, diese Nebenwirkung in Kauf zu nehmen. Wenn ein Mensch beispielsweise in Lebensgefahr schwebt und die Antibiotika sein Leben retten könnten, spielen Nebenwirkungen kaum eine Rolle. Andererseits: warum sollte man einem Kind Antibiotika geben, wenn es an einer Krankheit leidet, die es auch ohne Antibiose aus eigener Kraft überwinden kann? Die Krankheit würde zwar vielleicht unter antibiotischer Therapie ein paar Tage früher abklingen, der Körper wäre aber dafür wochen- oder monatelang aus dem Gleichgewicht. Daraus können wiederum andere Probleme entstehen, wie z. B. Krankheitsrezidive oder ein Leaky Gut Syndrom (☞ Kapitel 2). Zudem können sich gefährliche resistente Bakterienstämme entwickeln.

Pflanzliche Antibiotika

In der Schulmedizin werden meist Breitspektrum-Antibiotika eingesetzt. Sie töten eine Vielzahl unterschiedlicher Bakterien ab (auch wenn sich mit der Zeit Resistenzen bilden). In der Regel werden diese Präparate aus niederen Pflanzengattungen, wie z. B. Schimmelpilzen, hergestellt. Die Tatsache, dass es auch antibiotisch wirksame Stoffe aus höher entwickelten Pflanzen gibt, ist relativ unbekannt. Beispiele hierfür sind unter anderem die antibiotischen Stoffe aus Meerettich *(Cochlearia armoracia)*, Helenenkraut *(Inula helenium)* oder Spitzwegerich *(Plantago lanceolata)*. Diese Antibiotika haben eine viel spezifischere Wirkung. sie zerstören nicht wie ein Maschinengewehr alles, was ihnen in den Weg kommt, sondern ähneln vielmehr der „magischen Gewehrkugel", nach der in den 50er-Jahren immer gesucht wurde. Meerettich hat beispielsweise eine spezifische Wirkung bei bakterieller Zystitis. Helenenkraut wirkt speziell gegen Tuberkulose-Bakterien und Spitzwegerich gegen Pneumokokken. Da ihre Wirkung so spezifisch ist, stören sie nicht das Gleichgewicht des Körpers.

Pflanzliche Virostatika

Bei viralen Erkrankungen sollte man einem Kind Kräuter geben, die sein energetisches Gleichgewicht wieder herstellen können. Schwache Kinder bekommen tonisierende Pflanzen, die sein Immunsystem unterstützen können. Manchmal hat das Kind jedoch trotzdem nicht ausreichend Kraft, die Krankheit zu überwinden oder aber die gleiche Krankheit ist bei dem Kind schon so oft abgelaufen, dass es wahrscheinlich ist, dass sie auch jetzt wieder den gleichen Verlauf nehmen wird. In diesen Fällen ist es sinnvoll, spezifisch gegen das Virus vorzugehen. Pflanzliche Virostatika, d.h., Pflanzenextrakte, deren antivirale Wirkung in vitro nachgewiesen wurde, haben sich hier sehr bewährt. Die größte Bedeutung hat in diesem Zusammenhang Teebaum-Öl *(Melaleuca alternifolia)*.

Wann sollten konventionelle Antibiotika eingesetzt werden?

Eine ganz offensichtliche Indikation für den Einsatz von Breitspektrum-Antibiotika wie Penicillin ist eine lebensbedrohliche bakterielle Erkrankung eines Kindes, die nicht auf andere Therapien anspricht. Ein weiteres Entscheidungskriterium ist der Zeitfaktor: Wenn ein Kind schwach ist und eine schwere Erkrankung, wie z.B. eine Nephritis, entwickelt, ist manchmal keine Zeit zu verlieren. Es wäre zu riskant, zunächst einen komplementären Therapieversuch zu wagen.

In den meisten anderen Fällen sind jedoch Breitspektrumantibiotika den pflanzlichen Mitteln unterlegen, unserer Ansicht nach sogar bei Erkrankungen wie chronischem Urinreflux, der in der Regel prophylaktisch mit Antibiotika behandelt wird. Bei diesen Beschwerden wirkt Meerrettich ebenso effektiv gegen die Bakterien, ohne aber gleichzeitig die physiologische Bakterienflora des Körpers zu zerstören.

Behandlung der Antibiotika-Nebenwirkungen

Die Nebenwirkungen eines Breitspektrum-Antibiotikums können durch den Verzehr von probiotischen Joghurts abgeschwächt werden. Sie enthalten eine Vielzahl lebender Bakterienkulturen, die sich im Darm vermehren können, sobald das Kind keine Antibiotika mehr einnimmt. Durch 3-mal tgl. 1 TL probiotischen Joghurts während und bis drei Tage nach der Antibiotikagabe können Nebenwirkungen wie Diarrhö oder Pilzinfektionen oft vermieden werden. Auch Probiotika aus der Apotheke erfüllen diesen Zweck. Hierbei handelt es sich um Pulver aus getrockneten physiologischen Darmbakterien.

4.6 Wann sollte man Hilfe suchen?

Wenn ein Kind krank ist, ist dies für Eltern eine sehr anstrengende Erfahrung; sie machen sich oft Sorgen und sind wegen der schlaflosen Nächte erschöpft. Als naturheilkundlich arbeitender Arzt oder Heilpraktiker wird man oft in genau diesen Situationen gerufen. Oft möchten die Eltern unbedingt zunächst eine komplementäre Therapie versuchen, aber an irgendeinem Punkt im weiteren Verlauf der Erkrankung kann es zu Schwierigkeiten kommen. Das Kind kann beispielsweise bei einer Otitis media plötzlich mitten in der Nacht anfangen, aufgrund der Ohrenschmerzen unkontrollierbar zu Schreien. Die Eltern haben viel Zeit und Geld in die naturheilkundliche Therapie investiert und möchten eigentlich keine Antibiotika geben, aber sie sind müde, dem Kind geht es schlecht und die Eltern beginnen sich zu sorgen, ihr Kind könne taub werden. Am liebsten würden die Eltern Sie als Therapeuten telefonisch um Rat fragen, nachts sind Sie aber leider vielleicht nicht erreichbar. Was sollten die Eltern in dieser Situation also tun?

Wahrscheinlich wird jeder Therapeut seine eigene Vorgehensweise für solche Fälle haben, wir möchten hier trotzdem kurz unseren Ansatz erklären. Wenn wir ein Kind in der Praxis behandeln, beziehen wir immer auch die Eltern mit ein. Ein großer Teil unserer Arbeit besteht darin, die Eltern auf solche Notfall-Situationen vorzubereiten. Wir empfehlen Sofortmaßnahmen für Ohrenschmerzen, Asthmaanfälle, Husten und so weiter. Dies ist gerade bei der Behandlung von Kindern von großer Bedeutung. Da die meisten Therapeuten nicht rund um die Uhr erreichbar sind, ist es sehr wichtig, die Patienten dazu anzuleiten, wie sie sich und ihre Kinder in bestimmten Situationen selbst behandeln können.

! Eine Vielzahl von Beschwerden kann mit Kräuterpräparaten ausreichend behandelt werden. In bestimmten Situationen hingegen sollten die Eltern sofort einen Arzt alarmieren:

- Wenn das Kind nicht ansprechbar ist und der Zustand sich zu verschlimmern scheint.
- Wenn Fieber so schnell ansteigt, dass das Kind Schwierigkeiten beim Atmen hat und die Eltern nicht schnell und effektiv helfen können.
- Wenn das Kind plötzlich lethargisch und schlapp wirkt.
- Wenn die Eltern in Panik verfallen. Jede Erkrankung ist schwierig für Eltern, aber es gibt Momente, in denen die Situation tatsächlich außer Kontrolle zu geraten scheint. Gerade wenn das eigene Kind krank ist, können Eltern dann sehr leicht in Panik geraten. Dies kann sich auch auf das Kind übertragen und die Therapie stark erschweren (☞ Kapitel 16).
- Wenn die Eltern die Situation einfach nicht einschätzen können, nicht wissen, was sie tun sollen und Angst bekommen.

! **Zusammenfassung**

- Bakterien und Viren sind nicht die alleinige Ursache von Krankheiten. Sie sind nur Teil eines komplizierten Geschehens.
- Ebenso wichtig ist der Zustand des Körpers, der es der Krankheit überhaupt erst ermöglicht, zu entstehen.
- Viele Infektionskrankheiten bei Kindern sind ein Zeichen dafür, dass der Körper sein Gleichgewicht wieder herstellt; sie können auf lange Sicht dem Körper sogar gut tun.
- Bei sorgfältiger Betreuung können Mumps, Masern und Keuchhusten sich positiv auf die Entwicklung des Kindes auswirken.
- Primär sollten Kräuter angewendet werden, um einem Kind zu helfen, die Krankheit zu überwinden.
- Antibiotika sollten lebensbedrohlichen Erkrankungen vorbehalten sein.

5 Echomuster

In diesem Kapitel möchten wir eine neue Sichtweise lang anhaltender Gesundheitsprobleme vorstellen. Hierzu erklären wir die Idee der Echomuster und wie sie entstehen. Es soll erläutert werden, warum Impfungen zu Echomustern führen können. Wenn man das Konzept der Echomuster verstanden hat, eröffnet sich der Weg zur kompletten Heilung vieler chronischer Beschwerden sowie zur Beseitigung möglicher Impfschäden.

5.1 Was ist ein Echomuster?

Ein Echomuster ist wie der Name schon impliziert ein Muster, das sich immer wieder wiederholt. Auslöser kann eine schwere Erkrankung, wie z. B. Keuchhusten, sein, die das Kind schwächt. Im Anschluss an eine solche Erkrankung kann das Kind beispielsweise über Monate oder sogar Jahre hinweg immer wieder Husten haben. Typischerweise kommt und geht der Husten, er verschlechtert sich im Winter und in Stresssituationen, verschwindet dann aber auch immer wieder vollständig. Wenn jedoch das Kind jedoch erneut Anspannungen ausgesetzt ist, kehren auch die Symptome zurück. Je älter und stärker das Kind wird, desto schwächer werden in der Regel die Beschwerden, wie ein Echo, das langsam ausklingt.

Ein Echomuster ist eigentlich keine echte Krankheit, sondern vielmehr eine Krankheitsanfälligkeit, da es lange Phasen beinhaltet, in denen das Kind völlig beschwerdefrei ist. Selbst wenn die Beschwerden erneut auftreten, kann das Kind nur wenig beeinträchtigt sein, so dass man normalerweise nicht von einer richtigen Krankheit sprechen würde. Auch wenn das Kind zwischen den Episoden einen völlig gesunden Eindruck macht, kann man bei sorgfältiger Beobachtung feststellen, dass die Gleichgewichtsstörung latent immer vorhanden ist. Aus diesem Grund sprechen wir lieber von einem „Muster" als von einer Krankheit.

Echomuster könne jedes Organsystem betreffen. Chronischer Husten, der kommt und geht, ist das häufigste Muster. Fast ebenso häufig sind auch Ohrinfektionen, Tonsillitis und Sinusitis. Etwas seltener kommen chronische Diarrhö und Harnwegsinfekte vor.

! Typische Manifestationen eines Echomusters

- Chronischer Husten
- Asthma
- Ekzeme
- Tonsillitis
- Otitis media
- Pfeiffersches Drüsenfieber

5.2 Wie entstehen Echomuster?

Echomuster entstehen, wenn eine Krankheit nicht vollständig ausgeheilt wird. Sie treten auf, wenn ein Kind nach einer schweren Erkrankung nicht ausreichend Zeit zur Erholung hat. Man sieht sie auch nach Impfungen oder Antibiotikagaben. Der Grund hierfür ist nicht ganz klar, möglicherweise liegt es daran, dass das Kind kein ausreichend hohes Fieber entwickeln konnte, um die Pathogene vollständig zu besiegen.

Bedeutung der Echomuster

Echomuster sind aus mehreren Gründen sehr wichtig:

- Sie sind der Schlüssel zum Verständnis chronischer Erkrankungen. In der Praxis sehen wir häufig Kinder, die jeden Winter wieder an Husten leiden. Die Eltern haben meist die Erfahrung gemacht, dass Kräuter die Beschwerden zwar lindern, das Kind aber nicht heilen können. Wenn man das Konzept der Echomuster verstanden hat, öffnet dies den Weg zu einer kompletten Heilung der Erkrankung.
- Echomuster können ernste Folgen haben. In manchen Fällen wird die Krankheit bei jedem erneuten Auftreten stärker als zuvor, statt sich langsam abzuschwächen. Was beispielsweise als

harmloser Husten beginnt, kann sich nach und nach zu Asthma steigern.

- Man beobachtet Echomuster häufig in der letzten Phase der Therapie einer Krankheit. Bei Husten ist es beispielsweise meist sehr einfach, zunächst die schlimmsten Symptome zu lindern, aber sehr schwer, am Ende auch den Reizhusten loszuwerden. Diese letzte Phase beinhaltet das Auslöschen des Echomusters.
- Selbst wenn das Echo immer schwächer und schwächer wird, bis die Symptome letztlich ganz verschwunden sind, kann das Echomuster weiter vorhanden bleiben. Es kann jahrelang unentdeckt bleiben, bis es letztlich beim Erwachsenen in einer Stresssituation wieder hervorbricht. Ein häufiges Beispiels hierfür ist das Pfeiffersche Drüsenfieber (infektiöse Mononukleose) oder das Chronic Fatigue Syndrom, wenn das Kind die späten Teenager-Jahre erreicht hat. In einigen Fällen treten die Beschwerden sogar erst im Alter wieder auf und der Erwachsene hat dann plötzlich wieder Beschwerden, die er seit seiner Kindheit nicht mehr hatte.
- Die Charakterveränderungen, die ein Echomuster mit sich bringt, können einen Menschen ebenfalls ein Leben lang begleiten und Schwierigkeiten und Probleme hervorrufen, die andernfalls leicht vermieden werden könnten.

Typische Zeichen für ein Echomuster

Es gibt einige Charakteristika, an denen man ein Echomuster bei Kindern erkennen kann. Hierzu zählen:

- Leicht glasige Augen
- Leichte Depigmentierungen auf den Wangen

Die Anamnese ergibt oft folgende Auffälligkeiten:

- Chronische Erkrankungen
- Husten mit zähem Schleim
- Vergrößerte Mandeln
- Gelegentlich plötzlicher Energieabfall ohne eigentlichen Anlass
- Intermittierende Bauchschmerzen
- Allergien

Bei der Untersuchung können sich zeigen:

- Vergrößerte Lymphknoten
- Raue Haut oder auch leicht „pulverige" Haut
- Leichte Verhaltensauffälligkeiten

Die genannten Symptome sollen hier kurz erklärt werden.

Lymphknotenschwellungen

Im Verlauf einer Infektionskrankheit ist eine Schwellung der Lymphknoten völlig normal. Der Körper reagiert auf den Infekt zunächst mit einer Vermehrung der Lymphozyten. Neu gebildete weiße Blutkörperchen wandern in die Lymphknoten, die sich daraufhin vergrößern. Normalerweise würde man erwarten, dass die Schwellung unmittelbar nach Ende der Infektion zurückgeht; es ist jedoch typisch für Echomuster, dass die Lymphknoten vergrößert bleiben. Man hat daher den Eindruck, die Infektion ist nie ganz aus dem System verschwunden.

Wenn man beginnt, genau auf vergrößerte Lymphknoten zu achten, stellt man fest, dass sie oft am gesamten Körper zu finden sind und dass das Lymphsystem insgesamt gestaut wirkt. Bei der Untersuchung fallen zunächst die vergrößerten submaxillären Lymphknoten auf. Auch die hinteren Halslymphknoten sind häufig geschwollen. Oft sind auch allen anderen tastbaren Lymphknoten bis hinunter zu den Leisten vergrößert. Wahrscheinlich sind auch die abdominellen Lymphknoten betroffen, da die Kinder oft über rezidivierende Bauchschmerzen klagen.

Zäher Schleim

Dieses Echomuster ist immer mit sehr zähflüssigem, dickem Schleim verbunden. Durch die Schleimproduktion kommt es zu einem rauen Husten, der kommt und geht. Normalerweise ist der Husten trocken und erst nach einer längeren Hustenphase wird eine kleine Menge des zähen Schleims ausgeworfen. Bei manchen Kindern ist der Schleim so zähflüssig, dass sie ihn gar nicht abhusten können. Irrtümlicherweise wird der Schleim dann oft ganz übersehen und die Eltern geben an, ihr Kind habe keine Probleme mit zähem Schleim.

Die ist klinisch von großer Bedeutung, da es wertvolle Hinweise hinsichtlich der geeigneten Therapie liefert. Zur Behandlung dieses Musters sollten Kräuter eingesetzt werden, die traditionell bei Lymphstauung angewendet werden. Hierzu gehört beispielsweise die Kermesbeere (Phytolacca decandra). Die Größe der Lymphknoten wiederum hilft, einzuschätzen, wie schwierig die Behandlung der Beschwerden sein wird. Normalerweise deuten kleine Lymphknoten auf eine bessere Prognose hin als ausgedehnte Lymphknotenschwellungen. Eine Ausnahme sind jedoch sehr harte, ca. 5 mm große Lymphknoten. Hier ist die Behandlung schwierig, da man zunächst den Schleim weicher machen muss, der zu diesen Lymphknotenverhärtungen geführt hat.

Allergien

Bei Kindern mit Allergien finden sich sehr oft Echomuster. Klinisch können sie sich in einer Nahrungsmittelallergie oder auch in Form von Heuschnupfen äußern. Bei einem Echomuster ist das Immunsystem bereits von vornherein übermäßig aktiv und das jeweilige Allergen bringt das Fass schließlich zum Überlaufen. Kapitel 15 geht näher auf dieses Problem ein.

Verhaltensauffälligkeiten

Ein typisches Zeichen für ein Echomuster sind die so genannten „glasigen Augen". Sie sind oft mit einer Änderung im Verhalten des Kindes verbunden. Bei einem Kind mit glasigen Augen geht man oft davon aus, dass es gerade mit Tagträumen beschäftigt ist. Dies trifft auch für die Kinder mit Echomuster zu: sie sind „nicht ganz anwesend". Es gibt eine gewisse Distanz zwischen ihnen und dem Rest der Welt. Das bedeutet jedoch nicht, dass sie mental eingeschränkt sind oder ein gestörtes Sozialverhalten haben; vielmehr nehmen sie ihre Gefühle oft nicht vollständig wahr und sie sind meist nicht sehr spontan in ihrem ganzen Verhalten.

Bei manchen Kindern sind die Verhaltensauffälligkeiten auch etwas stärker ausgeprägt. Wenn gleichzeitig zäher Schleim und ein Überschuss an Hitze-Energie vorliegen, sind die Kinder oft sehr reizbar und ruhelos. Sie fühlen sich fast ständig nicht ganz auf der Höhe oder sind sogar permanent verärgert. In extremen Fällen können sie hyperaktiv oder autistisch sein.

Plötzlicher Energieabfall

Bei einigen Kindern äußert sich das Echomuster in plötzlich auftretender Energielosigkeit. Es scheint keinen ersichtlichen Grund für diese Müdigkeit zu geben, sie kann zu jeder Tageszeit auftreten. Die Suche nach einem verantwortlichen Allergen bleibt erfolglos. Auch wir haben keine befriedigende Erklärung für die Ursache dieses typischen Symptoms.

Intermittierende Bauchschmerzen

Die intermittierenden Bauchschmerzen sind Ausdruck der oben beschriebenen Lymphstauung. Die Schmerzen treten zu ganz unterschiedlichen Zeiten und ohne konkreten Auslöser auf. Ursache der Schmerzen ist vermutlich eine Störung der Lymphzirkulation im Bauchraum.

Depigmentierung der Wangen

Sehr typisch sind auch kleine depigmentierte Stellen auf den Wangen. Sie sehen aus als hätte das Kind vor einiger Zeit einen Sonnenbrand gehabt, die Haut habe sich an diesen Stellen etwas geschält, anschließend aber wieder leicht gebräunt.

Raue Haut

Bei Echomustern findet man oft irgendwo am Körper Stellen mit rauer Haut. Sie entsprechen einem geringgradigen Ekzem und können überall auftreten: im Gesicht, an den Armen, oft auch am Bauch oder den Beinen. Wenn man die Haut an diesen Stellen berührt, ist sie nicht ganz glatt, so als befände sich Sand direkt unter der Hautoberfläche. Die Erklärung hierfür ist, dass der mit dem Echomuster verbundene zähe Schleim die Nährstoffversorgung der Haut stören kann.

5.3 Behandlung von Echomustern

Die Einzelheiten zur Therapie hartnäckiger Echomuster werden in Teil III dieses Buches unter den jeweiliegn führenden Symptomen abgehandelt. Die Behandlung einer chronischen Otitis ist naturgemäß eine andere als die eine chronischen Hustens. Ganz unabhängig von dem Hauptsymptom gibt es jedoch einige Therapiegrundsätze, die für alle Echomuster gleichermaßen gelten:

- Schwäche sollte mit tonisierenden Kräutern behandelt werden.
- Schleim sollte ausgeleitet werden.
- Zäher Schleim sollte verflüssigt werden.

Tonisierung bei Schwäche

Zu Beginn der Behandlung eines Kindes sollte man sich zunächst den stärksten Symptomen widmen. Wenn das Kind schwach ist, ist es ganz besonders wichtig, ihm zunächst tonisierende Kräuter zu geben. Dies kann man gar nicht genug betonen. Wenn das Kind nicht genug Energie hat, wird es nicht in der Lage sein, eine Krankheit zu überwinden. Gerade die Heilung von schon länger bestehenden Beschwerden erfordert viel Energie. Wenn sehr starke Beschwerden vorliegen, wie beispielsweise Husten oder Erbrechen, so müssen zusätzlich auch dieses Symptome behandelt werden. Diese erste Therapiehase kann mehrere Monate dauern.

Ausleitung von Schleim

Wenn das Kind Anzeichen einer übermäßigen Schleimproduktion hat, wir z. B. einen produktiven Husten oder schleimige Diarrhö, so muss der Schleim ausgeleitet werden, bevor die nächste Therapiephase beginnen kann, da im nächsten Schritt der zähe Schleim verflüssigt wird und das die Schleim-Symptomatik verschlimmern kann.

Verflüssigung von zähem Schleim

Je weiter die Behandlung fortschreitet, desto häufiger kommt es zu einer Verflüssigung des zähflüssigen Schleims, der daraufhin oft erstmals Symptome macht. In der Praxis sieht man daher oft Kinder, die zu Beginn der Behandlung keinerlei Husten haben, sondern sich lediglich mit einer leichten Hautveränderung oder geschwollenen Mandeln vorstellen. Im Verlauf der Behandlung jedoch wird der Schleim weicher und es entwickelt sich Husten. Dieser neu auftretende Husten kann die Eltern verunsichern, wenn man ihnen nicht die Vorgänge im Körper erklärt.

5.4 Verhaltensänderungen im Verlauf der Therapie

Während des Heilungsprozesses durchlaufen Kinder mit Echomustern oft eine Phase, in der sie vom Verhalten her sehr schwierig sind. Typischerweise beginnen die Kinder nach drei bis sechs Wochen so stur und trotzig zu sein, wie die Eltern sie vorher noch nie erlebt haben. Dies kann für die Eltern so belastend sein, dass sie sich eventuell sogar für einen Therapieabbruch entscheiden. Man sollte die Eltern jedoch unbedingt ermutigen, die Behandlung fortzusetzen. Nach ein paar Wochen verschwinden die Verhaltensänderungen von selbst und nach Ende der Therapie ist das Kind oft viel glücklicher und ausgeglichener als zuvor. Die Trotzphase ist offensichtlich eine notwendige Phase auf dem Weg zur Heilung. Die Verhaltensänderungen sind daher ein Zeichen dafür, dass die Therapie gut anschlägt. Man muss nur noch ein bisschen länger durchhalten und das Kind wird sich besser fühlen.

Es ist nicht schwer, das aggressive Verhalten der Kinder zu verstehen. Sie hatten lange Zeit keinen direkten Kontakt zu ihren Gefühlen und haben daher möglicherweise Dinge getan, die sie eigentlich nicht tun wollten. Wenn sie letztlich wieder Zugang zu ihren Gefühlen haben, stellen sie fest, dass das Gleichgewicht in ihrem Leben völlig gestört ist. Um es wiederherzustellen, müssen sie wohl viel Wirbel veranstalten.

5.5 Schwierigkeiten bei der Therapie von Echomustern

Lange bestehende Echomuster sind oft schwer zu behandeln, besonders wenn das Kind das Muster schon über eine oder mehrere der großen Übergänge in seinem Leben gehabt hat (7- bzw. 14-Jahrs-Übergangsphase ☞ Kapitel 6). In jeder Übergangsphase können sich Gleichgewichtsstörungen weiter verstärken. Was als rein körperliche Störung beginnt, kann zu einer emotionalen Störung führen und zur Gewohnheit werden. Mit der Zeit beeinflusst das Echomuster dann die ganze Lebenseinstellung des Kindes. Dies kann die Behandlung der Störung sehr erschweren.
Als Grundregel kann man davon ausgehen, dass ein erst kürzlich entstandenes Problem nur eine einzige Therapie braucht. Wenn es über eine Übergangsphase hinweg besteht, so benötigt man zwei Therapien (z.B. Kräuter und Akupunktur). Besteht es bereits über zwei Übergangsphasen hinweg, so werden drei Therapien benötigt (z.B. Kräuter, Homöopathie und Akupunktur). Diese Regel ist natürlich nicht allgemein gültig, aber sie vermittelt zumindest eine Vorstellung davon, wie Störungen sich immer weiter verfestigen können. Wenn die Störung über die Übergangsphase hinweg bestehen bleibt, dann betrifft sie eine andere Ebene des Wesens des Kindes; das Kind braucht daher möglicherweise auch eine Therapie, die spezifischer auf die neu betroffene Ebene abgestimmt ist.

5.6 Familiendynamik während der Krankheit

Wenn ein Familienmitglied chronisch erkrankt ist, z.B. an Asthma, verändert sich automatisch die Dynamik innerhalb der Familie. Das kranke Kind bekommt unvermeidlich mehr Aufmerksamkeit, es wird möglicherweise auch sanfter behandelt und hat bestimmte Privilegien, die seine Geschwister nicht haben. Der Grund dafür ist offensichtlich: wenn Eltern im Krankenhaus am Bett ihres Kindes sitzen und sich Sorgen machen, würden sie alles geben, damit das Kind wieder gesund wird. Auch wenn sie mit einem Kind nach Hause entlassen werden, das immer noch zerbrechlich wirkt, ist es für sie schwierig, Grenzen zu setzen, selbst wenn die Situation es eigentlich erfordern würde. Auch die Heilung des Kindes verändert wieder das Gleichgewicht innerhalb der Familie. Das Kind ist jetzt nicht mehr krank und braucht daher auch keine Sonderbehandlung mehr. Für das Kind kann diese Umstellung sehr schwierig sein. Sogar den Eltern fällt es oft schwer, sich von der Idee frei zu machen, dass das Kind krank ist. Ein krankes Kind hat etwas so verletzliches an sich, dass die Eltern sich oft nur schwer wieder an den Gedanken gewöhnen können, dass das Kind jetzt gesund ist.
Diese Schwierigkeiten sind oft noch größer, wenn ein Echomuster behandelt wird, da das Kind wie oben beschrieben im Rahmen der Therapie oft für ein oder zwei Monate eine Trotzphase durchläuft, wenn Toxine aus dem Körper eliminiert werden. Die Menschen, gegen die es dabei am meisten rebelliert, sind natürlich die Hauptbezugspersonen in seinem Leben – in der Regel die Eltern! Das ist auch das Hauptproblem bei der Behandlung der eigenen Kinder. Wenn ein Dritter die Behandlung übernimmt, kann er die Familie in diesen Phasen hilfreich unterstützen.

Fallbeispiel

Matthew, 9 Jahre, stellte sich wegen eines chronischen Hustens vor, den er schon seit der frühesten Kindheit hatte. Von Beginn an war er ein „Mama-Kind“ gewesen und wollte seine Mutter nie außer Sichtweite lassen. Er war immer sehr höflich und half seiner Mutter wo immer er konnte. Ganz besonders gerne wusch er Geschirr ab.
In den ersten Wochen verlief die Behandlung problemlos, aber nach einiger Zeit bemerkte die Mutter neue, unangenehme Verhaltensweisen bei ihrem Sohn. Er war auf einmal sehr aggressiv und ungezogen ihr gegenüber. Er wollte immer weniger in der Küche helfen und verweigerte eines Tages sogar das Abspülen. Die Mutter war verzweifelt.
Als das Kind wieder in die Praxis kam, sprachen

wir offen über diese Veränderungen und Matthew sagte plötzlich frei heraus, dass er es schon immer gehasst hatte, den Abwasch zu machen und es nur getan hatte, um seiner Mutter eine Freude zu machen. Er wollte seiner Mutter zwar immer noch gerne eine Freude machen, aber lieber auf eine andere Art. Er begann von sich aus freiwillig damit, Holz für den Kamin hereinzuholen und den Kamin anschließend zu säubern. Diese Aufgaben lagen ihm viel eher, und wenn er sich um das Feuer kümmern durfte, half er gelegentlich sogar zusätzlich beim Abwasch.

Dies ist ein typisches Beispiel dafür, wie ein Echomuster dazu führen kann, dass ein Kind von seiner Gefühlswelt abgetrennt wird. Wenn durch die Therapie der Kontakt zu den Emotionen wieder hergestellt wird, folgt eine Phase schwierigen Verhaltens und anschließend dafür eine viel größere Zufriedenheit des Kindes.

! Zusammenfassung

- Echomuster bei Kindern sind sehr verbreitet und halten oft über lange Zeit an.
- Ein Leitsymptom des Echomusters sind Lymphknotenschwellungen.
- Oft tritt in Verbindung mit dem Echomuster zäher Schleim auf. Ursachen des Echomusters können beispielsweise Impfungen, schwere Erkrankungen oder eine Antibiotikagabe sein.
- Während der Therapie des Musters kann das Kind vorübergehend schlechtes Benehmen zeigen.

6 Entwicklungsphasen und ihre Bedeutung für Krankheiten

Schwerpunkt dieses Buches ist die Behandlung von Krankheiten nachdem sie tatsächlich aufgetreten sind. In diesem Kapitel möchten wir uns jedoch auf die Prävention von Krankheiten konzentrieren. Wir betrachten die ersten 21 Lebensjahre und zeigen, dass es Zeiten im Leben gibt, zu man anfälliger für bestimmte Krankheiten ist. Es soll auch erklärt werden, wie sich gesundheitliche Probleme im Laufe des Lebens verwandeln können. Die günstigsten Zeitpunkte zur Therapie von Gleichgewichtsstörungen werden diskutiert.

6.1 „Lebenstore": Die 7- bzw. 14-Jahrs-Übergangsphasen

Die so genannten „Lebenstore" spielen eine zentrale Rolle bei der Prävention. Ein Lebenstor ist eine Zeit im Leben, in der viele Veränderungen stattfinden und sich viele Möglichkeiten eröffnen. Lebenstore sind Wendepunkte im Leben. Zu diesen Zeitpunkten können sich Gesundheit und Zufriedenheit eines Menschen zum Besseren oder zum Schlechteren wenden. Welche Richtung eingeschlagen wird, hängt von den Begleitumständen ab. Für Frauen ist ein solcher Wendepunkt die Geburt eines Kindes. Eine Geburt ist für jede Frau ein zentrales Ereignis, das große Veränderungen auch in ihrem Wesen mit sich bringen kann. Wenn die Geburt kompliziert verläuft, kann die Gesundheit der Frau über Jahre hinweg beeinträchtigt bleiben. Andererseits können Frauen, die vor der Geburt schüchtern und schwach waren, plötzlich ungeahnte Kraftreserven in sich entdecken.

Für Kinder und Jugendliche gibt es zwei Lebenstore oder auch Übergangsphasen: eine weniger bedeutende Phase mit ca. 7 Jahren und die wichtigere mit ca. 14 Jahren. Während dieser Übergangsphasen kann sich die Gesundheit eines Kindes verändern: sie kann sich bessern oder auch verschlechtern.

Die 7-Jahrs-Übergangsphase

Während der 7-Jahrs-Übergangsphase werden sich Kinder erstmals ihrer Gefühle bewusst. Ein dreijähriges Kind macht sich nie Gedanken darüber, ob es glücklich oder traurig ist, es *ist* einfach glücklich oder traurig. In diesem Alter sind sich Kinder beispielsweise auch noch nicht über Müdigkeit bewusst. Wenn sie müde sind, setzen sie sich einfach hin, wo auch immer sie gerade sind. Sie analysieren jedoch nicht das Gefühl, sondern nehmen es nur unterbewusst wahr.

Mit sieben Jahren ändert sich dies. Erstmals können Kinder bewusst wütend oder müde sein. Sie erfahren diese neuen Gefühle zunächst als etwas Fremdes, von ihnen Getrenntes. Mit der Zeit versuchen sie dieses Fremde zu kontrollieren. Wenn sie unruhig werden, versuchen sie, das Gefühl unter Kontrolle zu bringen und setzen sich hin. Wenn sie müde sind, nutzen sie ihre Willenskraft, um trotzdem weiter aktiv zu bleiben. Die Gesellschaft erwartet dieses Verhalten. Mit sieben Jahren müssen Kinder in der Lage sein, in der Schule still zu sitzen. Wenn das Kind traurig oder wütend ist, versucht es möglicherweise ebenfalls, diese Gefühle zu unterdrücken.

In gewisser Hinsicht stellt die 7-Jahrs-Übergangsphase das Ende der eigentlichen Kindheit dar. Zu diesem Zeitpunkt treten auch erwachsene Krankheitsmuster erstmals auf. Die Fähigkeit, Zorn zu unterdrücken, kann zu den gleichen Spannungszuständen führen, die Erwachsene oft erfahren. Die Fähigkeit, mithilfe von Willenskraft Müdigkeit zu ignorieren eröffnet Erschöpfungszuständen aufgrund von Überanstrengung den Weg. Sowohl Anspannung als auch Erschöpfung können zu typischen Erwachsenen-Krankheiten, wie z. B. Spannungskopfschmerzen führen, die in der frühen Kindheit noch nicht zu beobachten sind.

Die 14-Jahrs-Übergangsphase

Mit 14 Jahren treten noch größere Veränderungen ein. Zu dieser Zeit tritt bei vielen Kindern die Pubertät ein, die mit so großen hormonellen Energieschüben verbunden ist. Der Zeitpunkt der körperlichen Veränderungen unterliegt starken Schwankungen, die Pubertät tritt heute im Durchschnitt viel früher ein als in der Vergangenheit. Manche Mädchen haben ihre erste Monatsregel schon mit neun Jahren. Dennoch finden die tief greifenden Veränderungen auf der mental-emotionalen Ebene meist immer noch mit ca. 14 Jahren auf. In diesem Alter wird die individuelle Persönlichkeit immer wichtiger. Jüngere Kinder haben nur sehr selten wirklich „eigene" Ideen. Ihre Vorstellungen sind meist eine Mischung aus denen ihrer Eltern und ihrer Lehrer. Erst mit 14 haben sie plötzlich eine ganz eigene Meinung. Ihr eigentlicher Charakter bildet sich heraus. Ihre Einstellung kann sich sehr stark von der ihrer Eltern unterscheiden – eine Entwicklung, mit der viele Eltern nur schwer umgehen können.

Einfluss der Übergangsphasen auf die Entwicklung von Krankheiten

Wenn ein Kind während der Übergangsphasen eine Gleichgewichtsstörung oder auch eine manifeste Krankheit hat, kann sich die Störung verfestigen. Was zunächst nur ein leichtes Unwohlsein oder leichte Reizbarkeit war, kann zur Gewohnheit werden. Besteht diese Gewohnheit über die Pubertät hinaus, kann sie zum festen Bestandteil der Persönlichkeit werden.

Um dieses Konzept besser zu verstehen, kann man sich einen Jungen mit einem Hitze-Echomuster vorstellen. Typischerweise hat er eine rote Gesichtsfarbe und einen leichten oder vielleicht auch gestörten Schlaf. Der Junge neigt zu Hyperaktivität und rennt den ganzen Tag herum. Mit vier oder fünf Jahren lässt sich dieses Echomuster leicht behandeln. Was aber passiert, wenn er erst einmal in die Schule geht? Bisher konnte er seinen Bedürfnissen nach Bewegung immer nachgeben, in der Schule soll er aber plötzlich still sitzen. Er muss viel Energie aufbringen, um diesen Erwartungen zu entsprechen. Zunächst hat das keine ernsteren Konsequenzen, aber über die nächsten Jahre wird die permanente Anstrengung, sich zurückhalten zu müssen, zur Gewohnheit und ruft große Spannungen hervor. Aus einem überschwänglichen Kind wird so mit ca. sieben Jahren ein angespanntes, wütendes Kind. Wenn er nicht ausreichend Bewegung bekommt – was heute selten geworden ist – wird der Junge eine Neigung zu Wutausbrüchen entwickeln. In dem Beispiel hat sich eine Störung der Energie zu einer Störung von Energie *und* Emotionen weiterentwickelt.

Als wäre das nicht bereits schlimm genug: die Veränderungen mit 14 Jahren sind noch viel tief greifender. Mit 14 Jahren entwickelt sich die Individualität. Wenn der Junge latent wütend ist, wird das seine gesamte Lebenseinstellung prägen. Er wird permanent zornig sein und die Ursache für seine Wut in seiner Umwelt suchen. Statt eine Welt zu sehen, in der sehr viel Gutes mit ein bisschen Schlechtem vermischt ist, wird er nur noch das Schlechte in der Welt wahrnehmen. In einem gewissen Ausmaß kennen alle Teenager diese Gefühle, wenn aber ein Echomuster vorhanden ist, werden die negativen Gefühle das Leben des Jugendlichen vollständig dominieren. Auf diese Art und Weise kann die ursprüngliche Energiestörung, die dann zu einer Störung von Energie und Emotionen wurde, zu einer Störung werden, die die ganze Lebenseinstellung eines Menschen umfasst. Eine solche Störung ist nicht länger leicht zu beheben. Wenn sich eine Störung erst so fest im Menschen verwurzelt hat, benötigt man mehr als nur Kräuter, um das Gleichgewicht wieder herzustellen. Der Mensch muss einen neuen Bezug zur Welt finden, der nicht allein auf Wut basiert.

Man sollte das geschilderte Beispiel nicht zu wörtlich verstehen, sondern eher als eine Art Verbildlichung, wie ein Echomuster die Lebenseinstellung beeinflussen kann, und welche Folgen das möglicherweise hat. Besonders wichtig ist es uns, zu betonen, dass sich Störungen bei kleinen Kindern noch sehr leicht behandeln lassen. Wenn sie jedoch über die Übergangsphasen hinweg bestehen bleiben, werden sie immer stärker und stärker und die Therapie wird wesentlich schwieriger.

Klinische Bedeutung

Mithilfe einer geeigneten Kräutertherapie können die oben beschriebenen Entwicklungen in vielen Fällen effektiv verhindert und die Störung behoben werden. Man sollte dabei folgende Punkte beachten:

- Wenn das Kind jünger als sieben Jahre ist, ist es in der Regel sehr leicht, das Echomuster auszulöschen. Wenn das Kind sehr schwach oder abgemagert ist und keine Energiereserven hat, kann das dennoch eine Weile dauern. In solchen Fällen vergeht oft ein ganzes Jahr, bis wieder ausreichend Energie zur Austreibung des Echomusters aufgebaut wurde. Dies stellt jedoch kein wirkliches Therapiehindernis dar.
- Wenn das Kind zwischen sieben und 14 Jahren alt ist, und das Echomuster schon über die erste Übergangsphase hinweg bestanden hat, ist die Behandlung schon schwieriger. Man sollte zunächst schrittweise die Energie des Kindes stärken und dann nach und nach versuchen, das Echomuster zu lösen. Mit ca. 12 Jahren beginnt die eigentliche Therapie, bei der man die großen Energieschübe, die die Pubertät mit sich bringt, konstruktiv nutzen kann.
- Zwischen 12 und 14 Jahren finden die größten Veränderungen statt. In dieser Zeitspanne können sogar sehr stark verwurzelte Störungen behoben werden. Wenn die Energie des Kindes durch eine geeignete Therapie vor diesem Zeitpunkt ausreichend gestärkt wurde und das Kind während der Übergangsphase sorgfältig weiter betreut und behandelt wird, können hier alle Störungen, die sich seit der frühesten Kindheit entwickelt haben, vollständig beseitigt werden.
- Einige Kinder schaffen es auch ohne Hilfe eines Arztes oder Heilpraktikers, lange bestehende Störungen zu überwinden. Dies gilt meist für Kinder, die prinzipiell gesund sind und eine gute Konstitution haben. Ein häufiges Zeichen dafür, dass ein Echomuster gerade ausgelöscht wird, sind unerklärliche Hautausschläge, die während der Pubertät bei gesunden Kindern auftreten können.

Fallbeispiel

Roy, 12 Jahre, war ein immer freundliches, offenes Kind. Er interessierte sich sehr für mechanische Dinge und wollte gerne ein Luftkissenboot bauen. Er fühlte sich jedoch ständig sehr müde. Einerseits hatte er die nötige Begeisterung um sein Luftkissenboot zu bauen, andererseits musste er sich aber so oft hinlegen, dass ihm nach den Hausaufgaben nicht mehr viel Zeit für sein Hobby blieb. Man sah dem Kind seine Müdigkeit deutlich an, da Roy sogar Schwierigkeiten hatte, aufrecht im Stuhl zu sitzen.

Mit 12 Jahren stellte er sich zur Behandlung vor. Bei der Untersuchung zeigten sich abgesehen von einigen Lymphknotenschwellungen keine Auffälligkeiten. Der Speichel auf seiner Zunge wirkte jedoch sehr klebrig, was Zeichen einer allgemeinen Zähflüssigkeit seiner Körpersäfte war: er hatte ein Echomuster.

Roy war ca. eineinhalb Jahre in Behandlung. Während dieser Zeit ging es ihm zunächst ein bisschen besser, dann hatte er aber eine Reihe von harmlosen fieberhaften Infekten. Man hatte den Eindruck, er war fast ständig krank. Die Infekte traten mindestens einmal, oft sogar zweimal im Monat auf. Seine Mutter war verzweifelt. Glücklicherweise konnten wir ihr anhand von kleinen Zeichen verdeutlichen, dass er sich trotzdem immer noch auf dem Weg der Besserung befand: sein Appetit wurde besser, er hatte nach den Infekten auch mehr Energie und fühlte sich weniger müde. Insgesamt war er guten Mutes.

Mit 13 ½ Jahren war er schließlich voller Kraft. Es bereitete ihm keine Schwierigkeiten mehr, aufrecht zu sitzen – in der Tat bevorzugte er es sogar, gar nicht mehr zu sitzen, sondern verbrachte seine Zeit lieber mit den unterschiedlichsten Aktivitäten.

6.2 Störungen, die durch Lebensereignisse hervorgerufen werden

Angeborene Störungen

Manche Kinder werden bereits mit einer Gleichgewichtsstörung geboren. Der Grund hierfür ist unklar. Manche Kinder kommen mit einem Überschuss an Schleim auf die Welt, andere mit überschüssiger Hitze- oder Kälte-Energie. Bei einigen Kindern scheint dies erblich bedingt zu sein: man sieht eine bei den Eltern vorhandene Störung im Kind reflektiert. In anderen Fällen gibt es keine Erklärung.
Ereignisse während der Schwangerschaft können jedoch auch bereits das ungeborene Kind beeinflussen und zu einer Störung führen. Dies gilt vor allem für Schock und traumatische Erlebnisse. Wenn die Mutter ein schreckliches Erlebnis hat, also z.B. einen schlimmen Verkehrsunfall beobachtet, kann sich dies auf das Kind übertragen, so dass das Kind bereits mit einer inneren Unruhe geboren wird. Daraus können sich beispielsweise Schlaflosigkeit oder Alpträume entwickeln.

Geburtstrauma

Ein Geburtstrauma, wie z.B. eine sehr lange oder schwierige Geburt, ist heute eine anerkannte Ursache von Gesundheitsproblemen. Erstaunlicherweise führt es normalerweise nicht zu einer nervösen Anspannung, sondern viel häufiger zu einem Energiemangel. Die häufigste Folge ist eine reduzierte „Lebensbegeisterung". Man hat den Eindruck, das Kind hatte sich eigentlich auf das Leben gefreut, musste dann aber feststellen, dass das Leben viel unangenehmer ist als erwartet. Der daraus entstehende Begeisterungsmangel äußert sich oft in schlechtem Appetit und in der Folge in einem Schwäche-Muster.

Schnelle oder schmerzhafte Geburt

Wenn die Geburt zu schnell geht – entweder von allein oder durch wehenanregende Medikamente – wird während des Geburtsvorganges zu viel Druck auf den Schädel des Babys ausgeübt. Dies kann die kraniosakralen Rhythmen beeinflussen und aufgrund der kranialen Störung zu Schielen und Schlaflosigkeit, bzw. aufgrund der sakralen Störung zu Beschwerden im Harntrakt oder Enddarm führen.

Zahnen

Manche Kinderärzte halten die mit dem Zahnen verbundenen Beschwerden immer noch für unvermeidbar oder auch für nur in der Vorstellung der Mutter existent. Wir sind hier anderer Ansicht. Zahnen kann harmlose, aber auch ernsthaftere Probleme hervorrufen. Die meisten Beschwerden können jedoch mit Kräutern oder einer einfachen Ernährungsumstellung gut behandelt werden.

Wachstumsbeschwerden

Zum Wachsen benötigt man Energie. Der Wachstumsprozess mit all seinen emotionalen Veränderungen ist eine Belastung für alle Organsysteme des Kindes. Wenn ein Kind daher einen Wachstumsschub hat oder durch eine emotionale Übergangsphase geht, ist es anfälliger für Krankheiten. Die Veränderungen auf physischer, emotionaler und spiritueller Ebene können alle zu Gleichgewichtsstörungen führen.
Wenn ein Kind zwei Jahre alt wird, beginnt beispielsweise in der Regel die Trotzphase. Wenn das Kind während der Trotzanfälle gegen seine Eltern kämpft, wird ihm oft sehr heiß. Es kann ein knallrotes Gesicht bekommen und stark anfangen zu schwitzen. Die Hitze, die dabei frei wird, kann genau wie heißes Wetter eine Gleichgewichtsstörung verursachen. Dies ist auch die Erklärung dafür, warum Fieber in diesem Alter so häufig ist.

Zu schnelles Wachstum

Jede Mutter hat schon beobachtet, wie sich während Wachstumsschüben die Gesundheit und der Appetit ihres Kindes verändern können. Oft beginnen die Kinder bereits vor dem Wachstumsschub enorme Mengen zu essen; wenn das eigentliche Wachstum dann stattfindet, verlieren sie das Interesse am Essen. Zu diesem Zeitpunkt konzentrieren sie ihre gesamte Energie auf das Wachsen und Umstrukturieren ihres Körpers. Kinder sind dann oft sehr verletzlich, sie bekommen leicht eine Erkältung oder sonstige banale Infekte. Wenn sie bereits vorher nicht ganz gesund waren, also z. B. Asthma haben, verschlechtern sich die chronischen Beschwerden häufig. Asthmaanfälle treten gehäuft im Rahmen von Wachstumsschüben auf.
Kinder brauchen daher während eines Wachstumsschubes vor allem zwei Dinge: Ruhe und tonisierende Kräuter. Häufig ist es leichter, die Kräuter zu verabreichen, da das Schulsystem heute wenig Verständnis für die besonderen Bedürfnisse von Kindern während des Wachstums aufbringt.

Wachstumsschmerzen

Wachstumsschmerzen wirken auf das Kind sehr bedrohlich. Es hat nervenaufreibende Schmerzen in den Extremitäten, meist in den Beinen und fühlt sich, als würden seine Knochen gestreckt. Die Schmerzen treten zwar meist im Rahmen von Wachstumsschüben auf, werden aber unserer Ansicht nach nicht durch die Dehnung der Knochen verursacht. Wir glauben vielmehr, dass sie auf eine Art „Rheuma" aufgrund von Feuchtigkeit und Schleim im System zurückzuführen sind. Man kann sie effektiv behandeln, indem man Kräuter wählt, die man auch bei Erwachsenen einsetzen würde, die bei feuchtem Wetter unter rheumatischen Beschwerden leiden.

Pubertät

Während der Pubertät setzen die Jugendlichen wie ein Vulkan Unmengen an Energie frei. Gleichzeitig fühlen sie sich oft frustriert und eingeschränkt. Dem Teenager erscheint es extrem ungerecht, dass die Eltern darauf bestehen, er müsse um Mitternacht, manchmal sogar noch früher, zu Hause sein. Hinzu kommen die tatsächlichen Einschränkungen durch Schule, Hausaufgaben und Klassenarbeiten, die zu einem Gefühl von Hoffnungslosigkeit führen können. Bei manchen Kindern äußert sich dies in gewalttätigem, antisozialem Verhalten. Bei anderen Kindern löst die Unterdrückung dieser Gefühle Krankheiten aus, die häufigste darunter sicherlich das Pfeiffersche Drüsenfieber. Diese Erkrankung manifestiert sich besonders oft bei Kindern, bei denen bereits ein Echomuster vorliegt.

6.3 Störungen, die durch die Lebensweise verursacht werden

Es erscheint merkwürdig, über den „Lifestyle" eines Kindes zu sprechen. Dieser Punkt ist jedoch sehr wichtig, da sich die Lebensbedingungen der Kinder im Gegensatz zu früher stark verändert haben. Unserer Ansicht nach ist dies einer der Gründe dafür, warum einige Energietypen und Krankheitsmuster heute so viel häufiger geworden sind. Die Hauptveränderungen lassen sich folgendermaßen zusammenfassen:
- Mehr Geist, weniger Körper
- Weniger Freiheit und weniger Verantwortung

Mehr Geist, weniger Körper

Heute sind immer mehr Hilfsmittel erhältlich, die das Gehirn des Kindes fördern sollen, statt seinen Körper. Hierzu zählen beispielsweise Gameboys, Computerspiele oder Mobiltelefone. Gleichzeitig bewegen sich die Kinder immer weniger. Sie laufen kaum noch zu Fuß, es ist oft nicht sicher, auf der Straße zu spielen, und einige Schulen raten sogar von konkurrenzbetonten Spielen ab und nehmen den Kindern so die letzte Gelegenheit zur Bewegung.
Dies hat auch positive Effekte. Wir möchten nicht bezweifeln, dass die genannten Tätigkeiten die intellektuelle Entwicklung unterstützen. Auf

der anderen Seite ebnet diese Überbetonung der mentalen Aktivität Störungen des Gehirns, wie z. B. Hyperaktivität oder Aufmerksamkeits-Defizit-Syndromen, den Weg. Es können sogar ernsthaftere Erkrankungen, wie Meningitis, gefördert werden. Die sind keine neuen Probleme. Neu ist nur das häufigere Auftreten heutzutage.

Weniger Freiheit und weniger Verantwortung

Kinder haben heute viel weniger Möglichkeiten herumzustreunen als früher. Oft ist selbst zu gefährlich, die Straße vor ihrem Haus zu überqueren und sie können nicht mehr alleine im Park spielen, weil die Eltern Überfälle fürchten. Nur wenige Kinder können sich im Alltag alleine frei bewegen, meist werden sie von ihren Eltern im Auto überall hingefahren. Gleichzeitig müssen die Kinder viel weniger Verantwortung für ihr Handeln übernehmen. Kinder bekommen immer weniger klare Konsequenzen zu spüren, wenn sie etwas Unrechtes getan haben, und sie werden auch immer weniger belohnt, wenn sie gut gehandelt haben.

Diese beiden Veränderungen tragen zu den neuen Krankheitsmustern bei. Die Lungen werden von Freiheit ganz besonders genährt. Um dies zu verstehen, stellen Sie sich vor, wie es ist, wenn Sie ganz tief einatmen, nachdem Sie bei einer Wanderung ein besonders schönes Stück offene, weite Natur erreicht haben. Stellen Sie sich ebenso vor, welchen Einfluss es auf Ihre Atmung hätte, wenn Sie in einem kleinen, engen Raum eingesperrt wären. Es ist dieses eingeschränkte Gefühl, das junge Leute heute oft verspüren, das zum Anstieg der Häufigkeit von Asthma in der jungen Generation beigetragen hat.

! Zusammenfassung

- Die beiden wichtigsten Übergangsphasen finden mit sieben und mit 14 Jahren statt.
- Während der Übergangsphasen können Gleichgewichtsstörungen besonders gut beseitigt werden, sich aber auch besonders verfestigen.
- Die Übergangsphasen sind sehr gute Zeitpunkte für die Therapie.

7 Diagnostik

In diesem Kapitel möchten wir auf einen kleinen Teil der klinischen Hinweise eingehen, die sich leicht durch Anamnese oder Untersuchung eruieren lassen. Da es viele Bücher gibt, die sich mit der klassischen Anamnese und Untersuchung befassen, macht es keinen Sinn, all dies hier zu wiederholen. Stattdessen möchten wir uns nur mit den Befunden befassen, die einen Bezug zum Energiestatus des Kindes haben, da dieser Aspekt in anderen Büchern seit langem zu kurz kommt. Wir beschränken uns auf die Befunde, die mithilfe von vier Sinnen erhoben werden können: Sehen, Tasten, Hören und Riechen.

7.1 Inspektion

Die genaue Betrachtung des Kindes ist der erste Schritt zur richtigen Diagnose, da man meist Gelegenheit hat, das Kind zu beobachten noch bevor man die erste Frage gestellt hat. Das Verhalten des Kindes, seine Gesichtsfarbe und sein Körperbau sagen bereits sehr viel über seine Energie aus. Oft weiß man nach der Inspektion schon im Voraus, was die Mutter gleich über die Symptome des Kindes sagen wird.

Betrachtung des Kindes

Kinder sind sehr empfindlich gegenüber der Stimmung und Gefühlen um sie herum. Wenn sie das erste Mal zu einem Therapeuten kommen, werden sie den Therapeuten genauso aufmerksam beobachten, wie der Therapeut umgekehrt das Kind beobachtet. Kinder suchen dabei instinktiv nach Zeichen dafür, dass sie dem anderen vertrauen können. Da man bei einer Begegnung das gegenseitige Betrachten meist der allererste Kontakt ist, wird die Art und Weise, wie Sie das Kind Ansehen bereits großen Einfluss darauf haben, wie das Kind Sie wahrnimmt. Wenn Sie es mit dem kühlen Blick des Wissenschaftlers betrachten, wird das Kind diese Kälte spüren und zurückschrecken. Wenn Sie es hingegen mit Wärme und dem ehrlichen Wunsch, es näher kennen zu lernen ansehen, wird das Kind schnell Vertrauen fassen.

Dies gilt sogar für Babys. Menschen, die nicht viel mit Säuglingen arbeiten, vergessen leicht, dass in dem winzigen Körper tatsächlich schon eine eigenständige Persönlichkeit vorhanden ist. Babys können noch nicht so wie Erwachsene eine Beziehungen zu Mitmenschen aufbauen, daher liegt es am Therapeuten, einen Weg zu finden, Kontakt zu dem Säugling aufzubauen. Eltern haben meist ganz automatisch eine enge Beziehung zu ihrem Kind und müssen nicht über spezielle Wege der Kommunikation nachdenken. Der Therapeut als „Fremder" hingegen wird eine Weile brauchen, bis er mit dem Kind kommunizieren kann.

Verhalten

Das verhalten des Kindes ist meist das erste, was dem Therapeuten bei der Inspektion auffällt. Wahrscheinlich wird das Kind in der Praxis zunächst schüchtern und scheu sein, aber wenn Ihre Praxis kinderfreundlich eingerichtet ist und auch eine Spielsachen zur Verfügung stellt, wird sich das Kind schnell entspannen und sich ins Spiel vertiefen. Wenn Sie das Kind zum ersten Mal sehen ist es daher oft hilfreich, einige Minuten im Wartezimmer zu verbringen und das Kind und seine Familie zu beobachten. Mit zunehmender Erfahrung kann man die Diagnose des Kindes oft schon an seinem Aussehen und seinem Verhalten erkennen. In diesem Buch können wir nur einige typische Auffälligkeiten nennen:

- **Schüchternheit:** Steht oft in Verbindung mit Energiemangel, da das Kind zu wenig Energie hat um neue Hindernisse zu überwinden.
- **Aggressivität:** Tritt in der Regel bei Energieüberschuss auf. Oft ist gleichzeitig Hitze vorhanden, die zu einer Ruhelosigkeit des Kindes führt.
- **Großzügigkeit:** Normalerweise bei Kindern mit viel Energie, häufig bei Kindern mit warmem Energietypus. Ein Ungleichgewicht kann bei diesen Kindern zu Hitze-Überschuss und Aggressivität führen.

- **Unruhe:** Kann auf einen Hitze-Überschuss hindeuten, wenn das Kind gleichzeitig ein rotes Gesicht hat. Bei blassem oder grünlichem Gesicht liegt eher ein nervöser Energieüberschuss vor.
- **Passivität:** Fast immer Ausdruck eines Energiemangels. Das Kind hat zu wenig Energie um das zu tun, was es tun möchte und setzt sich daher lieber hin und beobachtet.

! All diese Verhaltensweisen können auch bei gesunden Kindern auftreten und einfach nur Teil der Persönlichkeit des Kindes sein.

Gesichtsfarbe

Der Teint – sowohl die überwiegende Farbe als auch die Verteilung der Farbe – kann wichtige Hinweise auf die Gesundheit des Kindes und eventuelle Störungen geben. Obwohl Farbunterschiede bei heller Haut am leichtesten zu sehen sind, kann man sie mit etwas Erfahrung auch bei sehr dunkler Haut erkennen. Bei asiatischen oder afrikanischen Kindern kann es beispielsweise hilfreich sein, wenn man die Gesichtsfarbe des Kindes mit der der Eltern vergleicht. Dadurch kann man die Farbe leichter einschätzen.

Gerötet

- Ein **durchgehend gerötetes Gesicht** deutet auf Hitze-Energie hin, so wie Menschen an einem sehr heißen Tag oder nach scharfen Speisen auch ein röteres Gesicht bekommen. Bei Hyperaktivität oder Aufmerksamkeits-Defizit-Sydrom ist dies besonders wichtig, da man aufgrund der Gesichtsfarbe zwischen den verschiedenen infrage kommenden Mustern unterscheiden kann.
- Eine **Rötung beider Backen** kommt oft bei Nahrungsstagnation vor, kann aber auch bei Lungenerkrankungen wie chronischem Husten oder Asthma auftreten und dann Zeichen einer subakuten Entzündung sein.
- Eine **einzelne gerötete Backe** sieht man häufig bei zahnenden Säuglingen. Auch sie kann Hinweis auf eine Nahrungsstagnation sein.

Blass

Bei einem blassen Teint liegt meist ein **Energiemangel** vor, manchmal auch ein **Überwiegen von Kälte-Energie.** Manchmal kommt die Blässe auch vor, wenn zwar genug Energie vorhanden ist, aber durch irgendetwas blockiert wird, z.B. wenn ein Kind eine Infektion hat oder ein Echomuster vorliegt.

Weiß

Eine weiße Gesichtsfarbe kann zwei Ursachen haben:
- Eine **Störung der Lungen** (ein weißes Gesicht kommt oft bei Kindern mit Asthma vor);
- Einen **Überschuss an Kälte-Energie,** wie er z.B. bei Bauchschmerzen häufig vorliegt. Bei Bauchschmerzen ist das Gesicht der Kinder zwar gerötet, während sie schreien, wird aber weiß, wenn das Kind sich beruhigt.

Blasse Flecken

Blasse Flecken im Gesicht stehen am häufigsten im Zusammenhang mit einem **Echomuster.** Ursache ist eine Störung des Lymphflusses, durch die die Ernährung der Haut gestört ist. Weiße Flecken können jedoch auch Zeichen eines intestinalen Wurmbefalls sein; sie sind dann oft pudrig belegt.

Farbe zwischen den Augen

- Wenn ein Kind unter einem nicht bewältigten emotionalen Schock leidet, erscheint die Nasenwurzel zwischen den Augen oft leicht **bläulich.** Zusätzlich kann man einen ängstlichen Ausdruck in seinen Augen erkennen.
- Erscheint die Nasenwurzel hingegen **grünlich,** so liegt oft eine träge Verdauung mit viel Schleim vor. Der Ausdruck der Augen ist hier eher trüb.

Blau-gräuliche Farbe über den Lippen

Eine blau-gräuliche Verfärbung über den Lippen kann Zeichen von Magenschmerzen oder **Verdauungsproblemen** sein. Man beobachtet sie häufig bei Säuglingen nach dem Trinken, bevor sie aufgestoßen haben. Sie kann auch auftreten bei Babys mit Kälte-Energie im Magen.

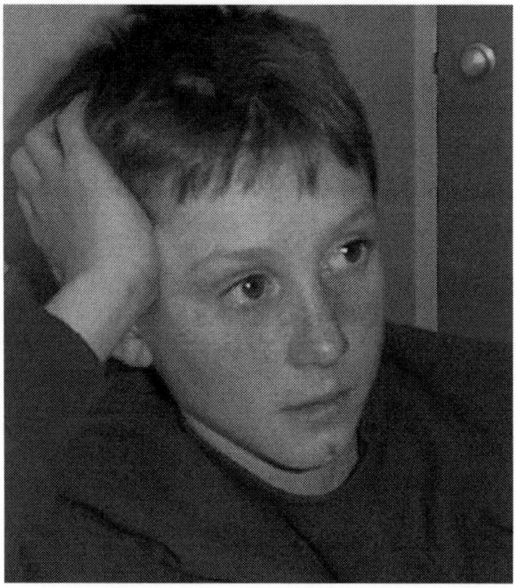

Abb. 7-1: Kind mit auf das Gehirn konzentrierter Energie

Sabbern

Sabbern kann ein Hinweis auf einen **gestörten Flüssigkeitshaushalt** sein. Meist ist auch der Verdauungstrakt betroffen. Ursachen sind beispielsweise eine Nahrungsmittelintoleranz, vor allem gegenüber „feuchter" Nahrung (z.B. Kuhmilch, Erdnüsse, Zucker). Sehr häufig kommt Sabbern bei zahnenden Säuglingen vor.

Laufende Nase

- **Allgemein:** Eine laufende Nase wird schlimmer durch „feuchte" Nahrungsmittel, wie z.B. Kuhmilch, Käse, Erdnussbutter, Bananen und manchmal Orangen.
- **Zähes, grünliches Sekret:** meist Zeichen einer trägen Verdauung, gelegentlich aber auch in Verbindung mit chronischer Sinusitis.
- **Zähes, gelbliches Sekret:** deutet auf eine Sinusitis hin und ist meist Zeichen einer Infektion.
- **Klares Sekret:** hierbei liegt meist eine Störung des Flüssigkeitshaushalts vor, z.B. bei Kindern mit einer Erkältung oder auch chronischen Beschwerden.
- **Dickes, bläulich-weißes Sekret:** kann ca. 4 Wochen nach einer Polio-Impfung oder im Rahmen von Echomustern auftreten.

Mundatmung

Wenn ein Kind durch den Mund atmet statt durch die Nase, heißt das in der Regel, dass die Nasenwege durch zähen Schleim verlegt sind, z.B. im Rahmen eines **Echomusters.** Man beobachtet die Mundatmung auch bei vergrößerten Rachenmandeln, die ebenfalls oft Teil eines Echomusters sein können.

Ohrensekret

Bei einer Otitis media tritt häufig dunkelbrauner Ohrenschmalz aus den Gehörgängen aus. Wenn man ein solches Sekret ohne gleichzeitige Otitis media beobachtet, kann es Zeichen von **Schleim und Stagnation** sein, oft aufgrund einer Nahrungsstagnation bei Kindern unter drei Jahren.

Schwitzen

- Ist das **Schwitzen auf den Kopf begrenzt,** kann es Ausdruck von Hitze-Energie im Magen sein. Man beobachtet es z.B. nach dem Füttern oder in der Nacht. Achtung: wenn das Baby nach dem Füttern am ganzen Körper schwitzt, kann eine Herzinsuffizienz vorliegen!
- **Nächtliches Schwitzen** tritt häufig im Rahmen einer Nahrungsstagnation auf, kann aber auch bei einem Hitze-Energie-Echomuster vorkommen.

Gesichtsform

Der Großteil des Gehirns liegt im Hirnschädel oberhalb der Augen. Wenn dieser Teil des Schä-

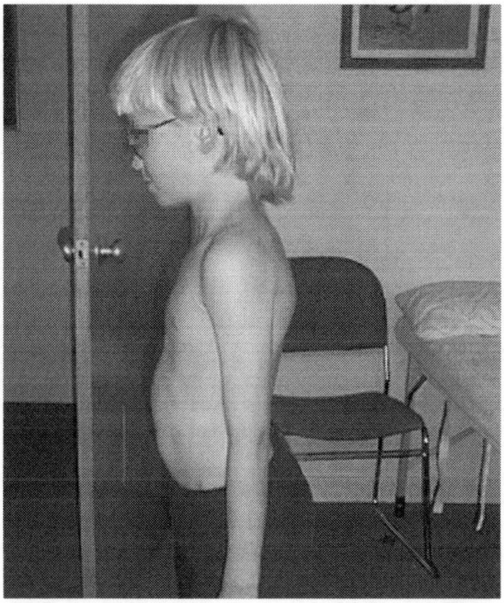

Abb. 7-2: Dieses Kind litt hauptsächlich unter einer Sinusitis. Der obere Teil des Rückens ist nach vorne geneigt und deutet auf Schwäche im Respirationstrakt hin. Gleichzeitig hat das Kind ein Hohlkreuz, was Ausdruck eines allgemeinen Energiemangels ist. Dies bedeutet, dass die Therapie wahrscheinlich langwierig sein wird, da zunächst die Konstitution des Kindes gestärkt werden muss, bevor Veränderungen eintreten können.

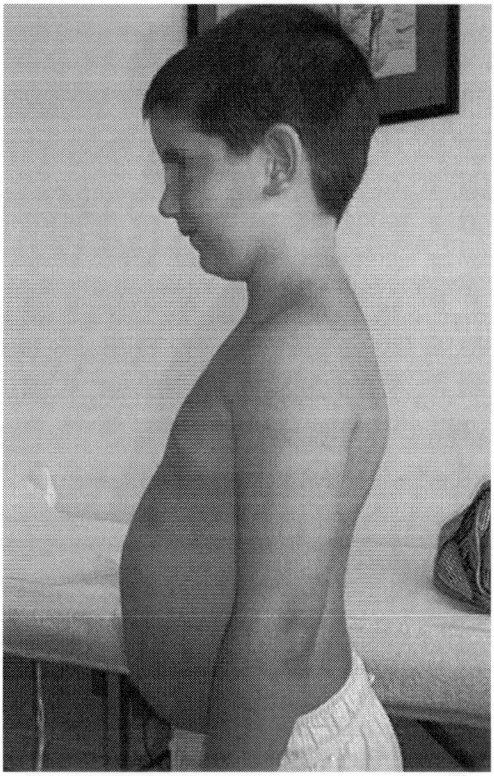

Abb. 7-3: Dieses Kind hat allgemein eine gute Energie, seine Verdauung ist jedoch gestört. Sein geblähter Bauch ist Zeichen einer Wasseransammlung. Hauptproblem des Jungen war Bettnässen, das durch eine schwache Verdauung verursacht wurde.

dels relativ groß ist, bedeutet das, dass das Kind seine Energie auf das Gehirn konzentriert.* Mental sind diese Kinder oft sehr schnell, dafür sind ihr Körper und ihre körperliche Energie weniger gut entwickelt. Diese Kinder entwickeln leicht eine schwache Verdauung. Sie sind meist blass, ohne dass dies Ausdruck einer Störung wäre (☞ Abb. 7-1)

Wirbelsäulenform

Vor allem bei kleinen Kindern ist der Rücken mehr oder weniger vertikal. Bis zu einem Alter von sieben Jahren sollte die Energie der Kinder gut sein und sie sollten aufrecht sitzen. Oft gilt das sogar noch bis zu 12 Jahren. Sitzen sie nicht aufrecht, liegt eindeutig eine Störung der Energie vor. Mit der Pubertät ändert sich die Sitzhaltung

* Viele Leser wird es überraschen, dass die Form des Schädels von den darin herrschenden Gedanken beeinflusst wird. Diese Ansicht war im 19. Jahrhundert sehr in Mode, als es auch viele professionelle Phrenologen gab. Gegen Ende des 20. Jahrhunderts zeigte sich, dass die Karten der Phrenologen nur wenig mit der Realität korrelierten. Heute findet das Thema jedoch wieder mehr Beachtung. Die Arbeit von Doman und Delacato an Kindern mit Hirnschäden zeigt eindeutig, dass das Hirn eines Kindes schneller als der Durchschnitt wächst, wenn es trainiert wird. Eine andere Studie konnte zeigen, dass bei Londoner Taxifahrern ein ganz bestimmter Teil des Gehirns, nämlich der des Orientierungssinnes, signifikant vergrößert war.

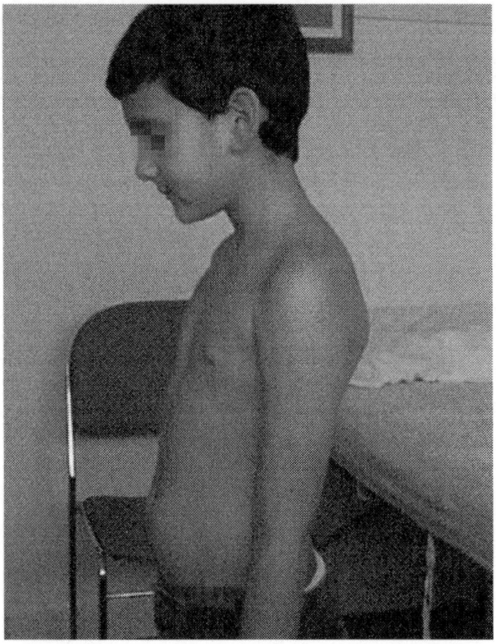

Abb. 7-4: Auch dieses Kind litt unter Bettnässen. Seine Verdauung war gut, der Junge hatte jedoch eine Schwäche im Bereich der Lumbalgegend, die man an seiner Rückenform erkennen kann.

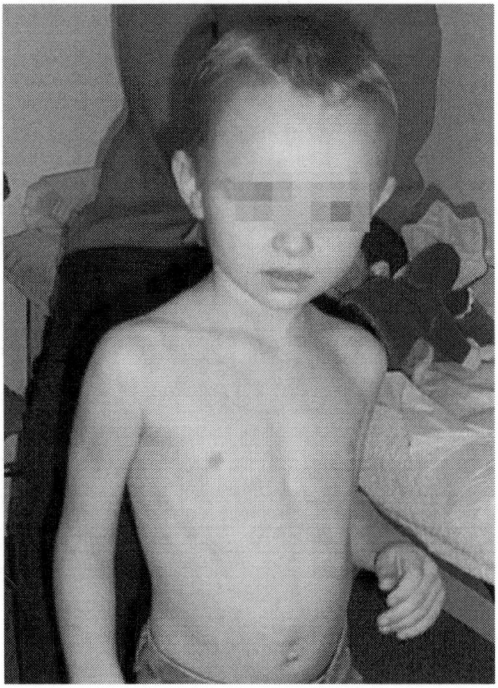

Abb. 7-6: Der Kopf erscheint zu groß, aber tatsächlich ist der Körper zu klein. Aufgrund einer Schwäche im Verdauungstrakt kombiniert mit minderwertiger Ernährung ist das Kind unterernährt und zu klein für sein Alter.

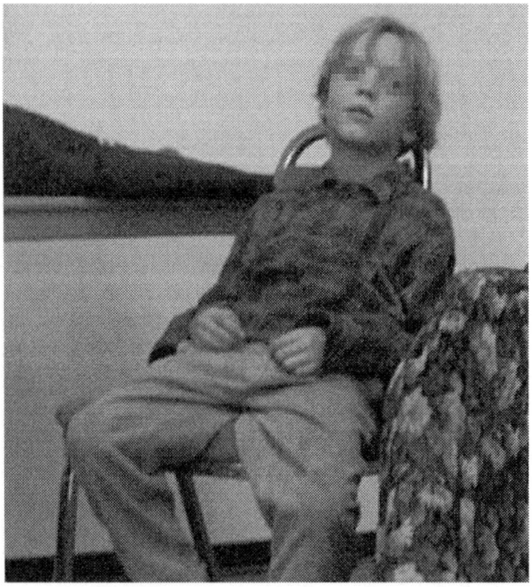

Abb. 7-5: Dieses Kind hatte nicht genug Energie um aufrecht sitzen zu können.

meist und in unserer Gesellschaft ist für Teenager eher das „schlaffe Herumhängen" die Norm.

Die folgenden Haltungen können Hinweis auf eine Störung sein:

- Das Kind sitzt nicht aufrecht oder hat Schwierigkeiten mit dem aufrechten Sitzen: Hinweis auf allgemeinen Energiemangel;
- Der obere Brustkorb ist nach vorne gebeugt: Hinweis auf Lungenschwäche;
- Der untere Brustkorb ist gebeugt: Hinweis auf Verdauungsschwäche;
- Die Lumbalgegend ist gebeugt: Schwäche in der unteren Körperhälfte, in der Regel im Harntrakt.

Die Ursache dieser Veränderungen ist leicht zu verstehen: Die Energie in dem betroffenen Teil des Körpers ist auch für die Ernährung der Muskeln verantwortlich. Wenn ein Energiemangel vorliegt, sind die Muskeln geschwächt und die

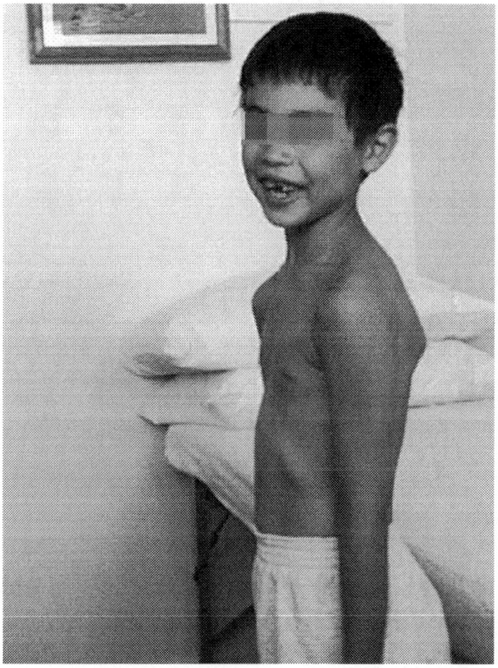

Abb. 7-7: Diese Kind hatte einen guten Appetit, ernährte sich aber überwiegend von Konserven. Der Junge hatte noch nie frisches Obst oder Gemüse gegessen. Da er gleichzeitig hyperaktiv war, nahm er nicht ausreichend zu und war sehr dünn. Die hängenden Schultern sind Zeichen eines Energiemangels trotz der Hyperaktivität.

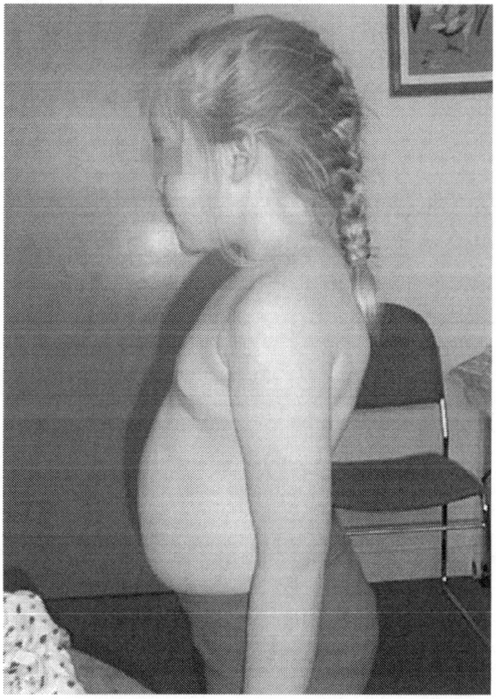

Abb. 7-8: Diese Abbildung zeigt ein älteres Kind mit geblähtem Abdomen. In diesem Alter lässt das weniger an eine Nahrungsstagnation denken, sondern vielmehr an eine Flüssigkeitsansammlung. Das Mädchen kam wegen Bettnässens, das auftrat, wenn nachts die gestaute Flüssigkeit zu zirkulieren begann.

Wirbelsäule biegt sich leicht durch. In den Abb. 7-2 bis 7-8 sind unterschiedliche Haltungsauffälligkeiten zu sehen.

! Zeichen an Rücken und Bauch

Bestimmte Regionen an Rücken und Bauch korrespondieren mit bestimmten Organen:
Oberer Brustkorb/Rücken → Lunge
Unterer Brustkorb/mittlerer Rücken → Verdauungstrakt
Lumbalregion → Harnwege

Flaum

Kranke Kinder haben oft einen leichten Flaum in einer bestimmten Region des Rückens. Die Härchen wachsen als Antwort auf eine lokale Kälte, die mit einem Energiemangel in diesem Bereich verbunden ist. Flaum im Bereich des oberen Brustkorbs deutet beispielsweise auf eine Schwäche der Lungen hin, wie sie häufig bei Asthma zu beobachten ist.

Blaue Äderchen

Ein Netz an winzigen blauen Äderchen entsteht meist nicht bei Energiemangel, sondern bei Energiestagnation. Auch hier gilt wieder: wenn die Äderchen am oberen Brustkorb zu sehen sind, bewegt sich die Energie in den Lungen nicht gut, wie das bei Asthmatikern häufig der Fall ist. Bei Kindern mit Nahrungsstagnation erscheinen die Äderchen auf dem Abdomen.

7.2 Palpation

Nach der Anamnese und der ausführlichen Inspektion beginnt man mit der Palpation. Das Tasten liefert zuverlässigere Informationen über den Energiezustand des Kindes als alle anderen Untersuchungsmethoden. Wir sprechen hier nicht von der tiefen Palpation der inneren Organe, sondern von einer anderen, sanfteren Technik, die in den folgenden Abschnitten genauer beschrieben wird.

Beine (bei Säuglingen)

Gerade Säuglinge mögen es nicht, wenn man zu sehr in ihre „Privatsphäre" eindringt. Es ist daher günstig, mit der Untersuchung der Beine zu beginnen, damit das Baby sich weniger bedroht fühlt. Wenn Sie nach den Beinen greifen, müssen Sie auf zwei Dinge achten. Zunächst bestimmen Sie **Stärke und Tonus.** Die Palpation kann hier folgende Hinweise liefern:

- Starke, kräftige Muskeln sind ein Zeichen starker Energie.
- Dünne Streichholzbeine mit dünnen Knochen deuten auf einen Energiemangel hin.
- Weiche, schlappe Beine mit herabgesetztem Tonus sind Anzeichen von überschüssiger Flüssigkeit und treten oft bei übermäßigem Schleim im System auf.

Der zweite wichtige Anhaltspunkt ist die **Reaktion auf das Ergreifen der Beine:**

- Eine heftige, wütende Reaktion ist typisch für starke, energiereiche Kinder.
- Nachgeben oder Wegziehen der Beine ohne wirklich zu kämpfen ist charakteristisch für schwache, energiearme Kinder.

Nachdem die Beine palpiert wurden, ist die Reihenfolge der restlichen Untersuchung nicht mehr so relevant. Die Untersuchung muss jedoch auf jeden Fall beinhalten:

- Abdomen
- Rücken
- Lymphknoten

Abdomen

Bei Kindern unter drei Jahren ist die Palpation des Abdomens besonders wichtig, da sie viel über den Zustand der Verdauung aussagt. Besonders bei jüngeren Kindern kann sich eine Nahrungsstagnation in einem geblähten Abdomen äußern. Diese Kinder haben oft gleichzeitig eine Obstipation. Bei älteren Kindern steht ein geblähtes Abdomen eher mit einer schwachen Verdauung in Verbindung (☞ Abb. 7-8).

Rücken

Das Ertasten des Muskeltonus am Rücken ist besonders aussagekräftig bei Kindern über fünf Jahren, einem Alter, in dem erstmals erwachsene Krankheitsmuster auftreten können. Bei der Untersuchung führt man eine Hand kurz von oben nach unten über den Rücken und versucht dabei, Energie und Tonus in den verschiedenen Bereichen zu spüren. Die Lokalisation auffälliger Befunde folgt den gleichen topischen Zuordnungen wie bei der Inspektion des Rückens (☞ 7.1) und sollte eigentlich ihre bisherige Verdachtsdiagnose bestätigen. Wenn Sie nicht möchten, dass das Kind seinen Oberkörper frei macht, kann die Palpation hier auch die Inspektion ersetzen.

Halslymphknoten

Um festzustellen, ob ein Echomuster vorliegt, und wenn ja, wie stark es ist, sollten immer auch die Halslymphknoten getastet werden:

- **Vergrößerte Lymphknoten** sind Hinweis auf überschüssigen Schleim.
- **Harte Lymphknoten** zeigen, dass der Schleim sehr zäh ist und daher schwer aus dem System zu vertreiben sein wird.

Es gibt vier Gruppen von Halslymphknoten, die beachtet werden müssen:

- Die submandibulären Lymphknoten (zwischen Mandibularwinkel und Kinn)
- Die okzipitalen Lymphknoten
- Die zervikalen Lymphknoten
- Die tonsillären Lymphknoten im Bereich des Mandibularwinkels.

Abb. 7-9 bis 7-11 zeigen, wie die entsprechenden Gruppen getastet werden.

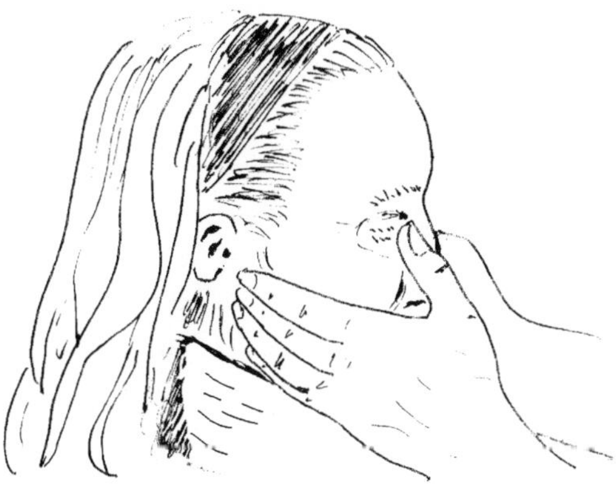

Abb. 7-9: Palpation der zervikalen Lymphknoten

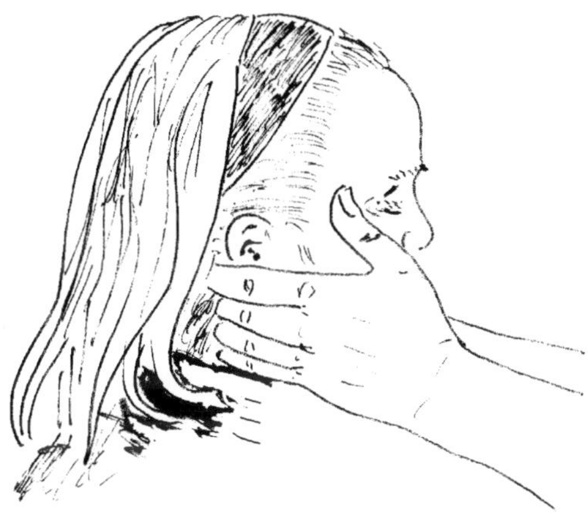

Abb. 7-10: Palpation der okzipitalen Lymphknoten

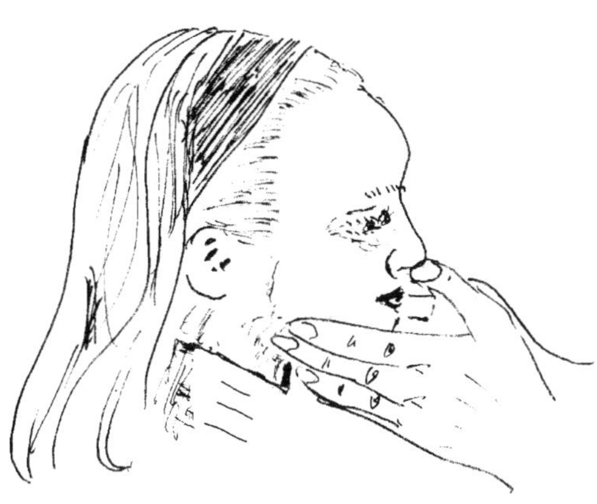

Abb. 7-11: Palpation der submandibulären und tonsillären Lymphknoten

Bei der Untersuchung der Lymphknoten nutzt man die Fingerspitzen und schiebt die Haut ganz leicht über das darunter liegende Gewebe, statt die Finger selbst über die Haut zu bewegen. Das Kind sollte entspannt sein, der Kopf leicht nach vorne oder falls nötig leicht zur Seite geneigt. In der Regel kann man beide Seiten gleichzeitig untersuchen. Am wichtigsten ist es, immer ganz sanft zu tasten. Ein Kind wird es sehr schnell übel nehmen, wenn es das Gefühl hat, gewürgt zu werden. Wenn das Kind nicht am Hals berührt werden möchte, kann das mehrere Gründe haben:

- Das Kind ist einfach nur schwierig und will nicht.
- Der Hals ist druckempfindlich und schmerzt. Dies kann z. B. bei Babys zutreffen, die leider nicht sagen können, dass sie Halsschmerzen haben. Sie versuchen, sich herauszuwinden und leiden offensichtlich.

7.3 Hören/Auskultation

Stimme

Zunächst sollte man auf die Stärke der Stimme achten. Je nach Alter des Kindes muss man hierbei unterschiedliche Kriterien berücksichtigen. Ab drei Jahren, einem Alter, in dem die Kinder in der Regel normal mit Erwachsenen sprechen, bedeutet eine „starke“ Stimme einfach eine laute Stimme. Das Kind kann also laut rufen, wenn es nicht gerade sehr schüchetrn ist.

Bei jüngeren Kindern und vor allem Säuglingen muss man andere Merkmale beachten. Da ein Baby sehr klein ist, hat es automatisch auch eine schwächere Stimme. Man beurteilt daher die **emotionale Stärke** des Schreiens. Wenn ein starkes Baby schreit, ist das sehr bewegend, man möchte sofort irgendetwas für das Kind tun und kann das Schreien nicht einfach ignorieren, da man das Leid des Babys selbst spüren kann. Diese eigene emotionale Reaktion ist ein sehr guter Hinweis auf die Energie des Kindes.

Schwache, energiearme Babys rufen auch eine schwächere emotionale Reaktion hervor. Wenn man sich entscheiden muss, welchem Säugling man sich zuwendet, wird das schwächere Baby mit seinem schwächeren Weinen oft an zweiter Stelle stehen. Diese Grundregel gilt nicht, wenn man versucht, die Energie des eigenen Kindes einzuordnen: Die enge Verbindung zwischen Eltern und Kind führt dazu, dass man bei Weinen des Kindes immer eine starke emotionale Reaktion hat, ob die Stimme des Säuglings stark oder schwach ist.

Manchmal lernen Kinder, durch besonders schrilles Schreien Aufmerksamkeit zu erregen. Ihr Weinen verursacht Schmerzen im Ohr, so dass man alles liegen lässt, um das Baby zu beruhigen. Dies liegt dann allerdings an den Schmerzen und nicht an einer emotionalen Reaktion. Auch wenn diese Art von Schreien stark wirken kann, sieht man sie normalerweise bei Kindern mit schwacher Energie. Hier geht es allerdings nur um das „normale“ Schreien des Kindes, nicht um das schrille Schreien, das bei allen Kindern bei sehr starken Schmerzen, wie z.B. bei einer Meningitis auftreten kann.

Husten

Wenn ein Kind wegen Husten kommt, ist es sehr hilfreich, wenn Sie den Husten selbst hören können. Husten kann provoziert werden, indem Sie das Kind beispielsweise Kitzeln oder wütend machen (ersteres ist natürlich zu bevorzugen). Stärke und Klang des Hustens reflektieren, ob genügend Energie in den Lungen vorhanden ist und welche Qualität der Schleim in den Lungen hat. Ein rauer Husten ist ein Zeichen für sehr zähen Schleim. Ein gurgelnder Husten deutet auf wässrigen Schleim hin. Trockener Husten trotz offensichtlich verlegter Atemwege deutet auf einen Energiemangel hin; das betroffene Kind sollte tonisierend behandelt werden.

7.4 Riechen

Gerüche sind heute aufgrund des häufigen Waschens der Menschen weniger nützlich bei der Diagnosestellung als früher. Nur wenn man einen sehr feinen Geruchssinn hat, wird man in der Lage sein, den eigentlichen Körpergeruch unter der parfümierten Seife zu erkennen. Einige Gerüche sind jedoch so stark, dass sie nicht abgewaschen werden können, andere Gerüche werden vielleicht von der Mutter in der Anamnese erwähnt.

- **Auffälliger Ohrengeruch:** Das Ohr kann verschiedene Gerüche ausströmen, die manche Mütter sehr beunruhigen. Der häufigste Geruch ist der von Eiter, der auf eine Infektion in Gehörgang oder – bei gerissenem Trommelfell – auch auf einen Infekt im Mittelohr zurückzuführen ist. Gelegentlich nimmt man einen fauligen Geruch im Ohr wahr, der häufig von einer Nahrungsstagnation verursacht ist.
- **Mundgeruch:** Wenn der Atem nach faulen Eiern riecht, liegt Hitze im Magen vor. Ursache ist oft eine Nahrungsstagnation.
- **Säuerliches Aufstoßen:** Bei einer Nahrungsstagnation im Magen tritt häufig säuerliches Aufstoßen auf. Normalerweise deutet das darauf hin, dass das Kind zu reichhaltige Nahrung oder zu wenig Bewegung bekommt.
- **Säuerlicher Apfelgeruch des Stuhls:** Wenn der Stuhl sauer oder nach Äpfeln riecht, beginnt sich gerade eine Nahrungsstagnation zu entwickeln. Der Geruch ist Ausdruck der beginnenden Gärung.
- **Übelriechender Stuhl:** Übelriechender Stuhl kann Zeichen einer fortgeschrittenen Nahrungsstagnation oder einer infektiösen Gastroenteritis sein.

Teil II
Kräutertherapie in der Praxis

8 Kräuter richtig verabreichen

8.1 Darreichungsformen

Es gibt viele Arten, Kräuter so zu verabreichen, dass sie gut wirken und trotzdem leicht anzuwenden sind. Wir gehen hier nur auf die im Buch erwähnten Darreichungsformen ein.

Tinkturen

Fertigpräparate

In diesem Buch werden häufig Tinkturen empfohlen. Hierbei handelt es sich um alkoholische Extrakte. Tinkturen sind besonders einfach anzuwenden und lange Zeit haltbar – die meisten Tinkturen halten mehrere Jahre bevor sie ihre Wirkung verlieren. Kommerziell erhältliche Tinkturen werden hergestellt, indem die Kräuter mit exakt definierten Wasser-Alkohol-Gemischen mazeriert werden. So entstehen qualitativ sehr hochwertige Präparate, die wir in der Regel auch für den Hausgebrauch empfehlen.

Nachteil der Tinkturen ist ihr Alkoholgehalt. Auch wenn er bei geringen Dosen keine große Rolle spielt, darf man ihn bei höheren Dosierungen nicht außer Acht lassen. Um den Alkohol zu umgehen, kann man entweder Extrakte auf Glyzerinbasis verschreiben (hier sollte man als Therapeut immer prüfen, ob die Präparate nicht doch zusätzlich Alkohol enthalten) oder aber man kann die Tinktur in fast kochendes Wasser tropfen. Aufgrund der hohen Temperatur wird der meiste Alkohol sofort verdunsten. Nach dem Abkühlen kann die Mischung eingenommen werden.

! Dosierungen

Die im Buch genannten Dosierungen entsprechen denen für ein dreijähriges Kind. Wie Dosierungen an Alter und Konstitution angepasst werden, wird in Kapitel 8.3 näher beschrieben.

Selbstgemachte Tinkturen

Tinkturen können auch zu Hause selbst hergestellt werden. Dies macht nicht nur Spaß, sondern hat zusätzlich den Vorteil, dass man auf biologisch einwandfreie Qualität der Zutaten achten kann.

- Verwenden Sie bei der Zubereitung mindestens 30%igen Alkohol, wie z. B. Vodka oder Brandy. Achtung: Industrielle Alkohole, Brennspiritus oder auch Alkohol für äußere Einreibungen sind giftig und dürfen daher nicht verwendet werden!
- Die Kräuter sollten einzeln verarbeitet werden, statt eine Tinktur aus einer fertig gemischten Kräuterrezeptur herzustellen.
- Geben Sie ca. 200 g getrocknete Kräuter oder 400 g frische Kräuter in ein großes Glas und geben Sie 1 l Alkohol dazu.
- Lassen Sie den Ansatz mindestens 2 Wochen stehen.
- Gießen Sie die Mischung durch einen Baumwollbeutel und pressen Sie so viel Tinktur wie möglich heraus.

Die genannten Mengenangaben gelten für die meisten Kräuter. Einige Pflanzen benötigen jedoch ein unterschiedliches Alkohol/Wasser/Kräuter-Verhältnis. Baldrian *(Valeriana officinalis)* beispielsweise sollte mit 60%igem Alkohol hergestellt werden, während bei Kanadischer Gelbwurzel *(Hydrastis canadensis)* normalerweise 100 g der Pflanze in 1 l Flüssigkeit gelöst werden. Für Einzelheiten und eine genauere Beschreibung des Herstellungsvorgangs verweisen wir auf Fachliteratur.

Infus/Dekokt

Einige Kräuter sollten lieber als warmer Tee eingenommen werden – entweder als Infus oder als Dekokt:

- Infus: Die Kräuter werden mit kochendem Wasser aufgegossen und stehen gelassen. Ein

Infus wird bei aromatischen Pflanzen, wie z. B. Kamille (Chamomilla matricaria) angewendet: würde man diese empfindlichen Pflanzen mitkochen, würden wichtige Inhaltsstoffe terstört.
- Dekokt: Hier werden die Kräuter einige Minuten in Wasser aufgekocht. Dekokte sind oft bei Wurzeln zu empfehlen, wie z. B. der großen Klette *(Arctium lappa)*, bei denen es eine Weile dauert, die Inhaltsstoffe aus den harten Stücken zu extrahieren.

Zubereitung eines Infus

Benötigte Mengen:
- 1 TL getrocknete Kräuter oder 2 TL frische Kräuter pro Tasse kochenden Wassers
- Das entspricht ca. 20 g getrockneter oder 30 g frischer Kräuter pro 50 ml Wasser.

Zubereitung:
- Übergießen Sie die Kräuter mit dem kochenden Wasser.
- Lassen Sie den Tee 10 min. ziehen und gießen Sie ihn anschließend durch ein Sieb.
- Geben Sie dem Kind ein Drittel der zubereiteten Menge (ca. 130 ml) in drei bis vier Dosen über den Tag verteilt.

Zubereitung eines Dekokts

Meist bei Wurzeln, Zweigen, Rinde und einigen Beeren.

Benötigte Mengen:
- 20 g getrocknete Kräuter oder 40 g frische Kräuter
- 500 ml Wasser

Zubereitung:
- Wenn möglich Kräuter vor dem Kochen aufbrechen oder zerkleinern; wenn die Kräuter gemahlen werden, verkürzt sich die anschließende Kochzeit.
- Kochen Sie die Kräuter für ca. 10–15 min.
- Geben Sie dem Kind ein Drittel der zubereiteten Menge (ca. 130 ml) in drei bis vier Dosen über den Tag verteilt.

Infus/Dekokt als Badezusatz

Gerade bei Kindern unter sieben Jahren werden Kräuterinhaltsstoffe sehr gut über die Haut absorbiert. Die Pflanzen können daher auch verabreicht werden, indem man Infus, Dekokt oder Tinktur dem Badewasser zugibt. Dies eignet sich vor allem für Kinder, die andernfalls die Einnahme verweigern würden.
Bereiten Sie die Kräuter wie oben beschrieben zu, nehmen Sie aber die fünf- bis zehnfache Menge und gießen Sie die fertige Lösung ins Badewasser. Ein auf diese Weise zubereitetes Thymianbad wirkt beispielsweise sehr effektiv bei Kindern mit Keuchhusten.

Sirup

Kräuter können auch als Sirup haltbar gemacht werden. Wir verwenden für die Herstellung Zucker, man kann stattdessen aber auch Honig (Achtung: nicht bei Kindern unter einem Jahr!) oder Glyzerin nehmen. Sirup hält sich ca. einen Monat, bei bestimmten Pflanzen auch länger. Wegerich *(Plantago lanceolata)* beispielsweise enthält ein pflanzliches Antibiotikum, der Sirup kann daher ein Jahr aufbewahrt werden. Sirup von nicht antibiotikahaltigen Pflanzen dagegen schimmelt häufig nach einer Woche, wenn er nicht im Kühlschrank aufbewahrt wird.

Sirup Rezept 1

- Geben Sie 350 g Zucker zu 0,5 l Infus oder Dekokt.
- Durch Erwärmen löst sich der Zucker auf.

Sirup Rezept 2

- Mischen Sie 1,1 kg Zucker mit 0,5 l Wasser und rühren Sie gut um.
- Kochen Sie die Mischung für ca. 2 min.
- Mischen Sie den so erhaltenen Basissirup im Verhältnis 3 : 1 mit Tinktur (3 Teile Basissirup, 1 Teil Tinktur).

Sirup Rezept 3

Dieses Rezept eignet sich für Rinde, Zweige, Wurzeln und andere Kräuter, die ohne Wirkungsverlust gekocht werden können. Es ist nicht geeignet für Blüten.

- Mischen Sie 60 g Kräuter mit 250 ml Wasser.
- Kochen Sie die Mischung so lange, bis sich das Volumen halbiert hat.
- Gießen Sie die Mischung durch ein Sieb und geben Sie 60 g Zucker, Honig oder Glyzerin hinzu.

Öle

Einfache Öle lassen sich wie folgt herstellen:

- Verwenden Sie ein kalt gepresstes Pflanzenöl als Basis. Olivenöl, Mandelöl, Sonnenblumenöl oder Distelöl sind am besten geeignet.
- Geben Sie die zerkleinerten, frisch getrockneten oder frisch gepflückten Kräuter in ein Glas. Machen Sie das Glas dabei so voll wie möglich.
- Gießen Sie anschließend das Öl darüber.
- Lassen Sie das Glas für mindestens zwei Wochen in der Sonne stehen. Gießen Sie das Öl anschließend durch ein Sieb und füllen Sie es in Flaschen ab.

Diese Zubereitung wird beispielsweise für Johanniskraut und andere Pflanzen angewendet.

Knoblauch-Königskerzenöl Ohrentropfen

- Schälen und pressen Sie eine ganze Knoblauchzwiebel.
- Geben Sie 125 ml Olivenöl darüber. Lassen Sie die Mischung mehrere Tage stehen.
- Setzen Sie frische Königskerzen *(Verbascum thapsus)* wie oben beschrieben in Öl an und lassen Sie es mindestens zwei Wochen in der Sonne stehen.
- Mischen Sie das Königskerzen- und das Knoblauchöl im Verhältnis 2 : 1. Die Menge an Knoblauchöl kann nach Wunsch vergrößert werden; sie hängt u. a. von der Qualität des verwendeten Knoblauchs und von der Zeit, die das Öl durchziehen konnte.
- Bewahren Sie die Lösung in einer Pipettenflasche auf und verwenden Sie sie als Ohrentropfen.

8.2 Wie man Kinder dazu bringt, Kräuter einzunehmen

Eines der Hauptprobleme der Kräutertherapie ist es, dass Kinder sich oft weigern, die verschriebenen Arzneien einzunehmen. Sie mögen oft den Geschmack nicht und sind daran gewöhnt, alles abzulehnen, was ihnen nicht auf Anhieb schmeckt. Im Gegensatz zu früheren Generationen werden viele Kinder nie gezwungen, auch Dinge zu essen, die sie nicht mögen. Manche Kinder nehmen die Arzneien auch einfach aus Trotz nicht ein, weil sie merken, dass es ihren Eltern wichtig wäre. Dennoch gibt es mehrere Möglichkeiten, die Kinder zu überzeugen.

Süßen

Die älteste und einfachste Lösung ist es, einfach Zucker hinzuzufügen und so die „bittere Pille zu versüßen". Wenn das Kind Zucker nicht gut verträgt oder die Eltern Zucker ablehnen, kann man alternativ auch Honig*, Ahornsirup oder Fruchtzucker verwenden. Diese Methode eignet sich sowohl für Tees als auch für Tinkturen. Tinkturen verdünnt man in der Regel im Verhältnis 1 : 20 oder mehr, anschließend rührt man einen Löffel Honig ein. Zusätzlich kann die Medizin auch in Fruchtsaft gemischt werden, damit der Geschmack noch besser verdeckt wird.

---

* Honig ist bei Kindern unter einem Jahr kontraindiziert, da er gelegentlich Clostridium botulinum Sporen enthält. Bei Säuglingen ist die Verdauung noch nicht stark genug, um diese Erreger unschädlich zu machen, wenn sie sich vermehren. Botulismus bei Kindern ist häufiger, wenn gleichzeitig Verstopfung vorliegt und das Kind jünger als sechs Monate ist. Die Sporen werden zerstört, wenn man den Honig mindestens 10 min. lang auf 100 °C erhitzt.

! Fast alle natürlichen Süßmittel enthalten Zucker, die die Zähne der Kinder angreifen können, wenn sie lange genug einwirken. Wenn sie ein Kind aufgrund chronischer Beschwerden über mehrere Monate behandeln, ist es besser, man findet eine Arznei, die nicht gesüßt werden muss. Alternativ sollte man sicherstellen, dass die Zähne regelmäßig nach der Einnahme geputzt werden.

Mit Eiscreme mischen

Tinkturen können auch Eiscreme oder Wassereis untergemischt werden. Einige Kinder bekommen durch Eiscreme Bauchschmerzen, und wir raten häufig davon ab, Kindern zu kalte Nahrung zu geben, daher mag diese Empfehlung zunächst paradox klingen – aber sie funktioniert. Wenn Sie die Kräuter in Eis verabreichen, kann es sinnvoll sein, wärmende Kräuter, wie z.B. Ingwer *(Zingiber officinalis)* oder Zimt *(Cinnamomum zeylandica)* beizugeben.

Bauch- oder Brusteinreibungen mit Tinkturen

Die äußere Anwendung von Tinkturen ist zwar mit ein bisschen Schmiererei verbunden, erfordert aber weniger Kooperation von dem Kind. Da die Haut eines Kindes relativ porös ist, können viele Kräuter gut über die Haut aufgenommen werden. Man benötigt ca. die drei- bis fünffache Menge an Tinktur, wenn man diese Verabreichungsform wählt. Wenn das Kind Verdauungsprobleme hat, sollte die Tinktur auf den Bauch aufgetragen werden, bei Atemwegsbeschwerden auf die Brust.

Bauch- oder Brusteinreibungen mit ätherischen Ölen

Eine Öleinreibung ist ebenfalls ein bisschen schmierig – aber sehr wirksam. Ätherische Öle werden sehr schnell über die Haut aufgenommen. Man sollte diese Methode wählen, wenn das Kind sich entweder weigert, Kräuter einzunehmen, oder aber wenn das Kind Atemwegsbeschwerden hat. Im letzteren Fall kann ein ätherisches Öl Schleim-Beschwerden effektiver behandeln als die meisten anderen Methoden.

Kompressen auflegen

Kompressen sind eine Variation der Einreibungen, deren Anwendung früher sehr verbreitet war. Man taucht dazu ein Handtuch in eine Schüssel mit heißem Dekokt oder Infus und wringt es anschließend aus. Das heiße, dampfende Handtuch wird auf die betroffenen Körperteile des Patienten aufgelegt – Brust, Bauch oder Nierengegend. Achtung: um Haustverbrennungen zu vermeiden unbedingt die Temperatur des Tuches vor dem Auflegen prüfen!

Pflaster

Eine weitere Variation der topischen Anwendung sind Pflaster, die jetzt auch bei chinesischen Kräutern beliebter werden. Das Prinzip der Pflaster ist das gleiche wie das der verbreiteten Nikotin- oder Hormonpflaster.

Ätherische Öle

Ätherische Öle sind destillierte Pflanzenessenzen. Sie sind im Vergleich zu den ganzen Pflanzen einen Schritt weiter veredelt, haben aber fast die gleichen medizinischen Wirkungen. Ein Unterschied ist, dass sie den Geruchssinn stimulieren und so rasch eine Wirkung auf das Gehirn ausüben können. Sie werden daher sowohl bei emotionalen als auch bei physischen Beschwerden angewandt. Majoran wird beispielsweise oft bei Verdauungsbeschwerden eingesetzt; das Öl unterstützt nicht nur die Verdauung sondern ist auch bei depressiven Verstimmungen hilfreich.

Dosierung

Früher – und in einigen Schulen sogar heute noch – wurden ätherische Öle oral eingenommen. Wir raten von der oralen Gabe gerade bei

Kindern ab, da die ätherischen Öle ca. hundertfach stärker konzentriert sind als Tinkturen. Stattdessen sollte man die Öle lieber mit einem Trägeröl vermischen und in die Haut einreiben, am besten im Rahmen einer Massage. Die empfohlenen Dosierungen sind in Tabelle 8-1 wiedergegeben. Die Dosisangaben beziehen sich auf die Gesamtmenge an ätherischem Öl pro Behandlung. Ein sechs Monate altes Baby bekäme also entweder je einen Tropfen von drei verschiedenen Ölen oder aber drei Tropfen des gleichen Öls.

Die Dosierungen für Kinder unter fünf Jahren variieren nur sehr gering, da man weniger Öl benötigt, um einen kleinen Körper zu bedecken. Babys erhalten so automatisch eine kleinere Dosis als größere Kinder.

Die Meinungen hinsichtlich der besten Dosis gehen stark auseinander. Die in Tabelle 8-1 beschriebenen Dosierungen sind unserer Erfahrung nach sowohl sicher als auch sehr effektiv. Sie sollten die Dosis nicht erhöhen, vor allem nicht für Babys: bereits ein Tropfen des ätherischen Öls hat für Säuglinge einen sehr intensiven Geruch, selbst wenn Sie ihn nicht so empfinden.

! Warnhinweise für die Verwendung von ätherischen Ölen

- Nicht überdosieren.
- Nie pur verwenden, immer verdünnen.
- Nicht oral einnehmen.

Positive Wirkungen

Ein großer Vorteil der ätherischen Öle ist, dass sie ohne großen Aufwand auf die Haut aufgetragen werden können und besonders durch die Haut besonders gut resorbiert werden. Meist riechen sie dabei auch noch gut. Gerade für Kinder, die eine starke Abneigung gegen Kräuter haben und die Einnahme verweigern, sind sie daher sehr gut geeignet: die meisten Kinder mögen es, mit ätherischen Ölen massiert zu werden.

Die Öle haben jedoch einen weiteren Vorteil: sie penetrieren auch den hartnäckigsten, zähesten Schleim, daher wirken sie bei Husten besonders gut. Gerade bei akutem Husten können sie die Symptome schnell lindern, sie helfen dem Kind, Schleim abzuhusten und beschleunigen die Heilung.

Tab. 8-1: Dosierungen ätherischer Öle

Alter	Dosis in Tropfen
0–6 Monate	1–3
6–12 Monate	1–5
1–4 Jahre	2–5
4–7 Jahre	2–10
7–12 Jahre	2–12
Über 12 Jahre	3–20

Medizinischer Einsatz der Öle

Es gibt die ätherischen Öle bereits seit der Zeit der alten Ägypter. Damals wurden sie sowohl als Kosmetika als auch zur Einbalsamierung verwendet. Da das extrahieren der Kräuter sehr aufwändig war, waren die Öle jedoch sehr teuer. Erst seit Mitte des 19. Jahrhunderts wird die Herstellung durch neue Methoden so vereinfacht, dass auch „normale“ Menschen sich die Öle leisten können. Erst seit kurzem sind sie auf dem Markt sehr verbreitet und frei verfügbar. Unser Wissen zu ätherischen Ölen ist daher noch nicht so fundiert wie das zu traditionelleren Arten der Kräuterverabreichung, das bereits auf jahrtausendlange Erfahrung zurückgreifen kann.

Verabreichung

- **Massage:** Ätherische Öle sollten immer in einem Trägeröl verdünnt werden. Wir empfehlen hierzu Mandel-, Avocado oder Traubenkernöl, da sie besonders gut absorbiert werden, aber jedes andere pflanzliche Öl kann ebenfalls verwendet werden. Nehmen Sie keine Öle auf Erdölbasis: sie verstopfen die Poren der empfindlichen Babyhaut. Die im Text empfohlenen Dosen werden in ca. 30 ml Trägeröl gelöst.
- **Als Badezusatz:** Auch hier sollte man die ätherischen Öle mit einem Teelöffel Trägeröl vermengen, bevor man das Öl ins Badewasser gibt.
- **Inhalation:** Die Öle können einer Schüssel mit heißem Wasser beigegeben werden. Das Kind

beugt sich mit dem Gesicht über die Schüssel und der Kopf wird mit einem Handtuch bedeckt. Bei dieser Anwendung muss man sehr vorsichtig sein, sie ist nur für ältere Kinder geeignet. Das Kind darf das heiße Wasser nicht berühren. Bei Babys kann man stattdessen die Schüssel mit heißem Wasser unter die Wiege stellen, so dass das Aroma sich im Raum verbreiten kann.

- **Anwendung im Vernebler:** Viele unterschiedliche Arten von Verneblern/Duftlampen sind auf dem Markt erhältlich. Aufgrund der offensichtlichen Gefahren raten wir von Duftlampen mit Kerzen ab. Stattdessen sollte man einen Vernebler wählen, den man auf die Heizung oder eine Glühbirne stellen kann. Die jeweilige Gebrauchsanweisung muss genau beachtet werden.

Wichtige ätherische Öle

Die folgenden ätherischen Öle werden in der Materia medica in alphabetischer Reihenfolge der lateinischen Namen zusammen mit den jeweiligen Kräutern besprochen:

- Benzoeharz (Styrax benzoin)
- Bergamotte *(Citrus bergamia)*
- Dill *(Antheum graveolens)*
- Eukalyptus *(Eucalyptus globulus)*
- Fenchel *(Foeniculum vulgaris)*
- Geranie *(Pelargonium spp.)*
- Gewürznelke *(Eugenia caryophyllus)*
- Ingwer *(Zingiber officinalis)*
- Kamille *(Chamomilla matricaria)*
- Lavendel *(Lavandula officinalis)*
- Majoran *(Origanum majorana)*
- Melisse *(Melissa officinalis)*
- Muskatellersalbei *(Salvia sclarea)*
- Pfeffer *(Piper nigrum)*
- Pfefferminze *(Mentha piperita)*
- Sandelholz *(Santalum album)*
- Teebaum *(Melaleuca alternifolia)*
- Thymian *(Thymus vulgaris)*
- Weihrauch *(Boswellia carteri)*
- Ysop *(Hyssopus officinalis)*
- Zypresse *(Cupressus sempervirens)*

8.3 Kräuterdosierungen

Bei der Kräutertherapie kommt es entscheidend auf die verwendeten Dosierungen an, da unterschiedliche Menschen auch ganz unterschiedlich auf die gleiche Pflanze reagieren können. Wir verwenden hier zwei wichtige Begriffe:

- **Therapeutische Dosis:** die Dosis, die unserer Erfahrung nach benötigt wird, um ein Kind effektiv zu behandeln.
- **Unbedenkliche Dosis:** die Dosis, die maximal verabreicht werden kann, ohne dass mit Nebenwirkungen zu rechnen ist.

Therapeutische Dosis

Jede Pflanze muss in therapeutischer Dosis gegeben werden, wenn sie wirken soll. Die Reaktion eines Menschen auf eine Kräuterrezeptur unterliegt einer großen Spannbreite, daher gibt es auch eine große Spannbreite an therapeutischen Dosierungen. Die beste Dosierung einer Pflanze ist sehr umstritten. Die verschiedenen Experten auf dem Gebiet der Kräutertherapie empfehlen teilweise sehr unterschiedliche Dosierungen. Der Grund hierfür liegt in der Natur der Pflanzen: Pflanzen sind Lebewesen und enthalten dementsprechend auch Energie. Zusätzlich besteht die Pflanze aus stofflichen Komponenten, die die biomedizinisch aktiven Wirkstoffe enthalten. Einige Therapeuten empfehlen höhere stoffliche Dosen, während andere basierend auf der Energie der Pflanze geringere Dosen verabreichen.

> **! Standard: therapeutische Dosis**
>
> In der Materia medica beziehen wir uns häufig auf die Standarddosis. Für dreijährige Kinder beträgt sie:
> - Tinktur: 2–20 Tropfen
> - Dekokt/infus: ⅓ Teelöffel

Unbedenkliche Dosis

Die unbedenkliche Dosis ist die Menge, die ohne Nebenwirkungen sicher verabreicht werden kann. Für die meisten in diesem Buch besprochenen Kräuter ist die unbedenkliche Dosis erheblich höher als die therapeutische Dosis. Dennoch sollte man die therapeutische Dosis nicht überschreiten. Eine Dosis zu verdoppeln, bedeutet nicht auch, die Wirkung zu verdoppeln! Wenn mehr als die unbedenkliche Dosis verabreicht wird, können ernste Nebenwirkungen, wie z. B. Erbrechen, Diarrhö oder Bauchschmerzen, auftreten. Kräuter sind zwar wesentlich sicherer als konventionelle Medikamente, sie sind aber dennoch Arzneimittel. Wir geben in diesem Buch keine exakten Zahlen für unbedenkliche Dosen an, da sie umstritten sind und von Pflanze zu Pflanze variieren.

Empfohlene Dosis

Bei der Therapie von Kindern wirken bereits kleine Dosen schon sehr effektiv. Wir empfehlen daher meist Dosierungen, die am unteren Ende des Spektrums der therapeutischen Dosis liegen. Diese Dosierungen können für manche Kinder zu gering sein, für andere wiederum zu hoch. Es gibt nur einen Weg, dies herauszufinden: Ausprobieren. Beginnen Sie immer mit der geringsten therapeutischen Dosis. Falls keine Wirkung eintritt, kann die Dosis *schrittweise* erhöht werden, bis das obere Ende der therapeutischen Dosis erreicht ist. Die Kunst der Kräutertherapie besteht darin, für jedes Kind individuell die richtige Dosierung herauszufinden.

In bestimmten Fällen kann es sinnvoll sein, eine hohe Dosis zu verabreichen:

- Wenn der Patient nicht auf kleine Dosen reagiert: Vorausgesetzt, sie sind sich bezüglich der Diagnose sicher und haben andere Krankheitsursachen ausgeschlossen, können Sie die Dosis erhöhen.
- Bei akuten Beschwerden, wenn keine Zeit zu verlieren ist und sie glauben, dass es wichtig ist, Bewegung in die Situation zu bringen.

Dosierung in Abhängigkeit vom Alter des Kindes

In diesem Buch werden jeweils die geeigneten Dosierungen für dreijährige Kinder angegeben.

Tab. 8-2: Dosierung in Abhängigkeit vom Alter des Kindes

Alter	Faktor, mit dem die Dosis multipliziert werden sollte
6–12 Monate	x ⅓
1–2 Jahre	x ½
2–4 Jahre	x 1
4–7 Jahre	x 1½
7–14 Jahre	x 2
Über 14 Jahre	x 3

Tabelle 8-2 zeigt, wie sich diese Dosierungen auf jüngere oder ältere Kinder umrechnen lassen. Hierbei handelt es sich nicht um strenge Regeln, sondern eher um grobe Richtlinien: ein Tropfen Tinktur lässt sich nicht halbieren. Kleinere Dosisabweichungen haben normalerweise keine Auswirkung auf den Therapieerfolg.

Fallbeispiel

Zu uns in die Praxis kam eine Frau mittleren Alters, die ein schweres Leben hinter sich hatte. Ihr Mann war ein Diplomat unteren Ranges, und sie war ihm überall hin gefolgt, egal wo in der Welt er beruflich stationiert wurde. Da sie nur schwer Freundschaften schließen konnte, waren die vielen Umzüge sehr schwer für sie. Es war daher nicht überraschend, dass sie von Zeit zu Zeit unter depressiven Verstimmungen und Schlaflosigkeit litt. Der Botschaftsarzt verschrieb ihr gegen diese Beschwerden Diazepam. Das Medikament wirkte bei der Patientin nicht gut. Am Ende nahm sie das Zehnfache der empfohlenen Dosis ein, und trotzdem besserten sich ihre Beschwerden nur leicht. Zusätzlich zu der Depression trat bei der Patientin eine Schilddrüsenunterfunktion auf. Auch auf das daraufhin verschriebene Thyroxin reagierte die Patientin nur schlecht und musste sehr hohe Dosen einnehmen. Glücklicherweise zeigte auch das Absetzen der konventionellen Medikamente kaum mehr Wirkung, als die Einnahme es getan hatte.

Als die Frau sich bei uns vorstellte, litt sie erneut unter Schlaflosigkeit. Wir empfahlen ihr eine Tasse Kamillentee zur Nacht. Dies hatte einen verblüffenden Effekt: innerhalb von zehn Minuten begann sie zu gähnen und konnte ihre Augen kaum noch offen halten. Eine ähnlich starke, wenn auch umgekehrte Wirkung zeigte sich, als sie Löwenzahntee trank: sie empfand den Tee als so stimulierend, dass sie die ganze Nacht aufblieb und ihr Esszimmer renovierte. Normalerweise kann Kaffee solche Reaktionen auslösen, aber diese spezielle Patientin war unempfindlich gegenüber den Effekten von Kaffee, schwarzem Tee und anderen herkömmlichen Stimulanzien. Die einzig mögliche Erklärung für ihre auffälligen Reaktionen ist, dass sie nicht auf die stofflichen Substanzen der Kräuter reagierte, sondern sehr sensibel gegenüber der Energie der Pflanzen war.

8.4 Zusammenstellen einer Kräuterrezeptur

Die Behandlung der unterschiedlichen Erkrankungen wird in diesem Buch ausführlich beschrieben. Die jeweiligen Empfehlungen sind in der Regel ein guter Ausgangspunkt für die Therapie. Dennoch kann es Situationen geben, in denen Sie die Rezepturen verändern möchten.

Wenn Sie eine Rezeptur zusammenstellen, sollten Sie einige grundlegende Regeln beachten. Diese Regeln haben sich in leichter Abwandlung nicht nur in der westlichen Kräutertherapie, sondern auch in der chinesischen und japanischen Tradition seit langem bewährt. Die so zusammengestellten Rezepte zeigen meist eine sehr gute Wirkung:

- **Machen Sie sich genau bewusst, was Sie behandeln möchten.** In der chinesischen Medizin bezeichnet man dies als „Behandlungsprinzip". Häufig hat ein Patient beispielsweise Husten als Hauptsymptom und schlechten Appetit und Schlafstörungen als Nebenbefunde. Es ist sehr wichtig, dass man sich in solchen Fällen klar entscheidet, welches Symptom man zuerst behandelt.
- **Hauptpflanze:** Bestimmen sie die wichtigste Pflanze, mit der das wichtigste Problem behandelt werden soll. Die Menge dieser Hauptpflanze ist in der Rezeptur meist größer als die anderer Kräuter, die Nebenbefunde behandeln sollen. In unserem Beispiel von Husten mit Appetitlosigkeit und Schlafstörungen, wäre Yssop (Hyssopus officinalis) die Haupt-Pflanze, da sie speziell bei Husten und Schleim in den Lungen indiziert ist.
- **Hilfspflanzen:** Geben Sie die Kräuter hinzu, die Wirkung der Hauptpflanze unterstützen sollen. Dieser Punkt ist nicht immer nötig. Bei der Behandlung von Husten kann beispielsweise Andornkraut *(Marrubium vulgaris)* hinzugefügt werden, um den Schleim zu lösen und den Husten zu lindern.
- **Unterstützende Kräuter:** Fügen Sie Kräuter zur Behandlung der sekundären Probleme hinzu. Diese Pflanzen können den unter Punkt 2 und 3 genannten entsprechen. In den Rezepturen sind oft Kräuter enthalten, die nicht nur gegen die sekundären Beschwerden wirken, sondern auch bei der Behandlung des Hauptproblems eine Rolle spielen. Gibt man einer Hustenrezeptur beispielsweise Anis *(Pimpinella anisum)* bei, wird nicht nur die Hauptpflanze bei der Bekämpfung des Hustens unterstützt, sondern gleichzeitig verbessert sich auch der Appetit. Gibt man Kamille *(Chamomilla matricaria)* hinzu, so stärkt dies das Verdauungssystem des Kindes und erleichtert den Schlaf.
- **Moderatoren:** Geben Sie Kräuter dazu, die möglicherweise zu starke Effekte innerhalb der Rezeptur ausgleichen können. Auch dies ist nicht immer nötig. Wenn eine Rezeptur beispielsweise nur sehr stark kühlende Kräuter enthält, sollte man zum Ausgleich eine wärmende Pflanze wie Ingwer hinzugeben, um Bauchschmerzen zu vermeiden. Bei dem genannten Beispiel der Hustenrezeptur sind die Kräuter ausgewogen, so dass man keine Moderatoren braucht.
- **Botschafterpflanze:** Falls nötig, fügen Sie eine Pflanze hinzu, die sicherstellt, dass die Energie der Rezeptur an das am stärksten betroffene Organ geleitet wird. Wenn Sie z.B. Kanadische Gelbwurzel *(Hydrastis canadensis)* als Hauptpflanze verwenden, um Schleim in den Lungen zu beseitigen, sollten Sie Huflattich *(Tussilago farfara)* hinzugeben, um die Energie zu den Lungen zu leiten. Bei unserer Beispielrezeptur

ist dies erneut nicht nötig, da die Haupt- und Hilfspflanze die Energie ohnehin zur Lunge führen.

- **Harmonisierende Pflanze:** Einige Kräuter, darunter vor allem Süßholz, wirken harmonisierend und integrierend auf eine Rezeptur. Wir fügen sie einigen unserer Rezepturen bei, bei anderen ist es nicht nötig.

9 Materia medica

In diesem Kapitel möchten wir die in diesem Buch empfohlenen Kräuter kurz vorstellen und erklären, warum sie eingesetzt werden. Zu jeder Pflanze werden die wichtigsten Wirkungen und Indikationen angegeben, so dass der Leser auch eigene Rezepturen zusammenstellen kann. Die Verfügbarkeit der Kräuter ist von Land zu Land ein bisschen unterschiedlich. In Großbritannien gibt es eine besonders reichhaltige Auswahl an Kräutern aus der ganzen Welt, in anderen Ländern hingegen sind einige Pflanzen nicht zugelassen oder nicht erhältlich. Diese Materia medica hilft dabei, ggf. Ersatzkräuter zu finden.

Aus Platzgründen können wir in diesem Buch bei der Vorstellung der einzelnen Pflanzen nicht so sehr in die Tiefe gehen, wie wir eigentlich gerne würden. Speziell auf die Beschreibung der Schönheit wild wachsender Kräuter mussten wir leider verzichten. Alles, was nicht direkt mit der Behandlung von Kindern zu tun hat, wurde ebenfalls weggelassen. Schafgarbe *(Achillea millefolium)* und Weißdorn *(Crataegus monogyna)* werden z.B. beide auch bei Hypertonie bzw. Herzinsuffizienz bei Erwachsenen eingesetzt. Da diese Probleme bei Kindern extrem selten sind, werden diese zusätzlichen Indikationen nicht genannt.

9.1 Nomenklatur/ Terminologie

Normenklatur der Pflanzen

Während der Entstehung dieses Buches wurden die botanischen Namen der Pflanzen überarbeitet. Einige Pflanzen wurden beispielsweise neu klassifiziert und aufgrund neuer genetischer Informationen einer anderen Familie zugeordnet. Auch die Schreibweise der Pflanzen ändert sich von Zeit zu Zeit. Ergebnis ist, dass es für viele Pflanzen keine allgemein gültigen Namen und Schreibweisen gibt. Wir haben daher lieber einen pragmatischen als einen wissenschaftlichen Ansatz gewählt und vor allem die Pflanzennamen verwendet, die auch in den Katalogen der Phytotherapeutika-Hersteller verwendet werden.

Umstimmungsmittel

Der Begriff „Umstimmungsmittel" bezeichnet eine Kategorie von Pflanzen, die im 19. und frühen 20. Jahrhundert sehr verbreitet war. Sie basiert auf der Vorstellung, dass das Blut „verunreinigt" werden kann. Dies äußert sich klinisch in Pickeln, Geschwüren, Eiterbildung oder Ekzemen, alles Zeichen dafür, dass der Körper versucht, sich zu reinigen. Die Patienten neigen zudem zu Stimmungsschwankungen, evtl. mit Depressionen oder Wutausbrüchen. Umstimmungsmittel sind Kräuter, die das Blut reinigen.

Dieses Konzept war in den letzten 200 Jahren fester Bestandteil der phytotherapeutischen Tradition. Seit jedoch die Antibiotika entdeckt wurden, verschob sich die Aufmerksamkeit immer mehr auf das Immunsystem statt auf den Zustand des Blutes. Mit der Entdeckung des Leaky Gut Syndroms, bei dem ja quasi auch „Verunreinigungen" ins Blut gelangen (☞ Kapitel 2) stößt das Konzept jedoch wieder auf mehr Interesse.

In dem Ausmaß, in dem sich die Medizin weiterentwickelt, entwickeln sich auch bestimmte Begriff weiter. Heute ist der Begriff des Umstimmungsmittels nicht mehr eindeutig, da er zwei unterschiedliche Funktionen beinhaltet:

- **Stärkung und Reinigung des Lymphsystems:** Wir nennen diese Funktion auch „zähen Schleim lösen". Viele Umstimmungsmittel sind daher bei Echomustern indiziert. Wenn das Lymphsystem geklärt wurde, können die Flüssigkeiten im Körper besser zirkulieren. Dies erklärt auch die Nebenwirkung vieler Umstimmungsmittel: sie wirken diuretisch.
- **Stärkung der Entgiftungsfunktion der Leber:** Alle Verunreinigungen des Blutes, die nicht vom Immunsystem beseitigt werden, werden in der Leber abgebaut. Wenn die Leber träge ist, wird ein Kind reizbar und kann Hautprobleme entwickeln. Dies erklärt, warum Um-

stimmungsmittel nicht nur als Tonikum eingesetzt werden, sondern auch zur Therapie von Hautkrankheiten.

9.2 Kräuter

Achillea millefolium

Deutsche Bezeichnung: Schafgarbe

Verwendete Pflanzenteile

Ganze Pflanze

Wirkung

- Schweißtreibend bei Fieber, wärmt
- Stimuliert und tonisiert

Indikationen

- Schafgarbe wird besonders bei Fieber angewendet und wenn das Kind friert. Es kann bei allen Stadien des Fiebers eingesetzt werden. Wenn dem Kind kalt ist, ist es das beste Mittel zum wärmen und zur Förderung des Schwitzens.
- Schafgarbe ist gleichzeitig ein Tonikum, daher wird es verabreicht, wenn das Kind schwach ist, oder wenn es stark ist, aber durch das Schwitzen viel Energie verloren hat. Man kann es auch in den ersten Tagen nach Entfieberung geben, um den Appetit zu verbessern und das Kind allgemein zu stärken.
- Zur Prävention kann man es mit Weißdorn *(Crataegus monogyna)* in gleichen Mengen kombinieren. Es wirkt dann als allgemeines Tonikum und ist besonders geeignet im Frühling, um eine Fieberneigung zu behandeln.
- Schafgarbe wird traditionell noch bei vielen anderen Indikationen eingesetzt, darunter unter anderem:
  - Zur Linderung in der ersten Phase der Masern, wenn die Symptome wie bei einer normalen fieberhaften Erkältung sind, aber auch in der mittleren Phase der Masern, um das Exanthem zum Ausbruch zu bringen;
  - Zur Blutstillung, z.B. bei Nasenbluten, und zur Förderung der Wundheilung bei schlecht heilenden Verletzungen;
  - Zur Linderung nächtlicher Krämpfe;
  - Zur Behandlung von Furunkeln und Pickeln.

Dosierung

Tee zur Fiebersenkung bei Dreijährigen:

- 1 TL getrocknete Pflanze pro Tasse kochendes Wasser. Alle 2 h ¼–½ Tasse verabreichen.
- Alternativ: 0,5–1 ml Tinktur in warmem Wasser lösen. Alle 2 h verabreichen.

Unbedenkliche Dosis

Standard

Kontraindikationen

Keine

Anmerkungen

Schafgarbe ist biochemisch eine sehr interessante Pflanze, da sie sehr viele aktive Komponenten enthält. Es scheint, dass viele dieser Inhaltsstoffe nur bei bestimmten Beschwerden aktiv werden und bei anderen unwirksam bleiben. Dies ist der Grund, warum Schafgarbe so viele Indikationen hat und gleichzeitig tonisierend oder ableitend wirken kann.

Acorus calamus

Deutsche Bezeichnung: Kalmuswurzelstock

Verwendete Pflanzenteile

Wurzeln

Wirkung

- Regt die Verdauung und Magen an
- Vermindert Blähungen
- Hilft beim Zahnen
- Fördert den Gallenfluss
- Bewegt Wasser

Indikationen

- Kalmuswurzel stimuliert die Verdauung ganz allgemein und regt den Appetit an. Besonders gut wirkt es in Kombination mit Wermut *(Artemisia absinthium)* und Waldmeister *(Asperula odorata)* gegen Reiseübelkeit. Diese Mischung ist allerdings sehr bitter.

- Kalmus kann effektiv Verdauungsbeschwerden mit Blähungen und Bauchschmerzen lindern.
- Traditionell wird es bei zahnenden Babys eingesetzt. Früher gab man den Säuglingen die ganze Wurzel zum daran Lutschen. Obwohl die Wurzel zunächst bitter schmeckt, tritt beim Saugen ein aromatischer Geschmack in den Vordergrund und der schmerzende Gaumen wird beruhigt.
- Kalmuswurzel unterstützt die Verdauung von schweren Speisen. Man kann es Kindern geben, die keine frittierten Speisen, Butter oder Sahne essen können, ohne sich danach schlecht zu fühlen. Durch die Pflanze werden solche Speisen besser vertragen.
- Bei einigen Kindern hat Kalmuswurzel einen diuretischen Effekt, da es Wasser, das sich im Abdomen angesammelt hat, in Bewegung setzt.

Dosierung
Standard

Unbedenkliche Dosis
Standard

Kontraindikationen
Keine

Warnhinweise
Kalmus ist in einigen Ländern nicht zugelassen, da ein Verwandter (Indischer Kalmus) im Tierexperiment kanzerogene Wirkung hatte. Der in Deutschland zugelassene nordamerikanische Kalmus hingegen ist unbedenklich.

Agrimonia eupatoria

Deutsche Bezeichnung: Odermenningkraut

Verwendete Pflanzenteile
Getrocknete blühende Anteile

Wirkung
- Tonisierend und adstringierend
- Stimuliert die Leber und den Gallenfluss
- Diuretisch wirksam

Indikationen
- Fördert die Verdauung und wirkt adstringierend, daher wird es bei allen Beschwerden mit Störung des Flüssigkeitshaushalts eingesetzt. Besonders gut wirkt es bei weichen Stühlen oder Diarhhö bei schwachen, appetitlosen Kindern.
- Stoppt Diarrhö, verursacht aber keine Obstipation, da es generell tonisierend wirkt und die Verdauung anregt, indem es den Gallenfluss fördert.
- Der verdauungsanregende Effekt und seine adstringierende Wirkung haben zur Folge, dass Odermenningkraut auch bei Wasserretention sehr gut wirkt und die Urinmenge steigert.

Dosierung
Standard

Unbedenkliche Dosis
Standard

Kontraindikationen
Keine

Allium sativum

Deutsche Bezeichnung: Knoblauch

Verwendete Pflanzenteile
Zwiebel

Wirkung
- Antiinfektiöse Wirkung: antibakteriell und antiviral
- Schweißtreibend bei Fieber, wärmt
- Verflüssigt und reduziert Schleim

Indikationen
- Knoblauch wirkt innerlich angewendet gegen Infektionen aller Art. Er kann auch lokal auf infizierte Wunden aufgetragen werden.
- Wirkt besonders gut bei Erkältungen, da er das Kind wärmt und das Schwitzen fördert.
- Knoblauch hat eine besondere Affinität zu den Lungen und den oberen Atemwegen, wo er Schleim verflüssigt und die Menge an Schleim

reduziert. Er wird daher oft zur Behandlung von Erkältungskrankheiten und Bronchitiden eingesetzt.

- Traditionell wird Knoblauch auch bei Keuchhusten angewendet: gepresster Knoblauch wird über Nacht auf die Fußsohlen aufgetragen.
- Knoblauchöl kommt äußerlich zur Anwendung bei Ohrenschmerzen, Warzen, Ringwürmern und Insektenstichen.

Dosierung

Standarddosierung sind hier 70 mg Knoblauchöl. Normalerweise wird es in Form von Kapseln eingenommen. Man sollte die Packungsbeilage genau lesen, um den Wirkstoffgehalt zu überprüfen und zu sehen, dass keine unerwünschten Inhaltsstoffe enthalten sind.

Kontraindikationen

Bei Konjunktivitis sollte Knoblauch nicht eingenommen werden, da er die Augen reizen kann.

Warnhinweise

Einige Kinder haben eine empfindliche Haut. Knoblauchpflaster, die über Nacht einwirken, können hier zu Blasenbildung führen.

Anmerkungen

Auch wenn frischer Knoblauch am besten wirkt, ist es viel einfacher, Knoblauchkapseln zu verwenden.

Althea officinalis

Deutsche Bezeichnung: Eibisch

Verwendete Pflanzenteile

Blätter (bei Erkrankungen der Atemwege), Wurzeln (bei Verdauungsbeschwerden)

Wirkung

Kühlt und beruhigt

Indikationen

Eibisch ist eines der besten reizlindernden Mittel, da es eine beruhigende Wirkung auf alle Schleimhäute hat. Wenn man es mit der richtigen Botschafterpflanze kombiniert, kann es gegen Entzündungen überall im Körper eingesetzt werden:

- Kombiniert man es beispielsweise mit anderen Lungenmitteln, wie z. B. Spitzwegerich *(Plantago lanceolata)*, so wirkt es gut gegen Bronchitis.
- Kombiniert mit verdauungsfördernden Mitteln wie kanadischer Gelbwurzel *(Hydrastis canadensis)* hilft es bei Entzündungen des Verdauungstrakts.
- Kombiniert mit diuretisch wirksamen Mitteln, wie z. B. Mais *(Zea mays)*, Wird es bei Zystitis eingesetzt.
- Als Mundwasser wird es bei Entzündungen im Bereich der Mundschleimhaut verwendet.

Die Wurzel wird auch bei Entzündungen des Magen-Darm-Trakts eingesetzt. Sie kann bei Obstipation mit sehr trockenen Stühlen sehr hilfreich sein.

Dosierung

Damit eine gute Wirkung eintritt, muss Eibisch in höheren Dosen eingenommen werden. Dreijährige bekommen pro Gabe 1 gehäuften TL (5 g) der getrockneten Pflanze, bzw. ¼ TL (1 ml) Tinktur.

Unbedenkliche Dosis

Standard

Kontraindikationen

Keine

Warnhinweise

Bei dieser Pflanze sollten keine eisernen Küchengeräte verwendet werden, da Eisen die Wirkung beeinträchtigen kann.

Anemone pulsatilla

Deutsche Bezeichnung: Küchenschellenkraut

Verwendete Pflanzenteile

Blätter

Wirkung

- Stärkt die Nerven, kühlt
- Krampflösend
- Beseitigt Ausschläge
- Reduziert Schleim

Indikationen

- Küchenschellenkraut wird hauptsächlich als beruhigende, entspannende Pflanze verwendet. Es ist nützlich bei der Behandlung von Schlaflosigkeit und Hyperaktivität, besonders bei Kindern vom heißen Konstitutionstyp.
- Es lindert krampfartigen Husten und ist besonders empfehlenswert, wenn das Kind sehr emotional aufgewühlt ist und beim geringsten Anlass in Tränen ausbricht.
- Es wirkt krampflösend und ist sehr effektiv gegen Spannungskopfschmerzen.
- Es fördert das Auftreten des Exanthems bei Masern.
- Wenn Husten vom Hitze-Typ mit gelblichem Schleim verbunden ist, kann Küchenschellenkraut sowohl den Schleim als auch die überschüssige Hitze reduzieren.

Dosierung

Die Dosierung beträgt ⅓ der Standarddosierung, d.h., Dreijährige erhalten 1 Tropfen.

Unbedenkliche Dosis

Die hier genannte Dosis sollte nicht überschritten werden.

Kontraindikationen

Keine

Warnhinweise

Bei einigen Patienten kann Küchenschellenkraut starke Bauchschmerzen hervorrufen. Wenn das passiert, sollten Sie einen erfahrenen Phytotherapeuten hinzuziehen. 2–3 Tropfen Tinktur für Erwachsene bzw. 1 Tropfen für Kinder sind jedoch sehr sichere, unbedenkliche Dosierungen. Für Säuglinge sollte man 1 Tropfen in einer Tasse Wasser lösen und die Hälfte des Wassers geben. Die frische Pflanze sollte nicht verwendet werden, da sie in höheren Dosen giftig ist. Verwenden Sie immer nur getrocknete Pflanze!

Anethum graveolens

Deutsche Bezeichnung: Dill

Verwendete Pflanzenteile

Samen, ätherisches Öl

Wirkung

- Wärmt und tonisiert den Verdauungstrakt
- Steigert Menge und Qualität der Muttermilch

Indikationen

- Dill ist sehr hilfreich bei der Therapie vieler Verdauungsbeschwerden, besonders Bauchschmerzen. Gewöhnlich wird es als Tee verabreicht. Das ätherische Öl wird mit dem gleichen Effekt auf die Verdauung auch als Massageöl für Säuglinge und Kinder verwendet.
- Für stillende Mütter mit unzureichender Milchproduktion kann ein Tee aus Dill-Samen oft eine große Verbesserung bedeuten. Innerhalb von wenigen Stunden steigen Milchmenge und -qualität deutlich an.

Dosierung

Dill wirkt am besten in großen Mengen, z.B. als Tee aus 1 TL getrockneter Pflanze auf 50 ml Wasser. Trotz des süßlichen Geschmacks mögen einige Kinder den Tee nur, wenn er zusätzlich gesüßt oder ein anderer Geschmack hinzugefügt wird.

Unbedenkliche Dosis

Standard

Kontraindikationen

Keine

Anmerkungen

Es gibt drei Kräuter mit ähnlicher Wirkung: Dill, Fenchel *(Foeniculum vulgaris)* und Anis *(Pimpinella anisum).* Anis ist aromatischer, während Dill weniger aromatisch als Fenchel ist. Je aromatischer die Pflanze ist, desto stärker ableitend wirkt sie und desto effektiver kann sie Blähungen reduzieren. Dies ist einer der Anhaltspunkte, anhand derer man eine Pflanze auswählt.

Angelica archangelica

Deutsche Bezeichnung: Angelikawurzel

Verwendete Pflanzenteile
Wurzeln, Blätter

Wirkung
- Vertreibt Schleim aus den Lungen
- Tonisiert den Verdauungstrakt
- Wärmt
- Lindert Bauchschmerzen

Indikationen
- Angelikawurzel ist ein Expektoranz und ein wärmendes Tonikum, daher eignet es sich besonders gut für Erkältungen oder Husten, die mit Schwäche und Kälte-Energie verbunden sind. Wir verwenden es besonders häufig bei chronischem Husten, da man hier sowohl Lungen als auch Verdauungstrakt behandeln muss.
- Angelika stärkt das Verdauungssystem und wirkt appetitanregend, daher wird es auch in der Rekonvaleszenzphase nach Infektionskrankheiten eingesetzt, besonders, wenn noch überschüssiger Schleim im Körper festsitzt.
- Der leicht wärmende Effekt ist ideal für Kinder, die frösteln und sich zurückziehen. Wenn der Verdauungstrakt zu kalt ist, wird er ebenfalls gewärmt, so dass das Kind kalte Speisen und Getränke besser verträgt.
- Die wärmende und tonisierende Wirkung auf die Verdauung macht das Mittel zu einer wertvollen Arznei bei krampfartigen Bauchschmerzen.

Dosierung
Standard

Unbedenkliche Dosis
Standard

Kontraindikationen
Keine

Anthemis nobilis

Deutsche Bezeichnung: Römische Kamille
☞ Chamomilla matricaria

Arctium lappa

Deutsche Bezeichnung: Große Klette

Verwendete Pflanzenteile
Wurzeln, Blätter, Samen

Wirkung
- Nährt die Haut, umstimmendes Mittel bei Lymphstau
- Steigert den Gallenfluss
- Beseitigt Nahrungsstagnation
- Wirkt diuretisch
- Samen reduzieren das Masern-Exanthem

Indikationen
- Die Wurzel ist bei vielen Hautproblemen, wie z.B. Ekzemen, Akne, Furunkeln, indiziert. Sie verbessert das Hautbild nach Windpocken.
- Die Hautwirkung erklärt sich durch eine Steigerung des Gallenflusses und eine Stimulation der Leberfunktion, die daraufhin Giftstoffe besser aus dem Blut entfernen können.
- Klette wird bei Kindern mit Nahrungsstagnation eingesetzt um die Verdauung anzuregen. Sie wirkt auch tonisierend bei schwacher Verdauung.
- Durch die Stimulation der Leber und des Verdauungstrakts werden auch Wasseransammlungen bewegt, so dass die Urinproduktion ansteigt.
- Klettensamen sind schwer zu finden (außer natürlich in der Wildnis, wo sie ebenso häufig sind wie die Wurzeln und Blätter). Man erhält sie oft in Apotheken, die chinesische Kräuter anbieten. Die Samen haben eine spezielle Indikation zur Linderung des livide roten Ausschlags bei Masern.

Dosierung
Standard

Unbedenkliche Dosis
Standard

Kontraindikationen
Keine

Arnica montana

Deutsche Bezeichnung: Arnika

Verwendete Pflanzenteile
Blütenblätter

Wirkung
Heilt Hämatome und Schwellungen, besonders nach Verletzungen

Indikationen
Als Tinktur wird Arnika mit einer Kompresse auf die verletzten Stellen aufgelegt.

Dosierung
In homöopathischen Dosen ist Arnika ein „Wundermittel" bei allen Arten von Verletzungen. Vor allem bei drei Indikationen zeigt es verblüffende Effekte:

- Kopfverletzung, Gehirnerschütterung: Eine der Hauptgefahren bei Kopfverletzungen ist der Anstieg des Hirndrucks nach der Verletzung. Die Schwellung des Gehirns ähnelt dabei der Schwellung, die auch bei Prellungen anderswo am Körper auftritt. Da der Liquor nicht ausweichen kann, steigt der intrakranielle Druck an. Wenn Arnika alle 2 h als C30 gegeben wird, kann der Druckanstieg oft vermieden werden, so dass eine Hirnschädigung ausbleibt.
- Perioperativ: Arnika in homöopathischen Dosen vor und unmittelbar nach einer OP kann die Rekonvaleszenzzeit stark verkürzen und postoperative Schmerzen lindern.
- Schwere Rückenverletzungen: Ähnlich wie bei Kopfverletzungen wirkt Arnika auch bei Wirbelsäulenverletzungen. Eine bleibende Lähmung wird hier oft nicht durch eine primäre Nervenschädigung verursacht, sondern durch einen lokalen Druckanstieg, der die Nerven komprimiert. Die rechtzeitige Anwendung von Arnika kann helfen, dies zu vermeiden.

Unbedenkliche Dosis
Die Pflanze wird normalerweise nur äußerlich angewandt. Eine Ausnahme bilden die homöopathischen Präparate. 3 Tabl. pro Tag für 14 Tage gelten hier als unbedenkliche Dosis.

Kontraindikationen
Tinktur darf nicht auf offene Wunden oder empfindliche Haut aufgetragen werden.

Warnhinweise
Die wiederholte Anwendung auf der Haut kann eine Hautreizung oder Ausschlag verursachen. Oral sollte Arnika nur in homöopathischen Dosen angewendet werden, da die Pflanze den Verdauungstrakt reizt und Palpitationen auslösen kann.

Ballota nigra

Deutsche Bezeichnung: Andorn

Verwendete Pflanzenteile
Alle oberirdisch wachsenden Pflanzenteile

Wirkung
- Antiemetisch
- Beruhigt die Nerven
- Wirkt adstringierend

Indikationen
Andorn wird häufig gegen Übelkeit und Erbrechen eingesetzt, vor allem bei nervösem Ursprung der Beschwerden und bei Reisekrankheit.

Dosierung
Standard

Unbedenkliche Dosis
Standard

Kontraindikationen
Keine

Berberis aquifolium, Mahonia aquifolia

Deutsche Bezeichnung: Mahonie

Verwendete Pflanzenteile
Wurzelstock, Wurzel

Wirkung
- Stimuliert den Gallenfluss
- Leichtes Laxans
- Umstimmungsmittel bei Lymphstau
- Tonisierend
- Hilft beim Austreiben von Schleim

Indikationen
- Mahonie stimuliert die Leber und hat dadurch einen Darmmotilität anregenden, leicht abführenden Effekt, der bei der Behandlung von Obstipation erfolgreich eingesetzt wird.
- Als Umstimmungsmittel bei einem Lymphstau stimuliert Mahonie ebenfalls die Leber. Es wird auch zur Behandlung von Hautproblemen verwendet.
- Während Mahonie einerseits die Darmmotilität anregt, fördert sie andererseits auch die Nahrungsresorption und wirkt daher tonisierend auf die Verdauung. Es kann bei Kindern mit Schwäche-Muster angewendet werden.
- Besonders gut wirkt Mahonie bei Beschwerden, die mit Schleim verbunden sind, indem es den Schleim über den Verdauungstrakt ausscheidet. Es wird zur Behandlung von chronischem Husten mit anderen Kräutern kombiniert.

Dosierung
Standard

Unbedenkliche Dosis
Standard

Kontraindikationen
Keine

Anmerkungen
Einige Therapeuten wenden als Ersatz für Mahonie auch kanadische Gelbwurzel *(Hydrastis canadensis)* an, aber Mahonie wirkt stärker auf die Leber und bewegt den Darm besser.

Berberis vulgaris

Deutsche Bezeichnung: Berberitze

Verwendete Pflanzenteile
Rinde der Wurzel oder des Stammes

Wirkung
- Stimuliert Leber und Verdauungstrakt
- Regt den Gallenfluss an

Indikationen
- Berberitze wird hauptsächlich zur verbesserung der Leberfunktion und bei Kindern mit schwacher Verdauung eingesetzt. Seine Wirkungen ähneln denen der Mahonie *(Berberis aquifolium)*, die stimulierende Wirkung auf den Magen ist bei Berbeitze aber stärker ausgeprägt.
- Durch die anregende Wirkung auf den Gallenfluss wirkt Berberitze leicht abführend.

Dosierung
Standard

Unbedenkliche Dosis
Standard

Kontraindikationen
Keine

Boswellia carteri

Deutsche Bezeichnung: Weihrauch

Verwendete Pflanzenteile
Ätherisches Öl

Wirkung und Indikationen
Weihrauch hat eine starke entspannende, beruhigende Wirkung. Besonders gut beeinflusst er dabei die Atmung und ermöglicht so ruhiges, tiefes Durchatmen. Er hat auch antibakterielle und antivirale Effekte. Die Kombination dieser beiden

Wirkungen machen Weihrauch zum wertvollen Mittel bei akuten Asthmaanfällen.

Dosierung

Standard für ätherische Öle

Unbedenkliche Dosis

Standard für ätherische Öle

Kontraindikationen

Nur äußerlich anwenden, nicht oral einnehmen!

Capsicum minimum

Deutsche Bezeichnung: Cayennepfeffer

Verwendete Pflanzenteile

Früchte

Wirkung

- Stark wärmend
- Stimuliert den ganzen Körper
- Unterstützt die Verdauung

Indikationen

- Cayennepfeffer erhöht die Stoffwechselrate, stimuliert den Kreislauf und erzeugt ein Wärmegefühl. Er ist geeignet für alle Kälte-Zustände und alle Beschwerden, bei denen ein Teil des Kindes kalt ist, wie z. B. Kältegefühle im Bauch oder kalte Hände oder Füße.
- Er wärmt und stärkt die Verdauung, daher ist er indiziert bei schwachen Kindern vom Kälte-Typ (falls man sie dazu bringen kann, ihn einzunehmen).
- Bei anderen Kindern wird er zur Behandlung von Bauchschmerzen, Blähungen und Verdauungsstörungen eingesetzt.

Dosierung

Ein Viertel der Standard-Dosierung

Unbedenkliche Dosis

Maximal 5 Tropfen

Kontraindikationen

Cayennepfeffer ist kontraindiziert bei allen Hitze-Zuständen, da er diese Kinder zusätzlich erwärmt, so z. B. auch bei Husten vom Hitze-Typ.

Anmerkungen

Wir verwenden Cayennepfeffer wahrscheinlich seltener als man eigentlich könnte, da viele Kinder den scharfen Geschmack nicht tolerieren.

Chamomilla matricaria

Deutsche Bezeichnung: Echte Kamille

Verwendete Pflanzenteile

Blüten

Wirkung

- Beruhigt und tonisiert die Verdauung
- Gleicht Übererregung aus
- Lindert Beschwerden beim Zahnen
- Lindert Bauchschmerzen
- Schweißtreibend bei Fieber

Indikationen

- Kamille hat bei Kindern ein breites Einsatzspektrum und ist vielleicht die erste Pflanze, die man bei allen Verdauungsbeschwerden oder emotionalen Störungen versuchen sollte.
- Besonders zu empfehlen ist Kamille bei überhitzten, wütenden Kindern. Die Pflanze eignet sich daher gut für starke, schreiende Kinder mit rotem Gesicht. Auch bei Schlafstörungen und Übererregung ist Kamille Mittel erster Wahl.
- Viele der oben genannten Symptome treten beim Zahnen auf, daher ist Kamille auch hier Therapie der Wahl. Falls der Tee nicht ausreichend wirkt, kann Chamomilla D6 als Homöopathikum hilfreich sein.
- Bei Bauchschmerzen sollte man Kamille immer als eines der ersten Mittel versuchen.
- Besonders bei Fieber mit gleichzeitiger Nahrungsstagnation wird Kamille sehr erfolgreich eingesetzt.

Dosierung

Tee sollte hell strohfarben aussehen und kann nach Belieben gesüßt werden. Für Babys reicht

1 TL des Tees (ca. 5 ml) meist aus; Kinder sollten ½–1 Tasse trinken.

Unbedenkliche Dosis
Standard

Kontraindikationen
Keine

Anmerkungen
Viele Therapeuten nutzen alternativ auch die römische Kamille *(Anthemis nobilis)*. Gerade bei Kindern ist die echte Kamille jedoch zu bevorzugen, da sie besser schmeckt. Römische Kamille ist bitter und hat eine stärkere Wirkung auf den Verdauungstrakt und Schleimhäute.

Ätherisches Öl
Das ätherische Öl ist dunkelblau und gleicht in der Wirkung den Blüten. Es ist beruhigend, schmerzlindernd und antiinflammatorisch. Angewandt wird es bei Anspannung, Ängsten und allen Verdauungsbeschwerden bei Kindern. Löst man es in warmem Öl, kann es auch bei Ohrenschmerzen erfolgreich als Ohrentropfen eingesetzt werden.

Chelone glabra

Deutsche Bezeichnung: Schildblume

Verwendete Pflanzenteile
Alle oberirdisch wachsenden Pflanzenteile

Wirkung
- Steigert die Gallensekretion, wirkt leicht abführend
- Stimuliert und entspannt

Indikationen
- Durch die Anregung des Gallenflusses unterstützt die Schildblume die Fettverdauung. Es hat eine leicht abführende Wirkung.
- Schildblume ist nützlich bei der Therapie von Verdauungsbeschwerden, die von emotionaler Anspannung und Stagnation begleitet werden. Bei diesen Beschwerden helfen die Entspannung und das Fördern der Darmmotilität meist besser als ein reines Tonikum. Daher sind ein bewährtes Einsatzgebiet Bauchsmerzen und Verdauungsbeschwerden bei Bewegungsmangel.

Dosierung
Standard

Unbedenkliche Dosis
Standard

Kontraindikationen
Keine

Chionanthus virginicus

Deutsche Bezeichnung: Schneeflockenstrauch

Verwendete Pflanzenteile
Rinde der Wurzeln

Wirkung
- Unterstützt die Verdauungsfunktion der Leber
- Anregend und tonisierend
- Leicht diuretische Wirkung

Indikationen
- Schneeflockenstrauch ist eines der wichtigsten Mittel bei träger Verdauung, besonders, wenn Fette schlecht vertragen werden. Es kann auch bei Appetitlosigkeit und Reizbarkeit eingesetzt werden. Besonders positiv wirkt es bei Patienten mit roter Zunge, die gelblich belegt ist. Bei Kindern über sieben Jahren, die stressbedingte Verdauungsbeschwerden haben, ist es ebenfalls sehr erfolgreich. Schneeflockenstrauch unterstützt die Erholung des Verdauungstrakts, wenn er durch Diarrhö geschwächt wurde.
- Er fördert die Darmmotilität und unterstützt damit die Verdauung, ist jedoch kein reines Tonikum. Daher ist er nicht so gut geeignet für blasse, schwache Kinder.
- Wasseransammlungen werden eliminiert, sobald die Verdauung wieder gut arbeitet.

Dosierung
Standard

Unbedenkliche Dosis
Standard

Kontraindikationen
Da Schneeflockenstrauch den Gallenfluss steigert und abführend wirkt, ist er kontraindiziert bei Kindern mit akuter Diarrhö.

Cimicifuga racemosa

Deutsche Bezeichnung: Cimicifugawurzelstock

Verwendete Pflanzenteile
Wurzel

Wirkung
Krampflösend und beruhigend

Indikationen
Cimicifuga wird vor allem bei Erwachsenen eingesetzt, aber es kann auch bei Kindern mit krampfartigem Husten, wie z. B. Keuchhusten oder Asthma, sinnvoll sein.

Dosierung
Standard

Unbedenkliche Dosis
Standard

Kontraindikationen
Keine

Citrus bergamia

Deutsche Bezeichnung: Bergamotte

Verwendete Pflanzenteile
Ätherisches Öl

Wirkung
- Reguliert die Verdauung
- Schweißtreibend bei Fieber

Indikationen
- Bei Appetitlosigkeit mit Ängsten und Spannungszuständen hilft Bergamotteöl.
- Es kann auch bei übermäßigem Essen hilfreich sein.
- Bergamotteöl hat eine fiebersenkende Wirkung.

Dosierung
Standard für ätherische Öle

Unbedenkliche Dosis
Standard für ätherische Öle

Kontraindikationen
Nur äußerlich anwenden, nicht oral einnehmen!

Citrus limonum

Deutsche Bezeichnung: Zitrone

Verwendete Pflanzenteile
Ätherisches Öl

Wirkung
- Antibakterielle Wirkung
- Verflüssigt und reduziert übermäßigen Schleim

Indikationen
Zitrone wird vor allem eingesetzt bei Schleim-Beschwerden des Verdauungstrakts, wie z. B. schleimigem Erbrechen oder Appetitlosigkeit aufgrund von übermäßigem Schleim.

Dosierung
Standard für ätherische Öle

Unbedenkliche Dosis
Standard für ätherische Öle

Kontraindikationen
Nur äußerlich anwenden, nicht oral einnehmen!

Anmerkungen
Das Öl wird aus der Schale gewonnen. Auch Zitronensaft hat schleimlösende Eigenschaften. Warmer Zitronensaft mit Honig (nur für Kinder über einem Jahr) hilft gut gegen Fieber und Husten.

Collinsonia canadensis

Deutsche Bezeichnung: Kanadische Grieswurzel

Verwendete Pflanzenteile

Wurzel

Wirkung

- Diuretisch wirksam
- Schweißtreibend
- Lindert anale Schmerzen

Indikationen

- Kanadische Grieswurzel stärkt die Lumbalregion und das Becken. Es wird hauptsächlich bei Erwachsenen angewendet. Bei Kindern setzt man sie bei Schmerzen bei der Defäkation und bei Bettnässen ein. Kombination mit anderen Kräutern kann es als Tonikum für den Dickdarm eingesetzt werden.

Dosierung

Standard

Unbedenkliche Dosis

Standard

Kontraindikationen

Keine

Crataegus monogyna, C. oxyacantha, C. laevigata

Deutsche Bezeichnung: Weißdorn

Verwendete Pflanzenteile

Fleisch um die Beeren herum

Wirkung

- Stärkt Herz und Kreislauf
- Beruhigt

Indikationen

- Haupteinsatzgebiet von Weißdorn ist die Stärkung des Herzens bei Erwachsenen. In den seltenen Fällen von Herzschwäche bei Kindern kann es ebenfalls verschrieben werden.
- Bei Kindern ist Weißdorn ein effektives Mittel gegen Schlafstörungen aufgrund von Überstimulation oder Schwäche. Es beruhigt ein aufgeregtes Kind und indem es die Auswurfleistung des Herzens stärkt, hilft es gerade auch schwachen Kindern beim Schlafen.

Dosierung

Standard

Unbedenkliche Dosis

Standard

Kontraindikationen

Keine

Anmerkungen

Alle drei Crataegus species haben die gleichen Eigenschaften. Crataegus ist bekannt für seine ausgleichende Wirkung. Wenn das Herz übermäßig aktiv ist, wirkt er beruhigend, wenn das Herz schwach ist, tonisierend. Daher ist Crataegus ein sehr sicheres Mittel. Man sieht diese zwei Effekte auch bei den Indikationen bei Kindern: es ist für Schlaflosigkeit bei starken Kindern genauso geeignet wie bei schwachen Kindern.
Eine weitere Crataegus-Art wird in China zur Unterstützung der Verdauung bei Kindern verwendet. Zu diesem Zweck wird er zu Zuckerflocken verarbeitet. Unserer Erfahrung nach hat auch Crataegus monogyna diese Wirkung, auch wenn es zur Verdauungsunterstützung nur sehr selten eingesetzt wird.

Cupressus sempervirens

Deutsche Bezeichnung: Zypresse

Verwendete Pflanzenteile

Ätherisches Öl

Wirkung und Indikationen

Zypresse hat adstringierende und krampflösende Eigenschaften. Aufgrund der krampflösenden Wirkung wird sie als Massageöl bei akutem Asthma empfohlen. Die Wirkung ist besonders deutlich, wenn viel wässriger Schleim vorliegt.

Dosierung
Standard für ätherische Öle

Unbedenkliche Dosis
Standard für ätherische Öle

Kontraindikationen
Nur äußerlich anwenden, nicht oral einnehmen!

Dioscorea villosa

Deutsche Bezeichnung: Yamswurzel

Verwendete Pflanzenteile
Wurzel

Wirkung
- Krampflösend
- Stimuliert die Leberfunktion

Indikationen
Yamswurzel wird vor allem zur Linderung von Muskelkrämpfen verwendet. Sie lindert Schmerzen im Darm und ist daher auch bei krampfartigen Bauchschmerzen und Blähungen indiziert.

Dosierung
Standard

Unbedenkliche Dosis
Standard

Kontraindikationen
Keine

Drosera rotundifolia

Deutsche Bezeichnung: Sonnentau

Verwendete Pflanzenteile
Ganze Pflanze

Wirkung
- Krampflösend
- Vertreibt Schleim aus den Lungen
- Antibakteriell

Indikationen
- Sonnentau ist ein ideales Mittel bei Keuchhusten. Hier wird es oft mit Thymian *(Thymus vulgaris)* kombiniert.
- Eine antibakterielle Wirkung gegen Staphylokokken, Streptokokken und Pneumokokken konnte nachgewiesen werden.

Dosierung
Standard

Unbedenkliche Dosis
Standard

Kontraindikationen
Keine

Echinacea purpurea, E. angustifolia

Deutsche Bezeichnung: Sonnenhut

Verwendete Pflanzenteile
Wurzelstock, Wurzeln

Wirkung
- Stimuliert das Immunsystem
- Reduziert Schleim
- Klärt das Blut, wirkt antiseptisch
- Antibiotische Wirkung

Indikationen
- Sonnenhut wird speziell zur Aktivierung des Immunsystems angewandt, daher ist er nützlich bei allen Infektionskrankheiten, egal ob viralen oder bakteriellen Ursprungs. Wenn er im Frühstadium einer Erkältung eingenommen wird, kann die Erkältung oft noch abgewendet werden. Während eines Hustens oder einer Infektion eingenommen, kann Echinacea den Verlauf verkürzen. Oft wird es als Einzelmittel verwendet, es kann aber auch mit anderen Pflanzen kombiniert werden, wenn bestimmte Organe erreicht werden sollen (z. B. mit Huflattich bei Atemwegsinfekten). Bei schwachen Kindern sollte es mit einem Tonikum kombiniert werden.

- Der schleimlösende Effekt zeigt sich am deutlichsten bei akuten Atemwegsinfekten, weniger bei chronischem Husten.
- Echinacea zeigt bei eitrigen Beschwerden, wie z. B. Furunkeln und Geschwüren, eine sehr gute Wirkung. Es klärt das Blut, so dass der Nährboden für Staphylokokkenwachstum beseitigt wird. Es kann aufgrund seiner blutreinigenden Wirkung auch die Therapie von Hautunreinheiten, Masern und Windpocken unterstützen. Man kann es sowohl innerlich als auch äußerlich in Form einer Waschung der betroffenen Hautareale anwenden.
- Bei in vitro Tests konnte eine antibiotische Wirkung nachgewiesen werden.

Dosierung
Pro Gabe 50 mg Wurzel oder ¼ TL (1 ml) Tinktur in Wasser lösen.

Unbedenkliche Dosis
Standard

Kontraindikationen
Keine

Anmerkungen
Echinacea wird von der Gesundheitsindustrie als Wundermittel beworben und ist vielen frei verkäuflichen Kräuterrezepturen beigemengt – oft ohne dass es wirklich indiziert wäre. Es gibt keinerlei Hinweise, dass die Langzeiteinnahme eine positive Wirkung auf den Körper haben könnte. Im Gegenteil, die Daueranwendung scheint das Immunsystem sogar zu schwächen.

Ephedra sinensis

Deutsche Bezeichnung: Meerträubel

Verwendete Pflanzenteile
Alle oberirdisch wachsenden Pflanzenteile

Wirkung
- Allgemein stark stimulierend
- Kreislaufanregend
- Krampflösend

Indikationen
Meerträubel ist bei Kindern selten indiziert. Eine Ausnahme bildet die Behandlung von akutem Asthma oder allergischen Reaktionen. Es wirkt stark bronchiodilatorisch, so dass es bei akuten Asthmaanfällen unterstützend eingesetzt werden kann.

Dosierung
Standard

Unbedenkliche Dosis
Die therapeutische Dosis sollte nicht überschritten werden.

Kontraindikationen
Bei schwachen Kindern nicht länger als zwei oder drei Tage verabreichen. Es gibt auch bei Erwachsenen Kontraindikationen für Ephedra.

Warnhinweise
Meerträubel ist eine sehr stark wirksame Pflanze und sollte in der Regel mit anderen Kräutern kombiniert werden, die seine Wirkung leicht abschwächen.

Eucalyptus globulus

Deutsche Bezeichnung: Eukalyptus

Verwendete Pflanzenteile
Ätherisches Öl

Wirkung
- Reduziert Schleim
- Antibakteriell und antiviral
- Kühlt

Indikationen
- Eukalyptus wird seit Jahrhunderten zur Linderung von Erkältungsbeschwerden und Husten eingesetzt. Ein paar Tropfen auf ein Taschentuch aufgetragen wirken sehr erfrischend.
- Wenn man das Öl in einem Verdampfer anwendet, füllt das desinfizierende Aroma den ganzen Raum. Chinesische Studien konnten

zeigen, dass dies die Verbreitung von viralen und bakteriellen Infekten vermindert.
- Eukalyptus senkt die Körpertemperatur, daher ist es als Massageöl bei jeglicher Art von Fieber sinnvoll. Es kann auch bei Kindern mit Masern, Windpocken, Krupp, Bronchitis und Asthma verwendet werden.

Dosierung
Standard für ätherische Öle

Unbedenkliche Dosis
Standard für ätherische Öle

Kontraindikationen
Nur äußerlich anwenden, nicht oral einnehmen!

Eugenia caryophyllata

Deutsche Bezeichnung: Gewürznelke

Verwendete Pflanzenteile
Ätherisches Öl

Wirkung
- Vermindert Blähungen
- Krampflösend
- Lindert Zahnfleischschmerzen

Indikationen
- Bei Bauchschmerzen und Blähungen nach dem Genuss von Bohnen hat sich Gewürznelkenöl besonders bewährt. Auch Bauchschmerzen bei Babys aufgrund von Sojamilch können durch eine Bauchmassage mit Nelkenöl stark vermindert werden.
- Trägt man verdünntes Nelkenöl auf das Zahnfleisch auf, so lindert dies die Schmerzen beim Zahnen auch in schweren Fällen. Bei Erwachsenen kann reines Öl verwendet werden, bei Babys hingegen sollte es im Verhältnis 1 : 5 mit Trägeröl verdünnt werden.

Dosierung
Standard für ätherische Öle

Unbedenkliche Dosis
Standard für ätherische Öle

Kontraindikationen
Keine

Euphorbia pilulifera

Deutsche Bezeichnung: Behaarte Wolfsmilch

Verwendete Pflanzenteile
Blüten, obere Teile der Pflanze

Wirkung
- Vertreibt Schleim aus den Lungen
- Krampflösend

Indikationen
Euphorbia wirkt krampflösend auf die Atemwege, daher wird es bei Asthma und krampfartigem Husten, wie z.B. Bronchitis, eingesetzt. Durch die Entspannung kann Schleim aus den Lungen ausgetrieben werden.

Dosierung
Standard

Unbedenkliche Dosis
Das Dreifache der therapeutischen Dosis

Kontraindikationen
Nicht bei Beschwerden mit zu schlaffem Tonus anwenden.

Filipendula ulmaria

Deutsche Bezeichnung: Mädesüß

Verwendete Pflanzenteile
Ganze Pflanze

Wirkung
- Beruhigt und kühlt den Magen
- Adstringierend

Indikationen

- Mädesüß ist eine sehr stark kühlende Pflanze und daher gut geeignet zur Behandlung von Fieber und Magenbeschwerden, speziell vom Hitze-Typ. Es wirkt entzündungshemmend und lindert brennende Schmerzen im Verdauungstrakt. Bei gastroösophagealem Reflux und schwallartigem Erbrechen kann es die Beschwerden, die meist auf Hitze zurückzuführen sind, lindern.
- Die adstringierende Wirkung macht Mädesüß zu einer der wirksamsten Pflanzen bei Diarrhö im Kindesalter.

Dosierung

Standard

Unbedenkliche Dosis

Standard

Kontraindikationen

Keine

Foeniculum vulgaris

Deutsche Bezeichnung: Fenchel

Verwendete Pflanzenteile

Samen, ätherisches Öl

Wirkung

- Unterstützt die Verdauung, lindert Bauchschmerzen
- Tonisiert den Verdauungstrakt
- Vertreibt Schleim aus den Lungen
- Steigert die Milchproduktion bei stillenden Müttern
- Krampflösend

Indikationen

- Fenchel ist ein ausgezeichnetes Mittel für Babys, da es sanft die Verdauung unterstützt, Blähungen reduziert und Bauchschmerzen lindert.
- Bei Kindern mit schwacher Verdauung ist Fenchel Mittel der Wahl. Hier kann es eventuell mit Süßholz *(Glycyrrhiza glabra)* kombiniert werden. Beide Kräuter schmecken gut und leicht süßlich, aber dennoch lehnen einige Kinder sie ab. Dies gilt besonders für schwache Kinder mit nervösem Energieüberschuss. Man kann den Fencheltee stattdessen auch dem Badewasser zugeben.
- Um Schleim in den Atemwegen zu lösen wird Fenchel normalerweise mit anderen Kräutern kombiniert, die eine stärkere Lungenwirkung haben.
- Fenchel stimuliert die Milchproduktion ähnlich stark wie Anis *(Pimpinella anisum)*. Trotzdem wird Anis oft bevorzugt.
- Die krampflösende Wirkung des Fenchels kommt noch besser zum Tragen, wenn man statt der Samen ätherisches Öl verwendet und mit einer Massage auf den Bauch aufträgt.

Dosierung

Fenchel sollte in hohen Dosen verabreicht werden: als Tee z. B. 1 TL getrocknete Samen auf 50 ml Wasser. Trotz des süßlichen Geschmacks muss der Tee für einige Kinder zusätzlich gesüßt werden.

Unbedenkliche Dosis

Standard

Kontraindikationen

Keine

Anmerkungen

Es gibt drei Kräuter mit ähnlicher Wirkung: Fenchel, Dill *(Anethum graveolens)* und Anis *(Pimpinella anisum)*. Anis ist aromatischer, während Dill weniger aromatisch als Fenchel ist. Je aromatischer die Pflanze ist, desto stärker ableitend wirkt sie und desto effektiver kann sie Blähungen reduzieren. Dies ist einer der Anhaltspunkte, anhand derer man eine Pflanze auswählt.

Galium aparine

Deutsche Bezeichnung: Labkraut

Verwendete Pflanzenteile

Getrocknete oberirdisch wachsende Pflanzenteile, frischer Saft

Wirkung

- Diuretisch
- Adstringierend
- Umstimmungsmittel bei Lymphstau

Indikationen

- Labkraut wird bei Störungen im Flüssigkeitshaushalt eingesetzt, wenn eine Neigung zu Wasseransammlungen besteht. Manchmal wird es als adstringierendes, diuretisches Mittel verwendet, um die Flüssigkeit auszuleiten.
- Einsatzgebiete bei Kindern sind auch Erkältungskrankheiten und Schnupfen.
- Labkraut stimuliert das Lymphsystem und löst Blockaden auf. Daher wird es auch bei Echomustern und Hautproblemen verwendet.

Dosierung

Standard

Unbedenkliche Dosis

Standard

Kontraindikationen

Keine

Gentiana lutea

Deutsche Bezeichnung: Gelber Enzian

Verwendete Pflanzenteile

Wurzel

Wirkung

- Tonisiert den Magen und den gesamten Körper
- Regt den Gallenfluss an
- Bekämpft Darmparasiten

Indikationen

- Gelber Enzian ist ein geeignetes Tonikum für alle Schwäche-Zustände, besonders nach Krankheiten und bei Appetitlosigkeit. Es lindert Erbrechen vom Schwäche-Muster und ist hilfreich bei allen Arten von Verdauungsbeschwerden. Nimmt man es vor dem Essen ein, kann es den Appetit anregen. Ein Nachteil ist der bittere Geschmack, der immer intensiver wird, je mehr Pflanze eingenommen wird. Da der bittere Geschmack laut Studien eine wichtige Rolle bei der Wirkung spielt, ist die Verabreichung in Form von kapseln weniger effektiv. Erstaunlicherweise gibt es dennoch viele Kinder, die die Pflanze ohne Protest einnehmen.
- Gelber Enzian alleine kann leichte Fälle von Nahrungsstagnation beheben. Die Wirkung wird jedoch verstärkt durch die Beigabe von virgianischem Ehrenpreis *(Leptandra virginica)*.
- Bei der Behandlung von Würmern sind die wichtigsten Mittel Anthelmintika wie Wermut *(Artemisia vulgaris)* oder Abführmittel wie Senna *(Cassia angustifolia)*. Gelber Enzian wird hier als Tonikum eingesetzt, um den schwächenden Effekt des Abführmittels auszugleichen.

Dosierung

Standard

Unbedenkliche Dosis

Standard

Kontraindikationen

Keine

Warnhinweise

Größere Dosen können Erbrechen auslösen. Es ist jedoch unwahrscheinlich, dass ein Kind eine ausreichend hohe Dosis einnimmt.

Anmerkungen

Gelber Enzian ist ein sehr gutes Magentonikum und wirkt im Gegensatz zu Ingwer leicht kühlend. In Bereich der Dosierungen, die Kinder normalerweise einnehmen, ist der kühlende Effekt jedoch gering.

Geranium maculatum

Deutsche Bezeichnung: Gefleckter Storchschnabel

Verwendete Pflanzenteile

Ganze Pflanze

Wirkung
Adstringierend

Indikationen
- Gefleckter Storchschnabel kann bei allen Formen von Diarrhö oder Gastroenteritis eingesetzt werden, egal ob akut oder chronisch.
- Es kommt auch zur Blutungsstillung zum Einsatz.
- Sein adstringierender Effekt macht es nützlich bei der Behandlung von Inkontinenz oder Bettnässen.

Alle Geranien haben ähnliche Indikationen. Statt des gefleckten Storchschnabels kann man auch gemeinen Storchschnabel *(Geranium robertianum)* verwenden.

Dosierung
Das Zweifache der Standard-Dosis

Unbedenkliche Dosis
Standard

Kontraindikationen
Keine

Ginkgo biloba

Deutsche Bezeichnung: Ginkgo

Verwendete Pflanzenteile
Blätter

Wirkung
- Adstringierend
- Vertreibt Schleim aus den Lungen
- Beruhigt die Nerven
- Tonisiert die Lungen

Indikationen
- Ginkgo löst Schleim in den Atemwegen und wird zur Hustenlinderung angewendet.
- Gelegentlich kommt Ginkgo auch bei asthmatischen Beschwerden zum Einsatz, wenn das Kind sehr schwach ist.

Dosierung
Standard

Unbedenkliche Dosis
Standard

Kontraindikationen
Keine

Glycyrrhiza glabra

Deutsche Bezeichnung: Süßholz

Verwendete Pflanzenteile
Wurzel

Wirkung
- Generell tonisierend
- Vertreibt Schleim aus den Lungen
- Entzündungshemmend
- Harmonisierend

Indikationen
- Süßholz wird traditionell in allen wichtigen Richtungen der Medizin weltweit als Tonikum verwendet. In der westlichen Tradition liegt die Betonung auf der Lungenwirkung, es wird meist zur Linderung von Erkältungskrankheiten und Atemwegsbeschwerden eingesetzt.
- Die lindernde Wirkung auf Entzündungen, vor allem im Verdauungstrakt und den Atemwegen, wird ebenfalls oft genutzt.
- Vielen Kräuterrezepturen wird Süßholz aufgrund seines harmonisierenden Effekts beigefügt.

Dosierung
Standard

Unbedenkliche Dosis
Standard

Kontraindikationen
Keine

Warnhinweise
Süßholz kann bei Kindern sicher angewendet werden. Bei Erwachsenen gibt es einige Erkrankungen, bei denen es jedoch nur mit Vorsicht eingesetzt werden sollte. Wasseransammlungen können durch Süßholz verschlimmert werden.

Grindelia camporum

Deutsche Bezeichnung: Grindelia

Verwendete Pflanzenteile
Getrocknete Blätter, blühende Pflanzenteile

Wirkung
- Entspannt die Atemwege
- Krampflösend
- Vertreibt Schleim aus den Lungen

Indikationen
- Grindelia kommt bei der Therapie von Asthma zum Einsatz, vor allem, wenn das Kind krampfartigen Husten und stark verengte Atemwege hat. Es kann während eines Asthmaanfalls oder auch im Intervall verwendet werden, wo es hilft, Spannung nach und nach abzubauen.
- Ein weiteres Einsatzgebiet ist die Linderung von Hustenattacken bei Keuchhusten. Aufgrund seiner krampflösenden Wirkung löst es Schleim in den Atemwegen, so dass der krampfartige Husten sich langsam in einen produktiven Husten verwandeln kann.

Dosierung
Standard

Unbedenkliche Dosis
Standard

Kontraindikationen
Keine

Humulus lupulus

Deutsche Bezeichnung: Hopfen

Verwendete Pflanzenteile
Blüten

Wirkung
- Schlaffördernd
- Beruhigt die Nerven

Indikationen
Hopfen wird meist bei Schlafstörungen verabreicht. Er wirkt aber auch in allen anderen Situationen, in denen die Nerven beruhigt werden sollen. So kann man Hopfen z. B. auch bei Kindern mit Reizbarkeit, Spannungszuständen, nervös bedingten Kopfschmerzen oder einem nervösem Magen (in der Kombination mit Magen-Kräutern) einsetzen. Schon der Geruch alleine ist hilfreich, und ein mit Hopfen gefülltes Kissen kann viele Schlafstörungen lindern.

Dosierung
Standard

Unbedenkliche Dosis
Standard

Kontraindikationen
Nicht bei bettnässenden Kindern, ausgeprägter Lethargie oder Depressionen anwenden. Übermäßiger Konsum kann das Schlafbedürfnis erhöhen.

Warnhinweise
Bei einigen Menschen führen Hopfenblüten zu Hautirritationen.

Hydrastis canadensis

Deutsche Bezeichnung: Kanadische Gelbwurzel

Verwendete Pflanzenteile
Wurzel

Wirkung

- Generell tonisierend und leicht stimulierend
- Vertreibt Schleim aus dem Körper
- Leicht abführend
- Beruhigt die Schleimhäute

Indikationen

- Kanadische Gelbwurzel ist ein wichtiges Mittel für das Verdauungssystem, das sehr häufig angewendet wird und nur schwer zu ersetzen ist. Es verbessert die Verdauung und die Nahrungspassage durch den Darm.
- Bei chronischen Beschwerden aufgrund von überschüssigem Schleim ist kanadische Gelbwurzel das Mittel der Wahl. Es kann auch längerfristig eingenommen werden. Bei chronischem Husten wird es mit Kräutern mit spezieller Lungenwirkung, wie z. B. Huflattich (*Tussilago farfara*) kombiniert.
- Die abführende Wirkung ist ausgeprägter bei Schwäche-Muustern, wo Hydrastis die nötige Energie liefert, um die Darmmotilität zu verbessern.
- Tee aus Gelbwurzel ist ein beruhigendes Augenwasser. Tee oder Tinktur können auch bei Kindern mit Otitis media als Ohrentropfen angewendet werden.

Dosierung

Die Hälfte der Standard-Dosis

Unbedenkliche Dosis

Standard

Kontraindikationen

Keine bei Kindern, bei Erwachsenen hingegen gibt es einige Gegenanzeigen.

Warnhinweise

Zu Beginn der Anwendung steigert Gelbwurzel die Schleimmenge, die abgehustet wird, daher einschleichend dosieren.

Anmerkungen

Die kanadische Gelbwurzel gehört zu den bedrohten Pflanzenarten. Stellen Sie sicher, dass die verwendeten Kräuter aus Anbau stammen und nicht aus der Wildnis.

Hypericum perforatum

Deutsche Bezeichnung: Johanniskraut

Verwendete Pflanzenteile

Blüten, Blätter

Wirkung

- Lindert verletzungsbedingte Schmerzen
- Heilt tiefe Wunden
- Abschwellend
- Entspannt die Atemwege, adstringierend

Indikationen

- Johanniskraut kann äußerlich auf Verletzungen aufgetragen werden. In Salbenform ergänzt es sich gut mit Arnika, da Arnika eine Abschwellung bewirkt und Johanniskraut die Schmerzen lindert. Bei eingeklemmten Fingern wirkt es beispielsweise sehr rasch. Auch bei Stürzen auf das Steißbein zeigt es ausgeprägte Wirkung.
- Bei langsamer Wundheilung und eitrigen Wunden kann Johanniskraut sehr hilfreich sein – egal ob diese Wunden Folgen einer Verletzung oder einer Operation sind. Bei dieser Indikation kann es entweder innerlich als Tinktur oder äußerlich als Öl angewendet werden. Für die äußerliche Anwendung wird Öl bevorzugt. Sofern die Wunde geschlossen ist, kann man jedoch auch Tinktur verwenden.
- Bei Mumps reduzieren Johanniskrautkompressen Schwellung und Schmerzen.
- Die Tinktur wird bei trockenem Husten und Bettnässen eingesetzt. Bei sehr verspannten Kindern wirkt es generell relaxierend.

Dosierung

Standard

Unbedenkliche Dosis

Standard

Kontraindikationen

Bei sehr müden Kindern kann Johanniskraut einen paradoxen Effekt haben und Depressionen auslösen.

Warnhinweise
Die Tinktur darf nicht auf offenen Wunden verwendet werden, da der enthaltene Alkohol Schmerzen verursacht. Öl ist hier besser geeignet.

Anmerkungen
Johanniskraut wird zurzeit als Wundermittel gegen Depressionen vermarktet. Unserer Erfahrung nach wirkt es in manchen Fällen, besonders bei lichtempfindlichen Patienten, tatsächlich sehr gut. Bei anderen Patienten hingegen verschlimmert es die Depression.

Hyssopus officinalis

Deutsche Bezeichnung: Ysop

Verwendete Pflanzenteile
Ganze Pflanze, ätherisches Öl

Wirkung
- Tonisiert die Lungen, lindert Husten, vertreibt Schleim aus den Lungen
- Schweißtreibend bei Fieber
- Fördert die Verdauung
- Beruhigt die Nerven

Indikationen
- Haupteinsatzgebiet von Ysop ist die Therapie von Atemwegsbeschwerden und Lungenproblemen aller Art, sowie von chronischen und akuten Schleim-Zuständen.
- Durch die schweißtreibende Wirkung ist es indiziert in allen Stadien der Grippe.
- Ysop hat einen milden Effekt auf die Verdauung, der bei allen Hustenformen mit Schleim hilfreich ist und seinen Einsatz auch bei Bauchschmerzen und Blähungen rechtfertigt.
- Nebenbei wird Ysop auch zur Beruhigung der Nerven sowie bei Asthma und Husten mit Angstzuständen eingesetzt.

Dosierung
Standard

Unbedenkliche Dosis
Standard

Kontraindikationen
Keine

Warnhinweise
Das ätherische Öl sollte bei Säuglingen aufgrund der Gefahr zerebraler Krampfanfälle nur in sehr geringen Dosen eingesetzt werden.

Anmerkungen
Das ätherische Öl hat die gleichen Wirkungen wie die gesamte Pflanze. Da es stark flüchtig ist, kann es bei Schleim-Zuständen besonders schnell wirken.

Inula helenium

Deutsche Bezeichnung: Alant

Verwendete Pflanzenteile
Wurzel

Wirkung
- Vertreibt Schleim aus dem Brustkorb und vermindert die Schleimproduktion
- Regt die Verdauung an und beseitigt Nahrungsstagnation
- Antibakteriell

Indikationen
- Alant ist ein ausgezeichnetes Mittel bei allen akuten oder chronischen Atemwegserkrankungen, die mit Schleim verbunden sind, wie z. B. Husten, Bronchitis und Asthma. Es wirkt sehr stark sowohl auf die Lungen als auch auf die Verdauung und kann daher in beiden Systemen Schleim beseitigen. Daher ist es bei der Therapie von chronischem Husten und Asthma besonders nützlich.
- Alant fördert die Darmmotilität und hilft schnell bei Nahrungsstagnation.
- Bereits bei Fernie (Fernie WT: Herbal simples, ed 3, Bristol, 1914, John Wright) wird erwähnt, dass isoliertes Helenin aus Alant einen starken antibiotischen Effekt gegen Bacillus tuberculinum und Vibrio cholerae hat. Wir haben bereist weiter vorne erwähnt, dass die Antibiotika aus höheren Pflanzen den gro-

ßen Vorteil haben, dass sie eine relativ spezifische Wirkung auf bestimmte Bakterien haben. Die Nebenwirkungen sind daher wesentlich geringer als bei Breitbandantibiotika aus Pilzen.

Dosierung
Standard

Unbedenkliche Dosis
Standard

Kontraindikationen
Bei Anämie sollten nicht mehr als 100 g/d eingenommen werden.

Anmerkungen
Alant hat viel Ähnlichkeit mit der großen Klette *(Arctium lappa)*. Bei Alant überwiegt jedoch der Effekt auf die Lungen, während bei der Klette der Hauteffekt im Vordergrund steht.

Iris versicolor

Deutsche Bezeichnung: Verschiedenfarbige Schwertlilie

Verwendete Pflanzenteile
Getrocknete Wurzel

Wirkung
- Beseitigt Blockaden im Lymphsystem und verflüssigt zähen Schleim
- Leicht abführend
- Diuretisch
- Stimuliert die Verdauung

Indikationen
- Iris versicolor wird primär zur Behandlung von Echomustern mit einer Ansammlung von zähem Schleim und geschwollenen Lymphknoten verwendet. Es hat einen stark reinigenden Effekt auf das Lymphsystem. Die schleimlösende Wirkung kann einen produktiven Husten hervorrufen. In kleinen Dosen wird die Darmmotilität leicht verstärkt. Durch die anregende Wirkung auf Lymphsystem und Leber wird das Mittel häufig bei Hautproblemen eingesetzt.
- Der verflüssigte Schleim wird oft über den Darm eliminiert und kann zu weichen Stühlen führen.
- Sobald das Lymphsystem wieder normal funktioniert, wird vermehrt Flüssigkeit ausgeschieden. So erklärt sich der diuretische Effekt.
- Iris versicolor ist ein sehr nützliches Mittel bei Trägheit. Wenn der Schleim ausgeschieden wird, werden einige Kinder zunächst noch träger, der stimulierende Effekt der Pflanze kann dies jedoch aufheben.

Dosierung
Standard

Unbedenkliche Dosis
Standard

Kontraindikationen
Keine

Warnhinweise
Nicht bei schwachen Kindern anwenden, sondern warten, bis sie wieder mehr Energie haben. Große Dosen können Diarrhö verursachen.

Juglans cinerea

Deutsche Bezeichnung: Butternuss

Verwendete Pflanzenteile
Rinde der Wurzel

Wirkung
- Bewegt und tonisiert den Darm
- Reduziert Schleim
- Beseitigt Nahrungsstagnation
- Bekämpft Darmparasiten

Indikationen
- Kleine Mengen Butternuss wirken abführend und stärken die Darmmuskulatur. Butternuss eignet sich zur Behandlung von chronischer Obstipation, besonders wenn gleichzeitig Hautprobleme vorhanden sind.

- Das Mittel wirkt schleimlösend im gesamten System.
- Zur Beseitigung einer Obstipation aufgrund von Nahrungsstagnation kann Butternuss entweder alleine oder in Kombination mit virgianischem Ehrenpreis *(Leptandra virginica)* verabreicht werden.
- In größeren Dosierungen wirkt Butternuss als Abführmittel und kann helfen, Darmparasiten mit dem Stuhl auszuscheiden. Zu diesem Zweck wird es normalerweise mit Wermut *(Artemisia absinthium)* kombiniert.

Dosierung
Standard

Unbedenkliche Dosis
Standard, wenn das Kind immer noch obstipiert ist. Die Dosis, die für eine abführende Wirkung benötigt wird, ist gleichzeitig die unbedenkliche Dosis.

Kontraindikationen
Nicht bei Kindern mit Diarrhö vom Schwäche-Typ.

Warnhinweise
Große Dosen wirken sehr stark abführend und sind für Kinder ungeeignet.

Lavendula officinalis

Deutsche Bezeichnung: Lavendel

Verwendete Pflanzenteile
Ätherisches Öl

Wirkung
- Schmerzlindernd
- Antiinfektiös
- Beruhigend
- Lindernd bei Verbrennungen

Indikationen
- Der entspannende Effekt macht Lavendel besonders wertvoll bei der Therapie von Schlafstörungen, Reizbarkeit und Bauchschmerzen bei Säuglingen und Kindern.
- Bei Muskelkrämpfen, Prellungen und Kopfschmerzen aller Art zeigt er eine gute Wirkung.
- Trägt man das Öl unmittelbar nach einer Verbrennung auf die betroffenen Hautareale auf, so lindert es den Schmerz und kann eine Blasenbildung oft verhindern.

Dosierung
Standard für ätherische Öle

Unbedenkliche Dosis
Standard für ätherische Öle

Kontraindikationen
Nur äußerlich anwenden, nicht oral einnehmen!

Anmerkungen
Lavendelöl hat eine regulierende Wirkung und kann fast jedem Massageöl beigemengt werden.

Leptandra virginica, Veronicastrum virginicum

Deutsche Bezeichnung: Virgianischer Ehrenpreis

Verwendete Pflanzenteile
Getrocknete Wurzel

Wirkung
- Beseitigt Nahrungsstagnation
- Klärt Schleim
- Regt die Verdauung leicht an
- Entspannt
- Schweißtreibend bei Fieber
- In hohen Dosen abführend

Indikationen
- Virgianischer Ehrenpreis reguliert die Verdauung bei Kindern mit Nahrungsstagnation und bei Obstipation anderer Ursachen.
- Das Mittel ist immer dann indiziert, wenn reichlich Schleim vorhanden ist. Daher ist es eine der bewährtesten Pflanzen bei Keuchhus-

ten, wenn die Verdauung durch übermäßigen Schleim blockiert wird.

- Ehrenpreis wirkt bei Kindern mit chronischer Obstipation leicht abführend. Es kann aber in kleinen Dosen genauso bei chronischer Diarrhö verwendet werden, vor allem, wenn diese durch Nahrungsstagnation bedingt ist.
- Die Wirkung ähnelt in vielen Punkten der von kanadischer Gelbwurzel *(Hydrastis canadensis)*. Ein wichtiger Unterschied ist, dass kanadische Gelbwurzel die Verdauung stärker stimuliert, während virgianischer Ehrenpreis sie eher entspannt.
- Die Pflanze ist nicht Mittel der ersten Wahl bei Fieber, die schweißtreibende Wirkung ist aber nützlich bei Fieber mit gleichzeitiger Nahrungsstagnation.
- Große Dosen sind ein langsam wirkendes Abführmittel. Die Wirkung tritt nach ca. 8–12 h ein.

Dosierung
Standard

Unbedenkliche Dosis
Nicht mehr verabreichen, als zur Defäkation nötig ist.

Kontraindikationen
Keine, wenn die getrocknete Wurzel verwendet wird. Die frische Wurzel enthält potenziell schädliche Inhaltsstoffe.

Warnhinweise
In der ersten Behandlungswoche kann die gesteigerte Darmmotilität zu Blähungen und nächtlicher Schlaflosigkeit führen. Der Stuhlgang kann vorübergehend weich und reichlich sein, da überflüssiger Schleim über den Darm ausgeschieden wird. Hohe Dosen sind ein starkes Abführmittel und für Kinder ungeeignet.

Anmerkungen
Für diejenigen, die keine Bezugsquelle für nordamerikanische Kräuter haben, ist es schwer, einen Ersatz zu bestimmen. Bei Kindern mit Nahrungsstagnation kann man eine Kombination aus gemeinem Kreuzdorn *(Rhamnus cathartica)* und Kamille *(Chamomilla matricaria)* versuchen.

Lobelia inflata

Deutsche Bezeichnung: Lobelie

Verwendete Pflanzenteile
Ganze Pflanze

Wirkung
- Generell entspannend
- Vertreibt Schleim aus der Lunge
- Schweißtreibend bei Fieber

Indikationen
- Lobelie ist ein entspannendes Mittel mit sehr großem Wirkspektrum, daher wird es oft mit anderen Kräutern kombiniert, die ihren entspannenden Effekt direkt zum betroffenen Organ leiten sollen.
- Die Pflanze ist sehr nützlich bei der Behandlung von Atemwegsbeschwerden, da sie einerseits das Abhusten von Schleim fördert, andererseits aber die Atemwege entspannt. Sie wird eingesetzt bei Erkältungskrankheiten, Krupp, Keuchhusten und Asthma. Man verwendet sie auch für obstruktive Lungenerkrankungen. Lobelie ist besonders gut geeignet für Patienten, die sich entspannen sollten und deren Asthma sich bei Stress verschlechtert.
- Bei Husten mit Fieber ist Lobelie eines der am besten geeigneten Mittel. Auch bei hohem Fieber wirkt es durch seinen schweißtreibenden Effekt sehr gut.

Dosierung
Standard

Unbedenkliche Dosis
Standard

Kontraindikationen
Die Pflanze ist nur für starke Erwachsene und Kinder geeignet. Schwache Patienten können von höheren Dosen weiter geschwächt werden. Bei nervöser Erschöpfung oder Lähmungen darf sie nicht eingesetzt werden.

Warnhinweise
In geringen Dosierungen kann Lobelia kurzzeitig

(ca. 30 Sek.) zu einem Engegefühl im Rachen sowie zu leichter Übelkeit führen; beides vergeht rasch wieder. Auch wenn diese Nebenwirkungen für Asthmapatienten beängstigend sein können, sollte man sie dazu ermuntern, das Mittel weiter einzunehmen. In hohen Dosierungen ist Lobelie ein Emetikum, das Erbrechen auslöst.

Anmerkungen

In einigen Ländern ist Lobelie nicht zugelassen und darf nur unter ärztlicher Aufsicht angewendet werden (☞ Vorwort). In den geringen Dosen, die hier empfohlen werden, ist das Mittel unserer Erfahrung nach jedoch sicher.

Mahonia aquifolia

☞ Berberis aquifolium

Marrubium vulgaris

Deutsche Bezeichnung: Andorn

Verwendete Pflanzenteile

Ganze Pflanze

Wirkung

- Tonisiert die Lungen
- Entspannt den Brustkorb
- Lost Schleim in der Tiefe der Lunge
- Tonisiert die Verdauung

Indikationen

- Die Lungenwirkung macht Andorn zum nützlichen Mittel bei allen Arten von Atemwegsbeschwerden.
- Es wird besonders bei trockenem, rauem Husten eingesetzt, da es die Bronchien entspannt, Schleim löst und den Husten lindert. Besonders geeignet ist es bei akuter und chronischer Bronchitis, Keuchhusten und Krupp. Auch bei reichlich Schleim ist es hilfreich.
- Nachdem die Bronchien wieder frei sind, kann Andorn zähe Schleimplaques lösen, die sich tief in der Lunge angesammelt haben.
- Andorn ist leicht bitter und mild tonisierend. Es ist daher besonders wertvoll bei der Therapie von chronischen Lungenbeschwerden.

Dosierung

Standard

Unbedenkliche Dosis

Standard

Kontraindikationen

Keine

Melaleuca alternifolia

Deutsche Bezeichnung: Teebaum

Verwendete Pflanzenteile

Ätherisches Öl

Wirkung

- Antibakteriell, antiviral, antimykotisch
- Stimuliert das Immunsystem

Indikationen

Teebaumöl wird bei Infektionen aller Art eingesetzt, vor allem bei Atemwegsinfekten, wenn eine schnelle Heilung wichtig ist. Eine besondere Indikation ist exazerbiertes Asthma, aber auch alle anderen Situationen, in denen das Immunsystem einen plötzlichen Stimulus benötigt. Seine antimykotische Wirkung kann bei Säuglings-Mundsoor genutzt werden.

Dosierung

Standard für ätherische Öle

Unbedenkliche Dosis

Standard für ätherische Öle

Kontraindikationen

Nur äußerlich anwenden, nicht oral einnehmen!

Melissa officinalis

Deutsche Bezeichnung: Melisse

Verwendete Pflanzenteile
Alle oberirdisch wachsenden Pflanzenteile, ätherisches Öl

Wirkung
- Beruhigt und entspannt die Nerven
- Entspannt den Verdauungstrakt
- Schweißtreibend bei Fieber

Indikationen
- Melisse hilft, Spannungen und Stress abzubauen. Traditionell wurde es zur Stärkung des Gehirns und zum Vertreiben von Melancholie eingesetzt.
- Melisse lindert Krämpfe im Verdauungstrakt. Es wird oft zur Behandlung von Verdauungsproblemen nervösen Ursprungs verabreicht, wie z. B. bei Magenbeschwerden vor Prüfungen.
- Bei Fieber ist die schweißtreibende Wirkung nützlich.

Dosierung
Standard

Unbedenkliche Dosis
Standard

Kontraindikationen
Keine

Anmerkungen
Die Indikationen des ätherischen Öls sind die gleichen wie die der Pflanze. Da das Öl konzentrierter und leicht flüchtig ist, ist es besonders geeignet zur Asthmatherapie.

Mentha piperita

Deutsche Bezeichnung: Pfefferminze

Verwendete Pflanzenteile
Alle oberirdisch wachsenden Pflanzenteile, ätherisches Öl

Wirkung
- Stimuliert die Verdauung
- Lindert Übelkeit und Erbrechen
- Schweißtreibend bei Fieber

Indikationen
- Pfefferminze ist ein häufiges Mittel bei Verdauungsbeschwerden, da es die Darmmuskulatur entspannt und gleichzeitig die Verdauung anregt. Es wirkt daher sehr gut bei Bauchschmerzen, Blähungen und Völlegefühl.
- Reiseübelkeit ist eine weitere Indikation.
- Bei Fieber kann Pfefferminze das Kind effektiv kühlen.

Dosierung
Standard

Unbedenkliche Dosis
Standard

Kontraindikationen
Keine

Warnhinweise
Nicht gleichzeitig mit homöopathischen Mitteln anwenden, da Pfefferminze deren Wirkung aufhebt.

Anmerkungen
Das ätherische Öl hat ganz ähnliche Wirkungen.

Myrica cerifera

Deutsche Bezeichnung: Wachsmyrte

Verwendete Pflanzenteile
Rinde der Wurzel

Wirkung
- Adstringierend
- Kreislaufanregend
- Schweißtreibend bei Fieber

Indikationen
- Wachsmyrte ist indiziert bei Beschwerden mit Feuchtigkeit, bei denen die Flüssigkeiten

nicht gut zirkulieren, wie z. B. Diarrhö und Sabbern.

- Sie stimuliert den Kreislauf und wärmt kalte Hände und Füße. Besonders geeignet ist sie für Babys mit Beinen, die sich aufgrund einer leichten Flüssigkeitseinlagerung feucht und schwammig anfühlen.
- Seine wärmenden und schweißtreibenden Eigenschaften machen sie zum guten Mittel bei Erkältungskrankheiten, besonders bei reichlich klarem Nasensekret.

Dosierung
Standard

Unbedenkliche Dosis
Standard

Kontraindikationen
Keine

Nepeta cataria

Deutsche Bezeichnung: Gewöhnliche Katzenminze

Verwendete Pflanzenteile
Ganze Pflanze

Wirkung
- Schweißtreibend bei Fieber
- Kühlend
- Lindert Krämpfe im Magen-Darmtrakt
- Beruhigt die Nerven
- Leicht adstringierend

Indikationen
- Hauptindikation der Katzenminze ist Fieber, da sie schweißtreibend wirkt, ohne die Temperatur weiter zu erhöhen. Bei hohem Fieber kann sie helfen, Fieberkrämpfe zu vermeiden.
- Sie wird bei vielen Verdauungsbeschwerden, wie z. B. Blähungen, Bauchschmerzen oder Diarrhö verordnet.
- Eine gute Wirkung zeigt Katzenminze auch bei Kopfschmerzen, Nervosität, krampfartigen Schmerzen und Schlafstörungen.
- Ihre adstringierenden Eigenschaften sind nützlich bei der Behandlung von Sinusitiden und Schnupfen.

Dosierung
Standard

Unbedenkliche Dosis
Standard

Kontraindikationen
Keine

Warnhinweise
Die aktiven Inhaltsstoffe der Katzenminze sind flüchtig, daher sollte das Mittel in Form von verdünnter Tinktur oder Infus eingenommen und nie gekocht werden.

Anmerkungen
Katzenminze wirkt stärker kühlend und entspannend als Pfefferminze *(Mentha pipera)*.

Origanum majorana

Deutsche Bezeichnung: Majoran

Verwendete Pflanzenteile
Ätherisches Öl

Wirkung
- Beruhigt, entspannt
- Weitet den Brustkorb

Indikationen
- Majoran wird bei der Behandlung von Asthma, Bronchitis und Erkältungskrankheiten verwendet. Die entspannende Wirkung ist bei Asthma besonders nützlich, da sie die Atmung erleichtert.
- Die sedierenden Effekte können bei Schlafstörungen genutzt werden.

Dosierung
Standard für ätherische Öle

Unbedenkliche Dosis
Standard für ätherische Öle

Kontraindikationen
Nur äußerlich anwenden, nicht oral einnehmen!

Panax ginseng

Deutsche Bezeichnung: Ginseng

Verwendete Pflanzenteile
Wurzel

Wirkung
- Stark tonisierend
- Stimuliert den ganzen Körper

Indikationen
Ginseng wird bei Kindern nur selten eingesetzt. Eine Ausnahme sind Schwächezustände und Entkräftung, z. B. nach schweren Erkrankungen oder bei untergewichtigen Kindern mit sehr dünnen Knochen.

Dosierung
Standard

Unbedenkliche Dosis
Das Dreifache der Standard-Dosis

Kontraindikationen
Nicht geeignet für starke Kinder, da Ginseng ihr Wachstum beeinflussen kann.

Warnhinweise
Nicht überdosieren.

Anmerkungen
Es gibt viele Subspezies, wie z. B. koreanischen, chinesischen oder amerikanischen Ginseng, die alle leicht unterschiedliche Wirkungen haben. Sibirischer Ginseng *(Eleutherococcus quinquefolium)* ist eine völlig andere Pflanze und ebenfalls ein stark tonisierendes Mittel.

Passiflora incarnata

Deutsche Bezeichnung: Passionsblume

Verwendete Pflanzenteile
Getrocknete ganze Pflanze

Wirkung
- Beruhigt, entspannt die Nerven
- Lindert nervöse Zuckungen und Muskelkrämpfe

Indikationen
- Passionsblume wird bei Schlaflosigkeit nach aufregenden Erlebnissen, wie z. B. Festen, oder bei Schlafstörungen aufgrund von Übermüdung eingesetzt.
- Auch bei Asthmaanfällen mit starker emotionaler Komponente und bei Migräne ist das Mittel indiziert.

Dosierung
Standard

Unbedenkliche Dosis
Bis zu 8 TL (50 g) täglich.

Kontraindikationen
Keine

Warnhinweise
Hohe Dosen über einen längeren Zeitraum hinweg verabreicht, können Migräne auslösen.

Anmerkungen
In geringen Mengen kann es auch langfristig sicher verabreicht werden, ohne dass Nebenwirkungen oder Entzugserscheinungen auftreten.

Pelargonium species

Deutsche Bezeichnung: Geranie

Verwendete Pflanzenteile
Ätherisches Öl

Wirkung und Indikationen
Geranie wirkt entspannend und stärkt Haut und Lymphsystem. Es wird hauptsächlich bei Ekzemen, vor allem vom feuchten Typ, verwendet. Einige Menschen empfinden das Öl als entspannend, andere fühlen sich dadurch übermäßig stimuliert.

Dosierung
Standard für ätherische Öle

Unbedenkliche Dosis
Standard für ätherische Öle

Kontraindikationen
Nur äußerlich anwenden, nicht oral einnehmen!

Anmerkungen
Das als Geranienöl bekannte Öl wird aus der Topfpflanze gleichen Namens hergestellt, die aber eigentlich eine Pelargonie ist. Am häufigsten wird das Öl aus *Pelargonium odoratissimum* gewonnen.

Phytolacca decandra, P. americana

Deutsche Bezeichnung: Kermesbeere

Verwendete Pflanzenteile
Getrocknete Wurzel

Wirkung
- Löst Blockaden im Lymphsystem und verflüssigt zähen Schleim
- Kühlend
- Leicht abführend

Indikationen
- Als Einzelmittel oder in Kombination mit verschiedenfarbiger Schwertlilie *(Iris versicolor)* ist Kermesbeere die wichtigste Pflanze zur Behandlung von Echomustern mit zähem Schleim. Sie hat einen stark stimulierenden Effekt auf das lymphatische System. Da sie gleichzeitig Schleim verflüssigt, kann Kermesbeere sehr effektiv Blockaden im Lymphsystem auflösen. Sie leitet Energie sehr effektiv in die Rachenregion und ist daher speziell bei chronischer Tonsillitis, Laryngitis und Mumps indiziert. Bei Behandlungsbeginn, wenn der Schleim sich verflüssigt, tritt vermehrt schleimiges Sekret oder sogar Pickel oder Furunkel auf. Es kann auch zu Diarrhö kommen, wenn der Schleim über den Stuhl ausgeschieden wird.
- Im Unterschied zur verschiedenfarbigen Schwertlilie *(Iris versicolor)* wirkt Kermesbeere stärker kühlend und hat einen geringeren Effekt auf die Leber. Bei Kindern vom Kältetyp sollte man eine wärmende Pflanze, wie z.B. Zimt *(Cinnamomum cassia)* hinzufügen.

Dosierung
Die Minimaldosierung entspricht der Standard-Dosis. Maximaldosis für Dreijährige sind 7 Tropfen.

Unbedenkliche Dosis
7–10 Tropfen. Höhere Dosen können Erbrechen oder Diarrhö verursachen.

Kontraindikationen
Wenn ein Kind zum Bettnässen neigt oder erst vor kurzem trocken geworden ist, kann Kermesbeere zum Wiederauftreten des Bettnässens führen. Grund hierfür ist, dass die Pflanze die Energie des Körpers in das lymphatische System umleitet. Bei Kindern kann die leichte Reduktion der Energie zu einer Rückkehr der Symptome führen.

Warnhinweise
Die frische Pflanze ist giftig, nur getrocknet verwenden!

Pimpinella anisum

Deutsche Bezeichnung: Anis

Verwendete Pflanzenteile
Samen

Wirkung
- Tonisiert, wärmt
- Krampflösend im Verdauungstrakt
- Vertreibt Schleim aus den Lungen

Indikationen

- Anis wird häufig bei Babys und Kleinkindern angewandt. Durch die wärmende und tonisierende Wirkung auf den Magen ist er nützlich bei der Therapie von Bauchschmerzen und Blähungen und lindert v.a. Verdauungsbeschwerden aufgrund von Feuchtigkeit oder Schleim sehr effektiv.
- Auch auf die Lungen wirkt Anis wärmend, tonisierend und vertreibt feuchten Schleim.

Dosierung

Anis sollte in relativ hohen Dosen verabreicht werden, z.B. bis zu 1,5 ml Tinktur (Alkohol verdunsten lassen) oder als Tee mit 1 TL (5 g) getrockneter Samen pro 50 ml Wasser. Trotz des süßlichen Geschmacks muss der Tee für einige Kinder zusätzlich gesüßt werden.

Unbedenkliche Dosis

Standard

Kontraindikationen

Keine

Anmerkungen

Es gibt drei Kräuter mit ähnlicher Wirkung: Anis, Fenchel *(Foeniculum vulgaris)* und Dill *(Anethum graveolens)*. Anis ist aromatischer, während Dill weniger aromatisch als Fenchel ist. Je aromatischer die Pflanze ist, desto stärker ableitend wirkt sie und desto effektiver kann sie Blähungen reduzieren. Dies ist einer der Anhaltspunkte, anhand derer man eine Pflanze auswählt.

Piper nigrum

Deutsche Bezeichnung: Schwarzer Pfeffer

Verwendete Pflanzenteile

Ätherisches Öl

Wirkung

- Wärmend, stimulierend
- Krampflösend

Indikationen

- Schwarzer Pfeffer wird bei Verdauungsproblemen eingesetzt, vor allem bei Kälte und träger Verdauung.
- Gelegentlich wird er auch bei Bauchschmerzen verordnet.

Dosierung

Standard für ätherische Öle

Unbedenkliche Dosis

Standard für ätherische Öle

Kontraindikationen

Nur äußerlich anwenden, nicht oral einnehmen!

Anmerkungen

Pfeffer als Gewürz auf der Nahrung hat einen ähnlichen Effekt, sollte aber natürlich nur für ältere Kinder empfohlen werden.

Plantago lanceolata

Deutsche Bezeichnung: Spitzwegerich

Verwendete Pflanzenteile

Alle oberirdisch wachsenden Pflanzenteile, v.a. Blätter

Wirkung

- Kühlend
- Vertreibt Schleim aus den Lungen
- Entzündungshemmend
- Adstringierend
- Diuretisch

Indikationen

- Spitzwegerich wird aufgrund seiner kühlenden Eigenschaften bei allen Hitze-Zuständen eingenommen, v.a. bei Entzündungen im Bereich der Atem- oder Harnwege. Es kann auch bei heißem, trockenem Husten als mildes Expektoranz mit antiinflammatorischer Wirkung eingesetzt werden.
- Bei Kindern wirkt Spitzwegerich gut gegen Ohrenschmerzen bei Otitis media. Dazu wird mit warmem Wasser 1 : 1 verdünnte Tinktur stünd-

lich in die Ohren getropft (nicht bei perforiertem Trommelfell!).
- Flüssigkeit wird aus den Lungen ausgeleitet und die Urinproduktion steigt an.

Dosierung
Bei Atem- oder Harnwegsbeschwerden sollte die Dosis erhöht werden auf ½ TL (3 g) der getrockneten Pflanze als Tee, alle 2 h.

Unbedenkliche Dosis
Standard

Kontraindikationen
Keine

Anmerkungen
Breitwegerich *(Plantago major)* hat ähnliche Wirkungen, ist aber weniger effektiv. Beide Pflanzen enthalten auch antibiotisch wirksame Stoffe.

Populus tremuloides

Deutsche Bezeichnung: Amerikanische Espe

Verwendete Pflanzenteile
Rinde

Wirkung
- Stimuliert den Darm
- Allgemein tonisierend
- Verbessert die Flüssigkeitszirkulation

Indikationen
- Amerikanische Espe wird aufgrund der tonisierenden Wirkung auf die Verdauung häufig bei Schwäche-Zuständen verwendet. Sie steigert nach und nach auch den Appetit.
- Sobald die Verdauung besser arbeitet, wird überschüssiges Wasser aus dem Stuhl absorbiert, weiche Stühle beginnen sich zu formen und die Urinausscheidung steigt an. Die Pflanze eignet sich daher gut zur Behandlung von Diarrhö vom Schwächetyp, ohne dass man Gefahr läuft, eine Obstipation zu verursachen.

Dosierung
Standard

Unbedenkliche Dosis
Standard

Kontraindikationen
Keine

Potentilla tormentilla

Deutsche Bezeichnung: Gemeiner Tormentill

Verwendete Pflanzenteile
Ganze Pflanze, inklusive Wurzel

Wirkung
- Adstringierend
- Reinigend

Indikationen
- Tormentill hat eine sehr stark adstringierende Wirkung, die bei der Therapie von allen Arten von Diarrhö und anderen Ausscheidungen, wie z. B. Nasenbluten, nützlich ist.
- Eine weitere Indikation ist die Behandlung von Hautunreinheiten und Geschwüren, sowie die Förderung der Wundheilung, auch bei Verbrennungen. Bei Halsschmerzen mit ulzerierter Schleimhaut kann Tormentill zum Gurgeln eingesetzt werden, auch wenn es nur wenige Eltern gibt, die in diesem Stadium noch auf Antibiotika verzichten möchten.

Dosierung
Standard

Unbedenkliche Dosis
Standard

Kontraindikationen
Keine

Warnhinweise
Höhere Dosen können zu Erbrechen führen.

Prunus serotina

Deutsche Bezeichnung: Herbstkirsche

Verwendete Pflanzenteile
Rinde (die Blätter sind giftig)

Wirkung
- Unterdrückt den Hustenreflex, sedierend
- Adstringierend
- Regt die Verdauung an

Indikationen
- Herbstkirsche wird häufig bei Husten eingesetzt, da es den Hustenreflex abmildert. Dies kann kurzfristig nötig sein, wenn das Kind beispielsweise sehr erschöpft ist oder nicht schlafen kann, ist aber langfristig nicht empfehlenswert. Im Rahmen der ersten Hilfe bei akutem Asthma kann sie die Beschwerden oft lindern.
- Durch die adstringierende Wirkung wirkt Herbstkirsche gut zur Reduktion von großen Mengen wässrigen Sekrets.
- Sie hat eine leicht tonisierende Wirkung auf den Verdauungstrakt.

Dosierung
Standard

Unbedenkliche Dosis
20 Tropfen Tinktur

Kontraindikationen
Keine

Anmerkungen
Herbstkirsche wird am besten als Sirup verabreicht, der einen angenehmen Geschmack hat.

Rhamnus cathartica

Deutsche Bezeichnung: Gemeiner Kreuzdorn

Verwendete Pflanzenteile
Beeren

Wirkung und Indikationen
Gemeiner Kreuzdorn ist eine europäische Pflanze. Sie wirkt ähnlich wie amerikanischer Faulbaum *(Rhamnus purshiana),* nur etwas milder und ist daher für Kinder besonders gut geeignet.

Dosierung
Geringe Dosen (5–20 Tropfen Tinktur pro Tag). Die Dosis sollte individuell angepasst werden. In der Regel kann sie mit der Zeit schrittweise verringert werden.

Unbedenkliche Dosis
5 ml Tinktur. Es sollte nicht mehr verabreicht werden, als zum Auslösen einer Defäkation nötig ist.

Kontraindikationen
Keine

Rhamnus purshiana

Deutsche Bezeichnung: Amerikanischer Faulbaum

Verwendete Pflanzenteile
Rinde

Wirkung
- Abführend
- Tonisiert die Verdauung

Indikationen
- Amerikanischer Faulbaum wird heute hauptsächlich in geringen Dosen als mildes Abführmittel verwendet.
- Geringe Dosen über einen längeren Zeitraum stärken die Darmmuskulatur und fördern regelmäßige Stuhlgänge.

Dosierung
Geringe Dosen (5–20 Tropfen Tinktur pro Tag). Die Dosis sollte individuell angepasst werden. In der Regel kann sie mit der Zeit schrittweise verringert werden.

Unbedenkliche Dosis
5 ml Tinktur. Es sollte nicht mehr verabreicht werden, als zum Auslösen einer Defäkation nötig ist.

Kontraindikationen
Diarrhö

Warnhinweise
Die unbedenkliche Dosis ist sicher, solange noch Obstipation vorhanden ist. Sobald der Darm beginnt, sich regelmäßig zu entleeren, darf die Dosis nicht weiter gesteigert werden. Hohe Dosen (das Zwanzigfache der Standard-Dosis) sind sehr starkes Abführmittel.

Rumex crispus

Deutsche Bezeichnung: Krauser Ampfer

Verwendete Pflanzenteile
Wurzel

Wirkung
- Abführend, stimuliert den Gallenfluss
- Umstimmungsmittel bei Lymphstau
- Regt die Verdauung an
- Appetit steigernd

Indikationen
- Krauser Ampfer kann als Abfuhrmittel genutzt werden, da er die Verdauung und den Gallenfluss anregt.
- Oft wird er bei Stagnations-Zuständen eingesetzt. Zur Auflösung von Blockaden und Reinigung des Blut- und Lymphsystems wird er mit anderen Kräutern kombiniert. Krauser Ampfer hat eine gute Wirkung bei vielen Hautbeschwerden und Ekzemen.
- Da krauser Ampfer sanft die Verdauung anregt, verbessert er auch den Appetit und die Nahrungsresorption. Er eignet sich daher besonders gut für blasse, schwache Kinder mit schlechtem Appetit.

Dosierung
Standard. Die Arznei muss vermutlich gesüßt werden. Melasse ist besonders gut geeignet, da sie gleichzeitig tonisierend wirkt.

Unbedenkliche Dosis
Standard. Es sollte nicht mehr verabreicht werden, als zum Auslösen einer Defäkation nötig ist.

Kontraindikationen
Keine

Salvia sclarea

Deutsche Bezeichnung: Muskateller-Salbei

Verwendete Pflanzenteile
Ätherisches Öl

Wirkung
- Tonisierend
- Entspannend, v. a. auf die Muskulatur

Indikationen
- Muskateller-Salbei kommt vor allem in der Rekonvaleszenzphase nach fiebrigen Erkrankungen zum Einsatz.
- Er wird auch bei Spannungszuständen und Stress angewendet, sowie zur Verminderung von Krämpfen im Bereich der Atemwege und des Verdauungstrakt.

Dosierung
Standard für ätherische Öle

Unbedenkliche Dosis
Standard für ätherische Öle

Kontraindikationen
Nur äußerlich anwenden, nicht oral einnehmen!

Sambucus nigra

Deutsche Bezeichnung: Schwarzer Holunder

Verwendete Pflanzenteile
Blüten

Wirkung
- Schweißtreibend bei Fieber
- Kühlend
- Vertreibt Schleim aus den Lungen

Indikationen
- Im Frühstadium der Grippe wirken Holunderblüten schweißtreibend, v.a. wenn sie mit Pfefferminze *(Mentha piperita)* kombiniert werden. Beide können bequem als Sirup verabreicht werden.
- Besonders bei Fieber vom Hitze-Typ, bei dem das Kind gerötet und ruhelos ist, wirkt Holunder sehr günstig. An sehr heißen Tagen, an denen viele Menschen reizbar sind, ist Holunder angenehm erfrischend.
- Holunder wirkt schleimlösend auf die oberen Atemwege, bevor der Husten sich tiefer in der Lunge festgesetzt hat. Er wird zur Therapie von Sinusitis und Husten eingesetzt.

Dosierung
Standard

Unbedenkliche Dosis
Standard

Kontraindikationen
Keine für Blüten oder Beeren

Anmerkungen
Wir nennen hier nur eine der vielen Anwendungsmöglichkeiten dieser Pflanze. Sowohl Beeren, als auch Blätter und Rinde werden ebenfalls therapeutisch verwendet.

Sanguinaria canadensis

Deutsche Bezeichnung: Kanadische Blutwurz

Verwendete Pflanzenteile
Wurzel

Wirkung
- Lindert rauen Husten
- Vertreibt Schleim aus den Lungen
- Wärmend

Indikationen
- Kanadische Blutwurz wirkt bronchiodilatatorisch und wird daher bei rauem Husten, wie z.B. bei Krupp, Keuchhusten, Bronchitis oder Asthma verordnet.
- Fördert Abhusten von Schleim aus der Lunge.
- Die Pflanze hat wärmende Eigenschaften, daher eignet sie sich gut zur Behandlung von Kälte-Zuständen, vor allem der Lungen. Da sie keine tonisierende Wirkung hat, eignet sie sich nur für starke Kinder.

Dosierung
Die Hälfte der Standard-Dosis

Unbedenkliche Dosis
Das Zweifache der therapeutischen Dosis

Kontraindikationen
Keine

Warnhinweise
In höheren Dosen verursacht Blutwurz Erbrechen und Diarrhö.

Santalum album

Deutsche Bezeichnung: Sandelholzbaum

Verwendete Pflanzenteile
Ätherisches Öl

Wirkung und Indikationen
- Sandelholz wird bei Kindern bei persistierendem trockenem Reizhusten eingesetzt.
- Es hat eine leichte antiseptische Wirkung und kann als Massageöl verwendet oder inhaliert werden, um den Hustenreiz zu lindern.

Dosierung
Standard für ätherische Öle

Unbedenkliche Dosis
Standard für ätherische Öle

Kontraindikationen
Nur äußerlich anwenden, nicht oral einnehmen!

Schisandra sinensis

Deutsche Bezeichnung: Schisandra

Verwendete Pflanzenteile
Früchte

Wirkung
- Tonisierend
- Adstringierend
- Beruhigend

Indikationen
Schisandra wird bei Kindern nur selten bei sehr schwachen, entkräfteten Kindern mit zartem Knochenbau eingesetzt. In Kombination mit anderen Pflanzen kann es auch bei Schlafstörungen, Energiemangel oder Asthma verwendet werden.

Dosierung
Standard

Unbedenkliche Dosis
Standard

Kontraindikationen
Keine

Scrophularia nodosa

Deutsche Bezeichnung: Knotige Braunwurz

Verwendete Pflanzenteile
Ganze Pflanze

Wirkung
- Umstimmungsmittel bei Lymphstau
- Leicht diuretisch
- Leicht abführend
- Stimulierend

Indikationen
- Knotige Braunwurz wird bei Hauterkrankungen verordnet, vor allem, wenn sie von geschwollenen Lymphknoten und einem trägen Lymphkreislauf begleitet werden.
- Sie kann bei Echomustern die Stillingie *(Stillingia sylvatica)* ersetzen.

Dosierung
Standard

Unbedenkliche Dosis
Standard

Kontraindikationen
Keine

Stillinga sylvatica

Deutsche Bezeichnung: Stillingie

Verwendete Pflanzenteile
Wurzel

Wirkung
- Löst Blockaden im Lymphsystem
- Umstimmungsmittel bei Lymphstau
- Mild stimulierend auf den ganzen Körper
- Entspannend bei Muskelkrämpfen

Indikationen
- Stillingie ist eine der wichtigsten Pflanzen bei Echomustern, um zähen Schleim zu verflüssigen und Blockaden im Lymphsystem zu beseitigen. Sie wird daher häufig bei chronischer Bronchitis eingesetzt, wenn das Kind ausreichend Energie hat und ein Großteil des Schleims bereits ausgeleitet wurde.
- Sie spielt eine wichtige Rolle bei der Behandlung von chronisch nässenden Hautproblemen.
- Die leicht stimulierende Wirkung kann bei Schwäche oder Trägheit genutzt werden.
- Stillingie hat milde muskelrelaxierende Eigenschaften. Durch die gleichzeitige schleimlösende Wirkung eignet sie sich sehr gut zur Behandlung von Wachstumsschmerzen.

Dosierung
Die Standard-Dosis sollte nicht überschritten werden.

Unbedenkliche Dosis
1,5 ml Tinktur. Höhere Dosen können Erbrechen und Diarrhö verursachen.

Kontraindikationen
Keine

Styrax benzoides

Deutsche Bezeichnung: Benzoë-Storaxbaum

Verwendete Pflanzenteile
Ätherisches Öl

Wirkung und Indikationen
- Das Öl wirkt schleimlösend und beruhigend.
- Es hat wärmende Eigenschaften und kommt daher bei Husten und Bauchschmerzen vom Kälte-Typ zum Einsatz.
- Seine positive Wirkung besteht darin, dass es das Kind zwar einerseits beruhigt, andererseits aber Körper und Verdauung anregt.

Dosierung
Standard für ätherische Öle

Unbedenkliche Dosis
Standard für ätherische Öle

Kontraindikationen
Nur äußerlich anwenden, nicht oral einnehmen!

Taraxacum officinalis

Deutsche Bezeichnung: Löwenzahn

Verwendete Pflanzenteile
Wurzel

Wirkung
- Regt die Verdauung an
- Diuretisch
- Leicht abführend

Indikationen
- Löwenzahn hat eine sehr stark verdauungsanregende Wirkung. Schwache Patienten mit einer trägen Verdauung verspüren nach der Einnahme oft einen regelrechten Energieschub.
- Als starkes Diuretikum hilft Löwenzahn, Flüssigkeitsansammlungen bei gestörtem Flüssigkeitshaushalt zu beseitigen. Er kann als Tonikum verwendet werden, wirkt aber eigentlich eher aufgrund der Verdauungsförderung und der Steigerung der Flüssigkeitsausscheidung.
- Der abführende Effekt kommt vor allem bei schwachen Kindern zum Tragen. Löwenzahn kann auch bei Diarrhö aufgrund von Energiemangel eingesetzt werden.

Dosierung
Standard

Unbedenkliche Dosis
Standard

Kontraindikationen
Keine

Thymus vulgaris

Deutsche Bezeichnung: Thymian

Verwendete Pflanzenteile
Blätter, blühende Teile

Wirkung
- Lindert krampfartigen Husten, wirkt schleimlösend
- Wärmt Lungen und Verdauungstrakt
- Tonisierend
- Stärkt den Rachen
- Antiseptisch
- Krampflösend
- Adstringierend
- Bekämpft Darmparasiten

Indikationen
- Thymian ist ein bewährtes Mittel bei Keuchhusten und Bestandteil vieler Hustensäfte, da es krampflösend wirkt und das Abhusten von Schleim erleichtert.
- Durch die wärmende Wirkung auf die Lungen

kommt er vor allem bei Husten vom Kälte-Typ zum Einsatz. Auch der Verdauungstrakt wird erwärmt. So werden die Heilung des Hustens zusätzlich unterstützt, aber auch Verdauungsstörungen und Diarrhö gelindert.

- Wenn man den Tee länger als 15 Minuten ziehen lässt, schmeckt er zwar bitter, wirkt aber noch stärker tonisierend auf die Verdauung.
- Thymiantee wirkt sehr gut gegen Halsschmerzen bei Laryngitis oder Tonsillitis. Gurgeln ist noch sinnvoller.
- Da Thymian viele flüchtige Öle mit antiseptischer Wirkung enthält, kann er bei bakteriellen Infekten der Atemwege erfolgreich eingesetzt werden.
- Das ätherische Öl kann als Bestandteil eines Massageöls Wachstumsschmerzen lindern.
- Als adstringierendes Mittel wird Thymian auch bei Bettnässen verordnet.
- In Kombination mit anderen Kräutern kann es bei der Therapie von Würmern verwendet werden.

Dosierung
Für Kinder: Tee aus ½–1 TL (3–5 g) der getrockneten Pflanze auf 1 Tasse kochendes Wasser. Mit Honig süßen. Für Säuglinge als Badezusatz verwenden.

Unbedenkliche Dosis
Standard

Kontraindikationen
Keine

Anmerkungen
Das ätherische Öl wirkt ähnlich, kann aber als flüchtiges Öl inhaliert werden und bei Schleim-Zuständen eine schnellere Wirkung auf die Lungen ausüben.

Tilia europaea

Deutsche Bezeichnung: Lindenblüten

Verwendete Pflanzenteile
Blüten

Wirkung
- Beruhigt die Nerven
- Krampflösend
- Beruhigt einen nervösen Magen
- Schweißtreibend bei Fieber

Indikationen
- Lindenblüten sind ein vielseitig verwendbares Beruhigungsmittel, das als Tee in ganz Europa beliebt ist. Sie stärken die Nerven und beruhigen den Magen und werden zur Therapie von Kopfschmerzen, Schlafstörungen, allgemeiner Unruhe und Reizbarkeit vor allem bei empfindlichen Kindern eingesetzt.
- Die gleichzeitig schweißtreibende Wirkung macht sie zu einem guten Mittel für leidende, ängstliche Kinder mit Fieber vom Hitze-Typ.

Dosierung
Standard

Unbedenkliche Dosis
Standard

Kontraindikationen
Keine

Trifolium pratensis

Deutsche Bezeichnung: Rotklee

Verwendete Pflanzenteile
Blüten

Wirkung
- Umstimmungsmittel bei Lymphstau
- Vertreibt Schleim aus den Lungen
- Krampflösend

Indikationen
- Rotklee wird hauptsächlich bei Hauterkrankungen verwendet.
- Nebenindikationen sind Halsschmerzen, Husten und Keuchhusten.

Dosierung
Standard

Unbedenkliche Dosis
Standard

Kontraindikationen
Keine

Tussilago farfara

Deutsche Bezeichnung: Huflattich

Verwendete Pflanzenteile
Ganze Pflanze

Wirkung
- Vertreibt Schleim aus den Lungen
- Entzündungshemmend
- Tonisiert die Lungen

Indikationen
- Der Name Tussilago bedeutet übersetzt „Hustenaustreiber". Die Pflanze ist Mittel der Wahl bei fast allen Arten von Husten, da sie eine gute schleimlösende Wirkung hat. Gleichzeitig unterstützt sie das Abhusten und wirkt krampflösend. Sie hilft daher besonders gut gegen rauen, trockenen Reizhusten.
- Der tonisierende Effekt auf die Lungen macht Huflattich zum geeigneten Langzeitmittel bei Asthma. Er kann auch schwachen Kindern gegeben werden, da er gleichzeitig die Bronchien beruhigt. Oft wird er mit Andorn *(Marrubium vulgaris)* und Süßholz *(Glycyrrhiza glabra)* kombiniert.

Dosierung
Standard

Unbedenkliche Dosis
Standard

Kontraindikationen
Keine

Urtica dioica

Deutsche Bezeichnung: Brennnessel

Verwendete Pflanzenteile
Alle oberirdisch wachsenden Pflanzenteile

Wirkung
- Umstimmungsmittel bei Lymphstau
- Adstringierend
- Diuretisch
- Kreislaufanregend

Indikationen
- Brennnesseln wirken sehr gut bei der Behandlung vieler Hautkrankheiten, vor allem von Ekzemen und Juckreiz.
- Bei Nasenbluten und blutenden Wunden können Brennnesseln blutstillend wirken.
- Brennnesseln fördern die Ausscheidung von Giftstoffen über den Urin und haben so eine reinigende Funktion.
- Sie werden im Frühling als Tonikum eingesetzt, um den Körper zu stärken. Sie enthalten viele Mineralstoffe, inklusive Eisen, und stimulieren den Kreislauf.

Dosierung
Standard

Unbedenkliche Dosis
Standard

Kontraindikationen
Keine

Valeriana officinalis

Deutsche Bezeichnung: Baldrian

Verwendete Pflanzenteile
Wurzel

Wirkung
- Beruhigt die Nerven
- Unterstützt die Verdauung
- Krampflösend

Indikationen

- Baldrian ist ein bekanntes Beruhigungsmittel. Es entspannt, ohne zu ermüden. Bei vielen Patienten ruft die Entspannung sogar ein Gefühl neuer Kraft und Gedankenklarheit hervor. Baldrian wird bei Beschwerden aufgrund von Anspannung und Angst, wie z.B. Schlaflosigkeit, Spannungskopfschmerzen oder Migräne, eingenommen.
- Die Pflanze regt die Verdauung an und kann Blähungen lindern, vor allem, wenn sie von Anspannung, Angst und unterdrückten Gefühlen begleitet werden.
- Die krampflösende Wirkung betrifft den ganzen Körper. Sie kann auch bei Fieberkrämpfen und Bauchschmerzen bei Säuglingen genutzt werden.

Dosierung

Standard

Unbedenkliche Dosis

Standard

Kontraindikationen

Keine

Warnhinweise

In üblichen Dosierungen ist Baldrian unbedenklich. Bei Überdosierung kann er jedoch Palpitationen und Agitation hervorrufen. Nach erstmaliger Einnahme fühlen sich gestresste Patienten, in der Regel Erwachsene, am nächsten Morgen oft wie benommen. Dies liegt nicht an einem narkotisierenden Effekt des Baldrians, sondern vielmehr an der ungewohnten plötzlichen Entspannung.

Verbascum thapsus

Deutsche Bezeichnung: Kleinblütige Königskerze

Verwendete Pflanzenteile

Getrocknete Blätter und Blüten

Wirkung

- Vertreibt Schleim aus der Lunge
- Befeuchtet und wirkt leicht entspannend
- Kühlt entzündete Schleimhäute

Indikationen

- Die Pflanze kann bei fast allen Arten von Atemwegsbeschwerden hilfreich sein. Sie löst Schleim und beruhigt gereizte Schleimhäute.
- Gerade zur Behandlung von hartem, trockenem Husten eignet sich die Königskerze sehr gut.
- Bei Bronchitis wirkt sie kühlend und entzündungshemmend.

Dosierung

Standard

Unbedenkliche Dosis

Standard

Kontraindikationen

Keine

Warnhinweise

Bei Verwendung der Blätter sollte man die kleinen Härchen auf der Unterseite der Blätter entfernen, da sie reizen können.

Anmerkungen

Das Öl wird bei Ohrenschmerzen angewendet.

Veronicastrum virginica

☞ Leptandra virginica

Viola odorata

Deutsche Bezeichnung: Wohlriechendes Veilchen

Verwendete Pflanzenteile

Blätter, Blüten

Wirkung

- Vertreibt Schleim aus den Lungen
- Kühlt
- Umstimmungsmittel bei Lymphstau

Indikationen

- Veilchen ist gut geeignet zur Behandlung von Husten und Bronchitis, wenn man gleichzeitig einen kühlenden, beruhigenden Effekt auf die Lungen sucht.
- Auch bei Ekzemen und Echomustern wird Veilchen häufig eingesetzt.

Dosierung

Standard

Unbedenkliche Dosis

Standard

Kontraindikationen

Keine

Xanthoxylum americanum

Deutsche Bezeichnung: Gelbholz

Verwendete Pflanzenteile

Rinde der Wurzel

Wirkung

- Kreislaufanregend
- Tonisiert den Verdauungstrakt
- Schweißtreibend bei Fieber

Indikationen

- Gelbholz wird hauptsächlich zur Anregung der Durchblutung der Extremitäten verwendet, um Krämpfe zu reduzieren und kalte Hände und Füße zu wärmen.
- Es stimuliert den Magen und kann bei Kindern mit schwacher Verdauung, geblähtem Abdomen, blasser Gesichtsfarbe und Lethargie eingesetzt werden.
- Bei Fieber kann Gelbholz ein fröstelndes Kind wärmen. Es kann die Rekonvaleszenz unterstützen, wenn ein Kind in der Endphase einer Erkrankung geschwächt ist.

Dosierung

Standard

Unbedenkliche Dosis

Standard

Kontraindikationen

Nicht geeignet für Kinder vom Hitze-Typ, da es die Hitze weiter verstärkt.

Zingiber officinalis

Deutsche Bezeichnung: Ingwer

Verwendete Pflanzenteile

Frische Wurzel, ätherisches Öl

Wirkung

- Wärmt den Körper
- Regt die Verdauung an
- Schweißtreibend bei Fieber
- Vertreibt Schleim aus den Lungen

Indikationen

- Ingwer wird bei Kälte- und Schwäche-Zuständen bei Kindern und alten Menschen angewendet, vor allem, wenn die Verdauung schwach ist. Er ist wärmend und beruhigend und hilft Kindern vom Kälte-Typ, kalte Nahrung besser zu vertragen. Er fördert die Verdauung und wirkt gegen Bauchschmerzen, Völlegefühl, Blähungen und Übelkeit.
- Die schweißtreibende Wirkung wird bei Fieber ausgenutzt.
- Auch bei Husten mit Kälte und Feuchtigkeit kann Ingwer eingesetzt werden, da er gleichzeitig schleimlösend wirkt. Für diese Indikation kann man ihn mit Zitronensaft und Honig (bei Kindern über einem Jahr) kombinieren.

Dosierung

Standard. Bei kleinen Kindern fügt man am besten ein bisschen frische Wurzel der Nahrung bei. Bei Säuglingen kann man die Wurzel in der Milch ziehen lassen oder gerieben der Babynahrung untermischen.

Unbedenkliche Dosis

Standard. Man sollte die Dosis, die zur Erwärmung benötigt wird, nicht überschreiten.

Kontraindikationen

Keine

Warnhinweise

Höhere Dosen (das Zehnfache der Standard-Dosis) über einen langen Zeitraum gegeben können Entzündungen und Schwäche verursachen. Nicht anwenden bei Kindern vom Hitze-Typ, da sich hier die Symptomatik verschlimmern kann.

Anmerkungen

Wenn ein Kind die Einnahme verweigert, kann kam einige Tropfen des ätherischen Öls ins Badewasser geben. Das Öl hat ähnliche Wirkungen wie die Wurzel.

9.3 Homöopathie

Die Homöopathie hat sich im 18. Jahrhundert aus der Kräutertherapie entwickelt. Als Reaktion auf den zunehmenden Gebrauch von Giften in der Medizin begann der berühmte Begründer der Homöopathie, Dr. Samuel Hahnemann, immer kleinere Dosen einzusetzen. Mit der Zeit fand er heraus, dass man selbst Präparate verwenden konnte, die pro Tablette weniger als ein Molekül des ursprünglichen Giftes enthielten. Zu seinem Erstaunen stellte er fest, dass diese Zubereitungen unter bestimmten Umständen genauso gut wirkten wie jedes andere Medikament, gleichzeitig aber keine Gefahr mehr bestand, den Patienten zu vergiften. Menschen, die nicht an das Konzept der Energie glauben und der Ansicht sind, dass einzig die stoffliche Welt existiert, halten seine Entdeckung auch heute noch für einen Irrglauben, obwohl die Homöopathie seit 200 Jahren erfolgreich eingesetzt wird und einige Studien eine Wirkung nachweisen konnten.

Grundlage der Verschreibung

Homöopathische Arzneien werden nach anderen Regeln verschrieben als herkömmliche Medikamente. Sie basieren auf dem Prinzip „Gleiches mit Gleichem heilen". Das geeignete Mittel wird ausgewählt anhand der Symptomkonstellation des Patienten. Man vergleicht die Symptome mit den unterschiedlichen homöopathischen „Arzneimittelbildern", d.h. einer Sammlung von Symptomen, die typischerweise auftreten, wenn das Gift in hohen Dosen verabreicht wird. Man wählt dabei das Arzneimittel, dessen Bild am besten zu den individuellen Symptomen des Kindes passt.*

Herstellung der Arzneien

Die homöopathischen Arzneimittel werden in Verdünnungsreihen hergestellt. Typischerweise wird eine Tinktur zunächst 1 : 10 verdünnt und kräftig geschüttelt. Man spricht hier von Potenzierung. Dieser Prozess wird viele Male wiederholt. Bei sechs Wiederholungen spricht man von einer D6 Potenz. Das D bedeutet dabei, dass jeweils 1 : 10 verdünnt wurde, die 6 gibt die Anzahl der Wiederholungen an. Verdünnt man in jedem Schritt um den Faktor 1 : 100, so erhält man C-Potenzen. Eine C30 Zubereitung bedeutet beispielsweise, dass 30-mal mit dem Faktor 1 : 100 verdünnt wurde.

Kombination von Mitteln

Die Meinungen darüber, ob man unterschiedliche homöopathische Mittel kombinieren soll oder nicht, gehen stark auseinander. Einige Schulen glauben, dass immer nur ein Mittel gegeben werden darf, andere haben wirksame Wege gefunden, wie sich die Arzneien kombinieren lassen. Eine häufige Kombination für Kinder ist z.B. bekannt als ABC-Kombination. Sie enthält Aconitum, Belladonna und Chamomilla und wird bei Fieber eingesetzt.

---

* Für die Zwecke dieses Buches wird die Homöopathie sehr vereinfacht dargestellt. In Wirklichkeit gibt es viele unterschiedliche Schulen innerhalb der Homöopathie, und jede betont andere Aspekte des Patienten. Einige konzentrieren sich beispielsweise auf die Konstitution des Kindes, andere auf emotionale Reaktionen, wieder andere auf erbliche Dispositionen.

Wichtige homöopathische Arzneimittel

Dies ist kein Homöopathie-Lehrbuch, daher haben wir nur einige wichtige Mittel ausgewählt, die sich in der Behandlung von Kindern sehr bewährt haben. Für Einzelheiten verweisen wir auf weiterführende Literatur. Hier sollen nur die verkürzten Arzneimittelbilder folgender Mittel kurz dargestellt werden:

- Aconitum
- Arnika
- Arsenicum album
- Belladonna
- Chamomilla
- Gelsemium
- Mercurius solubilis

Aconitum

Plötzliches Fieber, Angst, Schock, enge Pupillen, Frösteln, weißes Gesicht, kalt, wenig oder kein Schwitzen.
Gemäß unserer Klassifikation entspricht dieses Arzneimittelbild ungefähr einem starken Kälte-Zustand.

Arnika

Wird hauptsächlich bei einem Trauma eingesetzt, wie z. B. bei Gehirnerschütterungen, Wunden und sonstigen Verletzungen. Wenn das Kind so schwer verletzt ist, dass es stationär behandelt werden muss, kann Arnika noch auf dem Weg ins Krankenhaus verabreicht werden. Wenn eine chirurgische Intervention nötig ist, kann das Mittel vor und nach der OP gegeben werden, um die Heilung zu unterstützen. In hohen Potenzen lindert Arnika chronische Schockzustände.

Arsenicum album

Arsenicum album ist Mittel der Wahl bei Diarrhö und Lebensmittelvergiftung; weitere Symptome: brennende Schmerzen in Rachen, Magen, Rektum und Anus; Diarrhö mit krampfartigen Schmerzen; Angstzustände, Erschöpfung. Es wird auch als tonisierendes Mittel nach Krankheiten eingesetzt oder kann bei den ersten Anzeichen einer Erkältung die nötige Energie freisetzen, um einen Ausbruch der Erkrankung zu verhindern.

Belladonna

Länger anhaltendes Fieber, Hitze, rotes Gesicht, kein Schwitzen, deckt sich im Bett aber auf, weite Pupillen, Lichtempfindlichkeit, hämmernde Kopfschmerzen. Das Kind ist sehr ruhelos und fühlt sich nicht wohl (im Gegensatz zu dem Aconitum-Kind, das eher ängstlich ist).
Unserer Klassifikation nach entspricht dieses Arzneimittelbild am ehesten einem starken Hitze-Zustand.

Chamomilla

Eine einzelne gerötete Backe, reizbar, ungeduldig und zornig, geblähtes Abdomen, evtl. Zahnen, Bauchschmerzen, übel riechende Stühle.
Gemäß unserer Klassifikation ähnelt das Bild einem Fieber mit Entwicklung einer Nahrungsstagnation.

Gelsemium

Das Fieber ist nicht so hoch, reichlich wässriges oder schleimiges Sekret, düsterer Blick, rote Gesichtsfarbe. Das Kind wirkt schwer und lethargisch. Während des Fiebers lässt sich das Kind nur schwer trösten, es ist aber eher mürrisch als ängstlich.
Das Arzneimittelbild ähnelt einem Hitze-Feuchtigkeits-Zustand, der im Kapitel Husten (☞ Kapitel 17) näher beschrieben wird.

Mercurius solubilis

Fieber mit speckig-schwitziger Haut. Trotz des starken Schwitzens kühlt das Kind nicht ab, es ist ruhelos und ein wenig ängstlich. Die schleimigen Sekrete sind klebrig und gelblich.

Sulfur

Nahrungsstagnation. Das Mittel kann bei Nahrungsstagnation abwechselnd mit anderen Mitteln gegeben werden. Die Stimmung des Kindes kann helfen, zwischen Sulfur und Chamomilla zu differenzieren: ist das Kind eher brummig und reizbar, so ist Sulfur indiziert, ist das Kind hingegen zorniger, sollte man Chamomilla versuchen.

9.4 Massage

Massage ist eine der ältesten und instinktivsten Therapieformen. Obwohl sie so angenehm ist, ist sie gleichzeitig erstaunlich wirksam. Dies gilt besonders für die chinesischen Massagetechniken, die sich an den Energie-Leitbahnen des Körpers, den Meridianen, orientieren. Massage wird bei der Behandlung einer Vielzahl von Krankheiten eingesetzt und ist in chinesischen Krankenhäusern eine fest etablierte Therapieform. Besonders bei Kindern wird die Massage in China häufig eingesetzt, da sie so sanft ist und sowohl das Kind als auch die Eltern von dem körperlichen Kontakt profitieren.

Bei der Anwendung von ätherischen Ölen ist die Massage besonders angenehm und vor allem für Kinder geeignet, die sehr anhänglich sind. Für ungestüme, wilde, ruhelose Kinder eignet sich die Massage nur bedingt.

Im Westen sind die verschiedenen Massagetechniken relativ unbekannt. Aus diesem Grund möchten wir hier kurz die wichtigsten Techniken vorstellen. Sofern sie nicht zu energisch durchgeführt werden, haben sie keinerlei Nebenwirkungen, können bereits bei Säuglingen angewandt und mit jeder anderen Therapieform, inklusive der schulmedizinischen Therapie, kombiniert werden.

Grundregeln

- Sie und das Kind sollten bei Beginn der Massage so entspannt wie möglich sein. Bei kranken, ruhelosen oder reizbaren Kindern ist dies oft nicht ganz einfach, es lohnt sich jedoch, zu versuchen, das Kind zu beruhigen. Versuchen Sie, das Kind dazu zu bringen, ruhig zu atmen oder führen sie andere Entspannungsübungen durch.
- Wählen Sie wenn möglich eine ruhige, friedliche Umgebung ohne grelle Lichter, laute Musik oder andere Ablenkungen. Der Fernseher sollte ausgeschaltet bleiben.
- Ölen Sie die zu behandelnde Körperregion ein. Fast jedes Öl kann hierzu verwendet werden. Mandelöl ist im Allgemeinen eine gute Wahl. Noch besser wirkt die Massage, wenn man auf die Beschwerden des Kindes abgestimmte ätherische Öle beigibt.
- Massieren Sie sanft, aber fest, achten Sie auf die Reaktion des Kindes und reagieren Sie entsprechend darauf. Sprechen Sie ruhig mit dem Kind. Wenn das Kind unruhig wird, pausieren Sie kurz, warten Sie, bis das Kind sich wieder entspannt hat und massieren Sie dann weiter.
- Stellen Sie sich während der Massage vor, dass Ihren Fingern und Händen heilende Kräfte entströmen, die auf das Kind übergehen. Halten Sie Ihre Handgelenke beweglich und erlauben Sie der Energie, ungehindert durch Ihre Hände zu fließen.
- Stellen Sie sich vor, dass die Massagestriche die Energie des Kindes dorthin leiten, wo Heilung benötigt wird. Versuchen Sie beispielsweise, bei der Wirbelsäulenmassage Hitze-Energie vom Kopf des Kindes wegzuziehen oder beim Abstreichen über das Sakrum die Darmbewegungen anzuregen.
- Wenn Sie Ihr eigenes Kind behandeln, zählen Sie mit, wie oft Sie die einzelnen Striche wiederholen und beobachten Sie, wie lange Sie insgesamt massieren. Eine gute Behandlung dauert 10–20 Minuten.

Häufigkeit

Wie oft die Massage durchgeführt wird, hängt von der Situation ab. Meist entspricht die Frequenz der Massagen ungefähr der Frequenz, mit der man auch Kräuter verabreichen würde. Bei einem Kind mit akuten Beschwerden, wie z. B. Fieber, ist es hilfreich, alle 2 h eine Massage durchzuführen. Bei Kindern mit chronischem Husten hingegen reichen zwei bis drei Behandlungen pro Tag aus.

Reaktion auf die Massage

Die Reaktion auf die Massage ist unterschiedlich und hängt zum einen von der Person ab, die massiert und zum anderen von der Person, die die Massage empfängt. Manche Menschen haben ein natürliches Talent für eine heilende Massage und manche Kinder sind besonders empfänglich für diese Therapieform. Bei dieser günstigen Kombination wirkt die Massage fast augenblicklich. Häufiger ist es jedoch so, dass die Energie sich deutlich erst nach 15–20 Minuten verändert, so dass erst dann die Heilung beginnen kann.

Individuelle Massagetechniken

Hier möchten wir eine kurze Übersicht über alle im Buch verwendeten Massagetechniken geben. Sie sind anatomisch von Kopf bis Fuß geordnet, beginnend mit Techniken an Kopf und Gesicht, dann Brust und Rücken, Arme und Hände und schließlich Beine und Füße.

Querstriche auf der Stirn (☞ Abb. 9-1)

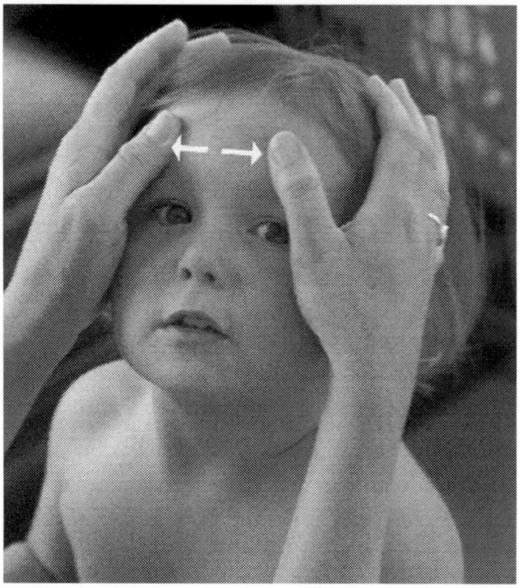

Abb. 9-1

Technik

- Halten Sie das Gesicht des Kindes mit beiden Händen so, dass es Sie anschaut.
- Streichen Sie mit den Daumen sanft von der Mitte nach außen über die Stirn.
- Wiederholen Sie den Strich 50-mal.

Indikationen

Fieber, Kopfschmerzen

Anmerkungen

Dieser Strich ist besonders dann indiziert, wenn das Kind Kopfschmerzen und einen heißen Kopf hat. Manchmal werden die Kopfschmerzen schon nach einigen sanften Strichen gelindert.

Abwärtsstriche auf der Stirn (☞ Kapitel 25, Abb. 25-1)

Technik

- Halten Sie das Gesicht des Kindes mit beiden Händen so, dass es Sie anschaut.
- Streichen Sie auf der Stirn des Kindes sanft abwechselnd mit den Daumen vom Haaransatz bis hinunter zur Nasenwurzel.
- Die Frequenz sollte bei ein bis zwei Strichen pro Sekunde liegen.

Indikationen

Schlafstörungen

Anmerkungen

Dies ist eine traditionelle persische Massage für Babys. Die Haut wird dazu normalerweise mit Sesamöl eingeölt.

Aufwärtsstriche auf der Stirn (☞ Abb. 9-2)

Technik

- Halten Sie das Gesicht des Kindes mit beiden Händen so, dass es Sie anschaut.
- Streichen Sie abwechselnd mit beiden Daumen von der Nasenwurzel aufwärts zum Haaransatz.
- Wiederholen Sie den Strich 50-mal.

Indikationen

Fieber, Kopfschmerzen

Anmerkungen

Die Wirkungen dieser Technik sind ähnlich wie die der vorherigen. Sie wirkt besonders gut bei hohem Fieber, wenn man die Energie vom Kopf wegleiten möchte. Die Massage regt den Energiefluss über den Scheitel hinweg an. Man sollte aus diesem Grund als nächstes den Wirbelsäulenstrich durchführen.

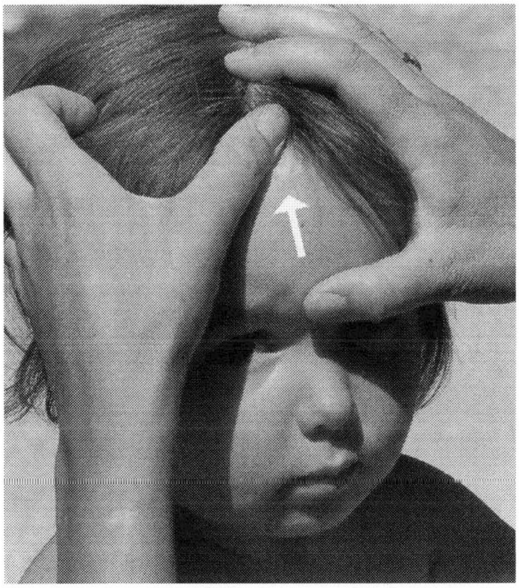

Abb. 9-2

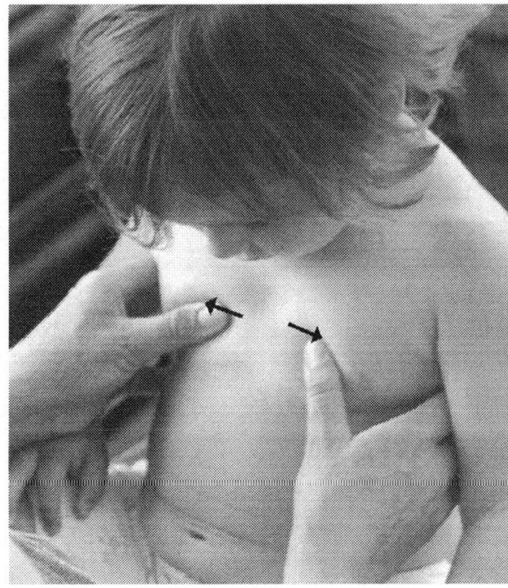

Abb. 9-3

Hinterkopf

Technik

- Massieren Sie mit beiden Daumen oder Daumen und Zeigefinger die Punkte in den Vertiefungen genau unterhalb und seitlich des Hinterhaupthöckers (Protuberantia occipitalis externa, Inion). Die Punkte liegen neben den Muskelansätzen der Nackenmuskulatur und sind oft druckschmerzhaft.
- Drücken Sie diese Punkte mit einer vibrierenden Bewegung mindestens ein bis zwei Minuten lang oder führen Sie auf den Punkten ca. 50-mal eine kreisende Bewegung durch.

Indikationen

Kopfschmerzen, Ermüdung der Augen, Fieber

Anmerkungen

Diese Technik ist etwas schwieriger als die der anderen Striche. Wenn man sie aber korrekt durchführt, kann sie bei Kopfschmerzen im Bereich des Hinterkopfes eine starke Erleichterung bringen.

Brustkorb (☞ Abb. 9-3)

Technik

- Setzen Sie das Kind mit dem Gesicht zu Ihnen auf Ihre Knie und halten Sie es sicher unter den Armen fest.
- Massieren Sie mit Ihren Daumen den Brustkorb zwischen den Brustwarzen sanft von innen nach außen.
- Führen Sie die Striche 3–4 Minuten lang fort.

Indikationen

Husten, Asthma

Anmerkungen

An dieser Stelle sollte sanft massiert werden. Die Wirkung tritt etwas langsamer ein. Bei chronischen Beschwerden stärkt der Strich die Lungen längerfristig, da er ihnen Energie zuführt.

Schulter (☞ Abb. 9-4)

Technik

- Setzen Sie das Kind auf Ihre Knie, entweder mit dem Gesicht oder mit dem Rücken zu Ihnen.
- Suchen Sie den höchsten Punkt der Schulter,

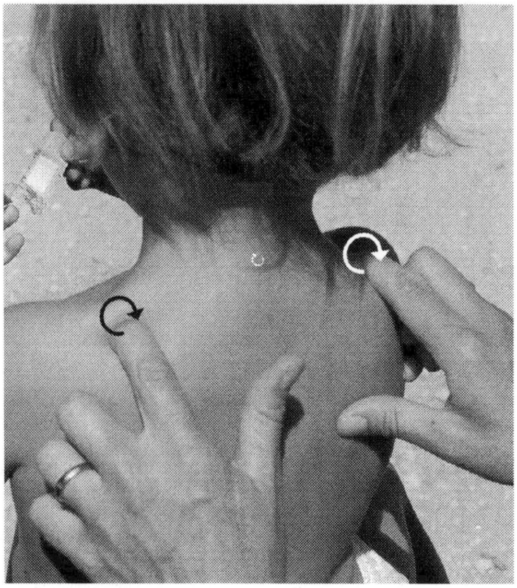

Abb. 9-4

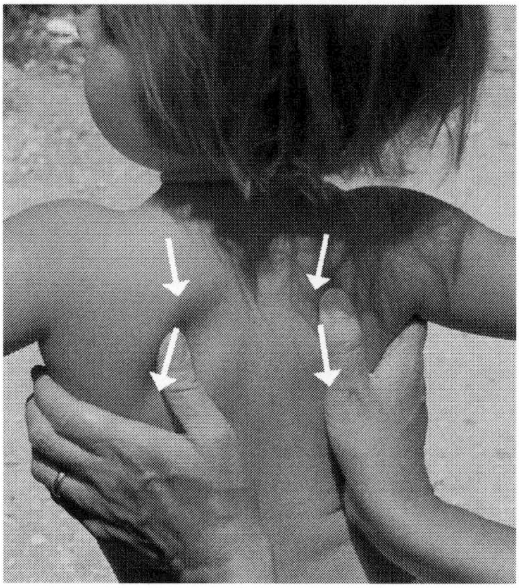

Abb. 9-5

etwa in der Mitte zwischen Schultergelenk und Wirbelsäule.

- Drücken Sie diesen Punkt mit einer vibrierenden Bewegung mindestens eine Minute lang.

Indikationen

Akuter Husten, Asthma

Anmerkungen

Diese Technik kann gelegentlich Asthma-Anfälle verhindern.

Luftröhre (Tiantu)

Technik

- Setzen Sie das Kind aufrecht vor sich (Bei einem Baby: halten Sie es fast vertikal und stützen Sie den Kopf).
- Massieren Sie von hinten mit Ihrem Zeigefinger die Fossa jugularis.
- Drücken Sie diesen Punkt mit einer vibrierenden Bewegung ca. 200-mal.

Indikationen

Husten, keuchende Atmung, Asthma

Schulterblatt (☞ Abb. 9-5)

Technik

- Setzen Sie das Kind mit dem Rücken zu Ihnen auf Ihre Knie und halten Sie es sicher unter den Armen fest.
- Massieren Sie mit Ihren Daumen den Bereich zwischen den Schulterblättern.
- Wenden Sie feste Striche an, beginnend am oberen Ende des Rückens bis herab zur Spitze der Schulterblätter.
- Wiederholen Sie den Strich 50–100-mal.

Indikationen

Husten, Asthma, pfeifendes Atmen, allgemeine Schwäche.

Anmerkungen

Dies ist eine der besten Techniken bei Asthmaanfällen und kann relativ fest ausgeführt werden. Normalerweise beginnt der Brustkorb sich sofort zu weiten. Wird die Massage längerfristig angewandt, kann sie die Lungen stärken.

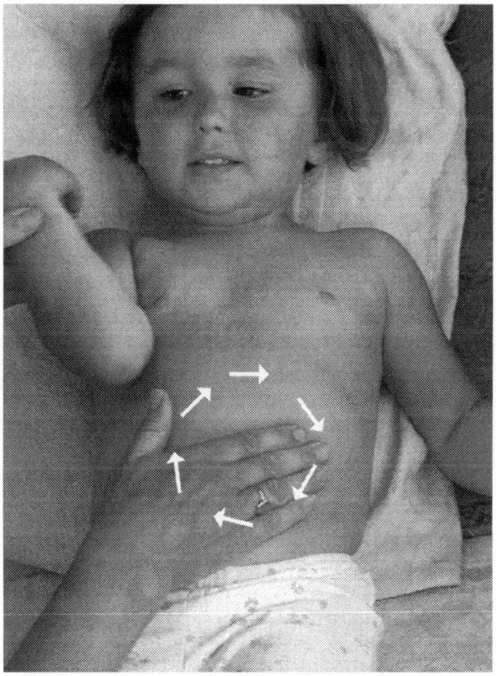

Abb. 9-6

Abdomen (☞ Abb. 9-6)

Technik

- Das Kind sollte entspannt auf dem Rücken liegen.
- Massieren Sie den Bauch mit den Fingerspitzen sanft in großen Kreisen. Bei Obstipation sollten Sie im Uhrzeigersinn streichen, um die Peristaltik des Dickdarms anzuregen. Bei Diarrhö erfolgen die Striche gegen den Uhrzeigersinn, um die Darmpassage zu verlangsamen. Bei allgemeinen Beschwerden sollten Sie nach der Hälfte der Massage die Richtung wechseln.
- Wiederholen Sie den Strich 50–100-mal.

Indikationen

Nahrungsstagnation, Obstipation, Bauchschmerzen, Schlafstörungen aufgrund von schwacher Verdauung, Verdauungsschwäche.

Anmerkungen

Kinder mit schwacher Verdauung mögen diese Massage normalerweise sehr gerne und verspüren dabei ein Gefühl von Wärme im Bereich Ihrer Fingerspitzen. Kinder mit Nahrungsstagnation hingegen können sehr unruhig und zappelig werden und sogar Schmerzen verspüren, wenn die Stagnation beginnt, sich aufzulösen.

Handballen auf dem Oberbauch

Technik

- Das Kind sollte entspannt auf dem Rücken liegen.
- Massieren Sie den Oberbauch zwischen Rippenbogen und Nabel mit Ihrem Handballen.
- Drücken Sie ca. 50-mal sanft.

Indikationen

Völlegefühl, schwache Verdauung, Schlafstörungen aufgrund von schwacher Verdauung, Appetitmangel.

Anmerkungen

Diese Massage hat eine tonisierende Wirkung. Man sollte sehr sanft drücken und sich vorstellen, wie warme Energie durch den Handballen strömt.

Handballen auf dem Unterbauch

Technik

- Das Kind sollte entspannt auf dem Rücken liegen.
- Massieren Sie den Unterbauch unterhalb des Nabels mit Ihrem Handballen.
- Drücken Sie ca. 50-mal sanft.

Indikationen

Völlegefühl, schwache Verdauung, Schlafstörungen aufgrund von schwacher Verdauung, Appetitmangel, allgemeine Schwäche, Bettnässen, Zystitis und andere Harnwegsbeschwerden.

Anmerkungen

Diese Massage hat eine tonisierende Wirkung. Man sollte sehr sanft drücken und sich vorstellen, wie warme Energie durch den Handballen strömt. Die Behandlung des Unterbauches unterstützt die untere Körperhälfte, daher ist sie auch bei Harnwegsbeschwerden indiziert.

Ausgleich der Verdauung (☞ Abb. 9-7)

Technik

- Das Kind sollte entspannt auf dem Rücken liegen.
- Massieren Sie mit Zeige- und Mittelfinger sanft den Punkt in der Mitte zwischen Nabel und Sternumspitze.
- Drücken Sie diesen Punkt mit einer vibrierenden Bewegung 1–2 Minute lang.

Indikationen

Nahrungsstagnation, Völlegefühl, schwache Verdauung, allgemeine Schwäche, Appetitmangel.

Anmerkungen

Die Vibration führt zu einer sanften Stimulation der Verdauung. Für Kinder mit schwacher Verdauung kann dies sehr angenehm sein, Kinder mit Nahrungsstagnation hingegen können es als sehr unangenehm empfinden.

Darm (☞ Abb. 9-8)

Technik

- Das Kind sollte entspannt auf dem Rücken liegen.
- Massieren Sie mit Zeige- und Mittelfinger sanft den Punkt in der Mitte zwischen Nabel und Schambeinfuge.
- Drücken Sie diesen Punkt mit einer vibrierenden Bewegung 1–2 Minute lang.

Indikationen

Allgemeine Schwäche, Harnwegsbeschwerden.

Anmerkungen

Die Vibration führt zu einer sanften Stimulation der Verdauung. Da weiter unten behandelt wird, führt die Massage auch dem Harnwegssystem Energie zu.

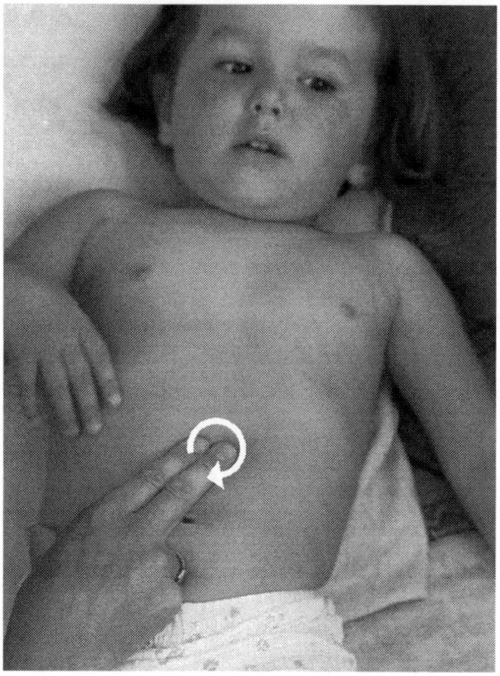

Abb. 9-7

Wirbelsäulenstrich (☞ Abb. 9-9)

Technik

- Das Kind sollte entspannt auf dem Bauch liegen.
- Streichen Sie mit Zeige- und Mittelfinger in 2–3 Sekunden sanft von der Schädelbasis aus die Wirbelsäule entlang bis zum Steißbein.
- Wiederholen Sie den Strich 100-mal.

Indikationen

Fieber, Kopfschmerzen, gerötete, schmerzende Augen

Anmerkungen

Alle genannten Indikationen stehen in Verbindung mit einer Blockade und überschüssiger Energie im Kopf. Die Massage leitet diese überschüssige Energie aus dem Kopf ab und bringt sie zum Zirkulieren. Wenn Sie sich beim Massieren auf diesen Effekt konzentrieren, kann der Strich noch besser wirken.

Dies ist einer der ersten Striche, die man bei Kindern mit Fieber und einem heißen Kopf durchführen sollte.

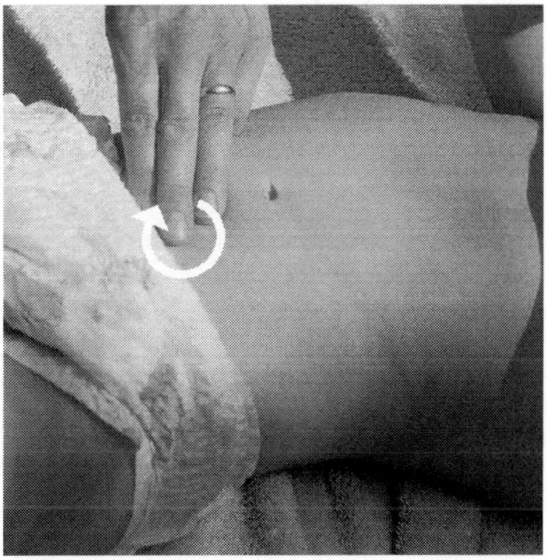

Abb. 9-8

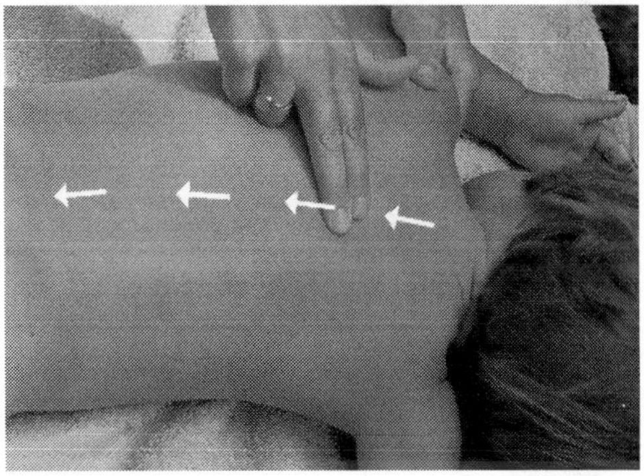

Abb. 9-9

Abwärtsstrich auf dem Sakrum (☞ Abb. 9-10)

Technik

- Das Kind sollte entspannt auf dem Bauch liegen.
- Streichen Sie mit Ihrem Handballen fest entlang des Sakrums abwärts bis hin zum Steißbein.
- Wiederholen Sie den Strich 50–100-mal.

Indikationen

Obstipation

Anmerkungen

Diese Technik sollte relativ fest durchgeführt werden und hat eine starke Abwärtsbewegung der Energie zur Folge. Gerade bei Kindern mit großen Mengen festsitzenden Stuhls kann sie dramatische Effekte haben.

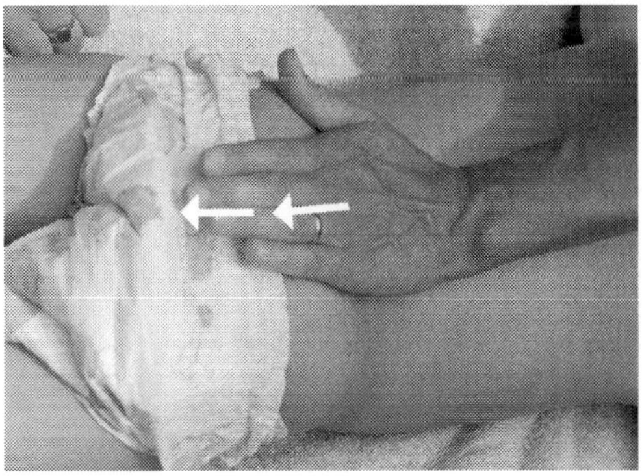

Abb. 9-10

Aufwärtsstrich auf dem Sakrum (☞ Abb. 9-11)

Technik

- Das Kind sollte entspannt auf dem Bauch liegen.
- Streichen Sie mit Ihrem Handballen fest vom Steißbein aus entlang des Sakrums bis oberhalb der Pobacken.
- Wiederholen Sie den Strich 50–100-mal.

Indikationen

Diarrhö

Anmerkungen

Diese Technik kann sowohl bei chronischer als auch bei akuter Diarrhö eingesetzt und mit vielen anderen Therapieformen kombiniert werden.

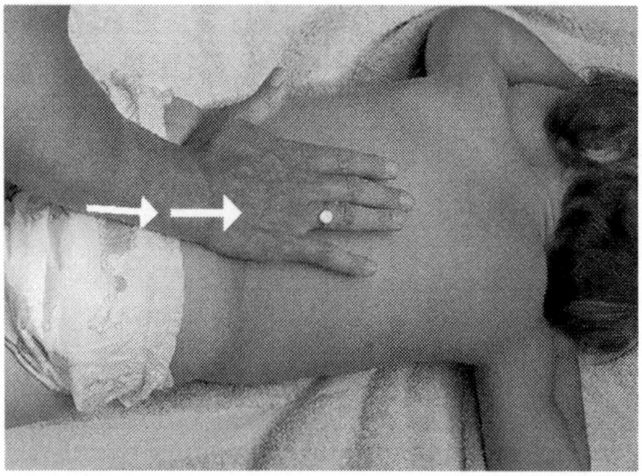

Abb. 9-11

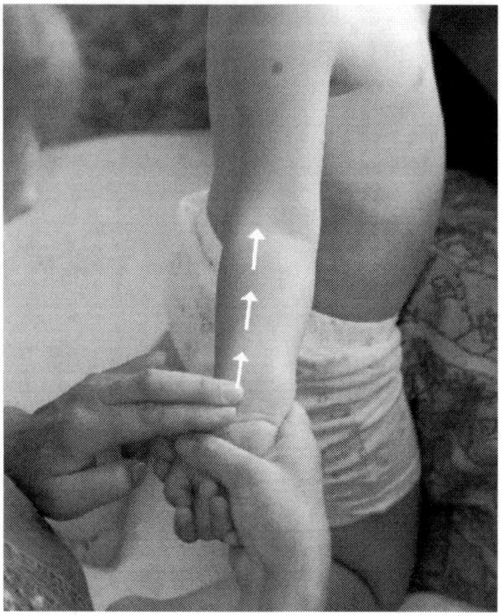

Abb. 9-12

Daumen bis Ellenbogen (☞ Abb. 9-12)

Technik

- Halten Sie die Hand des Kindes in Ihrer linken Hand (wenn Sie Rechtshänder sind) und streichen Sie mit Zeige- und Mittelfinger sanft vom Daumengrundgelenk aus den Unterarm entlang in Richtung Ellenbogeninnenseite.
- Wiederholen Sie den Strich 30–50-mal und wechseln Sie dann zum anderen Arm.

Indikationen

Schwache Verdauung, Frösteln, Diarrhö; besonders effektiv bei Kindern unter drei Jahren.

Anmerkungen

Die starke Wirkung dieser Technik auf den Verdauungstrakt beruht auf dem Energiefluss in den Leitbahnen, da man ja eigentlich weit entfernt von den Verdauungsorganen massiert. Man führt die Massage in Richtung Körperstamm aus, da man Energie in diese Richtung leiten möchte.

Ellenbogen bis kleiner Finger

Technik

- Halten Sie die Hand des Kindes in Ihrer linken Hand (wenn Sie Rechtshänder sind) und streichen Sie mit Zeige- und Mittelfinger sanft von der Ellenbogeninnenseite aus den Unterarm entlang in Richtung kleinem Finger.
- Wiederholen Sie den Strich 30–50-mal und wechseln Sie dann zum anderen Arm.

Indikationen

Fieber, heißer Kopf, Panikzustände; besonders effektiv bei Kindern unter drei Jahren.

Anmerkungen

Auch diese Massage versucht den Energiefluss in den Leitbahnen zu beeinflussen. Man massiert vom Körperstamm weg, um überschüssige Energie aus dem Kopf abzuleiten und Blockaden zu lösen. Dabei wählt man die Außenseite des Armes, da sie mit der Herz-Leitbahn in Verbindung steht. Aus diesem Grunde ist die Technik auch besonders geeignet bei Panikzuständen, die das Herz beeinträchtigen.

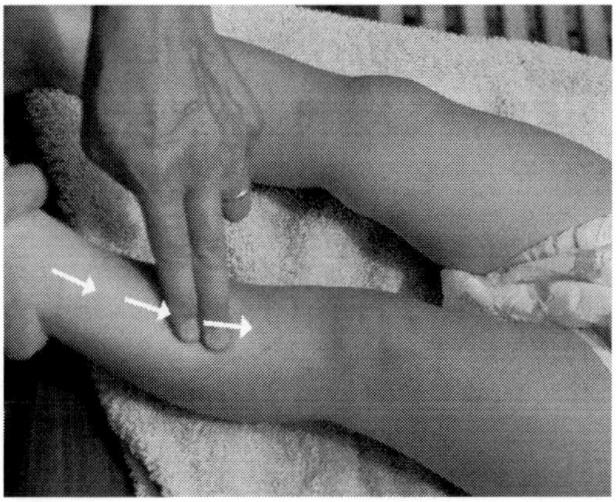

Abb. 9-13

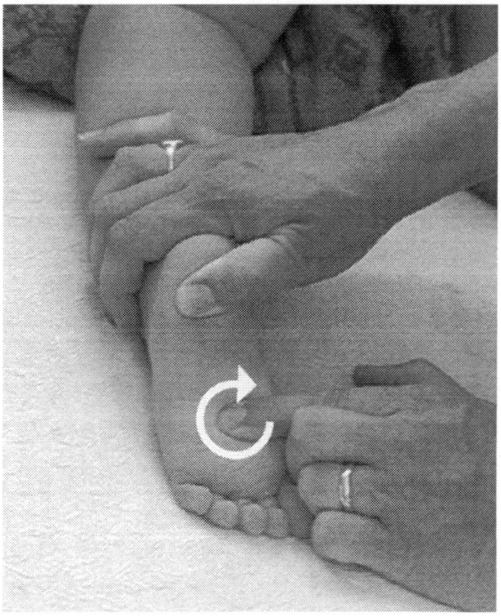

Abb. 9-14

Magenleitbahn (☞ Abb. 9-13)

Technik

- Das Kind sollte entspannt auf dem Rücken liegen.
- Halten Sie das Bein des Kindes in Ihrer linken Hand (wenn Sie Rechtshänder sind) und streichen Sie an der Unterschenkelvorderseite ca. eine Fingerbreite des Kindes lateral des Schienbeins nach oben.
- Wiederholen Sie den Strich ca. 1–3 Minuten lang und wechseln Sie dann zum anderen Bein.

Indikationen

Versdauungsstörungen, Erbrechen, Diarrhö, allgemeine Schwäche.

Anmerkungen

Die Magenleitbahn steht in enger Verbindung mit dem Magen und allen anderen Verdauungsorganen, daher ist diese Technik besonders geeignet für Kinder mit schwacher Verdauung. Auch hier versucht man, der Körpermitte Energie zuzuführen, daher massiert man in Richtung Körperstamm.

Mittelfuß (☞ Abb. 9-14)

Technik

- Das Kind sollte entspannt auf dem Bauch liegen.
- Nehmen Sie den Fuß des Kindes in Ihre linke Hand (wenn Sie Rechtshänder sind) und suchen Sie den Punkt auf der Mittellinie der Fußsohle, auf einem Drittel der Strecke zwischen Zehen und Ferse.
- Massieren Sie diesen Punkt mit Daumen oder Zeigefinger 1–2 Minuten lang und wechseln Sie dann zum anderen Fuß.

Indikationen

Fieber, heißer Kopf, gerötete oder schmerzende Augen, Erbrechen und Diarrhö.

Anmerkungen

Diese Massage versucht Energie aus dem oberen Teil des Körpers abzuleiten, indem sie das Kind „erdet“. Bei überdrehten Kindern hat die Technik eine wunderbar beruhigende Wirkung.

Teil III
Spezielle Therapie

10 Obstipation

Obstipation kann sehr unangenehm sein. Wenn Kinder mehrere Tage in Folge keinen Stuhlgang hatten, werden sie zunehmend schlecht gelaunt und lethargisch. Sie bekommen Bauschmerzen und schlafen schlecht. Obstipation ist eine häufige Begleiterscheinung anderer Krankheiten. Gelegentlich hat die Behandlung der Obstipation jedoch auch einen therapeutischen Effekt auf die Haupterkrankung, so kann beispielsweise gelegentlich das Auflösen der Obstipation bei chronischen Asthma-Patienten ausreichen, um das Asthma zu heilen.

Kräuter oder frei verkäufliche Abführmittel?

Die frei verkäuflichen Abführmittel haben in der Regel eine sehr starke Wirkung. Obwohl sie oft ebenfalls Kräuter enthalten (z.B. Sennesblätter, *Cassia angustifolia*), sind diese meist nicht für Kinder geeignet. Sie sind zwar für den gelegentlichen Gebrauch sehr hilfreich, wenn es beispielsweise darum geht, eine schwere Blockade aufzulösen, eignen sich aber nicht für die Langzeit-Therapie, bei der sanftere Kräuter zur Anwendung kommen sollten.

Was ist Obstipation?

Wir verstehen unter Obstipation eine der beiden folgenden Situationen:

- Der Stuhlgang ist hart und die Defäkation erschwert.
- Es gibt häufig Tage, an denen das Kind keinen Stuhlgang hat.

Diese Definition klingt sehr streng, da wir schon von einer Obstipation sprechen, wenn ein einziger Tag ohne Stuhlgang vergeht. Grund für diese enge Auslegung ist jedoch keine Freud'sche Fixierung, sondern die große Bedeutung, die wir der Verdauung beimessen. Wenn ein Kind keinen regelmäßigen Stuhlgang hat, arbeitet das Verdauungssystem nicht so gut, wie es könnte.

> **! Warnsignale**
>
> Eine Obstipation ist in der Regel harmlos und leicht mit Kräutern zu behandeln. Sie kann jedoch auch organische Ursachen haben und Ausdruck einer ernsten Erkrankung sein. Im Zweifelsfall und bei Kindern mit sehr schwerer Obstipation muss eine gründliche Untersuchung durchgeführt werden.
>
> Bei Neugeborenen kann eine Obstipation Hinweis auf angeborene Fehlbildungen wie bei Morbus Hirschsprung sein. Wird sie von Schmerzen, Appetitlosigkeit und einem gespannten, druckschmerzhaften Abdomen begleitet, muss man an eine Appendizitis denken. Blutige oder blutig-schleimige Stühle sowie starke abdominelle Schmerzen müssen immer diagnostisch abgeklärt werden.

Krankheitsmuster bei Obstipation

Bei Kindern unter drei Jahren liegen der Obstipation meist ganz andere Krankheitsmuster zugrunde als bei älteren Kindern. Säuglinge und Kleinkinder haben meist einfache Muster. Wenn sie Verstopfung haben, ist das gesamte System blockiert, nicht nur Teile des Darms. Bei älteren Kindern haben sich die unterschiedlichen Funktionen der verschiedenen Darmabschnitte deutlicher herausdifferenziert und man muss oft eine exaktere Diagnose stellen. Die Grenze von drei Jahren ist natürlich nicht prezise festgelegt: das Muster wechselt nicht Punkt Mitternacht am dritten Geburtstag der Kinder. Einige Kinder brauchen bereits mit zwei Jahren eine sorgfältigere Diagnose, während andere mit vier Jahren immer noch Kleinkind-Muster haben. Wir möchten die unterschiedlichen Muster in getrennten Unterkapiteln vorstellen.

10.1 Krankheitsmuster bei Kindern unter drei Jahren

Bei Kindern unter drei Jahren unterscheidet man hauptsächlich zwischen Nahrungsstagnation und schwacher Verdauung.

Klinik und Befunde

Nahrungsstagnation

Symptomatik

Eine Nahrungsstagnation ist leicht zu erkennen. Wenn Sie das Kind zum ersten Mal sehen, fällt Ihnen bereits auf:

- Kräftiger Körperbau
- Rote Wangen
- Oft reizbar

Bei Anamnese und Untersuchung zeigen sich:

- Übel riechender oder säuerlich riechender Stuhl
- Wenn Stuhlgang auftritt, kann er hart oder weich sein
- Geblähtes Abdomen

Eine Nahrungsstagnation kann auch von Schmerzen bei der Defäkation begleitet sein. Es treten dann zusätzlich folgende Symptome auf:

- Das Kind hält Suhlgang zurück.
- Es weint bei der Defäkation.

Ursachen

Die Ursachen der Nahrungsstagnation wurden bereits in Kapitel 2 ausführlich diskutiert, wir möchten sie hier nochmals kurz wiederholen:

- **Übermäßiges Essen:** Alle Eltern sind glücklich, wenn ihr Kind gut isst. Instinktiv verbinden wir einen guten Appetit mit Gesundheit. Man spricht ja sogar von einem „gesunden" Appetit. Einige Mütter ermutigen ihr Kind daher, weiter zu essen, selbst wenn das Kind eigentlich satt ist. Übermäßiges Essen tritt nach der Umstellung auf feste Nahrung häufiger auf, es kann aber auch bei gestillten Säuglingen vorkommen, wenn die Mutter reichlich Muttermilch hat.
- **Unregelmäßiges Essen:** Die Verdauung funktioniert am besten, wenn regelmäßige Mahlzeiten eingenommen werden und der Magen Zeit hat, sich zu leeren, bevor er wieder gefüllt wird. Der genaue Rhythmus der Mahlzeiten spielt dabei keine Rolle. Unterschiedliche Familien und Kulturen haben hier ganz unterschiedliche Gewohnheiten. Wichtig ist nur, dass regelmäßig Nahrung aufgenommen wird und auf Naschen zwischendurch möglichst verzichtet wird. Besonders kleinen Kindern sollte man nicht automatisch einen Snack anbieten, wenn sie quengelig oder müde sind. Aus diesem einmaligen „Trostpflaster" wird leicht eine Gewohnheit, so dass das Kind letztlich nur noch zwischendurch nascht und keine richtigen Mahlzeiten mehr zu sich nimmt. So kann sich eine Nahrungsstagnation entwickeln.
- **Ungeeignete Nahrung:** Der Begriff „ungeeignete Nahrung" bedeutet je nach Alter des Kindes unterschiedliche Dinge. Bei Babys, die künstliche Säuglingsnahrung erhalten, kann es heißen, dass sie die angebotene Milch nicht gut vertragen. Viele Kinder leiden beispielsweise unter einer Kuhmilch-Intoleranz, andere haben Schwierigkeiten bei der Verdauung von Sojamilch. Bei Kleinkindern versteht man unter ungeeigneter Nahrung einerseits schwer verdauliche Kost, andererseits aber auch zu reichhaltige Nahrung – sei es zu fett oder zu proteinhaltig. Möglicherweise ist auch das Spektrum unterschiedlicher Lebensmittel zu groß für das Kind. Die Ernährung eines Kleinkinds sollte möglichst simpel sein.

Wenn zusätzlich zur Nahrungsstagnation Schmerzen bei der Defäkation auftreten, kann eine andere Ursache vorliegen. Prinzipiell sind die Beschwerden die gleichen wie bei der einfachen Nahrungsstagnation. Hauptunterschied sind die Schmerzen beim Stuhlgang, die vermutlich von einer Reizung des Anus herrühren. Dies ist Hauptauslöser der Obstipation. Bei jedem Stuhlgang hat das Kind Schmerzen. Als Antwort darauf lernt es schnell, den Stuhl so lange wie möglich zurückzuhalten. Zu Beginn gibt es meistens eine Tageszeit, zu der das Kind gewöhnlich Stuhlgang hat. Zu diesem Zeitpunkt wimmert das Kind möglicherweise und windet sich bei der Bemühung, den Stuhl zurückzuhalten. Nach einigen Tagen kann das Kind den Stuhlgang nicht länger unterdrücken und weint bei der Defäkation. Auslöser der Nahrungsstagnation ist demnach das bewusste Zurückhalten des Stuhls.

Schwache Verdauung

Wir beschreiben hier ein Hauptmuster, das zusätzlich in zwei Varianten vorkommt. Das Hauptmuster bezeichnen wir als „einfach". Ursache einer einfachen Obstipation ist, dass das Kind erschöpft ist und nicht genug Energie aufbringen kann, damit die Verdauung reibungslos funktionieren kann. Wir nennen dies einfach, weil sich ein Energiemangel nicht immer so eindeutig manifestiert. Die erste Variation liegt vor bei Kindern mit nervösem Energieüberschuss. Die zweite Variation ist ein weiteres, scheinbar starkes Muster, in dem das Kind zwar energiereich wirkt, jedoch ein Energiemangel im Verdauungstrakt besteht.

Einfache Verdauungsschwäche

Wenn ein Kind mit dem einfachen, schwachen Muster sich vorstellt, fallen auf:

- Teigige Haut
- Ausdruckslose Augen
- Leise Stimme
- Hängt an der Mutter
- In schweren Fällen wirkt der Kopf im Vergleich zum Körper sehr groß und die Knochen stehen hervor (☞ Abb. 7-6).

Bei Anamnese und Untersuchung zeigen sich:

- Schlechter Appetit
- Oft fünf oder mehr Tage ohne Stuhlgang
- Wirkt selbst nach längeren Phasen ohne Stuhlgang nicht sehr beeinträchtigt
- Ermüdet leicht
- Dünne und schwache Arme und Beine (gelegentlich auch aufgedunsen und schlaff)
- Dünner Bauch

Die Ursachen werden in Kapitel 2 ausführlich erklärt. Hier nochmals eine Zusammenfassung der wichtigsten Punkte:

- Protrahierte Geburt
- Erschöpfung der Mutter
- Lang andauernde Krankheit
- Übermäßiges Impfen
- Unstrukturiertes Füttern
- Minderwertige Nahrung

Schwache Verdauung bei nervösem Energieüberschuss

Die Symptomatik ist im Wesentlichen die gleiche wie bei der einfachen Verdauungsschwäche. Es fällt auf, dass die Kinder ganz besonders wenig essen. Hauptunterschied ist jedoch das Verhalten. Typische Merkmale des Kindes:

- Möchte immer im Mittelpunkt stehen
- Immer in Bewegung
- Geht spät zu Bett
- Scheint immer zu bekommen, was es will

Die Ursachen für den Mangel an Basis-Energie sind die gleichen wie bei der einfachen Verdauungsschwäche. Warum es zu einem nervösen Energieüberschuss kommt, wird in Kapitel 2 ausführlich erläutert.

Schwache Verdauung bei scheinbar starker Energie

Die betroffenen Kinder wirken ganz anders als die oben geschilderten: sie sehen energiereich aus. Typische Merkmale:

- Kräftiger Körperbau
- Starke Arme und Beine
- Starke Knochen

Bei diesen Kindern ist nur die Verdauung schwach, was sich folgendermaßen zeigen kann:

- Schlechter Appetit
- Sehr wählerisch beim Essen
- Energiemangel im Abdomen

Dieses Muster tritt auf bei Kindern, die zwar regelmäßige Mahlzeiten einnehmen und feste Schlafenszeiten haben, aber Stimulation brauchen. Sie verbringen viel Zeit in Gedanken und lesen lieber oder spielen am Computer, statt sich körperlich zu betätigen. Ihre Energie konzentriert sich im Kopf, so dass nicht ausreichend Energie für die Verdauung zur Verfügung steht.

Kräutertherapie

> **! Dosierungen**
>
> Alle angegebenen Dosierungen gelten für dreijährige Kinder. Umrechnung für andere Altersgruppen ☞ Tabelle auf der vorderen Umschlagsseite. Die Tinkturen werden 3-mal tgl. in 25–50 ml warmem Wasser verabreicht. Nach Bedarf kann die Arznei gesüßt werden. Die vorgeschlagenen Dosierungen sind lediglich Empfehlungen, sie müssen individuell an das Kind angepasst werden.

Nahrungsstagnation

Rezeptur

Beispielrezept

Virgianischer Ehrenpreis *(Leptandra virginica)*	4 Tr. Tinktur
Amerikanischer Faulbaum *(Rhamnus purshiana)*	2 Tr. Tinktur
Krauser Ampfer *(Rumex crispus)*	2 Tr. Tinktur
Anis *(Pimpinelle anisum)*	2 Tr. Tinktur

Abwandlungen:

- Wenn das Kind bei Wirkungseintritt starke Schmerzen bekommt, erhöhen Sie die Menge an Anis oder geben Sie 2 Tr. Ingwer Tinktur *(Zingiber officinalis)* hinzu.
- Bei reichlich Schleim (z.B. Nasensekret, Sputum) ersetzen Sie Amerikanischen Faulbaum durch 2 Tr. Butternuss Tinktur *(Juglans cinerea)*.
- Gegen Schmerzen bei der Defäkation ergänzen Sie 3 Tr. Kanadische Grieswurzel Tinktur *(Collinsonia canadensis)*.

Erklärung

- Virgianischer Ehrenpreis ist ein Mittel speziell gegen Nahrungsstagnation. Es regt sanft die Verdauung an, indem es auf die Leber wirkt und gleichzeitig allgemein entspannend wirkt.
- Amerikanischer Faulbaum ist in geringer Dosierung ein leicht tonisierendes Mittel für die Darmmuskulatur und unterstützt die Wirkung des Virgianischen Ehrenpreis.
- Krauser Ampfer ist ein mild tonisierendes Abführmittel, das die Darmmotilität stimuliert.
- Butternuss wirkt ähnlich wie Amerikanischer Faulbaum, ist aber effektiver bei der Beseitigung von Schleim.
- Anis wird zugegeben, um die Schmerzen bei Blähungen zu lindern, die häufig auftreten, wenn die Verdauung in Bewegung kommt. Falls das Kind trotzdem noch Schmerzen hat, kann Ingwer beigefügt werden.
- Kanadische Grieswurzel ist speziell bei Schwäche im Rektum mit Schmerzen bei der Defäkation indiziert. Sie sollte nicht alleine verabreicht werden, da sie ein stark tonisierendes Mittel ist. Wenn Schmerzen beim Stuhlgang auftreten, fehlt meist nur im Rektum Energie, daher sollte auch nur das Rektum tonisiert werden. Der Rest des Verdauungstrakts muss lediglich in Bewegung versetzt werden.

Wirkung

Oft treten die Behandlungseffekte sehr plötzlich auf. Man hat das Gefühl, man löst den Knoten in einem Luftballon. Sobald wieder Stuhlgang auftritt, kommt er oft sehr schnell und in großen Mengen. Man sollte die Eltern vorwarnen und ihnen raten, die Kräuter abzusetzen, sobald mehr als zwei bis drei Stuhlgänge pro Tag auftreten. Die Kräuter können später in geringerer Dosierung weiter genommen werden, bis der Bauch nicht mehr gebläht ist. Dies kann ein bis zwei Wochen dauern.

> ! Die Dosierung sollte aufmerksam überwacht werden. Wenn sie zu gering ist, passiert nicht viel. Wenn sie jedoch zu hoch ist und das Kind über mehrere Tage unkontrollierbare Diarrhö hat, besteht die Gefahr einer Dehydratation. Zur Behandlung kann eine leicht tonisierende Rezeptur nötig werden (s.u.)

Rezeptur bei Überdosierung

Leichte Tonisierung der Verdauung

Berberitze *(Berberis vulgaris)*	4 Tr. Tinktur
Schneeflockenstrauch *(Chionanthus virginicus)*	4 Tr. Tinktur
Fenchel *(Foeniculum officinalis)*	2 Tr. Tinktur

Wenn der Stuhl nach 7–10 Tagen immer noch weich und wässrig ist, sollte Berberitze ersetzt werden durch:

Königschinarinde *(Cinchona calisaya)*	3 Tr. Tinktur

Erklärung

- Berberitze ist ein bitteres, tonisierendes Mittel, das die Verdauung unterstützt, indem es den Gallenfluss und die Darmmotilität anregt.
- Schneeflockenstrauch unterstützt ebenfalls die Darmmotilität und die Nahrungsresorption.

- Fenchel ist ein generell tonisierendes Mittel bei schwacher Verdauung.
- Königschinarinde wird speziell bei Flüssigkeitsverlusten eingesetzt. Sie ist sehr hilfreich, wenn der Stuhl nach ein paar Tagen trotz Therapie weiterhin weich und ungeformt ist.

Allgemeine Empfehlungen

Man muss den Eltern erklären, wie wichtig für Kinder regelmäßige Mahlzeiten und geeignete Nahrung sind. Gleichzeitig sollten die Eltern darauf achten, dass ihr Kind nicht zu viel isst. Wenn diese Regeln nicht eingehalten werden, kann es leicht zu einem Rezidiv der Obstipation kommen. Weitere Einzelheiten ☞ Kapitel 2.

Schwache Verdauung

Rezeptur

Rezeptur 1

Berberitze *(Berberis vulgaris)*	4 Tr. Tinktur
Fenchel *(Foeniculum officinalis)*	2 Tr. Tinktur
Süßholz *(Glycyrrhiza glabra)*	2 Tr. Tinktur

Rezeptur 2

Gemeiner Kreuzdorn *(Rhamnus cathartica)*	2 Tr. Tinktur
Anis *(Pimpinella anisum)*	2 Tr. Tinktur
Honig (für Kinder unter einem Jahr nur pasteurisiert!)	1 TL

Abwandlungen:
- Bei schwacher Verdauung bei nervösem Energieüberschuss ist die Rezeptur zunächst die gleiche, es wird lediglich schwieriger sein, das Kind dazu zu bringen, die Medizin einzunehmen.
- Bei schwacher Verdauung bei scheinbar starker Energie sollten zur Verbesserung des Appetits 2 Tr. Gelber Enzian Tinktur *(Gentiana lutea)* hinzugefügt werden.
- Gegen Schmerzen bei der Defäkation ergänzen Sie 3 Tr. Kanadische Grieswurzel Tinktur *(Collinsonia canadensis)*.
- Bei weichen, eindrückbaren Beinen (Erklärung des Symptoms ☞ Kapitel 2) liegt eine schlechte Flüssigkeitszirkulation in den Beinen vor. Sobald der Stuhlgang in Bewegung kommt, sollte man 2 Tr. Amerikanische Espe Tinktur *(Populus tremuloides)* beimengen.

Erklärung

Rezeptur 1

Rezeptur 1 eignet sich für schwächere Kinder:
- Berberitze ist ein bitteres, tonisierendes Mittel, das nach und nach den ganzen Körper stärkt und gleichzeitig sanft die Verdauung anregt.
- Fenchel ist ebenfalls tonisierend und wird hinzugefügt, um krampfartige Schmerzen zu verhindern.
- Süßholz tonisiert den Körper und fördert die Darmmotilität.
- Amerikanische Espe stärkt bei längerfristiger Anwendung die Darmmuskulatur vor allem im Dünndarm.

Rezeptur 2

Rezeptur 2 eignet sich für etwas stärkere Kinder:
- Gemeiner Kreuzdorn ist ein enger Verwandter des Amerikanischen Faulbaums und hat eine ähnliche, wenn auch etwas sanftere Wirkung. In geringen Dosen tonisiert er den Darm und bringt die Verdauung in Bewegung.
- Anis ist stärker ableitend und weniger tonisierend als Fenchel.
- Honig wirkt im Darm als eine Art „Gleitmittel".
- Kanadische Grieswurzel ist ein Tonikum für Dickdarm und Rektum.
- Amerikanische Espe ist ein speziell bei Wasseransammlungen effektives Tonikum. Es wird oft bei Diarrhö verschrieben, kann aber auch zur Lösung einer Obstipation angewandt werden.

Wirkung

Man sollte nicht versuchen, durch hohe Dosierungen eine rasche Wirkung zu erzielen. Möglicherweise kommt dadurch zwar der Stuhlgang schneller in Bewegung, die Therapie hilft dem Kind jedoch nicht wirklich. Ziel der Therapie sollte eine Steigerung der Energie des Kindes sein. Dies kann nur schrittweise über einen Zeitraum von einigen Wochen bis hin zu zwei Monaten passieren. Möglicherweise ist in der ersten Behandlungswoche noch kein Effekt erkennbar und es kostet einige Überzeugungskraft, dass die Eltern die Kräuter trotzdem weiterhin verabreichen. Erst nach ca. zwei Wochen verbessert sich die Verdauung, aber auch dann kann der Stuhlgang noch verzögert sein. Man sollte die Eltern darauf hinweisen, dass der Darm aus Muskulatur besteht und es einfach eine Weile dauert, sie zu kräftigen.

10.2 Krankheitsmuster bei Kindern über drei Jahren

Mit drei oder vier Jahren beginnen die einzelnen Elemente des Verdauungssystems unabhängiger voneinander zu arbeiten. Während ein Teil gut funktioniert, kann ein anderer Teil blockiert sein. Die Symptome sind dann spezifischer und auch die geeignete Therapie muss sorgfältiger ausgewählt werden. Traditionell unterscheidet man folgende Muster:

- **Träge Leber:** Die Obstipation entsteht, weil der Gallenfluss zu gering ist um die Verdauung zu gewährleisten und den Darm anzufeuchten.
- **Schwacher oder kalter Dünndarm:** Der Dünndarm kann aufgrund eines allgemeinen Energiemangels geschwächt sein, oder aber es kann aufgrund einer Kälteansammlung zu einer Stagnation kommen.
- **Träger Dickdarm:** Ein träger Dickdarm kann vielfältige Ursachen haben.

Klinik und Befunde

Symptomatik

Lokalisation der Beschwerden:

- **Leber:** unter dem Rippenbogen; Gefühl von Schwere oder einem Gewicht, das von einer Seite zur anderen reicht,
- **Dünndarm:** Schmerzen um den Nabel herum; bei Kälte auch krampfartige Schmerzen,
- **Dickdarm:** Schmerzen und gelegentlich aufgetriebenes Abdomen unterhalb des Nabels.

Leber

- Ein Gefühl von Schwere, Blockade oder Schmerz auf einer Linie direkt unter dem Zwerchfell,
- Reizbarkeit,
- Gelbliche Gesichtsfarbe,
- Beschwerden in Verbindung mit fettigem Essen: entweder Abneigung gegen fettige Speisen oder übermäßiger Genuss.

Dünndarm

- Schweregefühl im Abdomen, evtl. Schmerzen,
- Beschwerden in Verbindung mit kaltem Essen, wie z. B. Eis oder kalte Getränke: entweder Abneigung oder übermäßiger Genuss,
- Die Mitte des Abdomens kann sich kühl anfühlen.

Dickdarm

- Unterbauchschmerzen,
- Schwierigkeiten mit dem Stuhlgang,
- Das Kind vergisst gelegentlich, auf die Toilette zu gehen, evtl. gelegentlich Enkopresis,
- Das Kind geht auf Zehenspitzen oder hat Fußbeschwerden.

Ursachen

Leber

- Wenn ein Kind sehr viel fettige Nahrung, wie z. B. Burger, Chips oder Torten zu sich nimmt, so stellt dies ebenso wie übermäßiger Zuckergenuss eine Belastung für die Leber dar.
- Das Kind trinkt zu den Mahlzeiten zu viel. Man sollte beim Essen ausreichend Flüssigkeit zu sich nehmen, um die Nahrung anzufeuchten. Wenn ein Kind jedoch zu viel trinkt, v. a. zu viele kohlensäurehaltige Getränke, wird der Magensaft verdünnt und Magen und Leber werden belastet. Dies kann den Magen schwächen und eine Obstipation auslösen.
- Das Kind bewegt sich zu wenig. Ein gewisses Maß an körperlicher Betätigung ist nötig, damit die Energie im Körper fließen kann. Bewegungsmangel kann daher leicht zu Obstipation führen. Dies gilt umso mehr, wenn das Kind nach dem Essen mit krummem Rücken vor dem Fernseher sitzt und dabei den Magen einengt.
- Das Kind ist emotional aufgewühlt oder schmollt. Die Obstipation entsteht hierbei dadurch, dass das Kind seine Gefühle somati-

siert. Sie tritt besonders häufig bei Ärger, Zorn oder Rachegefühlen auf. Gelegentlich kann das Muster auch schon bei Dreijährigen vorkommen, die eifersüchtig auf die Geburt eines Geschwisterchens reagieren. Bei Teenagern, bei denen Wutgefühle fast normal sind, ist das Muster sehr verbreitet.

Dünndarm

- Das Kind isst kalte Nahrung und/oder zu viel Rohkost, oder es nimmt nur unregelmäßig Mahlzeiten ein. Kalte Speisen (sowohl physikalisch kalte Speisen als auch Nahrungsmittel mit starker Kälte-Energie, wie beispielsweise Salat oder Gurke) und Rohkost sind für Kinder schwer verdaulich und können noch in kaltem, nicht vollständig verdautem Zustand vom Magen in den Dünndarm passieren. Dies schwächt den Dünndarm und schränkt seine Funktion ein. Das gleiche passiert bei unregelmäßigen Mahlzeiten.
- Das Kind beschäftigt sich während dem Essen geistig oder schaut dabei fern. Wenn der Geist sehr aktiv ist, fließt die Energie aus dem Körper, v.a. aus dem Verdauungstrakt, in den Kopf. In der Folge hat der Dünndarm nicht genug Energie für die Verdauung und wird träge.

Dickdarm

- Das Kind beschäftigt sich überwiegend geistig, liest oder träumt viel. Die Ursachen sind ähnlich wie bei der Dünndarmträgkeit, aber in diesem Fall wird die Energie nicht nur während der Mahlzeiten aus dem Körper in den Kopf abgeleitet, sondern fast permanent. Das gleiche kann passieren, wenn ein Kind eine Erfahrung gemacht hat, die es gerne vergessen möchte. Manchmal lebt das Kind so sehr in seinen Gedanken, dass die Energie nie richtig zu den Füßen gelangt, so dass orthopädische Probleme entstehen.
- Das Kind hat Ängste im Allgemeinen oder Angst davor, auf Toilette zu gehen. Dies entspricht der klassischen Freud'schen analen Phase. Ein Kind kann Stuhl aufgrund allgemeiner Ängstlichkeit zurückhalten: es klammert sich an den Stuhl, so wie es sich auch an andere Dinge im Leben klammert, aus Angst, die Kontrolle zu verlieren oder kritisiert zu werden.
- Das Kind hat eine leichte Aluminium-Vergiftung. Aluminium lähmt die Darmmuskulatur. Dies kann zu einem Teufelskreis führen, da Aluminium normalerweise über den Darm ausgeschieden wird. Wenn ein Kind bereits unter Obstipation leidet und dann zusätzlich Spuren von Aluminium zu sich nimmt (z. B. aus Kochgeschirr oder in Alufolie verpackte Speisen), sammelt sich das Aluminium im Darm und die Verstopfung wird immer hartnäckiger. Nach und nach kann eine Paralyse des Darms entstehen.

Kräutertherapie

Leber

Rezeptur

Es werden Kräuter eingesetzt, die den Gallenfluss unterstützen.

Rezeptur 1

Krauser Ampfer *(Rumex crispus)*	5 Tr. Tinktur
Melisse *(Melissa officinalis)*	3 Tr. Tinktur
Löwenzahn *(Taraxum officinalis)*	3 Tr. Tinktur
Anis *(Pimpinella anisum)*	4 Tr. Tinktur

Abwandlungen:

- Wenn die Obstipation sehr hartnäckig ist, fügen Sie 3 Tr. Amerikanischer Faulbaum Tinktur *(Rhamnus purshiana)* hinzu.
- Bei schweren Krämpfen geben Sie 3 Tr. Yamswurzel Tinktur *(Dioscorea villosa)* bei.

Rezeptur 2

Krauser Ampfer *(Rumex crispus)*	5 Tr. Tinktur
Schildblume *(Chelone glabra)*	3 Tr. Tinktur
Melisse *(Melissa officinalis)*	3 Tr. Tinktur

Wenn die Obstipation hauptsächlich aufgrund emotionaler Probleme entstanden ist, wollte man Kräuter verwenden, die das Kind entspannen:

Rezeptur bei emotionaler Ursache

Lobelie *(Lobelia inflata)*	5 Tr. Tinktur
Yamswurzel *(Dioscorea villosa)*	4 Tr. Tinktur

Krauser Ampfer *(Rumex crispus)*	3 Tr. Tinktur
Schildblume *(Chelone glabra)*	3 Tr. Tinktur

Erklärung

Rezeptur 1 und 2

- Krauser Ampfer stimuliert den Gallenfluss und wird speziell bei dieser Indikation eingesetzt. Wenn die Galle zu fließen beginnt, kommt auch die Verdauung in Gang.
- Melisse lindert Krämpfe im Verdauungstrakt und wirkt entspannend und Stress reduzierend. Sie wird daher oft bei Verdauungsproblemen eingesetzt.
- Löwenzahn wirkt stark stimulierend auf die Verdauung. Die Dosis sollte erhöht werden, wenn es sich um ein blasses, teigiges Kind handelt.
- Anis Wird zur Linderung von Blähungen und Schmerzen beigemengt, die auftreten können, wenn die Verdauung in Bewegung kommt.
- Amerikanischer Faulbaum ist ein starkes Abführmittel und kann hinzugefügt werden, wenn die Wirkung der eigentlichen Rezeptur nicht ausreicht.
- Yamswurzel wird hinzugefügt, wenn Anis die krampfartigen Bauchschmerzen nicht kontrollieren kann.
- Schildblume reguliert die Verdauung. Da sie den Gallenfluss stimuliert, wirkt sie bei dieser Indikation besonders gut.

Rezeptur bei emotionaler Ursache

- Lobelie wirkt stark relaxierend. Bei einigen Kindern reicht es aus, sich zu entspannen, damit der Stuhlgang in Bewegung kommt.
- Yamswurzel ist krampflösend.
- Krauser Ampfer regt die Darmmotilität an und ist leicht tonisierend. Dies kann die ableitende Wirkung der anderen Kräuter ausgleichen.
- Schildblume reguliert die Verdauung, wenn Spannungszustände vorliegen.

Dünndarm

Rezeptur

Rezeptur 1	
Krauser Ampfer *(Rumex crispus)*	5 Tr. Tinktur
Ingwer *(Zingiber officinalis)*	3 Tr. Tinktur
Berberitze *(Berberis vulgaris)*	3 Tr. Tinktur
Wermut *(Artemisia absinthium)*	2 Tr. Tinktur

Bei starken Krämpfen:

Rezeptur 2	
Butternuss *(Juglans cinerea)*	5 Tr. Tinktur
Yamswurzel *(Dioscorea villosa)*	3 Tr. Tinktur
Cayennepfeffer *(Capsicum minimum)*	2 Tr. Tinktur
Kalmuswurzelstock *(Acorus calamus)*	3 Tr. Tinktur

Abwandlungen:

- Die angegebenen Mengen sind eine sinnvolle Einstiegsdosierung. Wenn die Rezeptur zu stark ableitend wirkt und das Kind davon zu müde wird, sollte man die Menge an Cayennepfeffer und Kalmuswurzelstock erhöhen.
- Wenn die Verdauung nicht in Gang kommt, sollte mehr Butternuss zugefügt werden.

Erklärung

Das Dünndarm-Muster steht meist mit Schwäche in Verbindung, daher sind alle Kräuter leicht tonisierend. Hinzu kommen folgende spezifische Wirkungen:

- Krauser Ampfer und Berberitze stimulieren die Darmmotilität.
- Ingwer wird zugefügt, da die betroffenen Kinder meist überschüssige Kälte in Magen und Darm haben.
- Wermut ist ein Bittermittel, bringt die Verdauung in Gang und wirkt krampflösend. Wenn das Kind den Geschmack der Rezeptur ablehnt, sollte man Wermut versuchsweise weglassen.

Rezeptur 2 enthält stärkere Kräuter mit einem weniger tonisierenden Effekt:

- Butternuss fördert die Darmmotilität noch ausgeprägter.
- Yamswurzel wirkt stärker krampflösend.

- Cayennepfeffer wirkt stärker wärmend und anregend als Ingwer.
- Kalmuswurzelstock ist das Tonikum der Rezeptur.

Dickdarm

Rezeptur

Rezeptur 1	
Kalmuswurzelstock *(Acorus calamus)*	5 Tr. Tinktur
Krauser Ampfer *(Rumex crispus)*	3 Tr. Tinktur
Süßholz *(Glycyrrhiza glabra)*	3 Tr. Tinktur
Fenchel *(Foeniculum vulgaris)*	3 Tr. Tinktur

Rezeptur 2	
Amerikanischer Faulbaum *(Rhamnus purshiana)*	5 Tr. Tinktur
Wermut *(Artemisia absinthium)*	2 Tr. Tinktur
Anis *(Pimpinella anisum)*	3 Tr. Tinktur
Süßholz *(Glycyrrhiza glabra)*	3 Tr. Tinktur

Erklärung

- Kalmuswurzelstock wirkt spezifisch stärkend auf die Energie im unteren Abdomen und setzt sie sanft in Bewegung.
- Krauser Ampfer wirkt generell tonisierend auf die Verdauung.
- Fenchel wird beigegeben, um Blähungen und Schmerzen zu lindern, wenn die Verdauung in Gang kommt. Er wirkt ähnlich wie Anis, ist aber stärker tonisierend und etwas weniger effektiv gegen Blähungen und Schmerzen.
- Süßholz tonisiert den ganzen Körper und wirkt leicht abführend.

Rezeptur 2 hat eine etwas stärkere Wirkung:

- Amerikanischer Faulbaum ist ein starkes Abführmittel.
- Wermut tonisiert den gesamten Verdauungstrakt.
- Süßholz tonisiert den ganzen Körper und wirkt leicht abführend.
- Anis wird beigegeben, um Blähungen und Schmerzen zu lindern, wenn die Verdauung in Gang kommt.

Verabreichung

Die Kräuter sollten mindestens 3-mal tgl. in warmem Wasser verabreicht werden. Wenn sie vor den mahlzeiten eingenommen werden, kann dies die Wirkung positiv beeinflussen.

Wirkung

Die Wirkung innerhalb der ersten Tage ist unterschiedlich stark ausgeprägt. Manchmal kommt es zu einem plötzlichen Spannungsabfall und Stuhlgang tritt auf. In anderen Fällen passiert gar nichts. Man sollte jedoch vor allem auf den Langzeiteffekt achten. Nach ca. einer Woche sollte eine leichte Verbesserung eintreten, man kann allerdings noch nicht mit einer Heilung rechnen. Wenn sich nach zwei Wochen keine Wirkung zeigt, sollte man die Dosis erhöhen oder die Rezeptur überprüfen. Die Kräuter sollten mindestens einen, möglichst zwei Monate lang gegeben werden.

10.3 Elternberatung

Die Beachtung einiger einfacher Grundsätze kann Obstipation lindern oder verhindern:

- Auf eine hochwertige Ernährung mit Obst und Gemüse aus biologischem Anbau achten.
- Denken Sie an die Möglichkeit einer Nahrungsmittelintoleranz, beispielsweise gegenüber Weizen.
- Achten Sie darauf, dass das Kind ausreichend trinkt. Einige Kinder scheinen nie Durst zu haben, andere sind so in ihr Spiel vertieft, dass sie vergessen, zu trinken. Dies ist besonders wichtig bei heißen Temperaturen.
- Ein TL Honig in heißem Wasser aufgelöst und morgens als erstes zu sich genommen kann bei älteren Kindern (über einem Jahr) hilfreich sein.
- Auch ein paar TL Pflaumensaft pro Tag können Obstipation verhindern.
- Ebenso kommt Feigensirup infrage (genau auf die Inhaltsstoffe achten: einige Marken enthalten nicht nur chemische Zusätze, sondern auch starke Abführmittel).

- Achten Sie darauf, dass das Kind sich ausreichend bewegt. Ein Bewegungsmangel des Körpers wird sich auch auf den Darm übertragen. Manchmal kann schon ein Spaziergang die Beschwerden heilen.
- Versuchen Sie, das Kind dazu zu bringen, sich jeden Tag mindestens fünf Minuten lang auf die Toilette zu setzen (am besten morgens nach dem Frühstück). Auch dies reicht oft schon aus, um den Stuhlgang in Bewegung zu setzen.

10.4 Ungeeignete Kräuter

Sennesblätter *(Cassia angustifolia)*

Obwohl Sennesblätter zu den wenigen Pflanzen gehören, die mittlerweile selbst in der Schulmedizin etabliert sind, haben wir hier auf ihre Empfehlung verzichtet. Die Langzeitanwendung von Sennesblättern kann die Darmschleimhaut reizen und ist daher nicht empfehlenswert. Sennesblätter können in Einzelfällen akut als starkes Abführmittel verwendet werden. Gerade bei Kindern sollten sie jedoch nur mit größter Vorsicht eingesetzt werden, da sie unkontrollierbare Diarrhö auslösen und so die Situation verschlimmern können.

Medizinalrhabarber *(Rheum palmatum)*

Medizinalhabarber wird primär als starkes Abführmittel eingesetzt, wenn schnelle Erfolge erwünscht sind. Einige Therapeuten wenden geringe Dosen an, um sanft die Verdauung in Gang zu bringen, wir bevorzugen jedoch andere Kräuter. Normalerweise kombiniert man Rhabarber mit Pflanzen wie Ingwer *(Zingiber officinalis)* und Fenchel *(Foeniculum vulgaris)* um seine extrem kalte Energie auszugleichen.

10.5 Andere Therapieformen

Quellmittel

Mit 7 Jahren ist die Verdauung schon weiter ausgereift und man kann auch Abführmittel für Erwachsene anwenden. In diesem Alter kann auch ballaststoffreiche Nahrung, wie z.B. Vollkornbrot, die Verdauung schon positiv beeinflussen. Man kann auch Quellmittel, also Fasern, die den Verdauungstrakt unverdaut passieren und dabei aufquellen, verwenden. Es gibt viele gute Fertigpräparate, wir bevorzugen jedoch:

Quellmittel

Flohsamenschalen *(Psyllium semen)*	2 TL in Wasser

Das Kind sollte dazu mindestens 250 ml Wasser trinken, damit die Flohsamenschalen aufquellen und den Stuhlgang in Bewegung setzen können. Cave: Nicht geeignet für Kinder unter drei Jahren.

Rizinusöl-Einreibung

Ein TL Rizinusöl wird im Uhrzeigersinn in das Abdomen einmassiert. Ein Teil des Öls wird dabei absorbiert und bringt die Verdauung in Gang. Diese Therapie eignet sich besonders gut für gestillte Säuglinge und in anderen Situationen, in denen die orale Verabreichung von Kräutern schwierig ist. Der Effekt ist viel sanfter als die orale Gabe von Rizinusöl, von der wir bei Kindern dringen abraten.

Massage

Die folgenden Techniken können helfen, die Obstipation aufzulösen. Die Durchführung der einzelnen Striche wird in Kapitel 9.4 detailliert erklärt. Zu Beginn sollte die Massage mindestens einmal täglich durchgeführt werden. Wenn wieder Stuhlgang auftritt, kann man die Häufigkeit langsam reduzieren. Normalerweise führen die Eltern die Massage durch: Man kann dazu normales Massageöl verwenden, wie z.B. Mandelöl, oder aber auch Rizinusöl einsetzen (s.o.). Besonders bei Verdauungsschwäche sind Massagen mit ätherischen Ölen besonders gut geeignet, da die betroffenen Kinder sich oft weigern, Ihre Kräuterrezeptur oral einzunehmen. Bei diesen Kindern kann eine tägliche Massage mit ätherischen Ölen helfen, die Energie zu stärken und so die Beschwerden zu beseitigen.

Geeignete Techniken (Erklärung ☞ Kapitel 9.4):
- Abdomen (☞ Abb. 9-6)
- Handballen auf dem Oberbauch
- Handballen auf dem Unterbauch
- Ausgleich der Verdauung (☞ Abb. 9-7)
- Darm (☞ Abb. 9-8)
- Abwärtsstrich auf dem Sakrum (☞ Abb. 9-10)

Der Therapieerfolg hängt von den Beschwerden und dem Kind ab. Manchmal wartet der Stuhl nur auf eine sanfte Massage, um in Bewegung zu kommen. In anderen Fällen, vor allem bei schwacher Verdauung, muss wochenlang täglich massiert werden, bis ausreichend Energie aufgebaut wurde, um einen regelmäßigen Stuhlgang zu ermöglichen.

Ätherische Öle

Ätherische Öle können eine Verstopfung oft effektiv lösen, auch wenn sie hier nicht Therapie der ersten Wahl sind (im Gegensatz zur Hustentherapie, bei der sie fast unverzichtbar sind). Wir empfehlen sie als Massagezusatz. Besonders zwei Öle werden erfolgreich bei Obstipation eingesetzt:
- Rosmarin *(Rosmarinus officinalis)*
- Majoran *(Origanum marjorana)*

Geben Sie je 2–3 Tr. des Öls zu 25 ml Massageöl hinzu. Die Öle beleben die Verdauung und lindern Krämpfe und Schmerzen. Sie haben zwar keinen direkten Stuhl fördernden Effekt, aber sie tragen zur Wirkung der Massage bei. Bei schwacher Verdauung kann zusätzlich Fenchel *(Foeniculum vulgaris)* ergänzt werden.

11 Chronische Diarrhö

Eltern stellen ihre Kinder oft wegen Diarrhö in der Praxis vor. Manchmal ist Diarrhö dabei das einzige Symptom, oft jedoch auch eine Begleiterscheinung bei anderen Beschwerden. Die Verdauung ist so wichtig für Säuglinge und Kleinkinder, dass die Diarrhö auf jeden Fall kuriert werden muss, wenn das Kind wieder gesund werden soll. Oft reicht die Therapie der Diarrhö aus, um das Gleichgewicht des Körpers so wieder herzustellen, dass auch die Hauptbeschwerden ohne gesonderte Behandlung verschwinden.

Was ist Diarrhö?

Wie unterscheidet man zwischen weichem Stuhlgang und Diarrhö? Es gibt hier keine festen Regeln. Was für ein Kind ganz normal ist, kann bei einem anderen pathologisch sein. Unter Berücksichtigung dieser Tatsache liegt für uns Diarrhö vor bei:

- Flüssigem Stuhlgang oder
- Häufig sehr weichem Stuhlgang.

Bei häufigem weichem Stuhlgang liegt eine einfache Diarrhö vor. Wenn nur einmal am Tag flüssiger Stuhlgang auftritt, liegt wahrscheinlich eine Diarrhö alternierend mit einer Obstipation vor. Die normale Stuhlfrequenz hängt vom Alter des Kindes ab (☞ Tab. 11-1). Wenn die Stuhlfrequenz höher als in Tab. 11-1 für die Altersgruppe angegeben ist, besteht ebenfalls eine Diarrhö.

Wenn ein Kind eines der im folgenden Kasten genannten Symptome zeigt, ist eine gründliche Untersuchung nötig:

Tab. 11-1: Normale Stuhlfrequenz in Abhängigkeit vom Alter

Alter	Stuhlgänge/Tag
0–6 Monate	6
6 Monate bis 1 Jahr	4
1–4 Jahre	3
Über 4 Jahre	2

! Warnsignale

In diesem Kapitel geht es nur um die chronische Diarrhö, die normalerweise nicht gefährlich ist. Sobald man von einer chronischen Diarrhö spricht, ist der Zustand in der Regel stabil und es besteht keine Gefahr für das Kind. Akute Diarrhö hingegen verursacht Dehydratation und muss sehr ernst genommen werden.

Wichtige Warnsignale bei akuter und chronischer Diarrhö:

- Das Kind wird zunehmend schwächer.
- Das Kind verliert immer mehr Gewicht.
- Die Augen wirken eingesunken oder es zeigen sich andere Symptome einer Dehydratation.
- Es sind Blut oder Schleim im Stuhl sichtbar.
- Der Stuhl sieht aus wie Kaffeesatz.
- Es liegt eine sehr schwere Diarrhö vor.

11.1 Krankheitsmuster bei Diarrhö

Es gibt drei wichtige Krankheitsmuster bei Diarrhö (Einzelheiten zu den verschiedenen Mustern ☞ Kapitel 2):

- **Nahrungsstagnation:** vor allem bei starken, energiereichen Kindern, die mehr essen, als sie verdauen können. Wenn die Kinder gesund sind, sind sie sehr überschwänglich und lustig, wenn sie hingegen Durchfall haben und die Nahrung im Darm zu gären beginnt, werden sie reizbar und schwierig.
- **Schwache Verdauung:** sehr häufiges Muster, bei dem nicht ausreichend Energie zur normalen Verdauung vorliegt. Die betroffenen Kinder neigen oft zu süßem Essen oder Fruchtsäften, da sie das Gefühl haben, dies sei das einzige, was sie gut verdauen können. Leider verschlechtern aber gerade süße Speisen die Situation oft zusätzlich.
- **Schwache Verdauung mit nervösem Energieüberschuss:** Dieses Muster hat die gleiche Ur-

sache wie das der schwachen Verdauung. Der Unterschied liegt jedoch im Verhalten der Kinder. Kinder mit nervösem Energieüberschuss scheinen unbegrenzt Energie zu haben, wenn man jedoch näher nachfragt, zeigt sich, dass die Energie keinesfalls aus der geringen Menge an Nahrung stammen kann, die die Kinder zu sich nehmen.

Eine weitere wichtige Ursache von Diarrhö – unabhängig vom vorliegenden Krankheitsmuster – ist eine **Antibiotikatherapie.** Die Verdauung ist ein komplizierter Prozess, an dem die physiologische Darmflora wesentlich beteiligt ist. Wenn ein Kind Antibiotika einnimmt, wird die physiologische Flora genauso beeinträchtigt wie die eigentlichen Krankheitskeime. Dies schwächt die Verdauung nachhaltig und kann zu Diarrhö führen. **Nahrungsmittelintoleranzen,** die häufig eine Diarrhö auslösen, sind beispielsweise Kuhmilch- und Glutenunverträglichkeiten. Die Glutenintoleranz (Zöliakie) konnte früher eine Todesursache sein. Heute hingegen wird sie von Ärzten in der Regel rechtzeitig diagnostiziert. Dennoch ist die Zöliakie nach wie vor eine häufige Ursache von subakuter Diarrhö. Das Aufdecken der Nahrungsmittelintoleranz ist Grundvoraussetzung der geeigneten Therapie. Kapitel 15 geht hierauf näher ein.

Nahrungsstagnation

Die Ursachen der Nahrungsstagnation wurden bereits in Kapitel 2 ausführlich diskutiert, wir möchten sie hier nochmals kurz wiederholen:

- **Übermäßiges Essen:** Alle Eltern sind glücklich, wenn ihr Kind gut isst. Instinktiv verbinden wir einen guten Appetit mit Gesundheit. Man spricht ja sogar von einem „gesunden" Appetit. Einige Mütter ermutigen ihr Kind daher, weiter zu essen, selbst wenn das Kind eigentlich satt ist. Übermäßiges Essen tritt nach der Umstellung auf feste Nahrung häufiger auf, es kann aber auch bei gestillten Säuglingen vorkommen, wenn die Mutter reichlich Muttermilch hat.
- **Unregelmäßiges Essen:** Die Verdauung funktioniert am besten, wenn regelmäßige Mahlzeiten eingenommen werden und der Magen Zeit hat, sich zu leeren, bevor er wieder gefüllt wird. Der genaue Rhythmus der Mahlzeiten spielt dabei keine Rolle. Unterschiedliche Familien und Kulturen haben hier ganz unterschiedliche Gewohnheiten. Wichtig ist nur, dass regelmäßig Nahrung aufgenommen wird und auf Naschen zwischendurch möglichst verzichtet wird. Besonders kleinen Kindern sollte man nicht automatisch einen Snack anbieten, wenn sie quengelig oder müde sind. Aus diesem einmaligen „Trostpflaster" wird leicht eine Gewohnheit, so dass das Kind letztlich nur noch zwischendurch nascht und keine richtigen Mahlzeiten mehr zu sich nimmt. So kann sich eine Nahrungsstagnation entwickeln.
- **Ungeeignete Nahrung:** Der Begriff „ungeeignete Nahrung" bedeutet je nach Alter des Kindes unterschiedliche Dinge. Bei Babys, die künstliche Säuglingsnahrung erhalten, kann es heißen, dass sie die angebotene Milch nicht gut vertragen. Viele Kinder leiden beispielsweise unter einer Kuhmilch-Intoleranz, andere haben Schwierigkeiten bei der Verdauung von Sojamilch. Bei Kleinkindern versteht man unter ungeeigneter Nahrung einerseits schwer verdauliche Kost, andererseits aber auch zu reichhaltige Nahrung – sei es zu fett oder zu proteinhaltig. Möglicherweise ist auch das Spektrum unterschiedlicher Lebensmittel zu groß für das Kind. Die Ernährung eines Kleinkinds sollte möglichst simpel sein.

Auslösende Faktoren

Oft hat ein Kind eine Neigung zu einem der drei grundlegenden Muster, bleibt jedoch trotzdem gesund, bis ein besonderer Auslöser plötzlich den Körper aus dem Gleichgewicht bringt und Diarrhö auftritt. Wenn erstmal Durchfälle vorhanden sind, hat das Kind nicht mehr ausreichend Energie, um aus eigener Kraft wieder gesund zu werden. Wichtige Triggerfaktoren sind beispielsweise:

- **Postenteritisches Syndrom:** Durch den Kontakt zu anderen Kindern kann sich ein Kind in Kindergarten oder Schule leicht mit Gastroenteritis-Keimen anstecken. Gerade wenn bereits eine Nahrungsstagnation vorliegt, ist das Kind für die Keime besonders empfänglich. Nachdem die eigentliche Infektion überstanden ist, kann der weiche Stuhl noch für längere Zeit bestehen bleiben.

- Zahnen: Zahnen stellt für das gesamte Verdauungssystem eine Belastung dar. Bei Nahrungsstagnation kann dieser Stressfaktor das Fass zum Überlaufen bringen und die Symptomatik hervorrufen.
- Infektionen: Während das Immunsystem des Kindes eine Krankheit bekämpft, sinkt vorübergehend das Energielevel ab. Bei Nahrungsstagnation kann die verminderte Verdauungsenergie zu Diarrhö führen.
- Impfungen: Der Effekt einer Impfung ähnelt dem einer Infektion: vorübergehend tritt ein Energiemangel auf. Die Verminderung der zur Verfügung stehenden Energie kann bei Nahrungsstagnation eine Diarrhö auslösen.

Schwache Verdauung

Es gibt viele Ursachen einer schwachen Verdauung. Gründe sind beispielsweise:

- Protrahierte Geburt
- Lang andauernde oder schwere Krankheit
- Impfungen
- Schwere Diarrhö, die das Kind geschwächt hat
- Schwierigkeiten, geeignete Nahrung für das Kind zu finden
- Zu viel geistige Stimulation
- Zu viel Fruchtsäfte
- Zu viel Eiscreme oder eiskalte Nahrung
- Nahrung, die direkt aus dem Kühlschrank kommt

Die meisten dieser Ursachen wurden bereits in Kapitel 2 ausführlich besprochen. Eiskalte Speisen und Getränke wurden als Ursache hingegen noch nicht erwähnt. Viele Kinder lieben Eiscreme und kalte Speisen. Sie scheinen den Magen zu beruhigen. Wenn Kinder jedoch zu viel kalte Nahrung zu sich nehmen, braucht der Magen sehr viel Energie zur Erwärmung der Speisen. Dies kann die gesamte, für die Verdauung zur Verfügung stehende Energie verbrauchen. In der Folge kann die Nahrung nicht richtig verdaut werden und eine Diarrhö entsteht.

11.2 Klinik und Befunde

Nahrungsstagnation

- Der Stuhlgang ist übel riechend und oft grünlich. In leichten Fällen ist der Geruch auch nur säuerlich.
- Blähungen und Schmerzen können vorkommen.
- Kurz vor dem Stuhlgang weint das Kind möglicherweise vor Schmerzen.
- Mundgeruch
- Die Tage mit Diarrhö können sich mit Tagen mit Obstipation abwechseln.
- Das Kind ist typischerweise energiereich mit roten Wangen und einer grünlichen Färbung um den Mund herum, wenn bis zu zweimal täglich Stuhlgang auftritt. Bei noch häufigerer Stuhlfrequenz verschwinden die geröteten Wangen häufig.
- Oft liegt gleichzeitig eine laufende Nase vor.

Schwache Verdauung

Die schwache Verdauung kommt in unterschiedlicher Ausprägung vor:

- Weicher, wenig riechender Stuhl, evtl. wässrig, kann unverdaute Nahrung enthalten. Manchmal findet man in der Windel weißliche Klumpen geronnener Milch oder der Stuhlgang besteht aus Nahrungsresten.
- In schweren Fällen kann nach jeder Mahlzeit flüssiger Stuhlgang auftreten.
- Blasse Gesichtsfarbe.
- Das Kind schläft gerne tagsüber.
- Das Kind ist appetitlos.
- Schwacher Geist, das Kind wirkt erschöpft.
- Das Kind hat nur wenig Durst und bevorzugt warme Getränke.

Schwache Verdauung mit nervösem Energieüberschuss

- Weicher, geruchsloser Stuhlgang;
- Blasse Gesichtsfarbe;
- Sehr schlechter Appetit, sehr wählerisch beim Essen;
- Das Kind trinkt viel Saft.

- Das Kind scheint viel Energie zu haben, läuft ständig herum, verträgt Kälte gut und scheint nur wenig Schlaf zu brauchen.
- Die Eltern sind oft erschöpft.
- Das Kind möchte im Mittelpunkt stehen.

Erklärung dieser Symptome ☞ Kapitel 2.

11.3 Kräutertherapie

! Dosierungen

Alle angegebenen Dosierungen gelten für dreijährige Kinder. Umrechnung für andere Altersgruppen + Tabelle auf der vorderen Umschlagsseite. Die Tinkturen werden 3-mal tgl. in 25–50 ml warmem Wasser verabreicht. Nach Bedarf kann die Arznei gesüßt werden. Die vorgeschlagenen Dosierungen sind lediglich Empfehlungen, sie müssen individuell an das Kind angepasst werden.

Nahrungsstagnation

Rezeptur 1

Bei weichem, übel riechendem Stuhlgang, der mit Obstipation wechselt und nicht häufiger als zweimal pro Tag auftritt, eignet sich Rezeptur 1.

Rezeptur 1

Virgianischer Ehrenpreis *(Leptandra virginica)*	4 Tr. Tinktur
Odermenningkraut *(Agrimonia eupatoria)*	2 Tr. Tinktur
Wenn das Kind einen unersättlichen Appetit hat, zusätzlich:	
Mädesüß *(Filipendula ulmaria)*	2 Tr. Tinktur

Erklärung

- Virgianischer Ehrenpreis wird spezifisch bei Nahrungsstagnation eingesetzt. Oft braucht man darüber hinaus gar keine weiteren Kräuter. In hohen Dosen ist Ehrenpreis ein starkes Abführmittel, und bereits in geringen Mengen kann er effektiv eine durch Nahrungsstagnation ausgelöste Obstipation lösen. Erstaunlicherweise helfen geringe Dosen jedoch genauso bei Diarrhö, da Ehrenpreis eine regulierende Wirkung hat.
- Odermenningkraut kann bei Bedarf beigegeben werden. Es ist adstringierend und trocknet die flüssigen Stühle aus.
- Wenn ein Kind sehr viel Appetit hat, ist es schwierig, es vor übermäßigem Essen zu bewahren. Selbst wenn die Diarrhö behandelt ist, kann sie auf diese Weise schnell erneut entstehen. Mädesüß kann den übermäßig aktiven Magen kühlen und die Diarrhö reduzieren.

Wirkung

An den ersten beiden Behandlungstagen kann es zu eigenartigen Reaktionen kommen. Wenn sich Obstipation und Diarrhö zuvor abwechselten, kann sich der Durchfall verschlimmern, wenn die Kräuter gegen Ende einer Obstipations-Phase verabreicht werden. Davon abgesehen kann die Diarrhö aber auch ein oder zwei Wochen lang unvermindert bleiben. Wenn sich bis dahin immer noch keine Wirkung zeigt, sollte man die Eltern detailliert nach der Ernährung fragen, bevor man die Dosis erhöht.

Wenn das Kind schon seit längerer Zeit Diarrhö hat, können die Darmzotten geschädigt sein. Es dauert einige Zeit, bis sie sich erholt haben, so dass es nötig sein kann, die Kräuter ein oder zwei Monate lang einzunehmen. Die Therapie sollte noch für zwei bis drei Wochen nach Verschwinden der Symptomatik fortgesetzt werden.

Rezeptur 2

Bei weichem Stuhlgang, der mehr als zweimal täglich auftritt oder bei wässrigem, übel riechendem Stuhl eignet sich Rezeptur 2.

Rezeptur 2

Virgianischer Ehrenpreis *(Leptandra virginica)*	4 Tr. Tinktur
Odermenningkraut *(Agrimonia eupatoria)*	2 Tr. Tinktur
Gefleckter Storchschnabel *(Geranium maculatum)*	2 Tr. Tinktur
Wenn das Kind einen unersättlichen Appetit hat, zusätzlich:	
Mädesüß *(Filipendula ulmaria)*	2 Tr. Tinktur

Erklärung

Auch hier ist Virgianischer Ehrenpreis wieder die Hauptpflanze, diesmal ergänzt durch Odermenningkraut und Gefleckten Storchschnabel als adstringierende Mittel. Dies unterstützt das Austrocknen der überschüssigen Flüssigkeit im Stuhl. Anstelle von Geflecktem Storchschnabel können auch andere Adstringenzien eingesetzt werden.

Wirkung

Eine Verschlechterung der Diarrhö ist hier selten. Stattdessen bessert sie sich in der Regel nach und nach. Man darf keine zu schnellen Veränderungen erwarten. Erstes Zeichen der eintretenden Wirkung ist ein etwas besserer Geruch des Stuhlgangs. Wenn nach zwei Wochen keine Verbesserung zu bemerken ist, sollte die Ernährungsumstellung überprüft werden und ggf. die Dosis erhöht werden.

Allgemeine Empfehlungen

Das Kind sollte folgende Nahrungsmittel vermeiden:

- Kalte Speisen
- Eiskalte Nahrung und Getränke
- Fruchtsaft

Zusätzlich sollten die Eltern auf regelmäßige Mahlzeiten achten und die Menge der Nahrungsaufnahme begrenzen. Ohne eine solche Nahrungsumstellung kann keine Besserung eintreten. Dies kann Probleme verursachen, da es sich meist um willensstarke, anspruchsvolle Kinder handelt, die sich gerne durchsetzen. Versichern Sie den Eltern, dass sie meist nur fünf Tage lang durchhalten müssen, bis die Kinder die neuen Gewohnheiten akzeptieren.

Probleme bei der Nahrungsumstellung

Die Nahrungsumstellung kann zwar zunächst Probleme bereiten, wenn die Ernährung jedoch umgestellt wird, wird die Verdauung meist auch ohne sonstige Therapie allmählich besser. Umgekehrt bedeutet dies, wenn sich unter der Kräutertherapie nach einem Monat noch keine Besserung eingestellt hat, sollte man die Ernährung des Kindes nochmals hinsichtlich Nahrungsmenge, Regelmäßigkeit und Unverträglichkeiten überprüfen. Wir empfinden es oft als besonders schwierig, die Eltern davon zu überzeugen, dass die Verdauung ihres Kindes nur mit relativ geringen Nahrungsmengen zurecht kommen kann. So dauerte es beispielsweise mehrere Monate mit wöchentlichen Besuchen in der Praxis, bis wir eine Mutter davon überzeugt hatten, dass ein ganzes Ei auf einmal zu viel für ihre zweijährige Tochter ist. Kapitel 3 geht näher auf Ernährungsfragen ein.

Schwache Verdauung

Rezeptur

Bei schwacher Verdauung werden normalerweise zwei Arten von Kräutern eingesetzt:

- **Adstringierende Mittel,** die die Diarrhö zum Stillstand bringen, wie z.B.:
  - Odermenningkraut *(Agrimonia eupatoria)*
  - Schlangen-Knöterich *(Polygonum bistoria)*
  - Gefleckter Storchschnabel *(Geranium maculatum)*
  - Gemeiner Tormentill *(Potentilla tormentilla)*
  - Eichenrinde *(Quercus robur)*
- **Tonisierende Mittel,** die die Energie wieder aufbauen, wie z. B.:
  - Fenchel *(Foeniculum vulgaris)*
  - Wachsmyrte *(Myrica cerifera)*
  - Königschinarinde *(Cinchona calisaya)*
  - Ingwer *(Zingiber officinalis)*
  - Zimt *(Cinnamomum zeylandicum)*

Eine typische Rezeptur für weichen Stuhl ist beispielsweise:

Rezeptur 1

Odermenningkraut *(Agrimonia eupatoria)*	4 Tr. Tinktur
Fenchel *(Foeniculum vulgaris)*	3 Tr. Tinktur

Für sehr flüssige Stühle eignet sich Rezeptur 2:

Rezeptur 2

Schlangen-Knöterich *(Polygonum bistoria)*	4 Tr. Tinktur
Gefleckter Storchschnabel *(Geranium maculatum)*	3 Tr. Tinktur
Eichenrinde *(Quercus robur)*	3 Tr. Tinktur
Fenchel *(Foeniculum vulgaris)*	4 Tr. Tinktur

Abwandlungen:
- Bei starker Erschöpfung geben Sie 4 Tr. Zimt Tinktur *(Cinnamomum zeylandicum)* hinzu.
- Wenn die Beschwerden auf zu viel kalte Speisen oder Getränke zurückzuführen sind oder das Kind anzeichen von Kälte-Energie hat, fügen Sie 3 Tr. Ingwer Tinktur *(Zingiber officinalis)* bei.
- Wenn das Kind stark sabbert, ergänzen Sie 3 Tr. Wachsmyrte Tinktur *(Myrica cerifera)*.

Erklärung
- Die Adstringenzien helfen, dem flüssigen Stuhl Wasser zu entziehen. Odermenningkraut ist gleichzeitig auch tonisierend.
- Fenchel unterstützt durch seine tonisierende Wirkung die Heilung.
- Bei sehr flüssigem Stuhl wird Odermenningkraut ersetzt durch die drei Kräuter Schlangen-Knöterich, Gefleckter Storchschnabel und Eichenrinde, die in der Kombination eine noch stärker austrocknende Wirkung auf den Stuhl haben.
- Bei starker Schwäche ist Zimt ein wirkungsvolles Tonikum, das auch adstringierend und wärmend wirkt.
- Wachsmyrte ist ein adstringierendes Mittel, das stärker auf den oberen Verdauungstrakt wirkt und daher bei Sabbern indiziert ist.

Wirkung
Eine gewisse Wirkung kann bereits nach ein oder zwei Tagen beobachtet werden, wenn die Adstringenzien zu wirken beginnen. Wenn sich nach sieben bis zehn Tagen kein Therapieerfolg einstellt, überprüfen Sie die Ernährung und erhöhen Sie ggf. die Dosierung der Kräuter. Wenn der Stuhlgang bereits seit einigen Wochen fester ist, kann man langsam die Dosis der Adstringenzien verringern. Die tonisierenden Mittel sollten noch so lange weiter genommen werden, bis sich auch der Appetit normalisiert hat.

Schwache Verdauung mit nervösem Energieüberschuss
Die Auswahl der Kräuter entspricht der bei einfacher schwacher Verdauung. Der Hauptunterschied zu diesem Krankheitsmuster besteht darin, dass die Kinder sich stärker gegen die Einnahme der Kräuter sträuben. Wählen Sie daher die geschmacklich angenehmeren Pflanzen, wie z.B. Fenchel und Odermenningkraut aus. Wenn das Kind die Rezeptur trotzdem ablehnt, setzen Sie alternativ eine Massage mit ätherischen Ölen ein.

Allgemeine Empfehlungen
Das Kind sollte folgende Nahrungsmittel vermeiden:
- Kalte Speisen
- Eiskalte Nahrung und Getränke
- Fruchtsaft

Weitere Grundsätze:
- Achten Sie auf qualitativ hochwertige Lebensmittel aus biologischem Anbau.
- Setzen Sie bei lange bestehender chronischer Diarrhö ein hochwertiges Vitaminpräparat ein.
- Suchen Sie nach möglichen Nahrungsmittelallergien.
- Wenn das Kind kürzlich Antibiotika erhalten hat, geben Sie ihm täglich einen TL Joghurt mit lebendigen Joghurtkulturen. Dies unterstützt den Wiederaufbau der physiologischen Darmflora.

11.4 Andere Therapieformen

Massage

Eine Massage kann bereits als alleinige Therapie einen positiven Effekt auf chronische Diarrhö haben, besonders bei Kindern mit schwacher Verdauung. Wie bei allen chronischen Beschwerden darf man jedoch keine Sofortwirkung erwarten. Wenn die Durchfälle bereits seit Monaten bestehen, werden sie sich durch die Massage nicht nach ein oder zwei Tagen auflösen. Achten Sie (v.a. bei Kindern mit schwacher Verdauung) auf allmähliche Verbesserungen im Laufe von Wochen. Wenn sich nach dieser Zeit noch kein Effekt zeigt, ist Massage wahrscheinlich für das Kind keine geeignete Therapieform. Der Zusatz von ätherischen Ölen zum Massageöl kann die Wirkung verstärken (☞ Kapitel 9).
Geeignete Techniken (Erklärung ☞ Kapitel 9.4):
- Abdomen (☞ Abb. 9-6)
- Handballen auf dem Oberbauch

- Handballen auf dem Unterbauch
- Ausgleich der Verdauung (☞ Abb. 9-7)
- Darm (☞ Abb. 9-8)
- Aufwärtsstrich auf dem Sakrum (☞ Abb. 9-11)

Wenn Sie Erfahrung mit Massagen haben, reicht es oft aus, einmal täglich zu massieren, auch ohne Zusatz von ätherischen Ölen. Werden ätherische Öle beigegeben, tritt die Wirkung noch schneller ein. Massage ist eine der besten Therapieformen für Kinder, die sich weigern, ihre Kräuter oral einzunehmen.

Ätherische Öle

Rezeptur

Ätherische Öle können Diarrhö lindern, auch wenn sie hier nicht Therapie der ersten Wahl sind (im Gegensatz zur Hustentherapie, bei der sie fast unverzichtbar sind). Wir empfehlen sie als Massagezusatz. Besonders folgende Öle werden erfolgreich bei Diarrhö eingesetzt:

Ätherische Öle bei Diarrhö

Lavendel *(Lavandula officinalis)*	2 Tr.
Echte Kamille *(Chamomilla matricaria)*	2 Tr.
Fenchel *(Foeniculum vulgaris)*	3 Tr.

Vermengen Sie die Mischung mit ca. 25 ml Massageöl.

Abwandlungen:

- Wenn die Diarrhö Folge einer viralen Erkrankung war, ergänzen Sie 3 Tr. Eukalyptus Öl *(Eucalyptus globulus)*
- Wenn das Kind starke Bauchschmerzen hat, geben Sie 2 Tr. Ingwer Öl *(Zingiber officinalis)* hinzu.

Erklärung

- Lavendel wirkt entspannend und beruhigend.
- Echte Kamille tonisiert die Verdauung und ist ebenfalls entspannend. Zudem lindert sie Bauchschmerzen.
- Fenchel tonisiert die Verdauung.
- Eukalyptus hat sich zur Therapie aller Formen von Diarrhö bewährt, u.a. auch bei bakterieller Ursache.
- Ingwer wärmt den Verdauungstrakt und lindert Bauchschmerzen.

11.5 Allgemeine Anmerkung

Bei den allermeisten Kindern lässt sich chronische Diarrhö darauf zurückführen, dass ihre Ernährung auf die eine oder andere Art und Weise ungeeignet ist. Daraus kann man zwei Schlüsse ziehen:

- Wenn die ungeeignete Ernährung weiter besteht, kann auch eine Kräutertherapie nicht wirken.
- Bei vielen Kindern kann eine Ernährungsumstellung alleine bereits ausreichen, um zum Verschwinden der Symptome zu führen, ohne dass eine Kräutertherapie dann noch nötig wäre.

12 Säuglingskoliken

Säuglingskoliken sind mit großem Leid verbunden. Während einer Kolik hat das Baby ganz offensichtlich starke Schmerzen. Dies bewegt natürlich auch die Mutter, die ebenfalls bis zur Verzweiflung mit leidet. Die Angst der Mutter überträgt sich auf den Säugling und verunsichert ihn noch weiter, so dass ein Teufelskreis entsteht. Die Beschwerden sind sehr häufig, aber dennoch gibt es keine befriedigende schulmedizinische Therapie. Im Gegensatz dazu können Kräuter sehr gut helfen.

Was sind Säuglingskoliken?

Säuglingskoliken sind schlimme Bauchschmerzen bei Babys, die kommen und gehen. Sie beginnen typischerweise ganz plötzlich, halten dann einige Minuten bis 20 Minuten lang an und verschwinden so plötzlich, wie sie gekommen sind. Ursache ist eine funktionelle Störung, kein anatomisches Problem, die Schmerzen werden durch Muskelspasmen im Darm hervorgerufen. Oft treten sie kurz nach dem Füttern auf, sie können aber auch ohne Anlass mitten in der Nacht vorkommen.

12.1 Krankheitsmuster bei Säuglingskoliken

Die Symptomatik bei Säuglingskoliken ist relativ einheitlich, es gibt aber kleine Variationen. Diese Variationen spiegeln wesentliche Unterschiede in den zugrunde liegenden Ursachen und der geeigneten Therapie wieder. Häufige Krankheitsmuster bei Säuglingskoliken sind:

- Innere Kälte
- Nahrungsblockade
- Schock
- Geburtstrauma

Die Ursachen der Säuglingskoliken stehen in engem Zusammenhang mit dem zugrunde liegenden Muster.

Innere Kälte

Säuglingskoliken können entstehen, wenn sich Kälte-Energie im Abdomen sammelt. Diese Kälte-Energie führt zu Muskelkrämpfen und blockiert den normalen Energiefluss, analog zu den Muskelverspannungen, die bei Rheumatikern auftreten, wenn der Rücken Kälte ausgesetzt wird. Bei den Rheumatikern kommt die Kälte dabei von außen, bei den Säuglingskoliken jedoch handelt es sich um innere Kälte-Energie. Dieses Muster tritt auch dann auf, wenn das Kind zu viele Bohnen oder Bohnenprodukte, wie z. B. Sojamilch, zu sich nimmt. Das Verdauungssystem hat nicht ausreichend Wärme-Energie, um die Bohnen zu verdauen, so dass sich Darmgase bilden.

Häufige Wege, auf denen Kälte in einen so kleinen Körper gelangen kann, sind:

- Eiskalte Milch
- Nahrung, die reich an Kälte-Energie ist, wie z. B. Melonen, Joghurt und Bananen
- Medikamente, die reich an Kälte-Energie sind, wie z. B. Paracetamol, Aspirin und Antibiotika
- Anästhetika, die während der Geburt eingesetzt wurden
- Impfungen, v. a. gegen Poliomyelitis

In weniger entwickelten Gegenden kann die Kälte auch eindringen, wenn das Abdomen kaltem Wind ausgesetzt ist.

Nahrungsblockade

Nahrungsblockade kann entstehen, wenn das Kind zu viel rohe oder ballaststoffreiche Nahrung erhält, oder sehr unregelmäßige Mahlzeiten bekommt, so dass der Magen nicht ausreichend Zeit hat, sich vollständig zu entleeren. In beiden Fällen gelangt teilweise verdaute Nahrung in den Dünndarm, der darauf mit Krämpfen reagiert.

Das Muster der Nahrungsblockade ähnelt in vielen Punkten der Nahrungsstagnation, die als Ursache zwhalreicher Beschwerden in diesem Buch immer wieder vorkommt. Der Unterschied besteht darin, dass das Kind bei Nahrungsblockade nicht so viel Hitze-Energie hat, so dass die Nahrung nicht in dem gleichen Ausmaß zu gären beginnt. Das Kind hat dementsprechend eine blasse Gesichtsfarbe, leidet stärker unter Kälte-Problemen und reagiert gut auf wärmende Kräuter, wie z. B. Ingwer.

Schock

Wenn der Säugling ein Furcht einflößendes Erlebnis hat, wie z. B. einen Autounfall, oder wenn auch nur die Mutter während der Schwangerschaft einem emotionalen Schock ausgesetzt war, kann dies Spasmen im gesamten Verdauungstrakt hervorrufen. Der genaue Entstehungsmechanismus ist unklar, ähnelt aber vermutlich der Übelkeit, die einen plötzlich überfallen kann, wenn man etwas ekelerregendes sieht.

Geburtstrauma

Wenn der Kopf aufgrund einer schwierigen oder sehr schnellen Geburt verformt wird, können die kraniosakralen Rhythmen, die für eine gesunde Funktion des Körpers so wichtig sind, gestört werden. Dies beeinflusst auch die Rhythmen im Verdauungstrakt, so dass es zu Koliken kommen kann.

12.2 Klinik und Befunde

Typische Symptomatik bei allen Mustern

- Der Säugling schreit vor Schmerzen und lässt sich nicht beruhigen.
- Die Schmerzen sind so stark, dass das Baby den Rücken zum Hohlkreuz biegt.
- Während der Schmerzphasen schwitzt das Kind stark.
- Das Gesicht ist normalerweise eher blass, wird aber während der Schreiattacken rötlich bis violett.
- Der Bauch fühlt sich häufig kühl an.
- Die Schmerzen treten oft nach dem Füttern auf.
- Sobald die Schmerzen verschwinden, ist das Baby wieder vergnügt.

Symptomatik in Abhängigkeit vom Muster

Der Hauptunterschied zwischen den verschiedenen Mustern zeigt sich in der Anamnese. Folgende typische Symptome treten häufig auf:

- **Innere Kälte:** Das Kind hat kalte Hände und Füße, ein blasses Gesicht und ein kühles Abdomen.
- **Nahrungsblockade:** Der Bauch ist gebläht aufgrund der angesammelten Nahrung.
- **Schock:** bläulich-gräuliche Gesichtsfarbe oder bläuliche Verfärbung zwischen den Augen.
- **Geburtstrauma:** Das Baby schüttelt seinen Kopf oder muss heftig geschaukelt werden, um einschlafen zu können.

12.3 Kräutertherapie

Obwohl die unterschiedlichen Muster von der Symptomatik her fast identisch sind, werden sie ganz unterschiedlich behandelt.

Innere Kälte

Rezeptur

Rezeptur 1 (bei leichten Koliken)

Kamillentee *(Chamomilla matricaria)*

1 TL auf 1 Tasse kochendes Wasser, gesüßt im Fläschchen geben

Rezeptur 2 (bei stärkeren Koliken)

Ingwer *(Zingiber officinalis)*

Gewürznelken *(Eugenia caryophyllata)*

Dill *(Anethum graveolens)*

Kümmel *(Carum carvi)*

Kräuter in gleichen Mengen mischen, 1 TL der Mischung auf 1 Tasse kochendes Wasser, bei Bedarf gesüßt teelöffelweise oder im Fläschchen geben.

Manche Babys trinken größere Mengen dieses Tees aus dem Fläschchen. Wenn der Tee während der Koliken gegeben wird, kann er die Symptome sofort lindern.
Abwandlung: Bei Kolik mit Blähungen fügen

Sie 3 Tr. Yamswurzel Tinktur *(Dioscorea villosa)* hinzu.

Erklärung

- Ingwer wärmt und ist ein beruhigendes Tonikum für die Verdauung.
- Gewürznelken wärmen und vertreiben Blähungen.
- Dill und Kümmel wirken beide beruhigend und wärmend auf die Verdauung.
- Yamswurzel wird speziell bei Kolik mit Blähungen eingesetzt.

Wenn Sie nicht alle Kräuter verfügbar haben, verwenden Sie die, die sie bekommen können. Am besten wirkt jedoch die vollständige Rezeptur.

Wirkung

Diese Rezeptur kann die Koliken sehr schnell lindern. Wenn sie regelmäßig verabreicht wird und gleichzeitig auch die allgemeinen Empfehlungen beachtet werden, sollte auch die Neigung zu Koliken innerhalb weniger Wochen verschwinden.

Allgemeine Empfehlungen

- Wenn die Mutter stillt, sollte sie keine kalten Speisen oder Nahrungsmittel mit viel Kälte-Energie, wie z. B. Gurke, Salat oder grüne Paprika zu sich nehmen.
- Sie sollte auch blähende Speisen, wie z. B. Bohnen und Kohl, meiden.
- Wenn das Baby künstliche Säuglingsnahrung erhält, sollte man darauf achten, dass die Milch warm genug ist und ggf. unterschiedliche Marken ausprobieren. Für einige Kinder enthält Säuglingsnahrung auf Kuhmilchbasis zu viel Kälte-Energie.

Nahrungsblockade

Rezeptur/Erklärung

Die Rezeptur ist die gleiche wie bei Innerer Kälte, es werden jedoch 2 Tr. Virgianischer Ehrenpreis Tinktur *(Leptandra virginica)* hinzugefügt. Diese Pflanze wird speziell bei Nahrungsblockade eingesetzt.

Wirkung

Die Rezeptur des Tees sollte zwar die Kolik innerhalb einer halben Stunde lindern, kann jedoch die Nahrungsblockade nicht vollständig auflösen. Fügt man Virgianischen Ehrenpreis hinzu, löst sich die Blockade und die Nahrung wird weiter transportiert. Dadurch können sich die Koliken anfangs leicht verschlimmern. Bei Behandlung dieses Krankheitsmusters tritt oft an den ersten drei Tagen nach Therapiebeginn übel riechender Stuhlgang auf. Nach ca. einer Woche sollte der Säugling sich deutlich besser fühlen.

Allgemeine Empfehlungen

Die allgemeinen Empfehlungen sind die gleichen wie bei Innerer Kälte. Achten Sie darauf, dass das Kind geeignete Nahrung und angemessenen Nahrungsmengen zu festen Fütterungszeiten erhält. Andernfalls kann es zu Rezidiven kommen. Einzelheiten ☞ Kapitel 2.

Schock

Rezeptur

Wie bei vielen Schock-Zuständen gibt es auch hier besser geeignete Therapien als die Kräutertherapie. Wir empfehlen vor allem:

- Arnika in homöopathischer Dosierung:
  - Arnika D6: alle 4 Stunden 3 Kügelchen, wenn das traumatische Erlebnis weniger als 3 Tage zurückliegt,
  - Arnika C12: morgens und abends je 3 Kügelchen, wenn der Schock 3 Tage bis 2 Wochen zurückliegt,
  - Wenn das traumatische Erlebnis länger als 2 Wochen zurückliegt, kann C12 3-mal tgl. helfen, wir empfehlen aber, einen erfahrenen Homöopathen zu konsultieren.
- Bach-Blüten: Rescue-Tropfen: wie üblich zubereiten und dem Kind häufig einige Schlucke verabreichen. Wenn das Kind gestillt wird, können vor dem Füttern einige Tropfen auf die Brustwarze der Mutter aufgebracht werden.

Wirkung

Die Wirkung ist häufig relativ dramatisch, vor allem, wenn das traumatische Ereignis schon länger zurückliegt. Die plötzliche Entspannung einem so lange anhaltenden Spannungszustand führt zur Ausscheidung von Toxinen. Oft hat das Kind ca. eine Woche lang schmerzhafte, flüssige Stühle. Manchmal entzündet sich der Anus. Sobald diese Phase jedoch vorbei ist, fühlt sich das Kind viel besser und die Koliken sollten nicht mehr auftreten. Wenn nach zwei Wochen keine Besserung eingetreten ist, liegt wahrscheinlich gleichzeitig eines der anderen Muster vor.

Geburtstrauma

Therapie der Wahl ist die kraniosakrale Osteopathie. Wenn gleichzeitig eine Schwellung oder ein Hämatom zu beobachten sind, kann zusätzlich das homöopathische Mittel Natrium sulphuricum hilfreich sein. Ziehen Sie einen erfahrenen Homöopathen hinzu, da das Mittel nur verschrieben werden sollte, wenn eventuelle andere Störungen bereits beseitigt sind; andernfalls kann das Mittel starke Kopfschmerzen hervorrufen.

Es gibt auch Kräuterrezepturen zur Therapie von Hämatomen und Schädel-Traumen. Ihre Erklärung würde jedoch den Rahmen dieses Buches sprengen.

Allgemeine Empfehlungen unabhängig vom Krankheitsmuster

Oft braucht auch die Mutter Unterstützung. Sehr häufig ist sie sehr mitgenommen durch das Leiden ihres Babys. Diese Verzweiflung überträgt sich auf das Kind und verschlimmert die Koliken. Wenn man der Mutter hilft, ihre Ängste zu überwinden, profitiert davon auch der Säugling.

Die Mutter sollte nach Möglichkeit folgende Empfehlungen beachten:

- Zu meidende Lebensmittel: Bananen, Avocados, Joghurt und eiskalte Speisen, ballaststoffreiche Nahrungsmittel, Bohnen(produkte), inklusive Sojamilch;
- Alle Speisen und Getränke sollten erwärmt und nie direkt aus dem Kühlschrank zu sich genommen werden;
- Der Bauch des Babys sollte gut eingepackt sein;
- Auf regelmäßige Mahlzeiten sollte geachtet werden;
- Bei der Umstellung auf feste Nahrung sollte nicht mehr als ein neues Lebensmittel pro Woche eingeführt werden.

12.4 Andere Therapieformen

Massage

Massieren Sie den Bauch mit oder ohne Massageöl. Die verwendeten Striche sind die gleichen wie bei der Behandlung von Obstipation oder Diarrhö (☞ Kapitel 10 und 11).

Geeignete Techniken (Erklärung ☞ Kapitel 9.4):

- Handballen auf dem Oberbauch
- Handballen auf dem Unterbauch
- Ausgleich der Verdauung (☞ Abb. 9-7)
- Darm (☞ Abb. 9-8)
- Wenn das Kind zu Obstipation neigt: Abwärtsstrich auf dem Sakrum (☞ Abb. 9-10)
- Wenn das Kind zu Diarrhö neigt: Aufwärtsstrich auf dem Sakrum (☞ Abb. 9-11)

Führen Sie die Massage mindestens 3-mal tgl. aus. Sie kann auch bei Bedarf verabreicht werden, wenn das Kind gerade Schmerzen hat. Der Bauch muss sehr vorsichtig behandelt werden. Während der Therapie sollte man sich vorstellen, wie Wärme-Energie aus der Hand ausströmt.

Bei einigen Kindern wirkt die Massage innerhalb von zehn Minuten schmerzlindernd. Bei anderen kommt es erst allmählich zu einer Besserung. Bei diesen Kindern beobachtet man erst nach drei bis vier Tagen eine Wirkung.

Ätherische Öle

Ätherische Öle sind sehr effektiv bei der Behandlung von Koliken. Die Öle werden durch die Haut aufgenommen und direkt in Richtung der Beschwerden geleitet. Man wendet die Öle am besten im Rahmen der oben beschrieben Massage an.

Innere Kälte

Ätherische Öle bei Innerer Kälte

Ingwer *(Zingiber officinalis)*	2 Tr.
Fenchel *(Foeniculum vulgaris)*	2 Tr. *oder*
Dill *(Anethum graveolens)*	2 Tr.

Vermengen Sie die Mischung mit ca. 30 ml Massageöl.

Erklärung:
- Ingwer ist wärmend und sehr wirksam bei Koliken aufgrund von Kälte-Energie.
- Fenchel und Dill wärmen ebenfalls und bewegen blockierte Darmgase.

Nahrungsblockade

Ätherische Öle bei Nahrungsblockade

Echte Kamille *(Chamomilla matricaria)*	2 Tr.

Vermengen Sie das Öl mit ca. 30 ml Mandelöl.

Erklärung: Kamille wirkt krampflösend und tonisiert die Verdauung.

! Achtung

Einige ätherische Öle heben die Wirkung homöopathischer Arzneimittel auf.

13 Rezidivierendes Erbrechen

Erbrechen war früher bei Kindern und Erwachsenen ein schwer wiegendes Problem. Dies lag teilweise an der Knappheit und Auswahl der zur Verfügung stehenden Nahrung. Kinder mussten essen, was auf den Tisch kam, ob sie es mochten oder nicht. Heute bekommt man zu jeder Jahreszeit eine riesige Auswahl unterschiedlicher Lebensmittel. Obwohl wir uns alle bewusst sind, dass es eine ökologische und soziale Katastrophe ist, Nahrungsmittel an Orten anzupflanzen, an denen sie bisher noch nie gewachsen sind, hat dies doch die positive Folge, dass Kinder heute das essen können, was sie auch gut verdauen können. Erbrechen ist daher heute viel seltener als früher. Dies bedeutet nicht, dass Kinder gar nicht mehr erbrechen, das Symptom Erbrechen ist jedoch in der Regel nicht mehr ernst genug um die Gesundheit des Kindes wirklich zu bedrohen.*

Die Dringlichkeit der Behandlung von Erbrechen entsteht demnach meist nicht aus einer eigentlichen Gesundheitsbedrohung, sondern vielmehr aus der schulmedizinischen Therapie, die möglicherweise verabreicht wird. Heute werden teilweise starke Medikamente mit unvermeidlichen Nebenwirkungen verabreicht um das relativ harmlose Symptom des gastroösophagealen Reflux zu behandeln. Auch chirurgische Eingriffe werden gelegentlich vorgenommen. Der Gebrauch von Kräutern kann häufig invasivere Therapien vermeiden helfen.

! Warnsignale bei akutem Erbrechen

Akutes Erbrechen kann harmlose Ursachen haben, wie beispielsweise eine Gastroenteritis, es können aber auch ernsthaftere Gründe vorliegen. Eine Appendizitis, ein Darmverschluss, Darmparasiten, Harnwegsinfekte oder auch eine Meningitis können sich zunächst in Erbrechen äußern und bedürfen einer raschen Therapie. Im Zweifelsfall sollte immer ein erfahrener Arzt hinzugezogen werden.

Symptome, die einer sofortigen Abklärung bedürfen:

- Bluterbrechen (evtl. wie Kaffeesatz)
- Galliges Erbrechen
- Erbrechen im Schwall
- Dehydratation
- Fieber
- Große Schmerzen
- Große Lethargie

In diesem Buch möchten wir nur auf die Therapie von rezidivierendem Erbrechen eingehen, d.h., auf wiederkehrendes Erbrechen bei Kindern, deren Gesundheit und Leben nicht akut bedroht sind.

! Warnsignale bei rezidivierendem Erbrechen

Symptome, die einer gründlichen Abklärung bedürfen:

- Zunehmende Schwäche
- Zunehmender Gewichtsverlust
- Starke Übelkeit

Was ist Erbrechen?

Wenn wir von Erbrechen sprechen, meinen wir, dass etwas, das ursprünglich im Magen war, aus dem Mund herauskommt. Diese Definition umfasst somit auch Regurgitation, gastroösophagealen Reflux, „Spucken" bei Säuglingen, schwallartiges Erbrechen und vieles mehr.

* Es ist völlig normal, wenn Kinder von Zeit zu Zeit erbrechen, wenn sie zu viel gegessen haben, da sie leicht ihre Magenkapazität überschätzen, wenn es ihnen gut schmeckt. Erbrechen wird nur dann zum behandlungswürdigen Problem, wenn es immer wieder auftritt.

13.1 Krankheitsmuster bei Erbrechen

Eine wichtige Ursache rezidivierenden Erbrechens ist eine Nahrungsmittelintoleranz. Wiederholtes Erbrechen wird häufig durch eine Unfähigkeit, bestimmte Nahrungsmittel zu verdauen, ausgelöst. Der Körper reagiert, indem er die ungeeignete Nahrung einfach ablehnt. Ganz besonders sollte man auf Hinweise auf Kumilch- oder Glutenunverträglichkeit achten. Kapitel 15 geht genauer auf diese Thematik ein.
Die folgenden Krankheitsmuster sind häufig Ursache rezidivierenden Erbrechens:
- Nahrungsstagnation
- Schwache Verdauung
- Schleim
- Schwallartiges Erbrechen (Hitze)
- Emotionale/nervöse Ursache

13.2 Klinik und Befunde

Ein wichtiges Unterscheidungskriterium zwischen den verschiedenen Krankheitsmustern ist das Aussehen des Erbrochenen (☞ Tab. 13-1).

Nahrungsstagnation (v.a. bei Kindern unter drei Jahren)

Symptomatik

Kinder mit Nahrungsstagnation essen für gewöhnlich einige Wochen lang gut – vielleicht sogar eher zu gut – aber plötzlich wird der Appetit schlechter und tritt Erbrechen auf. Nach dem Erbrechen hat das Kind gleich wieder Hunger und würde gerne essen.
Typische Symptome und Befunde bei Nahrungsstagnation:
- Es wird geronnene Milch oder teilweise verdaute Nahrung erbrochen.
- Das Erbrochene riecht säuerlich, evtl. hat das Kind Mundgeruch.
- Das Kind hat Bauchschmerzen, die sich nach dem Erbrechen bessern.
- Es ist reizbar und anhänglich.
- Vor dem Erbrechen verschlechtert sich der Appetit.
- Der Gärungsprozess kann zu Fieber führen.

Zusätzlich treten die typischen Symptome der Nahrungsstagnation auf:
- Rote Wangen
- Grünliches Nasensekret
- Übel riechender, unregelmäßiger Stuhlgang

Erklärung

Das Verdauungssystem ist unterhalb des Magens durch eine Nahrungsansammlung blockiert. Der Magen arbeitet normal, wenn aber die Nahrung ins Duodenum weitertransportiert werden sollte, ist dort kein Platz, daher wird sie stattdessen wieder aufgestoßen. Da der Magen relativ stark ist, würgt das Kind evtl. nach dem Erbrechen noch eine Weile weiter, obwohl der Magen schon leer ist. Da der Magen auch relativ gut funktioniert, besteht das Erbrochene aus teilweise verdauter Nahrung. Alle anderen Symp-

Tab. 13-1: Aussehen des Erbrochenen

Krankheitsmuster	Klinik
Nahrungsstagnation	Erbrochenes ist teilweise verdaut und daher übel riechend
Schwache Verdauung	Unverdaute Nahrung wird erbrochen, manchmal in geringen Mengen, manchmal noch Stunden nach der letzten Mahlzeit
Schleim	Erbrochenes ist mit Wasser vermengt; gelegentlich wird erst der Mageninhalt und anschließend noch wässrige Flüssigkeit erbrochen
Schwallartiges Erbrechen (Hitze)	Heftiges Erbrechen kurz nach dem Essen; anschließend möchte das Kind oft schon Minuten später weiter essen
Emotionale/nervöse Ursache	Das Kind erbricht, wenn es aufgeregt oder nervös ist; das Erbrochene ist in der Regel unverdaut

tome entsprechen den üblichen Beschwerden bei Nahrungsstagnation (☞ Kapitel 2).

Ursachen

Eine Nahrungsstagnation entsteht normalerweise durch übermäßiges Essen oder essen, wenn das Kind sehr aufgeregt ist. Auch wenn das Kind zusammengesackt vor dem Fernseher sitzt und dabei isst, kann dies zu der Entwicklung einer Nahrungsstagnation beitragen. Das Erbrechen kann ebenfalls durch ungeeignete Nahrung ausgelöst werden, z.B. Müsli bei Kleinkindern oder zu viel Fastfood bei älteren Kindern.

Schwache Verdauung

Symptomatik

Kinder mit einer schwachen Verdauung sind normalerweise dünn, haben einen Energiemangel und schlechten Appetit. Ihr Gesicht ist blass und sie haben möglicherweise eine bläuliche Verfärbung oberhalb des Mundes. Aufgrund der Schwäche sammelt sich bereits Kälte im Verdauungstrakt. Dennoch essen die betroffenen Kinder erstaunlicherweise häufig viel Nahrung, die reich an Kälte-Energie und Feuchtigkeit ist (z.B. Salat oder Tomaten), obwohl man eigentlich erwarten würde, dass sie derartige Nahrungsmittel nicht mögen. Diese Nahrungsmittel verschlechtern die Situation weiter.

Typische Symptome und Befunde bei schwacher Verdauung:

- Das Erbrochene enthält unverdaute Nahrung oder Milch.
- Blasse Gesichtsfarbe
- Bläuliche Verfärbung über den Lippen
- Stumpfer Blick
- Das Kind ist empfindlich gegenüber kaltem Wetter.
- Die Extremitäten werden leicht kalt.
- Das Kind hat einen schlechten Appetit.
- Während des Fütterns schläft das Baby häufig ein.
- Das Kind ist tagsüber müde.
- Der Stuhlgang kann flüssig sein und unverdaute Nahrung enthalten.
- Eventuell hat das Kind ab und zu Obstipation.

Erklärung

Hier wird die Nahrung nicht normal weiter transportiert, da der Darm nicht richtig funktioniert. Die geringe vorhandene Darmmotilität ist nicht auf die Bewegung des Magens abgestimmt. Wenn das Kind erbricht, hat es nicht die gleiche Energie wie ein Kind mit Nahrungsstagnation. Da der Magen wenig Energie hat, wird die Nahrung kaum verdaut, obwohl sie möglicherweise schon seit Stunden im Magen liegt. Alle anderen Symptome entsprechen den üblichen Beschwerden bei schwacher Verdauung und allgemeinem Energiemangel (☞ Kapitel 2).

Ursachen

Einige häufige Ursachen eines Energiemangels sind beispielsweise:

- Protrahierte, traumatische Geburt
- Einsatz von Anästhetika während der Geburt
- Impfungen
- Lang andauernde Krankheiten

Das Problem kann verschlimmert werden, wenn das Kind viel Fruchtsaft trinkt oder viel Eiscreme isst. Manchmal entsteht ein Energiemangel auch durch eine Anämie der Mutter während der Schwangerschaft oder durch ausgeprägte Erschöpfung der Mutter, die dazu führt, dass die Mutter sich dem Kind nicht mit der nötigen Energie widmen kann. Einige andere Faktoren, die zur Ausbildung eines Energiemangels führen können, werden in Kapitel 2 erklärt.

Schleim

Symptomatik

Hauptcharakteristikum dieses Musters ist, dass sich im Körper des Kindes viel Schleim angesammelt hat. Das Muster kann gleichzeitig mit einer schwachen Verdauung auftreten, aber auch alleine vorkommen. Es gibt starke Kinder mit viel Schleim, schwächere Kinder mit wenig Schleim und wieder andere Kinder, die irgendwo dazwischen liegen.

Typische Symptome bei übermäßigem Schleim:

- Das Erbrochene enthält Schleim oder Wasser, es sieht aus wie mit Wasser durchmischte Nahrung oder wässrige Milch, wenn das Kind noch gestillt wird.

- Während längeren Erbrechens, wird das Erbrochene gelblich oder grünlich.
- Das Kind ist normalerweise relativ stark.
- Es fühlt sich schwer an, wenn man es hoch hebt (subjektiv schienen diese Kinder schwerer zu wirken, als sie eigentlich sind).
- Das Kind kann einen schlechten Appetit haben, was bei einem schweren Kind erstaunlich scheint.
- Der Stuhlgang ist häufig weich und glänzend (durch den Schleim).
- Manchmal enthält der Stuhlgang sichtbaren Schleim.
- Andere Anzeichen übermäßigen Schleims, wie z. B. eine laufende Nase, blockierte Ohren etc.
- Die Zunge hat oft einen schmierigen Belag.

Häufig erbricht das Kind ca. einmal pro Woche und fühlt sich anschließend besser. Dann sammelt sich langsam wieder Schleim. Während dieser Phase wird das Kind reizbarer und der Appetit verschlechtert sich, bis das Kind das nächste Mal erbricht.

Erklärung

Die Verdauung ist etwas geschwächt und der ganze Körper ist von Schleim gefüllt. Der Schleim sammelt sich daher nach und nach auch im Magen an. Dadurch wird die Verdauung durcheinander gebracht und der Appetit vermindert. Beim Erbrechen mischt sich der Schleim mit der Nahrung, manchmal wirkt er dabei wässrig, manchmal schaumig und manchmal zäh.

Ursachen

Bei diesen Kindern scheint die Verdauung schwach zu sein, da sie so wenig Appetit haben. In Wirklichkeit wird das Problem jedoch dadurch verursacht, dass der Verdauungstrakt durch Schleim blockiert wird. Ursache hierfür ist in der Regel eine Kombination der folgenden Faktoren:

- Antibiotikagabe in der Vorgeschichte
- Echomuster, vor allem nach einer Impfung gegen Poliomyelitis oder Keuchhusten
- Zu viele Milchprodukte, Früchte oder kalte, feuchte Nahrung
- Eine erbliche Veranlagung zu Schleim

Varianten des Musters

- **Schleim und Husten:** Häufig haben Kinder mit einem Schleim-Muster gleichzeitig einen chronischen Husten. Wenn sich im Körper so viel Schleim sammelt, dass der Magen blockiert ist, findet sich oft auch Schleim in der Lunge.
- **Schleim und Spucken:** Unter Spucken verstehen wir hier die geringen Mengen an Milch, die nach dem Füttern aus dem Mund des Säuglings rinnen. Das Baby ist normalerweise nach dem Füttern und Aufstoßen ausgeglichen und zufrieden, und dennoch läuft dem lächelnden Säugling Milch aus dem Mund. Wenn das Baby gestillt wird, kann dies an übermäßiger Kälte-Energie oder Schleim der Mutter liegen. Gelegentliches Spucken ist bei Säuglingen völlig normal und sollte nur behandelt werden, wenn tatsächlich ein ernsthaftes Problem vorliegt (z. B. wenn mehr als die Hälfte der Mahlzeit erbrochen wird oder das Spucken länger als die Hälfte der Wachphasen des Babys andauert).

Schwallartiges Erbrechen (Hitze)

Symptomatik

In extremen Fällen schwallartigen Erbrechens übergibt sich das Kind plötzlich mit einer solchen Gewalt, dass der Strahl zwei bis drei Meter weit reichen kann. Es gibt mildere Formen, die nicht ganz so gewaltig sind, bei denen man aber dennoch die Kraft erahnen kann, mit der das Kind sich erbricht. Schwallartiges Erbrechen tritt auf, wenn der Magen auf Hochtouren arbeitet und die Peristaltik zu stark wird. Normalerweise steht dies im Zusammenhang mit Hitze im Magen.

> **! Cave**
>
> Schwallartiges Erbrechen ist auch typisches Symptom einer Pylorusstenose. Hierbei handelt es sich um eine ernsthafte Erkrankung, die häufig chirurgisch behandelt werden muss. Dies ist jedoch nicht immer notwendig, wir haben schon Kinder erfolgreich mit Kräutern, Akupunktur und Homöopathie behandelt.

Typische Symptome und Befunde bei schwallartigem Erbrechen (Hitze):

- Das Kind erbricht kurz nach dem Essen. Das Erbrochene ist gelblich und übel riechend.
- Nach dem Erbrechen fühlt sich das Kind besser und fragt möglicherweise auch nach Nahrung.
- Das Kind ist eher stark, dabei aber dünn und drahtig.
- Das Kind hat einen guten bis sehr guten Appetit.
- Es hat vermehrten Durst.
- Das Kind ist reizbar, unruhig und anhänglich.
- Es hat einen leichten Schlaf und wacht nachts häufig auf.
- Der Körper ist heiß und kälteunempfindlich.
- Das Gesicht ist gerötet.

Erklärung

Obwohl die Kinder kurz nach dem Essen erbrechen, ist die Nahrung schon teilweise verdaut. Während der Phasen, in denen sie nicht erbrechen, haben sie einen ausgezeichneten Appetit, da der Magen so aktiv ist. Alle anderen Symptome entsprechen den üblichen Beschwerden bei Hitze (☞ Kapitel 2). Das Muster kann ganz plötzlich kurz nach einer äußeren Hitze auftreten oder aber sich wellenartig mit beschwerdefreien Tagen abwechseln.

Ursache

Das Muster entsteht in der Regel kurz nachdem eine äußere Ursache zu einer Hitze-Ansammlung im Körper geführt hat. Häufige Gründe:

- Zu fettige, ölige oder zu stark gewürzte Speisen. Man beobachtet diese Ursache besonders häufig in Familien, die scharfe Nahrung gewöhnt sind.
- Die Hitze kann von der Mutter auf das Kind übertragen werden. In diesem Fall hat auch die Mutter eine rote Gesichtsfarbe.
- Das Kind hat ein Echomuster aufgrund einer Impfung oder sehr hohen Fiebers.

Emotionale/nervöse Ursache

Symptomatik

Es ist ganz normal, wenn Kinder gelegentlich erbrechen, wenn sie sehr aufgeregt sind. Einige Kinder können sich selbst zum Erbrechen bringen, wenn sie nur daran denken, und nutzen dieses „Talent“ um sich vor unerfreulichen Situationen zu drücken. Pathologisch wird das Erbrechen erst, wenn es sehr häufig auftritt.

Typische Symptome und Befunde bei emotionaler/nervöser Ursache:

- Das Kind erbricht, wenn es aufgeregt ist oder unter Druck steht (z. B. vor einer Prüfung).
- Das Kind ist empfindlich und nervös.
- Oft liegt eine schwache Konstitution vor.
- Der Knochenbau ist zart.
- Die Zunge kann eine rote Spitze haben.

Erklärung

Nervöses Erbrechen tritt bei sensitiven Kindern auf, die leicht erregbar sind. Oft sind sie dünn und haben keinen starken Körper. Gleichzeitig können sie jedoch eine sehr lebhafte Phantasie haben.

Ursache

Die Hauptursache ist die Konstitution: Kinder werden mit der Veranlagung zu nervösem Erbrechen geboren. Weitere Gründe können die sein, die zu einer schwachen Verdauung führen (☞ Kapitel 2).

13.3 Kräutertherapie

Nahrungsstagnation

Rezeptur

In leichten Fällen hilft eine sehr einfache Therapie:

Rezeptur 1

Pfefferminze *(Mentha piperita)*

1 TL auf 1 Tasse kochendes Wasser, nach Bedarf süßen, als Tee trinken; Babys dürfen davon so viel sie möchten im Fläschchen trinken.

In schwereren Fällen hilft Rezeptur 2:

Rezeptur 2

Gelber Enzian *(Gentiana lutea)*	3 Tr. Tinktur
Virgianischer Ehrenpreis *(Leptandra virginica)*	3 Tr. Tinktur

Abwandlungen:

- Wenn das Kind Obstipation hat (weniger als jeden zweiten Tag Stuhlgang), geben Sie 3 Tr. Krauser Ampfer Tinktur *(Rumex crispus)* und 3 Tr. Amerikanischer Faulbaum Tinktur *(Rhamnus purshiana)* hinzu.
- Wenn schwere Obstipation vorliegt, behandeln Sie die Beschwerden eher als Obstipation (☞ Kapitel 10) als als rezidivierendes Erbrechen.
- Wenn das Kind einen unersättlichen Appetit hat, geben Sie 3 Tr. Mädesüß Tinktur *(Filipendula ulmaria)* bei.

Erklärung

- Gelber Enzian ist eine ausgezeichnete Pflanze zur Behandlung von Erbrechen, während Virgianischer Ehrenpreis die Nahrungsstagnation löst. Wenn das Erbrechen eher mild, die anderen Symptome einer Nahrungsstagnation hingegen stark ausgeprägt sind, können Sie Gelben Enzian reduzieren und Virgianischen Ehrenpreis steigern.
- Das Erbrechen tritt auf, da die Nahrung sich nicht durch den Darmtrakt vorwärts bewegen kann, wenn die Peristaltik beginnt. Duodenum und Dickdarm sind blockiert, daher kommt die Nahrung stattdessen wieder hoch. Ziel der Behandlung ist daher die Auflösung der weiter distal gelegenen Blockade. Virgianischer Ehrenpreis ist unsere Lieblingspflanze zur Therapie einer Nahrungsstagnation.
- Bei schwachem Magen kann Virgianischer Ehrenpreis jedoch anfangs zusätzlich Übelkeit verursachen. Bei starken Kindern ist dies in der Regel nicht der Fall. Sollte es doch vorkommen, so sollte man den Ehrenpreis weglassen und stattdessen Krausen Ampfer und Amerikanischen Faulbaum verwenden. Krauser Ampfer steigert den Gallenfluss und wirkt daher gegen Obstipation. Amerikanischer Faulbaum klärt den distalen Darm.
- Wenn das Kind großen Appetit hat, kann das übermäßige Essen zu erneutem Erbrechen führen, wenn die Stagnation aufgelöst ist. Mädesüß kann helfen, den Appetit zu zügeln.

Wirkung

Wie immer bei der Therapie einer Nahrungsstagnation kann es zu plötzlichem häufigem Stuhldrang kommen. Wenn dies eintritt, sollte man die Kräuter so lange absetzen, bis das Kind nur noch ein- oder zweimal pro Tag Stuhlgang hat. Auch wenn der plötzliche Stuhldrang ausbleibt, wird das Kind vermutlich während der ersten Tage übel riechenden Stuhlgang absetzen. Wenn keine derartige Reaktion eintritt, sollte man die Dosierung erhöhen. Nach einer Woche sollte sich die Verdauung reguliert haben und die Beschwerden sollten mehr oder weniger verschwunden sein. Nach der klinischen Besserung sollte das Kind die Kräuter noch eine Woche lang weiter einnehmen.

Allgemeine Empfehlungen

Alle üblichen Empfehlungen bei Nahrungsstagnation sind auch hier gültig: Nahrungsmenge reduzieren, regelmäßige Mahlzeiten einführen und auf geeignete Nahrung achten (☞ Kapitel 2).

Schwache Verdauung

Rezeptur

In leichten Fällen sollte man zunächst Rezeptur 1 versuchen:

Rezeptur 1

Kamille *(Chamomilla matricaria)*

1 TL auf 1 Tasse kochendes Wasser, nach Bedarf süßen, als Tee trinken; Babys dürfen davon so viel sie möchten im Fläschchen trinken.

In schwereren oder schon länger bestehenden Fällen kann Rezeptur 2 helfen:

Rezeptur 2

Gelber Enzian *(Gentiana lutea)*	4 Tr. Tinktur
Kalmuswurzelstock *(Acorus calamus)*	3 Tr. Tinktur
Fenchel *(Foeniculum vulgaris)*	2 Tr. Tinktur
Ingwer *(Zingiber officinalis)*	2 Tr. Tinktur

Erklärung

- Gelber Enzian und Fenchel sind zwei der wirksamsten tonisierenden Mittel für den Magen und die Verdauung im Allgemeinen.
- Kalmuswurzelstock ist ein Tonikum für den mittleren und unteren Teil des Verdauungstrakts.
- Ingwer ist ebenfalls tonisierend und wärmt bei Kälte.

Wirkung

Hauptproblem wird sein, dass Kind zur Einnahme der Rezeptur zu bewegen. Wenn ein Kind ohnehin schon schlechten Appetit hat und nichts außer Fruchtsaft zu sich nehmen will, wird es vermutlich den Gelben Enzian ablehnen. Man sollte es jedoch auf jeden Fall versuchen und die Rezeptur ggf. stark süßen. Ingwer und Fenchel sind oft weniger problematisch.
Alternativ kann man auch die Nahrung des Kindes mit frischer Ingwerwurzel und Fenchelsamen zubereiten. Kinder mögen beispielsweise oft Reis mit Ingwer oder Kekse mit Fenchel.

Schleim

Rezeptur

Rezeptur 1

Gelber Enzian *(Gentiana lutea)*	4 Tr. Tinktur
Kanadische Gelbwurzel *(Hydrastis canadensis)*	3 Tr. Tinktur

Abwandlungen:

- Bei Schleim und Husten geben Sie Kräuter gegen den Husten hinzu, z. B. 2 Tr. Alant Tinktur *(Inula helenium)* und 2 Tr. Huflattich Tinktur *(Tussilago farfara)*.
- Bei Schleim und Spucken eignen sich die unten dargestellten Rezepturen. Bei gestillten Babys sollte man der Mutter die Kräuter verabreichen, da sich so Mutter und Kind besser fühlen werden (siehe unten). Bei Flaschen-ernährten Säuglingen hingegen erhält das Baby die Kräuter (siehe unten).

Kräuter für die Mutter

Dill *(Anethum graveolens)*
1 TL der Samen als Tee mindestens 3-mal tgl. *oder*
Fenchel *(Foeniculum vulgaris)*
1 TL der Samen als Tee mindestens 3-mal tgl.

Alternative Rezeptur:

Ingwer *(Zingiber officinalis)*	10–20 Tr. Tinktur
Gelbholz *(Xanthoxylum americanum)*	10–20 Tr. Tinktur

Kräuter für das Baby

Ingwer *(Zingiber officinalis)*	2 Tr. Tinktur
Gelbholz *(Xanthoxylum americanum)*	2 Tr. Tinktur

Erklärung

- Gelber Enzian ist eines der Hauptkräuter für den Magen.
- Kanadische Gelbwurzel wird spezifisch eingesetzt, um Schleim zu vertreiben.
- Abwandlung bei Schleim und Husten: Alant und Huflattich sind indiziert, wenn Erbrechen das Hauptsymptom ist und der Husten eine Nebenerscheinung. Wenn es umgekehrt ist, sollten die Proportionen der Kräuter verändert werden (☞ Kapitel 17)
- Abwandlung bei Schleim und Spucken: Schleim und Spucken ist ein Krankheitsmuster, das ein Mittelding zwischen schwacher Verdauung und Schleim darstellt. Als erste Therapiemaßnahme sollte man darauf achten, dass das Kind keine Nahrung mit Kälte-Energie zu sich nimmt, entweder direkt in Form von Joghurt oder indirekt über die Nahrung der Mutter, die in die Muttermilch übergeht. Dill und Fenchel steigern die Milchmenge und reichern die Muttermilch an.

Wirkung

- Zunächst scheint die Schleimmenge im System sogar zuzunehmen. Schleim wird auch über den Stuhlgang ausgeschieden, so dass dieser flüssig werden kann. Nach ein bis zwei Wochen sollte die Verschlechterung jedoch vorüber sein und das Kind sollte sich nach und nach immer besser fühlen. Wenn keine Wirkung eintritt, sollte man die Dosis langsam steigern, bis Veränderungen bemerkbar sind. Die Zeit bis zur Heilung variiert, sie ist abhängig davon, wie stark das Kind ist und wie viel Schleim zu Beginn im Körper angesammelt war.

- Wenn die Verdauung stagniert, kann auch das Erbrechen zunächst zunehmen. Wenn dies länger als ein paar Gaben lang anhält, muss man die Rezeptur verändern. Die nächsten Pflanzen, die man versuchen sollte, sind Krauser Ampfer *(Rumex crispus)* und vielleicht sogar Butternuss *(Juglans cinerea)*. Krauser Ampfer stimuliert den Gallenfluss und bringt so die Verdauung im mittleren Verdauungstrakt in Bewegung. Butternuss klärt den Darm, vor allem, wenn viel Schleim angesammelt ist.
- Bei Schleim und Husten ist der Husten meist das erste Symptom, das verschwindet. Ansonsten ist die Wirkung ähnlich wie beim reinen Schleim-Syndrom.
- Bei Schleim und Spucken sollte sich nach ca. einer Woche eine Besserung zeigen. In manchen Fällen kann es nötig sein, die Kräuter über Monate hinweg einzunehmen.

Allgemeine Empfehlungen

Bei Schleim und Spucken:

- Das Baby sollte während des Fütterns und noch mindestens zehn Minuten danach wach sein. Auf diese Wiese kann es die Milch besser verdauen.
- Die Mutter sollte kalte Speisen und Nahrungsmittel mit Kälte-Energie, wie z. B. Salat oder Tomaten, meiden. Eintöpfe hingegen sind empfehlenswert.

Schwallartiges Erbrechen (Hitze)

Rezeptur

Rezeptur	
Mädesüß *(Filipendula ulmaria)*	4 Tr. Tinktur
Eibisch *(Althea officinalis)*	4 Tr. Tinktur

Wir empfehlen, bei Mädesüß eher die Blätter als die Wurzeln zu verwenden, da die Wurzel mehr Schleim enthält und die Kinder oft von vorne herein zu viel Schleim im Körper haben. Wenn die Kinder hingegen sehr trocken sind, verwenden Sie die Wurzeln.

Erklärung

Mädesüß und Eibisch kühlen den Magen. Sie beruhigen die übermäßige Aktivität des Magens und synchronisieren seine Peristaltik mit der des Pylorus und Duodenums.

Wirkung

Eine Sofortwirkung ist nicht zu erwarten, es sollte sich jedoch über drei bis vier Wochen hinweg eine schrittweise Besserung einstellen. Dabei sollte sich nicht nur das Erbrechen bessern, sondern auch die anderen Symptome, die zeigen, dass das Kind zu viel innere Hitze hat, wie z. B. die Ruhelosigkeit und das gerötete Gesicht. Wenn sich nach dieser Zeit keine Wirkung zeigt, muss eine andere Rezeptur gewählt werden. Eine mögliche Pflanze hierfür ist beispielsweise Küchenschellenkraut *(Anemone pulsatilla)* in minimalen, fast homöopathischen Dosierungen (z. B. 1 Tr. Tinktur in 25–50 ml Wasser lösen und in drei Dosen über den Tag verteilt trinken). Höhere Dosen reizen den Magen. Die Pflanze dient dazu, die Hitze von innen nach außen zu leiten.

Emotionale/nervöse Ursache

Rezeptur

Akute Therapie

Kurzfristig können die folgenden Kräuter hilfreich sein. Sie können vor einem aufregenden Ereignis, wie einer Party oder einer Prüfung, aber auch nach dem Erbrechen verabreicht werden:

- Lindenblüten *(Tilea europa)*: für nervöse, schreckhafte Kinder, die evtl. etwas überempfindlich sind
- Kamille *(Chamomilla matricaria)*: für Kinder mit gerötetem Gesicht und einer Neigung zu Trotzanfällen
- Eisenkraut *(Verbena officinalis)*: für Kinder, die immer wieder auf den gleichen Dingen herumreiten und Schwierigkeiten haben, eine Beschäftigung zu beenden
- Melisse *(Melissa officinalis)*: für sehr angespannte, nervöse Kinder

Wählen Sie anhand des Verhaltens des Kindes ein oder zwei dieser Kräuter aus und bereiten Sie aus je 5 g eine Tasse Tee zu. Es sind auch fertige Teebeutel der genannten Pflanzen erhältlich, die bequemer anzuwenden sind.

Prävention

Eine andere Kategorie von Kräutern sollte im Intervall zwischen aufregenden Ereignissen eingenommen werden um den Magen und das Nervensystem zu stärken:

Rezeptur

Gelber Enzian *(Gentiana lutea)*	3 Tr. Tinktur
Passionsblume *(Passiflora incarnata)*	3 Tr. Tinktur

Bei allgemeiner Schwäche können 2 Tr. Ginseng Tinktur *(Panax ginseng)* hinzugefügt werden.

Erklärung

Akute Therapie

Die zur Akuttherapie verwendeten Kräuter wirken alle beruhigend auf das Nervensystem und haben einen besonderen Effekt auf den Magen.

Prävention

- Gelber Enzian tonisiert Magen und Verdauung.
- Passionsblume stärkt das Nervensystem und kann auch langfristig eingenommen werden.
- Ginseng stärkt die allgemeine Konstitution. Es beeinflusst den ganzen Körper und die Wachstumsrate, daher gibt man es nur sehr schwachen Kindern mit zarten Knochen, die zu klein für ihr Alter sind.

Wirkung

Akute Therapie

Alle genannten Kräuter wirken zwar nur relativ kurz, sollten das Kind aber ausreichend beruhigen, um mit einer schwierigen Situation fertig werden zu können. Wenn sie nicht ausreichend wirken, sollte man als nächstes Bach-Blüten versuchen.

Eine weitere Therapieoption ist das homöopathische Mittel Gelsemium. Wie alle Homöopathika sollte es unter Aufsicht eines erfahrenen Homöopathen verabreicht werden, da heftige Reaktionen auftreten können (z. B. Sekretion von Schleim aus Nase, Mund und anderen Körperöffnungen).

Prävention

Die Kräuter sollten über sechs Monate bis ein Jahr verabreicht werden, bei manchen Kindern sogar länger. Die genannten Kräuter sind nur Empfehlungen. Wenn sie über längere Zeit gegeben werden, sollten sie an das individuelle Kind angepasst werden. Vermutlich müssen Sie die Rezeptur mehrfach ändern, wenn auch das Kind sich mit der Zeit verändert.

13.4 Andere Therapieformen

Massage

Die Massagetechniken, die in Kapitel 10 und 11 empfohlen werden, können auch bei rezidivierendem Erbrechen eingesetzt werden. Die Massagen bei Obstipation und Diarrhö sind fast identisch, mit Ausnahme der Richtung der Kreise auf dem Abdomen: bei Obstipation massiert man im Uhrzeigersinn, bei Diarrhö entgegen des Uhrzeigers. Wenn weder Obstipation noch Diarrhö vorliegen, führt man die Hälfte der Striche in die eine, die andere Hälfte in die andere Richtung aus.

Ätherische Öle

Ätherische Öle können als alleinige Therapie in das Abdomen eingerieben werden. Sie wirken jedoch noch besser, wenn man sie im Rahmen einer der oben genannten Massagen anwendet.

Rezeptur

Ätherische Öle bei rezidivierendem Erbrechen

Kamille *(Chamomilla matricaria)*	3 Tr.
Lavendel *(Lavandula officinalis)*	3 Tr.

Vermengen Sie das Öl mit ca. 30 ml Mandelöl.

Abwandlungen:

- Wenn Schleim vorhanden ist, ergänzen Sie 3 Tr. Zitronen Öl *(Citrus limonum)*.

- Bei Hitze fügen Sie 3 Tr. Pfefferminz Öl *(Mentha piperita)* hinzu.
- Bei Kälte ergänzen Sie 3 Tr. Pfeffer Öl *(Piper nigrum)* oder 3 Tr. Ingwer Öl *(Zingiber officinalis).*

Erklärung

- Die Kombination von Kamille und Lavendel wird bei vielen Indikationen eingesetzt: Kamille hilft bei den meisten Arten von Erbrechen, inklusive bei Nahrungsstagnation. Lavendel wird zur Beruhigung der Nerven angewandt.
- Zitrone wirkt stark schleimlösend.
- Pfefferminze wirkt tonisierend und kühlend auf den Magen.
- Bei Kälte wirken Pfeffer und Ingwer wärmend.

14 Appetitmangel

Ein verminderter Appetit tritt in Verbindung mit vielen unterschiedlichen Erkrankungen auf. Alle Störungen der Verdauung oder des allgemeinen Energiezustands können zu schlechtem Appetit führen. Wenn die Appetitlosigkeit das Hauptsymptom eines Kindes ist, sollte man daher eine gründliche Untersuchung durchführen um sicher zu stellen, dass dem Appetitmangel keine schwer wiegende Störung zugrunde liegt.

> **! Warnsignale**
> Unerklärlicher Gewichtsverlust!

14.1 Krankheitsmuster bei Appetitmangel

In diesem Kapitel möchten wir nicht nur auf Krankheitsmuster im eigentlichen Sinne eingehen, sondern vielmehr die beiden häufigsten Ursachen des Appetitmangels behandeln:

- Appetitmangel nach einer Infektion
- Gewöhnlicher Appetitmangel

Bei beiden Ursachen ist der Appetit lediglich funktionell gestört, es liegt keine organische Ursache vor.

Die häufigsten Krankheitsmuster bei einem Appetitmangel sind:

- Schwache Verdauung
- Schwache Verdauung mit nervösem Energieüberschuss
- Zäher Schleim

Appetitmangel nach einer Infektion

In der Vergangenheit waren lange, schwere Krankheiten etwas sehr häufiges. In dem Roman „The old curiosity shop" von Charles Dickens beispielsweise wird ein drei Wochen andauerndes hohes Fieber mit Delirium beschrieben. Nach einer derartigen Erkrankung wäre ein Kind auch heute vollkommen erschöpft und zu schwach, um ausreichend Nahrung zu sich zu nehmen. Hier könnten tonisierende Kräuter mit besonderer Wirkung auf die Verdauung die Genesung sicher deutlich beschleunigen.

Glücklicherweise sind derartig schwere Erkrankungen bei Kindern heute selten geworden, so dass man seltener auf tonisierende Mittel angewiesen ist. Zudem gibt es heute auch Vitamin- und Mineralstoffpräparate, die die Erholung des Kindes unterstützen. Dennoch gibt es Situationen, in der Kräuter von großem Nutzen sein können:

- Wenn ein Kind eine fieberhafte Erkrankung hat und über zwei bis drei Tage hinweg stark schwitzt, kommt gelegentlich die gesamte Verdauung zum Erliegen. Das Kind ist zwar nicht schwer erschöpft, befindet sich aber quasi in einer Art „Schockzustand". Unter diesen Umständen können Kräuter sehr hilfreich dabei sein, die Verdauung wieder in Gang zu setzen.
- Eine andere Situation, in der Kräuter sehr positiv wirken können, ist, wenn das Kind unter den Nachwirkungen einer Narkose leidet. Anästhetika haben ebenfalls oft eine hemmende Wirkung auf die Verdauung.

Gewöhnlicher Appetitmangel

Wir bezeichnen diese Symptomatik als „gewöhnlichen" Appetitmangel, da es sich um harmlose Beschwerden handelt. Es liegt keine organische Ursache vor, das Kind isst nur einfach nicht viel. Es ist eher unwahrscheinlich, dass Eltern ihr Kind aufgrund dieses Problems zur Phytotherapie vorstellen, aber dennoch ist es ein häufiges Symptom in der Endphase der Therapie bei vielen anderen Erkrankungen. Wir haben schon Patienten mit den unterschiedlichsten Erkrankungen von Asthma bis Bettnässen behandelt, die wir von ihren Beschwerden befreien konnten, die aber unserer Ansicht nach noch nicht als völlig geheilt gelten können, so lange nicht auch ihr Appetit wieder hergestellt ist. Wenn ein Appetitmangel bestehen bleibt, kann es leichter zu Rezidiven der Symptome kommen.

Hauptursachen für Appetitmangel ist ein Mangel an Energie oder eine Blockade im Verdauungstrakt. Eine Blockade kann z.B. durch eine Schleimansammlung oder den langfristigen Genuss qualitativ minderwertiger Nahrung entstehen. Eine weitere Ursache können allgemeine Eingriffe in das Gleichgewicht des Körpers, wie z.B. eine Impfung sein. In einigen Fällen hat das Kind vielleicht sogar eine leichte Nahrungsmittelallergie (☞ Kapitel 15).

! Ursachen gewöhnlichen Appetitmangels

- Schwache Energie
- Schleim
- Impfungen
- Minderwertige Ernährung

14.2 Klinik und Befunde

Appetitmangel nach einer Infektion

In den beiden oben genannten Situationen zeigt sich häufig folgende typische Symptomatik:

- Das Gesicht ist blass mit roten Flecken.
- Das Kind hat einen dumpfen, leeren Blick; manche Kinder starren auch einfach die Wand an.
- Das Kind kann einen sehr schlappen Tonus haben (jüngere Kinder müssen getragen werden, ältere Kinder sitzen einfach nur da, ohne sich zu bewegen).
- Das Kind möchte nicht essen oder trinken.
- Es ist jedoch nicht ausgezehrt und die Augen sind nicht eingesunken.

Es scheint, als sei das Kind in einer Art Schockzustand und nicht ganz bei sich. Man erschrickt oft, wenn man die Kinder sieht, weil man den Eindruck gewinnt, sie hätten den ganzen Lebenswillen verloren. In Wirklichkeit ist die Situation jedoch nur selten ernst, in der Regel braucht man nur die Verdauung wieder in Gang zu setzen und schon erholt sich das Kind sehr schnell.

Gewöhnlicher Appetitmangel

Der Appetitmangel ist oft das einzige Symptom. In der Vergangenheit wurde es als sehr wichtig angesehen, dass Kinder gute Essgewohnheiten entwickeln, und man glaubte, dass man ihnen diese Gewohnheiten auch beibringen musste. Es wurde Wert darauf gelegt, dass die Kinder das aßen, was ihnen vorgesetzt wurde, ob sie es mochten oder nicht. Die verwendeten Methoden waren oft grob, aber in Zeiten, in denen überall ein Mangel an Nahrung herrschte, war es für das Überleben der Kinder unerlässlich, diese Fähigkeiten zu erwerben.

Heute gibt es weniger Gründe für derartige Essgewohnheiten, und Eltern zwingen ihren Kindern auch seltener ihren Willen auf – oft bringen sie ihnen nicht mal mehr die einfachsten Essgewohnheiten bei. Wenn das Kind gesund ist und einen guten Appetit hat, ist das auch nicht unbedingt nötig. Wenn das Kind hingegen krank war und schlechter Appetit Anteil an der Problematik hatte, sind richtige Essgewohnheiten auch heute noch unerlässlich für die Gesundheit des Kindes.

Schwache Verdauung

Typische Symptome:

- Die Gesichtsfarbe ist blass, eventuell auch leicht gelblich.
- Das Kind wirkt schlaff und kraftlos.
- Es ist oft eher schüchtern.
- Der Appetit ist schlecht, und das Kind ist oft sehr wählerisch beim Essen.
- Die meisten Kalorien werden in Form von Fruchtsaft zu sich genommen.
- Häufig besteht eine Obstipation, gelegentlich auch weicher Stuhlgang.
- Das Kind weint schnell.
- Arme und Beine sind dünn, evtl. leicht schwammig und haben einen schlechten Tonus.

Schwache Verdauung mit nervösem Energieüberschuss

Die Hauptsymptome sind die gleichen wie bei schwacher Verdauung, zusätzlich fällt jedoch auf:

- Das Kind wird nie müde und ist immer in Bewegung.
- Das Kind möchte abends nicht ins Bett gehen.
- Es möchte immer im Mittelpunkt stehen.

Zäher Schleim

Typische Symptome:
- Graue Gesichtsfarbe, evtl. leicht aufgedunsen.
- Das Kind wirkt kräftig.
- Der Appetit wechselt – das Kind isst oft viel, ist aber sehr wählerisch beim Essen.
- Es nimmt leicht an Gewicht zu.
- Gelegentlich erbricht das Kind Wasser.
- Es hat eine Neigung zu produktivem Husten und häufig eine laufende Nase.
- Die Lymphknoten können geschwollen sein.

14.3 Kräutertherapie

> **Dosierungen**
> Alle angegebenen Dosierungen gelten für dreijährige Kinder. Umrechnung für andere Altersgruppen ☞ Tabelle auf der vorderen Umschlagsseite. Die vorgeschlagenen Dosierungen sind lediglich Empfehlungen, sie müssen individuell an das Kind angepasst werden.

Appetitmangel nach einer Infektion

Rezeptur

Eine sehr gute Rezeptur, um die Verdauung wieder in Gang zu setzen ist folgende Mischung:

Rezeptur	
Gelber Enzian *(Gentiana lutea)*	4 Tr. Tinktur
Fenchel *(Foeniculum vulgaris)*	2 Tr. Tinktur

Abwandlungen: Statt des Fenchels können auch folgende Kräuter eingesetzt werden:
- Kalmuswurzelstock *(Acorus calamus)*: 4 Tr. Tinktur *oder*
- Wermut *(Artemisia absinthium)*: 4 Tr. Tinktur

Geben Sie die Tinkturen in eine geringe Menge warmen Wassers (nicht zu viel Wasser verwenden, da die Verabreichung sonst immer schwieriger wird). Kleinen Kindern kann man die Lösung mit einer Pipette in den Mund tropfen. Ältere Kinder können evtl. überredet werden, einen Schluck von der Rezeptur zu trinken.

Erklärung

- Gelber Enzian ist die Hauptpflanze. Der bittere Geschmack des Enzians hat eine starke Wirkung auf den Magen und den übrigen Verdauungstrakt.
- Fenchel, Kalmuswurzelstock und Wermut sind Hilfspflanzen, die alle eine ähnliche Wirkung haben.

Homöopathische Mittel

Nach einer Operation können folgende Mittel hilfreich sein:
- Opium D6 (oder C6): wenn das Kind noch benommen wirkt
- Nux vomica D6 (oder C6): wenn das Kind unter Übelkeit und Erbrechen leidet

Beide Mittel können nach der OP alle zwei Stunden eingenommen werden, insgesamt sechsmal. Falls möglich, ziehen Sie einen erfahrenen Homöopathen hinzu.

Gewöhnlicher Appetitmangel

Therapeutisch steht bei gewöhnlichem Appetitmangel nicht so sehr die Kräutertherapie im Vordergrund, sondern viel mehr die Ordnungstherapie.

Das Leben ist für Kinder sehr aufregend. Sie müssen noch die ganze Welt entdecken. Viele Dinge, die für Erwachsene selbstverständlich sind, wie z.B. der Lichtschalter an der Wand, birgt für Kinder unendliche Faszination. Die meisten Kinder bis zwölf Jahren sind von einer grenzenlosen Neugier erfüllt. Heute gilt das noch viel mehr als früher, da es heute noch viel mehr Dinge gibt, die den Geist stimulieren können, wie z.B. Computer oder Mobiltelefone. Unter diesen Umständen ist es nicht erstaunlich, dass Viele Kinder sich nicht besonders für das Essen interessieren. Ihrer Meinung nach sollte man auf das Essen einfach keine Zeit verschwenden.

An diesem Punkt sollten die Eltern versuchen, die Kinder anzuleiten. Wenn ein Kind viel Zeit mit geistigen Aktivitäten, wie z.B. Fernsehschauen oder Computerspielen verbringt, steigt seine ganze Energie aus dem Verdauungstrakt in den Kopf auf. Dies kann zu Appetitmangel führen. Das Kind sollte sich Zeit nehmen, zu entspannen und die Energie in das Abdomen zurückfließen zu lassen. Dies kann eine Weile dauern. Man sollte dazu den Fernseher ausschalten und auch alle anderen Reizquellen so weit wie möglich reduzieren. Die traditionelle Art, dies zu tun, erscheint uns sehr sinnvoll: Das Kind sollte sich zu jeder Mahlzeit für 20 bis 30 Minuten in Ruhe an den Esstisch setzen, am besten zusammen mit den anderen Familienmitgliedern. Selbst wenn das Kind nichts isst, sollte es die ganze Zeit am Tisch sitzen bleiben.

Die kostet natürlich Zeit und kann zu Beginn sehr anstrengend sein, wenn das Kind es nicht gewöhnt ist, still zu sitzen. Dennoch sind derartige Gewohnheiten für die meisten Kinder mit schlechtem Appetit unerlässlich. Sie werden nie lernen, gut zu essen, wenn sie sich nicht die Zeit dazu nehmen.

Eltern beschweren sich häufig, dass sie versucht haben, ihr Kind zum Hinsetzen zu bringen, es aber einfach nicht funktioniert habe. In der Folge sind dann alle erschöpft und das Kind isst immer noch nicht besser. In dieser Situation können Kräuter, die die Verdauung unterstützen, hilfreich sein. Es ist dennoch unwahrscheinlich, dass sich der Appetit allein durch die Kräuter verbessert, wenn das Kind sich nicht zu den Mahlzeiten hinsetzt.

Schwache Verdauung

Rezeptur

Rezeptur	
Fenchel *(Foeniculum vulgaris)*	4 Tr. Tinktur
Kalmuswurzelstock *(Acorus calamus)*	2 Tr. Tinktur
Süßholz *(Glycyrrhiza glabra)*	2 Tr. Tinktur

Abwandlungen:

- Wenn das Kind Obstipation hat, geben Sie 4 Tr. Krauser Ampfer Tinktur *(Rumex crispus)* hinzu.
- Wenn der Stuhl weich ist, ergänzen Sie 4 Tr. Odermenningkraut Tinktur *(Agrimonia eupatoria)*.

Erklärung

- Fenchel wirkt generell tonisierend auf die Verdauung.
- Kalmuswurzelstock ist ein tonisierendes Bittermittel, das den Appetit anregt. Einige Kinder mögen den bitteren Geschmack nicht, aber viele nehmen es ohne Probleme ein.
- Süßholz ist ein süßes Tonikum, das den ganzen Körper beeinflusst.
- Krauser Ampfer ist tonisierend und wirkt gleichzeitig als leichtes Abführmittel.
- Odermenningkraut wirkt ebenfalls tonisierend, ist gleichzeitig aber ein adstringierendes Mittel.

Auch Gelber Enzian *(Gentiana lutea)* kann sehr nützlich sein, um die Verdauung zu stimulieren und den Körper zu stärken. Sein Nachteil ist jedoch, dass es extrem bitter schmeckt. Es ist immer einen Versuch wert, Gelben Enzian der Rezeptur beizufügen, selbst wenn es nur eine geringe Dosis ist.

Wirkung

Die Therapie erfordert Geduld. Manchmal müssen die Kräuter sechs Monate bis ein Jahr lang eingenommen werden, daher ist es sehr wichtig, eine Mischung zu finden, die das Kind geschmacklich akzeptiert. Keine Mutter möchte gerne ein Jahr lang dreimal täglich mit ihrem Kind um die Einnahme der Medikamente kämpfen müssen.

Während der Therapie verbessert sich der Appetit schrittweise. Oft sind die Fortschritte so langsam, dass man sie kaum wahrnimmt, daher sollte man ca. einmal pro Monat von den Eltern in allen Einzelheiten beschreiben lassen, was das Kind tatsächlich im Moment isst. Einige Eltern führen sogar Buch darüber.

Schwache Verdauung mit nervösem Energieüberschuss

Es gilt die gleiche Rezeptur wie bei schwacher Verdauung. Bei diesen Kindern ist es aber oft noch schwieriger, sie zur Einnahme der Medikamente zu bewegen. Hier bietet sich eine Massage mit ätherischen Ölen an (s. u.).

Zäher Schleim

Rezeptur

Rezeptur	
Verschiedenfarbige Schwertlilie *(Iris versicolor)*	3 Tr. Tinktur
Kermesbeere *(Phytolacca decandra)*	3 Tr. Tinktur
Virgianischer Ehrenpreis *(Leptandra virginica)*	2 Tr. Tinktur
Kalmuswurzelstock *(Acorus calamus)*	2 Tr. Tinktur

Abwandlungen: Alternativ zu Schwertlilie und Kermesbeere können auch folgende Kräuter eingesetzt werden:

- Stillingie *(Stillingia sylvatica):* 3 Tr. Tinktur
- Knotige Braunwurz *(Scrophularia nodosa):* 3 Tr. Tinktur

Erklärung

- Verschiedenfarbige Schwertlilie und Kermesbeere verflüssigen den im System angesammelten Schleim und leiten ihn in den Darm ab. Zunächst sollten nur geringe Mengen dieser Kräuter gegeben werden, da sie sonst zu Übelkeit und Diarrhö führen können; später kann die Dosis allmählich gesteigert werden.
- Die Dosierung der Kräuter ist bei dieser Rezeptur sehr wichtig und muss an das individuelle Kind angepasst werden, da Virgianischer Ehrenpreis bereits weichen Schleim aus dem Darm klärt. Zu Beginn der Therapie kann das Kind sogar leichte Diarrhö bekommen, wenn der Schleim ausgeschieden wird.
- Kalmuswurzelstock wird hinzugefügt, um die Verdauung zu stimulieren, die durch den Schleim träge werden kann.

Bester Zeitpunkt für eine Therapie

Die Lebensgewohnheiten zu ändern ist immer schwierig. Am leichtesten lassen sich Gewohnheiten in Zeiten beeinflussen, in denen sich auch andere Aspekte des Lebens stark verändern. Dies ist z.B. der Fall, wenn das Kind in die Schule kommt, oder von einer Schule zur anderen wechselt. Ein weiterer günstiger Zeitpunkt sind die großen Übergangsphasen mit sieben bzw. 14 Jahren (☞ Kapitel 6). Diese Zeitpunkte sind demnach ideal zur Veränderung von Essgewohnheiten. Man sollte einen Appetitmangel am besten unmittelbar vor diesen Umstellungen behandeln. Wenn das Kind z.B. mit sechs Jahren in die Schule kommen soll, beginnen Sie sechs bis neun Monate vorher mit der Therapie. Auch mit 6 oder 12 Jahren sind gute Behandlungszeitpunkte, da das Kind dann ausreichend Zeit hat, Energie aufzubauen, um sich bei der nächsten Übergangsphase in die richtige Richtung zu entwickeln.

14.4 Andere Therapieformen

Massage

Die Massagetechniken, die in Kapitel 10 und 11 empfohlen werden, können auch bei Appetitmangel eingesetzt werden. Die Massagen bei Obstipation und Diarrhö sind fast identisch, mit Ausnahme der Richtung der Kreise auf dem Abdomen: bei Obstipation massiert man im Uhrzeigersinn, bei Diarrhö entgegen des Uhrzeigers. Wenn weder Obstipation noch Diarrhö vorliegen, führt man die Hälfte der Striche in die eine, die andere Hälfte in die andere Richtung aus.

Ätherische Öle

Ätherische Öle bei Appetitmangel	
Fenchel *(Foeniculum vulgaris)*	5 Tr.
Ingwer *(Zingiber officinalis)*	5 Tr.
Bergamotte *(Citrus bergamia)*	5 Tr.
Vermengen Sie das Öl mit ca. 30 ml Mandelöl.	

Abwandlungen: Wenn Schleim vorhanden ist, ergänzen Sie 3 Tr. Zitronen Öl *(Citrus limonum).*

15 Nahrungsmittel-intoleranzen und -allergien

15.1 Grundlagen

In diesem Kapitel möchten wir Nahrungsmittelallergien aus einer neuen Perspektive beleuchten. Im Rahmen dieses Buches können wir dabei jedoch nicht zu sehr in die Tiefe gehen, sondern nur die wichtigsten Grundprinzipien der Therapie vorstellen.

Nahrungsmittelallergien sind ein relativ neues Phänomen. Auch in der Vergangenheit gab es schon Allergien, sie waren jedoch relativ selten. Heute ist das Problem so verbreitet, dass man im Alltag oft gefragt wird: „Haben Sie irgendwelche Allergien?".

Der dramatische Anstieg der Lebensmittelallergien hängt teilweise mit dem großen Nahrungsangebot heutzutage zusammen. Vor 50 Jahren ernährten sich die Menschen ausschließlich von lokal biologisch angebauter Nahrung. Heute hingegen essen wir Nahrung aus aller Welt, Lebensmittel aus Massenproduktion, angebaut unter Verwendung von Dünger und Insektenschutzmitteln, die teilweise auch in den Lebensmitteln enthalten sind. Der Boden, auf denen die Nahrung wächst, ist ausgelaugt und nährstoffarm, so dass auch die Lebensmittel später weniger Mineralien und Vitamine enthalten. Die Ernte wird chemisch gereinigt, durch Zusatzstoffe haltbar gemacht und bestrahlt. Zudem werden viele Nahrungsmittel speziell so gezüchtet und genetisch modifiziert, dass sich der finanzielle Gewinn maximiert, ohne dass dabei an die Verdaulichkeit gedacht wird. Durch all diese Dinge sind unsere Lebensmittel heute teilweise von so minderer Qualität, dass es nicht weiter erstaunlich ist, dass der Körper sich dagegen wehrt.

Ein gutes Beispiel hierfür sind die modernen Weizenarten, die noch stärker herausgezüchtet und modifiziert wurden als andere Agrarprodukte. Viele Menschen bemerken, dass sie Brot, das aus billigem Mehl gebacken wurde, schlecht vertragen, die alten Sorten hingegen, wie z.B. Dinkel, können sie ohne Probleme essen.

Dies ist jedoch nur ein Teilaspekt des Problems. Wir weisen in diesem Buch immer wieder darauf hin, dass der Gleichgewichtszustand des Körpers alles entscheidend ist in der Frage, wie ein Kind auf eine Krankheit reagiert. Für Allergien gilt genau das gleiche. Wenn das Kind gesund ist und der Körper sich im Gleichgewicht befindet, ist die Wahrscheinlichkeit einer Nahrungsmittelallergie sehr gering, wie minderwertig die Nahrung auch sein mag.

Unter diesem Gesichtspunkt eröffnet sich ein ganz neuer Ansatz für die Therapie von Allergien: wir müssen das Gleichgewicht des Körpers so weit wieder herstellen, dass der Körper ein breiteres Spektrum an Lebensmitteln vertragen kann. Dies ist kurzfristig sinnvoll, weil das Kind dadurch z.B. auch bei Freunden essen kann, in deren Haushalt kein großer Wert auf biologisch wertvolle Nahrung gelegt wird. Der Ansatz macht aber auch langfristig Sinn, da er die allgemeine Gesundheit des Kindes verbessern kann.

Ernährung: Auslöser oder Ursache?

Wie bei Asthma wird auch bei Kindern mit Nahrungsmittelallergie ausgiebig nach den auslösenden Antigenen gesucht und man rät den Familien dazu, all diese Antigene zu meiden. Für einige Patienten scheint dies die einzige Therapiemöglichkeit zu sein. Lebensmittelallergien sind jedoch heute so häufig geworden, dass man sich die Frage stellen muss, ob nicht noch andere Faktoren eine Rolle spielen. Unserer Beobachtung nach liegt bei allen Kindern mit Allergien eine signifikante Gleichgewichtsstörung in ihrem Verdauungstrakt vor. Die Nahrung selbst ist nur der Auslöser, der eine allergische Reaktion in Gang setzt, sozusagen der letzte Schritt in einer langen Kette von Ereignissen. Wir haben die Erfahrung gemacht, dass die Kinder durch den Ausgleich der Gleichgewichtsstörung, z.B. durch einfache Ratschläge und Kräuter, auch ihre Allergie vollständig loswerden und mehr oder weniger wieder alles essen können. Zumindest aber können Kräuter heftige Reaktionen auf ein bestimmtes Nahrungsmittel heilen. Dies ist für viele Eltern schon eine immense Erleichterung. Bei der Therapie einer Nahrungsmittelallergie sollte man daher nicht nur das spezielle auslösende Nahrungsmittel im Blick haben. In vielen Fällen ist die Nahrung nicht die einzige Ursache der Allergie.

! Auch dieser Hinweis ist jedoch nicht allgemein gültig: es gibt einige Patienten, die bestimmte Nahrungsmittel einfach nicht verdauen können und für deren Gesundheit es unerlässlich ist, die auslösenden Speisen zu meiden. Viele Afrikaner oder Asiaten haben beispielsweise kein Enzym zur Verdauung von Kuhmilch. Dies hat genetische Ursachen und kann nicht verändert werden. Auch wenn Allergien bei vielen Menschen harmlos sind, sind sie bei anderen ernste Probleme, die man nicht anders als durch Elimination des Antigens lösen kann.

Giftstoffe

Auch wenn man meist denkt, dass aufgrund der strengen gesetzlichen Regelungen bei uns erhältliche Lebensmittel fast keine Pestizide oder sonstige giftige Chemikalien enthalten können, ist dies nicht immer der Fall. Empfindliche Kinder vertragen selbst die geringen Mengen enthaltener Giftstoffe in billigen Lebensmitteln nicht und sollten diese Lebensmittel daher meiden. Ihre Verdauung wird nie in der Lage sein, mit mehr als minimalen Spuren der Stoffe fertig zu werden. Die ist keine Erkrankung im eigentlichen Sinne, sondern einfach eine Eigenheit der betroffenen Kinder. Wir sind in unserer Praxis beispielsweise einem sechsjährigen Mädchen begegnet, das jedes Mal Hautausschlag bekam, wenn sie Fleisch aus nicht-biologischer Produktion zu sich nahm.

Allergie oder Intoleranz?

Wir möchten zunächst einige Begriffe definieren: man muss vor allem unterscheiden zwischen einer Nahrungsmittelallergie und einer Nahrungsmittelintoleranz.

Nahrungsmittelallergie

Unter einer Nahrungsmittelallergie verstehen wir eine heftige Symptomatik, die auftritt, wenn auch nur geringe Mengen eines bestimmten Nahrungsmittels gegessen wurden. Ein häufiges Beispiel ist die Erdnuss-Allergie. Viele Patienten mit Erdnuss-Allergie reagieren bereits auf 10 mg Erdnüsse – eine Menge, die man kaum schmecken kann – mit schweren Asthmaanfällen oder einem anaphylaktischen Schock.

Nahrungsmittelintoleranz

Bei einer Nahrungsmittelintoleranz hingegen kann das Kind die betreffende Nahrung nicht gut verdauen. Statt sich nach der Mahlzeit gestärkt zu fühlen, fühlt sich das Kind müde und irgendwie aus dem Gleichgewicht gebracht. Ein gutes Beispiel hierfür ist die Laktose-Intoleranz. Viele Kinder haben Schwierigkeiten, Laktose zu verdauen, was sich klinisch in katarrhalischen Symptomen äußern kann. Statt aus der Milch neue Energie zu schöpfen, werden sie auf lange Sicht durch die Milch geschwächt, da sich im System so viel Schleim bildet, dass die Kinder dauerhaft unter Schnupfen, Husten oder sogar Asthma leiden.

Fallbeispiel

Eine unserer Patientinnen hatte seit längerem eine Glutenunverträglichkeit oder vielleicht auch eine leichte Form der Glutenallergie, war sich dessen aber nicht bewusst. Klinisch äußerte sich die Unverträglichkeit lediglich in Müdigkeit. Bis zu ihrem 30. Lebensjahr hatte sie sich nie so richtig wohl gefühlt und war immer müde gewesen. Mit 30 bekam sie ihr erstes Kind und verlor bei der kompliziert verlaufenden Geburt viel Blut. Nach und nach erholte sie sich wieder, entwickelte aber gleichzeitig eine Diarrhö. Nichts schien die Diarrhö lindern zu können und sie verlor immer mehr Gewicht. Glücklicherweise gab ihr zu diesem Zeitpunkt jemand den Ratschlag, es doch einmal mit einem Verzicht auf Gluten zu versuchen. Von diesem Tag an ging es ihr zunehmend besser. Ein Jahr nach Beginn der Nahrungsumstellung hatte sich ihre Verdauung

so verbessert, dass sie alle paar Tage eine Scheibe Brot essen konnte, ohne dass dies ernstere Symptome zur Folge gehabt hätte.
Dieses Beispiel zeigt, dass nicht nur eine Nahrungsmittelunverträglichkeit zu einer Allergie führen kann, sondern dass man auch umgekehrt die Allergie wieder heilen und in eine Intoleranz rückverwandeln kann. ■

Abhängigkeit vom Allergen

Erstaunlicherweise entwickeln viele Menschen eine besondere Vorliebe für genau die Nahrung, die ihnen am schlechtesten bekommt. Man stellt dies z. B. bei Kindern fest, die „süchtig" nach Milch sind. Sie lieben Milch mit einer Leidenschaft, die sie für nichts anderes aufbringen.
Eine mögliche Erklärung hierfür ist, dass beim Trinken der Milch ein plötzlicher Ansturm von Antigenen ins Blut gelangt. Dies löst eine plötzliche Immunreaktion aus und bringt einen kleinen Adrenalinschub mit sich. Schon kurz danach sinkt das Adrenalin jedoch wieder ab und die entkräftende Wirkung der Antigene im Blut setzt ein. Um diesen Effekt zu überwinden, fragt das Kind nach mehr Milch, um einen erneuten Anstieg des Adrenalins zu bewirken. So entsteht eine Art „Sucht" nach dem ungeeigneten Nahrungsmittel. Dies stellt bei der Ernährungsumstellung und der Elimination des Lebensmittels ein großes Problem dar. Ältere Kinder suchen oft heimlich im Kühlschrank nach dem auslösenden Nahrungsmittel. Ähnlich weinen auch Babys oft herzerweichend, wenn man ihre Milch durch eine besser geeignete Formel ersetzt. Oft verweigern die Kinder jegliche andere Nahrung, und auch wenn sie das in der Regel nur ein paar Tage durchhalten, fängt jede Mutter an, sich Sorgen zu machen, ihr Kind könnte verhungern, auch wenn es in Wirklichkeit vor Gesundheit strotzt. Kleinkinder können auch nachts aufwachen und lautstark nach der „alten" Milch verlangen.
Wenn dies passiert, sollten die Eltern konsequent mindestens fünf Tage lang durchhalten. Nach dieser Zeit akzeptieren Kinder in aller Regel die neue Nahrung. Wir raten den Eltern immer, sich mental auf sieben schwierige Tage einzustellen und in dieser Zeit unbedingt weiter auf der neuen Nahrung zu bestehen.

> ! Geben Sie dem Kind mindestens fünf Tage Zeit, um eine „Nahrungsmittelsucht" zu überwinden, auch wenn es in dieser Zeit andere Nahrung verweigert.

15.2 Innere Ursachen von Nahrungsmittelintoleranzen und -allergien

Konstitutionell

Manche Kinder erben einfach ein familiäres Problem bei der Verdauung bestimmter Nahrungsmittel. Einige Familien beispielsweise können keine Erdbeeren essen, ohne davon Ausschlag zu bekommen. Ein anderes Beispiels sind zahllose Familien in China, die nach dem Genuss von Lammfleisch ein Ekzem entwickeln. Wenn die Allergie oder Intoleranz sich auf einige wenige Lebensmittel beschränkt, ist es wahrscheinlich am einfachsten, diese wegzulassen.

Schwache Verdauung

Wenn die Verdauung schwach ist, sind die Hauptsymptome in der Regel ein allgemeiner Energiemangel und schlechter Appetit (☞ Kapitel 2), bei manchen Kindern äußert sich die Verdauungsschwäche jedoch auch als Nahrungsmittelallergie oder -intoleranz.

Nahrungsstagnation (bei Kindern unter drei Jahren)

Bei einigen Kindern führt auch eine Nahrungsstagnation zu der Allergie. Die Stagnation kann sich entwickeln aus übermäßigem Essen oder einer zu reichhaltigen Ernährung. Dieses Muster reizt den Darm und eröffnet einer Nahrungsmittelallergie den Weg, da die Nahrung schlecht resorbiert wird.

Schleim

Die Schleimauskleidung des Verdauungstrakts ist ein aktives Transportmedium. Wenn es zu zäh wird, wird der Transport der Moleküle aus der teilweise verdauten Nahrung in den Portalkreislauf gestört, so dass Allergene ins Blut gelangen können. Dies wird häufig von Schleimhautstörungen anderswo begleitet, so dass ich überall im Körper Schleim ansammelt – in der Nase, dem Brustkorb, der Stuhl und so weiter.

Antibiotika

Die übermäßige Einnahme von Antibiotika kann ebenfalls Allergien auslösen. In der Praxis kann man sehr gut beobachten, wie sich bei Kindern, die immer wieder Antibiotika einnehmen, nach und nach immer mehr Schleim im System sammelt. In vitro zeigt sich außerdem, dass durch Antibiotika vermehrt ein Leaky Gut Syndrom auftritt, da nicht nur die Krankheitserreger, sondern auch die physiologische Darmflora abgetötet werden.

Impfungen

Impfungen werden meist als i.m.-Injektionen verabreicht. Auf diese Weise gelangen oft Giftstoffe in die Blutbahn.* Bei einigen Kindern kann auch dies zu einer Schleimansammlung führen, die sich als Nahrungsmittelintoleranz äußert. Bei anderen Kinder führt die Impfung zu einer permanenten Überaktivierung des Immunsystems, die die Symptome der Allergie verschlimmert und bis hin zu einem anaphylaktischen Schock führen kann.

Echomuster

Ein Echomuster, das sich nach einer schweren Erkrankung entwickelt, hat im Prinzip den gleichen Effekt wie eine Impfung. Das Immunsystem ist nach der Erkrankung noch über längere Zeit überaktiv.

Leaky Gut Syndrom

Bei den bisher beschriebenen Ursachen haben wir die zugrunde liegenden energetischen Muster betont. Eine andere Perspektive der Symptomentstehung ist jedoch das Leaky Gut Syndrom (☞ Kapitel 2). Wir nennen diese Ursache an letzter Stelle, da es für die Zusammenstellung einer Kräuterrezeptur hilfreicher ist, sich an dem Krankheitsmuster zu orientieren. Die Ursache einer Erkrankung ist zwar wichtig, aber noch wichtiger ist die Art und Weise, wie die Ursache den Körper beeinflusst.

15.3 Häufige Allergene und ihre klinische Symptomatik

Häufige Symptome und Befunde bei Nahrungsmittelintoleranz sind u. a.:

- Ohrinfektionen
- Lethargie
- Erbrechen
- Diarrhö
- Obstipation
- Ekzeme

Wann immer sich ein Kind mit einem dieser Symptome vorstellt, sollten Sie an eine Nahrungsmittelintoleranz denken. Tab. 15-1 geht näher auf die typische Klinik bei Unverträglichkeit bestimmter Lebensmittel ein.

15.4 Vorgehen bei der Behandlung von Nahrungsmittelintoleranzen und -allergien

Identifizieren des Allergens

Erster Schritt bei der Therapie von Nahrungsmittelintoleranzen und -allergien ist es, das auslösende Allergen herauszufinden. Manchmal ist allein die klinische Symptomatik wegweisend (☞ Tab. 15-1). Manchmal gibt auch die Vorliebe des Kindes für ein bestimmtes Nahrungsmittel einen wichtigen Hinweis. In anderen Fällen ist die Diagnosestellung schwieriger. Man kann hier auf unterschiedliche Art und Weise vorgehen:

- Zunächst kann man das Kind auf eine **Eliminationsdiät** setzen. Hierzu muss das Kind alle Nahrungsmittel weglassen, außer einigen wenigen, auf die es nur sehr selten Allergien gibt. Eine häufige Einstiegsdiät ist beispielsweise

* Zur Haltbarmachung der Impfstoffe werden viele Chemikalien verwendet, u. a. Formaldehyd und quecksilberhaltige Komponenten. Bei der Impfung gelangen sie zusammen mit dem Impfallergen ins Blut.

Tab. 15-1: Häufige Allergene und die dazugehörige Klinik

Allergen	Häufige Symptome und Befunde
Kuhmilch	▪ Schleimansammlung, v.a. in der Lunge, chronischer Husten ▪ Ekzem ▪ Selten aggressives Verhalten
Zucker	▪ Hyperaktivität unmittelbar nach dem Zuckerkonsum, gefolgt von den „Zucker Blues", bei denen das Kind weinerlich und schlecht gelaunt ist ▪ Wässriger Schnupfen ▪ Wenn Zucker eine der Hauptnahrungsquellen ist: anfangs Ulzera im Mund, später gefolgt von Pickeln und Furunkeln ▪ Wenn diese Ernährung über längere Zeit anhält, kann das Kind mangelernährt werden, da die Nahrung nur Kohlenhydrate ohne ausreichend Vitamine, Mineralien oder Proteine enthält. Die Mangelernährung äußert sich oft in Gewichtszunahme (Fett) mit gleichzeitiger Lethargie.
Gluten (in Weizen und anderen Getreidesorten)	▪ Bei Säuglingen und Kleinkindern ist das häufigste Symptom ein Ekzem, das gefährlichste Diarrhö. ▪ Bei älteren Kindern. grünliches Sekret aus Nase, seltener Augen, gelegentlich Vagina; in schweren Fällen ebenfalls Diarrhö ▪ Bei Teenagern und älteren Kindern kann eine Depression Hauptsymptom sein, mit gleichzeitig gelegentlichen Bauchschmerzen. In diesem Alter zeigen sich auch ein stumpfer Teint und evtl. vorzeitige graue Strähnen im Haar.
Erdnüsse	▪ Bei Erdnussintoleranz entwickelt sich gelbliches Nasensekret oder in schweren Fällen Asthma. Das Kind kann auch aus den Augen Schleim absondern. ▪ Bei einigen Kindern überwiegen die äußerlichen Symptome und ein atopisches Ekzem oder eine Kontaktdermatitis auf entwickeln sich. ▪ Eine Erdnussallergie kann zum anaphylaktischen Schock führen.
Eier	▪ Eier sind sehr reichhaltig und können leicht eine Nahrungsstagnation auslösen. Hauptsymptom ist dann eine Neigung zu eitrigen Erkrankungen. ▪ Bei Allergie kann ein anaphylaktischer Schock ausgelöst werden. ▪ Andere Zeichen einer Eier-Unverträglichkeit sind eine juckende Konjunktivitis, eitrige Hautgeschwüre und Pickel.
Meeresfrüchte (Krabben, Hummer, Shrimps, Garnelen)	▪ Meeresfrüchte haben eine kühlende Wirkung. Wenn die Verdauung nicht gut funktioniert, können Hautquaddeln auftreten. ▪ Gelegentlich führen sie zu Schlaflosigkeit und depressiven Verstimmungen. ▪ In schweren Fällen kann sich der Verlauf von Kinderkrankheiten stark verschlimmern. Da Kinder meist nicht gerne Meeresfrüchte essen, betrifft die Warnung vor übermäßigem Konsum hauptsächlich stillende Mütter.
Nahrungszusatzstoffe	▪ Künstliche Geschmacks- und Farbstoffe können vielfältige Reaktionen hervorrufen, darunter am häufigsten Hyperaktivität, gelegentlich aber auch Lethargie und Depressionen.

Lammfleisch mit Birnen. Jede Woche wird ein einziges Nahrungsmittel neu in die Diät aufgenommen und die Reaktion beobachtet. Eine derartige Eliminationsdiät ist für die Mütter bei Kindern jedoch sehr schwer durchzusetzen, v. a. auch, wenn das Kind normalerweise auch in der Schule isst.

- Ein anderer Weg, ein spezifisches Allergen zu isolieren, sind **Labortests,** bei denen im Blut nach Antikörpern gegen spezifische Allergene gesucht wird. Derartige Blutuntersuchungen sind zwar nicht ganz billig, da sie aber schnell zu einer Diagnose führen, können sie den gestressten Patienten oft viel Zeit und Ärger ersparen. Hauptnachteil der Bluttests ist, dass sie nicht ganz zuverlässig sind. Aufgrund ihrer wissenschaftlichen Natur wird ihnen eine Glaubwürdigkeit beigemessen, der sie nicht immer gerecht werden können.
- Eine weitere Methode ist der **Hautpricktest,** bei dem Allergene in die Haut eingebracht werden und die lokale allergische Reaktion beobachtet wird. Unserer Erfahrung nach gehört der Test zu den weniger zuverlässigen Methoden. Die kann daran liegen, dass die Testung an der Haut ein ungeeigneter Weg ist, um ein Problem im Verdauungstrakt aufzuspüren.
- Eine komplementäre Methode, die wir für fast ebenso zuverlässig halten, ist beispielsweise die Kinesiologie.

Sobald das auslösende Nahrungsmittel identifiziert ist, sollte es weggelassen werden. Durch die Elimination des Allergens kann die Heilung deutlich beschleunigt werden.

Auffinden der mitwirkenden Nahrungsmittel

Wenn Kinder auf ein bestimmtes Nahrungsmittel allergisch sind, findet man die eigentliche zugrunde liegende Ursache der Allergie oft in einem ganz anderen Nahrungsmittel, das man ursprünglich gar nicht im Verdacht hatte.

Fallbeispiel 1

Wir haben beispielsweise ein Kind mit bekannter Chlorallergie behandelt. Zunächst äußerte sich die Allergie nur in Form von Müdigkeit, nachdem das Kind gechlortes Wasser aus dem Wasserhahn getrunken hatte. Später verschlimmerte sich die Problematik jedoch. Mit vier Jahren kam es bereits nach dem Trinken von wenigen Schlucken Leitungswasser regelmäßig zu schweren Asthmaanfällen. Die Chlorallergie war somit sehr ausgeprägt und deutlich erkennbar, wir stellten jedoch fest, dass die eigentliche Wurzel des Problems eine unerkannte Kuhmilchallergie war. Sobald das Kind die Kuhmilch wegließ, besserte sich seine Symptomatik rasch.

Fallbeispiel 2

Ein weiteres Beispiel ist ein zweijähriger Junge mit einer Kaffeeallergie. Sobald der Junge Kontakt mit geringsten Mengen Kaffee hatte, wie z. B. in Form von Keksen mit Kaffeegeschmack, bekam er stundenlang anhaltendes Nasenbluten. In seinem Fall war die Ursache der Kaffeeallergie eine kombinierte Allergie gegen Kuhmilch und Müsli aus Haferflocken mit Nüssen und Rosinen. Sobald er auf eine Ernährung aus gekochten Speisen umgestellt wurde, verschwand auch die Kaffeeallergie.

Verbesserung der Verdauung durch Behandlung des Krankheitsmusters

Als nächster Schritt muss die Verdauung so verbessert werden, dass die auslösenden Nahrungsmittel besser verdaut werden können. Kräuter können hier sehr hilfreich sein. Zunächst muss man das Krankheitsmuster identifizieren, um später gezielt eine Rezeptur zusammenstellen zu können. Rezepturen beinhalten häufig Kräuter mit Wirkung auf die Leber, das Blut und das Lymphsystem. Manchmal gibt das auslösende Allergen einen Hinweis darauf, welche Kräuter eingesetzt werden sollten, aber meist ist es viel wichtiger, zu beobachten, wie das Kind auf das Allergen reagiert. Bei der Zusammenstellung der Rezeptur sollte man daher ganz genau auf die Symptomatik des Kindes achten und nicht so sehr das auslösende Nahrungsmittel im Blick haben.

15.5 Häufige Krankheitsmuster bei Nahrungsmittelintoleranzen und -allergien

Die verschiedenen Krankheitsmuster bei Nahrungsmittelintoleranzen und -allergien äußern sich bei Kindern auf unterschiedliche Art und Weise. Neben den Ursachen des jeweiligen Musters möchten wir hier auch einige typische Allergene zu jedem Muster nennen. Manchmal sind die genannten Allergene tatsächlich Ursache der Allergie, manchmal hingegen auch nur mitwirkende Faktoren. Unabhängig davon, welche der beiden Möglichkeiten zutrifft, sollten die betreffenden Nahrungsmittel gemieden werden.
Die folgenden Krankheitsmuster sind häufig mit einer Nahrungsmittelintoleranz oder -allergie assoziiert:
- Störung des Flüssigkeitshaushalts
- Schleim
- Echomuster (zäher Schleim)
- Hitze
- Kälte
- Nahrungsstagnation
- Schwache Verdauung

Obwohl die hier angegebene Liste bereits sehr lang ist, können noch viele andere Muster in der Entstehung eine Rolle spielen.

Störung des Flüssigkeitshaushalts

Ursachen

Die Störung des Flüssigkeitshaushalts ist eines der häufigsten Krankheitsmuster in Großbritannien und wird charakterisiert durch Flüssigkeitsansammlungen im Körper. Oft ist gleichzeitig der Zuckerhaushalt gestört, wodurch sich die Flüssigkeitsstörung weiter verschlechtert. Ursachen:
- Feuchtes Klima
- Zu viel Zucker und Süßigkeiten
- Bewegungsmangel
- Nachwirkungen einer Erkrankung
- Häufige Antibiotikaeinnahme

Häufige Allergene

- Milch
- Brot
- Fruchtsäfte
- Zucker
- Schimmelpilze

Schleim

Ursachen

Das Schleim-Muster ähnelt dem vorherigen Muster und kann sich aus diesem entwickeln. Die Wasseransammlungen bleiben dabei nicht flüssig, sondern dicken ein zu Schleim.
- Feuchtes Klima
- Zu viel Kuhmilch und Milchprodukte
- Zu viele Erdnüsse und Erdnussbutter
- Zu viel Zucker und Süßigkeiten
- Zu viele Bananen
- Zu viel eiskalte Speisen
- Bewegungsmangel
- Nachwirkungen einer Erkrankung
- Nachwirkungen einer Impfung
- Häufige Antibiotikaeinnahme

Häufige Allergene

- Milchprodukte
- Brot
- Eier
- Erdnüsse
- Gluten

> ! Bei grünlichem Nasensekret sollte man an eine Glutenallergie denken!

Echomuster (zäher Schleim)

Das Echomuster ist eine Variante des Schleim-Musters (Einzelheiten ☞ Kapitel 5). Der Schleim zeigt sich jedoch nicht ganz so deutlich wie im vorherigen Muster, da er sehr zäh ist. Einige Kinder haben klinisch keinerlei Symptomatik, die offensichtlich auf Schleim hindeutet.

Ursachen

- Länger andauernde Erkrankung, besonders, wenn sie mit Antibiotika behandelt wurde

- Impfungen
- Kuhmilch
- Glutenallergie

Häufige Allergene
- Milch
- Pollen
- Schimmelpilze
- Brot

Hitze

Manchmal kann ein äußerer Auslöser das Hitze-Gleichgewicht des Kindes stören, so dass im Körper subakute Entzündungen entstehen.

Ursachen
- In fast allen Fällen: Impfungen
- Gelegentlich Nachwirkung hohen Fiebers

Mitwirkende Faktoren:
- Kuhmilch
- Glutenallergie
- Farb- und Geschmacksstoffe in Lebensmitteln
- Übermäßiger Zuckerkonsum

Häufige Allergene
- Tierhaare
- Muscheln
- Chlor im Trinkwasser
- Erdnüsse

Kälte

Das Kälte-Muster kann sich bereits beim Säugling als Säuglingskolik gezeigt haben. Wurde es zu diesem Zeitpunkt nicht behandelt, verbleibt die Kälte-Energie im Verdauungstrakt und stört die normale Verdauung.

Ursachen
- Häufige Antibiotikaeinnahme
- Poliomyelitis-Impfung
- Eiskalte Speisen und Getränke
- Nahrungsmittel, die reich an Kälte-Energie sind, wie z. B. Bananen, Gurken und Tomaten

Häufige Allergene
- Früchte
- Fruchtsaft
- Kuhmilch
- Tomaten
- Weizen

Nahrungsstagnation (bei Kindern unter drei Jahren)

Dieses Muster wird in Kapitel 2 ausführlich beschrieben: teilweise verdaute Nahrung staut sich im Verdauungstrakt In dieser Situation können sich leicht Allergien entwickeln, da die teilweise verdaute Nahrung die Darmschleimhaut reizt.

Ursachen
- Übermäßiges Essen
- Unregelmäßiges Essen
- Ungeeignete Nahrung (unserer Erfahrung nach bei kleinen Kindern meist zu viel rohe Nahrung, wie z. B. Müsli oder brauner Reis)
- Gelegentlich Kuhmilch
- Gelegentlich Glutenintoleranz

Häufige Allergene
Ein breites Spektrum an Nahrungsmitteln

Schwache Verdauung

Dieses Muster wird in Kapitel 2 ausführlich beschrieben: das Kind hat hier nicht ausreichend Energie für die Verdauung, die ja wiederum dem Körper seine Energiequellen liefert. Betroffene Kinder haben oft eine Vorliege für ungeeignete Nahrungsmittel, entweder, weil sie leicht aufzunehmen sind (z. B. Zucker, Fruchtsaft), oder weil sie sehr geschmacksintensiv sind (z. B. Hamburger und Pommes Frites).

Ursachen
- Lang andauernde Erkrankung
- Zu viele Impfungen in kurzen Abständen
- Unregelmäßige Fütterungszeiten bei Säuglingen
- Schlafmangel

Häufige Allergene

- Zucker
- Geschmacks- und Farbstoffe
- Hormone und Chemikalien in industriell gefertigten Lebensmitteln

Allergietests zeigen oft eine Reaktion auf viele unterschiedliche Lebensmittel, die in keiner direkten Verbindung stehen.

15.6 Klinik und Befunde

Störung des Flüssigkeitshaushalts

- Blasses Gesicht
- Laufende Nase („wie ein Wasserhahn")
- Chronisch produktiver Husten mit wässrigem Sekret, falls die Lungen geschwächt sind
- Leichtes Übergewicht, das Kind fühlt sich subjektiv schwer an, wenn man es hochhebt
- Leicht schlaffe Arme und Beine

Schleim

- Graue Gesichtsfarbe
- Zähes Nasensekret
- Chronisch produktiver Husten, falls die Lungen geschwächt sind
- Mundatmung
- Leichtes Übergewicht, das Kind fühlt sich subjektiv schwer an, wenn man es hochhebt
- Tapsiger Gang
- Leicht schlaffe Arme und Beine

Echomuster (zäher Schleim)

- Gelegentlich verstopfte Nase
- Gelegentlich trockener, rauer, unproduktiver Husten
- Leicht glasiger Blick
- Typischerweise raue Flecken auf den Wangen
- Stellenweise raue Haut (wie Schmirgelpapier)
- Geschwollene Lymphknoten

Hitze

- Rotes Gesicht
- Ungestümes Verhalten
- Bei manchen Kindern Hyperaktivität
- Schlafstörungen (Schwierigkeiten beim Einschlafen oder wacht mitten in der Nacht wegen schlechter Träume auf)
- Ab und zu geistig abwesend (manchmal zurückgezogen bis hin zu autistischen Zügen)
- In schweren Fällen anaphylaktischer Schock

Kälte

- Weiße Gesichtsfarbe
- Gelegentlich Bauchschmerzen/-krämpfe
- Bauchschmerzen werden verschlimmert durch das Allergen oder durch Nahrungsmittel mit Kälte-Energie bzw. kaltes Wasser
- Häufig kalte Hände und Füße
- Säuglingskoliken in der Anamnese
- Sehr kitzelig

Nahrungsstagnation

- Rote Backen
- Grünliche Verfärbung um den Mund herum
- Laufende Nase
- Geblähtes Abdomen
- Übel riechender Stuhl
- Obstipation im Wechsel mit Diarrhö

Schwache Verdauung

- Dünn
- Blasses Gesicht
- Mangel an Wärme (bleiben gerne drinnen und mögen dicke Kleidung)
- Schlechter Appetit
- Häufiges Naschen
- Energiemangel oder Hyperaktivität trotz Müdigkeit

15.7 Kräutertherapie

! Dosierungen

Alle angegebenen Dosierungen gelten für dreijährige Kinder. Umrechnung für andere Altersgruppen ☞ Tabelle auf der vorderen Umschlagsseite. Die Tinkturen werden 3-mal tgl. in 25–50 ml warmem Wasser verabreicht. Nach Bedarf kann die Arznei gesüßt werden. Die vorgeschlagenen Dosierungen sind lediglich Empfehlungen, sie müssen individuell an das Kind angepasst werden.

Die unten angegebenen Rezepturen dienen nur als Richtlinien. Unserer Erfahrung nach gibt es innerhalb der genannten Kategorien noch ein breites Spektrum an Variationen. Ein Kind mit Weizenallergie beispielsweise hatte zwar klinisch das Schleim-Muster, zusätzlich aber nach dem Genuss von Weizen jedes Mal Unterbauchschmerzen. Ein anderes Kind mit dem gleichen zugrunde liegenden Muster hingegen litt eher unter Völlegefühl im Magen und Übelkeit. Obwohl wir bei beiden Kindern die gleiche Basisrezeptur verwendeten, mussten wir sie doch jeweils an ihre spezielle Symptomatik anpassen.

Bei der Zusammenstellung der Rezeptur für ein Kind geht man in zwei Schritten vor:

- Entscheiden Sie, welches das wichtigste zugrunde liegende Muster ist und suchen Sie nach diesem Muster die geeigneten Kräuter aus.
- Geben Sie spezielle Kräuter hinzu, die gegen spezifische Symptome wirken sollen. Wenn das Kind beispielsweise Husten hat, fügen Sie Kräuter gegen den Husten bei (siehe entsprechendes Kapitel).

Die Abwandlungen der Rezepturen werden für alle Krankheitsmuster zusammen am Ende dieses Unterkapitels besprochen.

! Warnhinweis

Bei der Behandlung von Kindern mit schweren allergischen Reaktionen darf man nie die Möglichkeit außer Acht lassen, dass das Kind auch auf die Kräuter allergisch reagieren kann. Dies ist zwar unwahrscheinlich – und bei uns noch nie vorgekommen – aber durchaus im Bereich des Möglichen. Man sollte daher sehr vorsichtig sein und zunächst nur einen Tropfen der Arznei verabreichen und die Reaktion beobachten. Die Menge kann dann langsam bis zur empfohlenen Dosis gesteigert werden. Hier gilt das chinesische Sprichwort „Lieber zu wenig Medizin als zu viel."

Störung des Flüssigkeitshaushalts

Rezeptur

Rezeptur	
Wachsmyrte *(Myria cerifera)*	3 Tr. Tinktur
Odermenningkraut *(Agrimonia eupatoria)*	3 Tr. Tinktur
Labkraut *(Galium aparine)*	2 Tr. Tinktur
Anis *(Pimpinella anisum)*	3 Tr. Tinktur
Ingwer *(Zingiber officinalis)*	2 Tr. Tinktur

Erklärung

- Wachsmyrte wirkt adstringierend und trocknet übermäßige Flüssigkeit aus, vor allem im Magen.
- Odermenningkraut ist adstringierend und trocknet Flüssigkeit in anderen Teilen des Verdauungstrakts. Es ist vor allem bei Kindern mit Diarrhö hilfreich.
- Labkraut ist ein Diuretikum, das hilft, die überschüssige Flüssigkeit über die Nieren auszuscheiden. Zugleich ist es ein Umstimmungsmittel.
- Anis tonisiert die Verdauung.
- Ingwer wärmt und stärkt den Verdauungstrakt und harmonisiert die anderen Kräuter.

Wirkung

Die erste Reaktion kann sein, dass das Kind häufiger Wasser lassen muss und Durst bekommt. Danach sollte sich die Energie des Kindes verbessern. Der weitere Verlauf variiert ein bisschen. Einige Kinder erholen sich schnell, andere brauchen eine lange Zeit, bis hin zu Monaten. Letztlich kann eine schlimme Erkältung oder ein Husten das Kind vollständig von seinen Beschwerden befreien (Erklärung ☞ Kapitel 4).

Schleim

Rezeptur

Rezeptur	
Kanadische Gelbwurzel *(Hydrastis canadensis)*	4 Tr. Tinktur
Schwarzer Holunder *(Sambucus nigra)*	2 Tr. Tinktur

Angelikawurzel *(Angelica archangelica)*	2 Tr. Tinktur
Große Klette *(Arctium lappa)*	2 Tr. Tinktur
Ggf. kann ergänzt werden:	
Alant *(Inula helenium)*	2 Tr. Tinktur

Erklärung

- Kanadische Gelbwurzel klärt Schleim aus dem ganzen Körper.
- Schwarzer Holunder vertreibt Schleim aus den oberen Atemwegen.
- Angelikawurzel tonisiert die Verdauung.
- Große Klette ist ein Tonikum und ein Umstimmungsmittel, das die Leber stimuliert.
- Alant wirkt ähnlich wie die Große Klette, hat aber eine ausgeprägtere Lungenwirkung und weniger Einfluss auf die Haut.

Wirkung

Zunächst kann sich die Schleim-Symptomatik verschlechtern, innerhalb der nächsten paar Wochen sollten diese Beschwerden jedoch nach und nach verschwinden. Nach einigen Monaten sollten die Allergien deutlich gelindert sein.

Echomuster (zäher Schleim)

Rezeptur

Rezeptur

Kermesbeere *(Phytolacca decandra)*	2 Tr. Tinktur
Verschiedenfarbige Schwertlilie *(Iris versicolor)*	2 Tr. Tinktur
Alant *(Inula helenium)*	2 Tr. Tinktur
Kanadische Gelbwurzel *(Hydrastis canadensis)*	2 Tr. Tinktur
Ingwer *(Zingiber officinalis)*	2 Tr. Tinktur

Erklärung

- Kermesbeere und Verschiedenfarbige Schwertlilie verflüssigen Schleim und klären ihn aus dem Körper.
- Alant und Kanadische Gelbwurzel verhindern, dass der Schleim, der freigesetzt wird, das System überwältigt.
- Ingwer wärmt und bewegt und harmonisiert die übrigen Kräuter.

Wirkung

Bei Echomustern treten Veränderungen nur langsam ein. Die kleinen Anzeichen dafür, dass die Rezeptur dennoch wirkt, werden in Kapitel 17 ausführlich erklärt. Nach drei bis sechs Monaten sollte sich die Allergie deutlich gebessert haben.

Hitze

Rezeptur

Rezeptur

Mädesüß *(Filipendula ulmaria)*	4 Tr. Tinktur
Eibisch *(Althea officinalis)*	4 Tr. Tinktur
Alant *(Inula helenium)*	2 Tr. Tinktur
Kanadische Gelbwurzel *(Hydrastis canadensis)*	2 Tr. Tinktur

Abwandlung: Wenn das Kind hyperaktiv ist, geben Sie die folgenden Kräuter hinzu:

- Küchenschellenkraut *(Anemone pulsatilla)* 1 Tr. Tinktur
- Passionsblume *(Passiflora incarnata)* 2 Tr. Tinktur
- Baldrian *(Vaeriana officinalis)* 2 Tr. Tinktur

Erklärung

- Mädesüß und Eibisch sind kühlende Kräuter, die Magen und Darm kühlen. Dadurch wird Schleim freigesetzt.
- Alant und Kanadische Gelbwurzel verhindern, dass der Schleim, der freigesetzt wird, das System überwältigt.
- Küchenschellenkraut transportiert die Hitze an die Körperoberfläche.
- Passionsblume und Baldrian beruhigen das Kind.

Wirkung

Innerhalb einer Woche zeigen sich normalerweise die ersten kleinen Veränderungen. Das Kind wird nach und nach ruhiger. Eine vollständige Heilung tritt oft erst dann ein, wenn ein Fieber die übermäßige Hitze austreibt.

Kälte

Rezeptur

Rezeptur	
Gelbholz *(Xanthoxylum americanum)*	4 Tr. Tinktur
Anis *(Pimpinella anisum)*	3 Tr. Tinktur
Ingwer *(Zingiber officinalis)*	3 Tr. Tinktur
Große Klette *(Arctium lappa)*	3 Tr. Tinktur
Yamswurzel *(Dioscorea villosa)*	3 Tr. Tinktur

Erklärung

- Gelbholz ist die Hauptpflanze, sie wärmt und stärkt die Verdauung. Zudem verbessert sie die Wärmezirkulation im Körper.
- Anis wärmt den Verdauungstrakt.
- Ingwer wird aufgrund seiner Magenwirkung eingesetzt und harmonisiert die übrigen Kräuter.
- Große Klette wird als Umstimmungsmittel beigefügt.
- Yamswurzel kann hinzu gegeben werden, muss aber nicht. Sie wirkt krampflösend und wird gegen mögliche Bauchschmerzen eingesetzt.

Wirkung

Bei kleinen Kindern sollte sich eine erste Wirkung innerhalb der ersten Woche zeigen, bei älteren nach zwei bis drei Wochen. Das Gesicht sollte rosiger werden und Sie werden auch andere kleine Zeichen bemerken. Nach ein paar Monaten wird es dem Kind viel besser gehen und es kann versuchen, das Allergen wieder in kleinen Mengen zu sich zu nehmen.

Nahrungsstagnation

Rezeptur

Rezeptur	
Virgianischer Ehrenpreis *(Leptandra virginica)*	4 Tr. Tinktur
Krauser Ampfer *(Rumex crispus)*	2 Tr. Tinktur
Große Klette *(Arctium lappa)*	2 Tr. Tinktur
Eibisch *(Althea officinalis)*	2 Tr. Tinktur

Erklärung

- Krauser Ampfer ist die Hauptpflanze, die speziell bei Nahrungsstagnation indiziert ist.
- Virgianischer Ehrenpreis und Große Klette regen die Peristaltik an.
- Eibisch lindert Beschwerden bei einer Reizung der Darmschleimhaut.

Wirkung

Wie bei allen Formen der Nahrungsstagnation können während der ersten beiden Behandlungstage große Mengen an Stuhlgang ausgeschieden werden. Die Kräuter sollten dann ggf. eine Weile pausiert werden und in einer geringeren Dosis weiter gegeben werden, sobald sich die Verdauung wieder normalisiert hat. Ein paar Tage später kann die Dosierung wieder auf die ursprüngliche Dosis gesteigert werden. Sobald die Nahrungsstagnation beseitigt ist, kann sich auch die Allergie bessern, auch wenn es mehrere Wochen dauern kann, bis das Kind ohne Risiko die verantwortlichen Nahrungsmittel probieren kann. Wie immer gehört zur Therapie der Nahrungsstagnation auch eine Ernährungsumstellung: das Kind sollte geeignete Nahrung in regelmäßigen Abständen zu sich nehmen und nicht zu viel essen.

Schwache Verdauung

Rezeptur

Rezeptur	
Fenchel *(Foeniculum vulgaris)*	4 Tr. Tinktur
Große Klette *(Arctium lappa)*	2 Tr. Tinktur
Ingwer *(Zingiber officinalis)*	2 Tr. Tinktur
Süßholz *(Glycyrrhiza glabra)*	2 Tr. Tinktur

Erklärung

- Fenchel stärkt den Darm.
- Große Klette reguliert die Verdauung.
- Ingwer wirkt tonisierend und wärmend.
- Süßholz ist tonisierend und harmonisierend.

Wirkung

Gerade bei schwacher Verdauung dauert es oft lang, bis eine Wirkung erkennbar wird. Nach einem Monat kann sich ein verbesserter Appetit bemerkbar machen, normalerweise ist er aber erst nach mindestens sechs Monaten wieder richtig gut. In manchen Fällen müssen die tonisierenden Kräuter über mehrere Jahre hinweg eingenommen werden, um die Energie des Kindes schrittweise aufzubauen.

Abwandlungen in Abhängigkeit von der Symptomatik

Die folgenden Kräuter werden je nach Symptomatik hinzugefügt. Einzelheiten sollten Sie – wo möglich – dem jeweiligen Spezialkapitel entnehmen.

Husten (☞ Kapitel 18)

Angelikawurzel *(Angelica archangelica)*	2 Tr. Tinktur
Ysop *(Hyssopus officinalis)*	2 Tr. Tinktur *oder*
Andorn *(Marrubium vulgaris)*	2 Tr. Tinktur

Übermäßiger Schleim (inklusive Schnupfen)

Ysop *(Hyssopus officinalis)*	2 Tr. Tinktur
Schwarzer Holunder *(Sambucus nigra)*	2 Tr. Tinktur

Hautausschlag (☞ Kapitel 26)

Ringelblume *(Calendula officinalis)*	2 Tr. Tinktur
Brennnessel *(Urtica dioica)*	2 Tr. Tinktur

Obstipation (☞ Kapitel 10)

Krauser Ampfer *(Rumex crispus)*	2 Tr. Tinktur *oder*
Butternuss *(Juglans cinerea)*	2 Tr. Tinktur *oder*
Amerikanischer Faulbaum *(Rhamnus purshiana)*	2 Tr. Tinktur

Augenreizung

Augentrost *(Euphrasia officinalis)*	2 Tr. Tinktur

Offensichtlicher Entzündungsprozess

Eibisch *(Althea officinalis)*	2 Tr. Tinktur

15.8 Ätherische Öle

Ätherische Öle sind nicht die Therapie der ersten Wahl, können sie jedoch sinnvoll unterstützen, v.a. bei bestimmten Symptomen, wie z.B. übermäßiger Schleim oder blockierte Nasennebenhöhlen.

Ätherische Öle bei Nahrungsmittelintoleranz oder -allergie

Kamille *(Chamomilla matricaria)*	2 Tr.
Lavendel *(Lavendula officinalis)*	2 Tr.
Melisse *(Melissa officinalis)*	2 Tr.

Vermengen Sie das Öl mit ca. 30 ml Mandelöl.

15.9 Sonderfall: Kandida-Infektionen

Candida albicans ist ein Hefepilz, der sehr verbreitet ist und bei den betroffenen Patienten viel Leid auslösen kann. Er siedelt sich vor allem im Darm an, lebt jedoch auch auf anderen Schleimhäuten, v.a. im Bereich von Mund und Vagina. Im Darm kann Kandida nach einer Weile regelrecht die Darmschleimhaut überwuchern und ist dann nur sehr schwer zu behandeln. Meist sind Erwachsene betroffen, aber auch Kinder können befallen sein.
Typische Symptomatik:

- Energiemangel
- Müdigkeit
- Schweregefühl
- Juckreiz

Wir führen die Kandida-Infektion unter den Nahrungsmittelallergien auf, da der Pilz sich von bestimmten Nahrungsmitteln ernährt und auslösender Faktor der allergischen Beschwerden sein kann. Das Kandida-Wachstum wird vor allem von Nahrungsmitteln gefördert, die viel Zucker enthalten oder Ursprung von Störungen im Flüssigkeitshaushalt sein können. Auch übermäßiger Antibiotika-Einsatz kann zu einer Kandida-Überwucherung des Darmes führen.
Bei einer Kandida-Infektion zeigt sich für gewöhnlich das Krankheitsmuster des gestörten Flüssigkeitshaushalts. Dementsprechend sollten

die Beschwerden auch behandelt werden. Besonders wichtig ist es, Zucker zu meiden und in einigen Fällen auch auf Gluten zu verzichten. Die Heilung kann durch den Einsatz konventioneller Antimykotika beschleunigt werden, die Beschwerden kehren jedoch immer wieder zurück, sofern nicht die zugrunde liegende Gleichgewichtsstörung behandelt wird.

16 Fieber

16.1 Grundlagen

Fieberhafte Erkrankungen gehören zu einer normalen Kindheit. Nur ausgesprochen selten erreicht ein Kind das vierte Lebensjahr, ohne vorher jemals Fieber gehabt zu haben. Auch wenn das Fieber oft nicht hoch ist und keinerlei Therapie bedarf, muss man damit rechnen, dass das Kind früher oder später daran erkrankt. Um die Gesundheit des Kindes zu fördern, sollte man Fieber nicht unterdrücken, sondern vielmehr seinen Verlauf sinnvoll begleiten. Manchmal bedeutet dies, das Fieber einfach seinen Lauf nehmen zu lassen, manchmal bedeutet es jedoch auch, dem Kind Kräuter zu geben. Nur in seltenen Fällen sind fiebersenkende Mittel wie Paracetamol nötig oder sinnvoll (☞ Kapitel 4). Die meisten fieberhaften Erkrankungen können zu Hause behandelt werden, wenn die Eltern einverstanden sind. Für die Eltern ist diese Situation nicht immer ganz einfach: sie müssen dann gleichzeitig die Rolle von Arzt, Krankenschwester und Elternteil wahrnehmen.

Auch der Therapeut muss mehrere Aufgaben bewältigen:

- **Erstens:** er sollte die Eltern darin schulen, leichtes Fieber selbst zu behandeln,
- **Zweitens:** er sollte die Eltern auf Warnsignale hinweisen, die ein Zeichen dafür sein können, dass die Erkrankung außer Kontrolle gerät,
- **Drittens:** er sollte Fieber behandeln, das beginnt, gefährlich zu werden.

Elternberatung

Die meisten Eltern werden nie mit den übrigen Erkrankungen konfrontiert werden, die in diesem Buch behandelt werden. Man kann jedoch absolut davon ausgehen, dass ihr Kind früher oder später Fieber entwickeln wird. Es ist Aufgabe der Eltern, ihr Kind durch banale fiebrige Infekte zu begleiten, und die meisten Eltern tun dies auch ganz selbstverständlich. Dennoch befinden sich viele Eltern in einer Zwickmühle, wie sie sich verhalten sollen: Oft bekommen sie den Rat, bei jedem Fieber rezeptfreie Fiebersenker wie Paracetamol einzusetzen, auch wenn diese bekanntlicherweise Nebenwirkungen haben können. Viele Eltern sind daher dankbar, wenn man ihnen andere Therapieoptionen anbietet, bei denen nicht mit Nebenwirkungen zu rechnen ist.

Aus diesem Grund möchten wir in diesem Kapitel nicht nur die Kräutertherapie vorstellen, sondern auch einige Massagetechniken und homöopathische Mittel empfehlen. Wir können alle Therapeuten, die noch keine Erfahrung mit diesen Methoden haben, nur dazu ermuntern, sich näher mit ihnen zu befassen (☞ auch Kapitel 9). Da diese Methoden bei Eltern sehr beliebt sind, verbessern eigene Kenntnisse auf diesem Gebiet sehr oft auch die Kommunikation zwischen Therapeut und Eltern.

Wann ist Fieber gefährlich?

Ab wann Fieber gefährlich werden kann, ist eine Frage der Einschätzung. Als Therapeut sieht man viele Kinder mit Fieber und lernt aufgrund der Erfahrung schnell, zu erkennen, wann man handeln muss. Eltern hingegen fehlt diese Erfahrung häufig. Sie brauchen daher Richtlinien zur Orientierung. Solche Richtlinien sind zwangsläufig nicht immer befriedigend, da jedes Kind unterschiedlich ist, und Regeln, die für eine bestimmte Familie gelten, bei einer anderen oft nicht zutreffen. Durch die Vielzahl von Schadensersatzprozessen in der Medizin wird die Erstellung von Regeln noch erschwert: sobald etwas schief geht, läuft man als Therapeut Gefahr, verklagt zu werden. Als Konsequenz geht man immer lieber auf Nummer sicher. Auch wenn diese Einstellung sicherlich berechtigt ist, glauben wir, dass man als Therapeut oft gut daran tut, Vertrauen in die eigene Einschätzung zu haben. Wir haben daher nur zwei Arten von Regeln: die einen gelten für schwache, krankheitsanfällige Kinder, die anderen für starke, gesunde Kinder.

In der Regel sind fieberhafte Erkrankungen nur sehr selten wirklich gefährlich. Richtlinien für Situationen, in denen Gefahr bestehen kann, sind in Tabelle 16-1 aufgelistet.

Das in der Tabelle genannte Kriterium des schnellen Fieberanstiegs muss näher erklärt werden. Wenn die Temperatur langsam ansteigt, können Kinder erstaunlich hohe Temperaturen (bis 42 °C) verkraften, ohne dass besondere Gefahr besteht. Wenn das Fieber sich hingegen innerhalb weniger Stunden entwickelt, können schon Temperaturen unter 40 °C Fieberkrämpfe hervorrufen.

Es gibt noch andere Zeichen, die darauf hindeuten, dass das Fieber außer Kontrolle gerät:

- Das Kind ist verwirrt oder bewusstlos.
- Eine Seite des Körpers ist heiß, die andere kalt.
- Das Kind hat Zuckungen.

Fieber kann eine ernste Situation, wie beispielsweise einen Asthmaanfall oder einen Krampfanfall ankündigen.

Was sind potenzielle Gefahren bei Fieber?

Wenn hohes Fieber über einen zu langen Zeitraum besteht, wird das Kind geschwächt. Früher, als Kinder wochenlang Fieber hatten, konnten sie irgendwann aufhören, zu kämpfen und ihren Beschwerden erliegen. Dies ist heute sehr selten, aber dennoch kann lang anhaltendes Fieber Komplikationen den Weg ebnen. Die häufigsten Komplikation sind Fieberkrämpfe, die Hirnschädigungen verursachen können. Sie können schlimmstenfalls zu Delirium, Koma oder dem Tod führen. Des weiteren besteht die Gefahr einer Meningitis.

! Warnsignale, die auf eine Meningitis hindeuten können

- Petechien
- Kopfschmerzen
- Nackensteife
- Lethargie
- Erbrechen
- Zerebrale Krämpfe

Tab. 16-1: Gefährliches Fieber erkennen: Richtlinien für starke und schwache Kinder

Klinik	Richtlinien für schwache Kinder	Richtlinien für starke Kinder
Lang anhaltendes Fieber	Mehr als 2 Tage	Mehr als 4 Tage 40 °C
Sehr hohes Fieber	Über 39 °C	Über 40,5 °C
Sehr schneller Fieberanstieg	Anstieg auf 39 °C innerhalb von 4 Stunden	Anstieg auf 40,5 °C innerhalb von 2 Stunden

Sind Fieberkrämpfe gefährlich?

Überraschenderweise sind Fieberkrämpfe normalerweise harmlos. Auch wenn sie sehr bedrohlich aussehen und Eltern wie Therapeuten oft in Panik geraten, wenn ein Kind krampft, hinterlassen gelegentliche kurze Fieberkrämpfe in der Regel keinerlei bleibende Schäden. Nur wenn die Krämpfe länger als fünf Minuten anhalten oder sehr häufig auftreten, besteht ein erhöhtes Risiko für eine Hirnschädigung.

16.2 Krankheitsmuster bei Fieber

Für eine tiefer gehende Diskussion der Behandlung von Fieber ☞ auch Kapitel 4.

Bei der Basistherapie von Fieber gehen wir davon aus, dass das Kind vor der Erkrankung gesund war und jetzt eine virale oder bakterielle Infektion hat. Bei starken Kindern liegt dann oft eines der folgenden Krankheitsmuster vor:

- Leichtes Fieber:
  - Weinerliches Kind
  - Schläfriges Kind
- Hohes Fieber:
  - Fröstelndes Kind
  - Glühendes Kind

16.3 Klinik und Befunde

Leichtes Fieber

- **Äußerer Eindruck:** Das Kind wirkt nicht übermäßig beeinträchtigt durch die Infektion. Das Gesicht kann blass oder gerötet sein, in Abhängigkeit davon, welchen Hauttyp das Kind vor der Erkrankung hatte.
- **Verhalten:** Das Kind kann anhänglich und unsicher sein, ist aber normalerweise trotzdem bereit, spielen zu gehen. Ein älteres Kind kann ein bisschen frösteln, als bekäme es Zugluft ab, jüngere Kinder hingegen scheinen das Fieber fast nicht wahrzunehmen.
- **Temperatur:** Die Stirn ist heiß, der restliche Körper wirkt nicht allzu heiß. Oft ist man sich vor dem Fiebermessen ein bisschen unsicher, ob das Kind überhaupt Fieber hat.

Bei diesem Muster gibt es zwei Unterkategorien: das weinerliche und das schläfrige Kind. Einige Kinder werden sehr unruhig und anhänglich, andere hingegen sind zwar anhänglich, wenn sie wach sind, schlafen aber viel länger als üblich.

Hohes Fieber, fröstelndes Kind

Bei fröstelnden Kindern mit hohem Fieber besteht kein Zweifel, dass sie krank sind. Wenn eine Mutter ihr Kind zum ersten Mal so erlebt, macht sie sich oft Sorgen, dass ihr Kind ernsthaft in Gefahr sein könnte. Das Kind ist überwältigt von einem Kältegefühl und schafft es nicht, sich zu wärmen.

- **Äußerer Eindruck:** Das Kind ist blass und oft verängstigt. Die Pupillen sind in der Regel eng.
- **Verhalten:** Es ist zu krank, um sich irgendwie zu beschäftigen. Es will eigentlich nur in den Armen der Mutter kuscheln. Man spürt die innere Kälte des Kindes, von Zeit zu Zeit fröstelt es unkontrollierbar. Normalerweise schwitzt das Kind nicht. Nachts rollt es sich gerne wie ein Ball zusammen.
- **Temperatur:** Die Temperatur ist normalerweise relativ hoch (40 °C).

Achtung: Das Kind fühlt sich oft heiß an, wenn man es berührt, daher denken die Eltern oft nur an eine Hitze-Situation. In Wirklichkeit handelt es sich jedoch um Kälte-Beschwerden. Das Kind friert, da es über die heiße Haut so viel Wärme verliert.

Hohes Fieber, glühendes Kind

Auch hier wirkt das Kind zweifellos krank. Hauptunterschied ist, dass das Kind nicht friert, sondern von einem Hitzegefühl überwältigt wird. Es glüht und kann sich nicht kühlen. Die folgende Symptomatik entsteht:

- **Äußerer Eindruck:** Das Gesicht ist sehr rot und evtl. schweißnass. Die Pupillen sind in der Regel weit.
- **Verhalten:** Das Kind ist schwierig und unruhig, es dreht und windet sich permanent. Es möchte auf den Arm der Mutter, sobald es jedoch bei ihr ist, möchte es wieder herunter. Keine Position ist bequem. Nachts liegt es auf dem Rücken und wirft die Decken zurück.
- **Temperatur:** Die Temperatur ist normalerweise relativ hoch (40 °C oder höher).

16.4 Basistherapie bei Fieber

> **! Dosierungen**
>
> Alle angegebenen Dosierungen gelten für dreijährige Kinder. Umrechnung für andere Altersgruppen ☞ Tabelle auf der vorderen Umschlagsseite. Die vorgeschlagenen Dosierungen sind lediglich Empfehlungen, sie müssen individuell an das Kind angepasst werden.

Leichtes Fieber

Behandlungsziel

Wichtigstes Behandlungsziel ist es, zu vermeiden, dass das leichte Fieber zu hohem Fieber wird. Zu diesem Zeitpunkt ist eine Kräutertherapie noch nicht wirklich nötig. Das Kind sollte lediglich viel trinken, am besten Zitronensaft mit Honig (bei Kindern unter einem Jahr muss der Honig pasteurisiert werden).

Rezeptur

Wenn Sie das Fieber in einem frühen Stadium bemerken, können Sie folgende Pflanze versuchen:

Rezeptur

Sonnenhut *(Echinacea angustifolia)*

3 Tr. Tinktur in warmem Wasser alle drei Stunden einnehmen.

Allgemeine Empfehlungen

Der wichtigste Teil der Therapie ist die Elternberatung. Kinder mit leichtem Fieber sollten zu Hause bleiben und in einer ruhigen Umgebung warm gehalten werden (achten Sie jedoch darauf, dass das Kind nicht zu warm eingepackt wird). Kälte und Wind sollten gemieden werden. So kann das Kind das Fieber überwinden und gestärkt daraus hervorgehen. Erwartungsgemäß ist dieser Rat nicht immer willkommen, v. a., wenn beide Elternteile berufstätig sind. Die Eltern glauben dann oft, ihrem Kind gehe es schon wieder gut genug, um in den Kindergarten oder zur Schule zu gehen und schicken das Kind zurück, bevor es wieder wirklich gesund ist.

Fallbeispiel

Patrick war sieben Jahre alt und seit kurzem Mitglied der Fussballmannschaft der Schule. Davon hatte er geträumt, seit er klein war. Zu Beginn des Herbstes erkrankten in der Schule viele Kinder an einem fieberhaften Infekt. Patrick war zwar nicht sonderlich schwach, steckte sich aber trotzdem wie viele andere mit dem Fieber an. In einem sehr frühen Stadium der Erkrankung kam er zu einer Routine-Vorsorgeuntersuchung zu uns in die Praxis. Wir rieten den Eltern dringend dazu, Patrick zu Hause zu behalten und ihn vor allem keinem Wind auszusetzen. Unglücklicherweise war jedoch die Anziehungskraft des Fußballplatzes zu groß, so dass er nach der Schule zum Training ging. Während des Trainings musste er längere Zeit im Fußballtrikot im kalten Wind stehen. In der Folge bekam er in der Nacht sehr hohes Fieber und musste die nächsten drei Tage im Bett verbringen. Erst zwei Wochen später war er wieder völlig gesund.

Hohes Fieber, fröstelndes Kind

Die Behandlung besteht aus zwei Teilen:

- Zunächst muss das Kind gewärmt werden. Solange ihm kalt ist, kann sich keine Besserung einstellen.
- Im zweiten Schritt versucht man, das Kind zum Schwitzen zu bringen.

Rezeptur

Eine einzelne Pflanze kann helfen:

Rezeptur 1

Schafgarbe *(Achillea millefolium)*

Einnahme als Tee oder 1 ml Tinktur in heißem Wasser alle 1–2 h.

Zubereitung des Tees: 3 TL der frischen Pflanze in 500 ml kochendes Wasser geben und abkühlen lassen, bis es lauwarm ist. Bei Bedarf süßen und alle 2 Stunden 1 Tasse verabreichen, bis das Kind sich warm fühlt und zu schwitzen beginnt. Danach alle 4–6 h weiter geben, bis das Fieber abfällt. Anschließend noch drei Tage lang 3-mal tgl. geben.

Schafgarbe wird am besten in Form von gesüßtem Tee eingenommen, aber in heißem Wasser gelöste Tinktur wirkt fast genauso gut. Man sollte sie alle 1–2 h so heiß wie möglich zu sich nehmen. So wärmt sich das Kind allmählich auf. Hauptschwierigkeit ist der sehr unangenehme Geschmack der Pflanze. Wenn keine frische Pflanze verfügbar ist oder das Kind den Tee ablehnt, sollte man pro Dosis 1 ml Tinktur in warmem, gesüßtem Wasser verabreichen.

Alternativ zu Schafgarbe kann man auch folgende Rezeptur versuchen:

Rezeptur 2

Gewöhnliche Katzenminze *(Nepeta cataria)*	20 Tr. Tinktur
Ingwer *(Zingiber officinalis)*	20 Tr. Tinktur

Abwandlungen: Statt Ingwer können auch 10 Tr. Cayennepfeffer Tinktur *(Capsicum minimum)* oder 20 Tr. Gelbholz Tinktur *(Xanthoxylum americanum)* beigegeben werden.

Erklärung

- Schafgarbe ist schweißtreibend bei Fieber, wärmt, stimuliert und tonisiert.
- Gewöhnliche Katzenminze kann auch alleine eine Fieber senkende Wirkung haben, erwärmt das Kind aber nicht, daher muss eine wärmende Pflanze wie Ingwer, Cayennepfeffer oder Gelbholz zugegeben werden.

Wirkung

Über die nächsten Stunden (bis zu 12 h) wird sich das Kind nach und nach erwärmen und irgendwann zu schitzen beginnen. Mit dem Schwitzen ist das Fieber überwunden und das Kind wird sich ab dann immer besser fühlen. Dennoch sollte man Schafgarbe weiterhin alle 2 Stunden verabreichen, bis das Fieber ganz abgesunken ist. Dies ist nötig, da Schafgarbe gleichzeitig ein Tonikum ist und dem Kind die Energie gibt, das Fieber weiter zu bekämpfen.

Hohes Fieber, glühendes Kind

Während man beim Kälte-Muster das Kind zunächst wärmen muss, ist beim Hitze-Muster der erste Schritt die Kühlung des Kindes. In der Schulmedizin legt man dem Kind hierzu beispielsweise kalte Wasserflaschen unter die Arme oder taucht es in lauwarmes Wasser. Wir halten diese Methoden für nicht besonders gut geeignet. Bei hohem Fieber können sie die Temperatur nicht effektiv senken, hemmen aber gleichzeitig das Schwitzen und verlängern dadurch die Krankheitsdauer. Viel besser ist es, kühlende Kräuter einzusetzen und das Schwitzen zu fördern.

Zweiter Schritt der Behandlung ist es, das Schwitzen positiv zu lenken. Man nimmt dazu andere Kräuter als beim Kälte-Muster, da das Kind ja bereits schwitzt. Für einige der verwendeten Kräuter konnte eine antivirale oder antibakterielle Wirkung nachgewiesen werden.

Rezeptur

Es gibt zwei bewährte Rezepturen für dieses Muster:

Rezeptur 1

Gewöhnliche Katzenminze *(Nepeta cataria)*	Dosierung s.u.

Rezeptur 2

Schwarzer Holunder *(Sambucus nigra)*	Dosierung s.u.
Pfefferminze *(Mentha piperita)*	Dosierung s.u.

Alle genannten Kräuter werden am besten als Tee verabreicht (1 TL pro Tasse, bei Bedarf süßen). Geben Sie alle 2h die Hälfte der Mischung, während sie noch warm ist und bereiten Sie dann wieder neuen Tee zu.

Alternativ kann man auch Sirup verwenden, wenn man die getrockneten Kräuter nicht vorrätig halten möchte. Entsprechende Sirupe sind vielerorts kommerziell erhältlich. Auch hier gibt man die Rezeptur alle zwei Stunden in warmem Wasser (an die jeweilige Gebrauchsanweisung halten).

Auch Tinkturen können effektiv eingesetzt werden. Dreijährigen gibt man alle 2 h ¼ TL. Da insgesamt große Mengen eingenommen werden, sollte man einen Teil des Alkohols verdunsten lassen (☞ Kapitel 8).

Wirkung

Man hofft, dass sich das Schwitzen durch die Kräuter noch verstärkt. Vor Einnahme der Rezeptur wirkt der Schweiß oft etwas ölig oder schmierig, nach der Einnahme hingegen ist das Kind wirklich nass geschwitzt. Schwitzen ist für das Kind der beste Weg, sich zu kühlen. Manchmal tritt das starke Schwitzen bereits innerhalb weniger Minuten nach der Einnahme der Kräuter ein, gelegentlich dauert es auch einige Stunden, bis eine Wirkung bemerkbar ist. Wenn sich innerhalb von 6 h kein Effekt zeigt, sollte man zusätzlich andere Therapieformen (z. B. Homöopathie oder Massage) einsetzen.

Allgemeine Empfehlungen

Das Kind sollte im Bett bleiben und sich so warm halten, dass es weiterhin schwitzt. Während man ein Kind mit Kälte-Muster ganz automatisch warm einpackt, fällt es einem beim Hitze-Muster oft schwer, das Kind trotzdem mit leichten Decken zuzudecken. Das Kind fühlt sich so ruhelos und überhitzt, dass man ihm eigentlich instinktiv die Kleidung ausziehen und es kühlen möchte. Es ist jedoch sehr wichtig, das Schwitzen aufrecht zu erhalten. Gleichzeitig muss man natürlich eine Überwärmung vermeiden. Das Kind sollte auch keiner Zugluft ausgesetzt sein.

Bei hohem Fieber ist es generell wichtig, dass das Kind ausreichend trinkt um seinen Flüssigkeitsverlust durch das Schwitzen auszugleichen. Am besten eignet sich Zitronensaft mit Honig (nur für Kinder über einem Jahr), aber jedes andere süße Getränk kann ebenso getrunken werden. Die Getränke sollten mindestens Zimmertemperatur haben und niemals eiskalt gegeben werden.

Nach dem Fieber sollte das Kind noch genauso lange zu Hause bleiben, wie das Fieber zuvor angedauert hat. Wenn das Fieber beispielsweise über drei Tage bestand, sollte das Kind nach dem Abfiebern auch noch drei Tage zu Hause bleiben. Die Eltern hören diese Empfehlung oft nicht gerne, sie ist aber wichtig für die langfristige Gesundheit des Kindes. Auf lange Sicht werden die Eltern feststellen, dass sie weniger Arbeitstage verpassen, wenn sie dem Kind ausreichend Zeit zur Erholung lassen, als wenn ihr Kind die Erkrankung nicht richtig ausheilt und dadurch dauerhaft krankheitsanfälliger bleibt.

16.5 Therapie begleitender Muster

Bisher haben wir uns auf die Darstellung der Basistherapie bei Fieber beschränkt. Gerade bei kleinen Kindern entwickelt sich Fieber jedoch häufig anders als bei Erwachsenen. Speziell die folgenden drei Krankheitsmuster können entstehen:

- Panikreaktion
- Husten
- Nahrungsstagnation

Panikreaktion

Fieber ist ein ungewohntes Gefühl für Kinder, das sie sehr erschrecken kann. Manche Kinder bekommen so große Angst, dass sie die Kontrolle verlieren und in Panik geraten. Diese Panik ist so stark, dass sie fast greifbar scheint. Häufig überträgt sie sich auch auf die Mutter oder eventuell sogar auf den Therapeuten, wenn er das Kind zum ersten Mal sieht. In diesem Fall wird die Panik zu einem Teil der Erkrankung, da es zur Entstehung von immer mehr Hitze beiträgt, wenn das Kind erregt ist und schreit. Ohne spezielle Therapie der Panikreaktion ist es schwierig, das Fieber zu senken.

Klinik und Befunde

Das Kind ist hysterisch, es hat Angst, weint und vergräbt sein Gesicht in den Armen der Mutter. In der Regel wirkt auch die Mutter verzweifelt, so dass es dem Therapeuten schwer fällt, sich nicht von der Hysterie anstecken zu lassen.

Therapie

Eine Reihe von Kräutern wirkt bei Panikzuständen beruhigen, aber eine Pflanze hat sich hier besonders bewährt: die Passionsblume *(Passiflora incarnata)*.

Rezeptur 1

Passionsblume *(Passiflora incarnata)*	1–3 Tr. Tinktur

Fügen Sie die Tinktur zu der für das jeweilige Kind geeignete Kräuterrezeptur hinzu. Wenn das Kind sehr stark in Panik ist, verdünnen Sie die Tinktur 1 : 10 und träufeln Sie sie dem Kind in den Mund.

Noch besser als konventionelle Tinkturen wirken jedoch die Dr. Bach Rescue-Tropfen, die das Kind oft innerhalb von Minuten beruhigen können.

Rezeptur 2

Dr. Bach Rescue-Tropfen	1–2 Tr.

Geben Sie die Tropfen direkt auf die Zunge des Kindes oder der Mutter. Sie können sie auch in einem Glas Wasser lösen und die Eltern anweisen, dem Kind alle 5 Minuten einen Schluck zu geben..

Wirkung

Sobald die Panik überwunden ist, sinkt das Fieber oft innerhalb von ein paar Stunden ab.

Allgemeine Empfehlungen

Wenn Panik entsteht, können Mutter und Kind ihre Ängste gegenseitig noch verstärken, daher sollte man beide behandeln. Manchmal ist es hilfreich, die beiden eine halbe Stunde lang voneinander zu trennen, so dass beide ihre Panik alleine besser in den Griff bekommen können. Auch bei der Mutter können die Rescue-Tropfen effektiv wirken, wenn es auch meist etwas länger ale bei dem Kind dauert, bis die Wirkung eintritt.

Husten

Gerade im Frühling betrifft ein Fieber oft die ganze Familie, auch wenn ältere Kinder und Erwachsene dabei nur eine leicht erhöhte Temperatur haben. Bei jüngeren Kindern kann das Fieber von Husten begleitet sein. Leichter Husten muss dabei gar nicht behandelt werden. Wenn der Husten hingegen so stark ist, dass er den Schlaf stört und auf diese Weise viel Energie kostet, sollte man Kräuter gegen den Husten in die Fieberrezeptur einbeziehen.

Klinik und Befunde

Neben dem Hauptsymptom Fieber zeigt das Kind Husten.

Therapie

Bei mäßigem Husten:

Rezeptur 1

Ysop *(Hyssopus officinalis)* 2 Tr. Tinktur

Zur Therapie von stärkerem Husten ☞ Kapitel 19.

Abwandlung: wenn das Kind Schlaf braucht, um Fieber und Husten zu überwinden, geben Sie 2 Tr. Wildkirsch Tinktur *(Prunus serotina)* hinzu (alternativ ½ TL Sirup).

Wirkung

Das Fieber sinkt in der Regel schnell, der Husten hingegen kann über längere Zeit bestehen bleiben und sollte dann wie chronischer Husten behandelt werden (☞ Kapitel 19).

Nahrungsstagnation

Bei Säuglingen und Kleinkindern kann Fieber genauso eine Nahrungsstagnation verschlimmern, wie z. B. auch das Zahnen. Kind wird sehr reizbar und zornig, sein Bauch ist gebläht und durch die Gärung der Nahrung wird noch zusätzliche Hitze produziert. Wenn das Fieber so immer weiter angefacht wird, ist es naturgemäß nur schwer zu senken.

Klinik und Befunde

Das Kind zeigt die typischen Symptome einer Nahrungsstagnation: rote Wangen, ein geblähtes Abdomen und so weiter (☞ Kapitel 2). Häufig hat das Kind eine Obstipation, da es ein oder zwei Tage lang nicht viel gegessen hat. Dennoch ist der Bauch aufgetrieben. In der Regel hat das Kind schlechte Laune und ist mit allem unzufrieden.

Therapie

Vor allem zwei Kräuter haben sich bewährt. Man beginnt zunächst mit:

Rezeptur 1

Kamille *(Chamomilla matricaria)*
Als Tee verabreichen

Kamille unterstützt nicht nur die Verdauung, sondern wirkt gleichzeitig schweißtreibend. Statt des Tees kann auch Tinktur gegeben werden.

Rezeptur 2

Virgianischer Ehrenpreis *(Leptandra virginica)* 3 Tr. Tinktur

Virgianischer Ehrenpreis hat eine noch stärkere Wirkung auf die Verdauung und wirkt ebenfalls schweißtreibend. Meist wird er als Tinktur verabreicht.

Eine dritte Alternative:

Rezeptur 3

Alant *(Inula helenium)* 3 Tr. Tinktur

Alant wirkt gleichzeitig sowohl gegen Husten als auch gegen Nahrungsstagnation.

Wirkung
Die Wirkung ist abhängig von dem Ausmaß der Verdauungsstörung. Wenn das Kind nicht schwitzt, so sollte es nach ca. einer Stunde damit beginnen. Die Verdauung sollte zudem in Gang kommen und das Kind sollte sich insgesamt wohler fühlen. Wenn keine derartige Wirkung eintritt, sollten Sie sie Pflanze alle 2 h erneut verabreichen.

Allgemeine Empfehlungen
Das Kind sollte so lange keine feste Nahrung erhalten, bis entweder das Fieber herunter gegangen ist, oder aber der Bauch nicht mehr gebläht wirkt und eventuelle Bauchschmerzen verschwunden sind. Stattdessen sollte man es ermutigen, viel zu trinken.

16.6 Sonderfälle

Lang anhaltendes Fieber

Gelegentlich bleibt das Fieber trotz Therapie über eine längere Zeit bestehen. Es gibt zwei Gründe hierfür:
- Das Kind spricht nicht auf die Kräuter an.
- Es handelt sich bei dem Fieber nicht um eine banale Erkältungskrankheit.

Fehlendes Ansprechen auf die Therapie
Therapieversagen ist bei Therapeuten gefürchtet: laut Literatur sollte diese oder jene Pflanze bei Fieber hervorragend wirken, aber obwohl das Kind große Dosen davon einnimmt, zeigt sich keine Besserung.
Diese Situation ist sehr häufig und kann unabhängig von der angewandten Therapie vorkommen. Lassen Sie sich nicht entmutigen. Ihre Kräuter werden sicher wirken, auch wenn dies momentan vielleicht noch nicht den Anschein hat. Wahrscheinlich finden gerade unbemerkte kleine Veränderungen statt, die der Wirkung von anderen Therapien den Weg ebnen. Dies gilt ganz unabhängig davon, was Ihre erste Therapiemaßnahme war. Wenn Sie mit Homöopathie begonnen haben, bemerken Sie zwar vielleicht zu Beginn keine Besserung, dennoch führt die Therapie dazu, dass die Kräuter besser wirken können. Aus diesem Grund geben wir bei der Therapie von Fieber nicht nur Kräuter, sondern setzen Parallel auch andere Therapieformen ein.

Andere Fieberursache
Auch dies ist häufig. Fieber kann ganz unterschiedliche Ursachen haben. Die erste Möglichkeit, die man in Betracht ziehen muss, ist, dass das Fieber ein Begleitsymptom einer ernsteren Erkrankung, wie z. B. einer Appendizitis, sein kann. Es würde den Umfang dieses Buches sprengen, auf alle möglichen Ursachen näher einzugehen.
Die zweite Möglichkeit, die bei weitem am häufigsten zutrifft, ist, dass das Fieber Ausdruck davon ist, dass der Körper versucht, sein Gleichgewicht wieder herzustellen und überschüssige Hitze oder Kälte loszuwerden. So kann Fieber z. B. auch speziell im Rahmen von Echomustern auftreten (☞ Kapitel 5).
Unter diesen Umständen ist es sinnvoll, die Kräuter einfach weiter zu verabreichen und so lange wie nötig abzuwarten. Für Eltern ist dies oft schwierig. Man sollte den Eltern raten, bei länger anhaltendem Fieber einen Arzt hinzuzuziehen.

Erschöpfung während des Fiebers

Erschöpfung ist eine häufige Fieberursache. Einige Kinder haben schlicht nicht ausreichend Energie, um eine Infektion abzuwehren. In diesen Fällen ist das Fieber meist nicht besonders hoch. Das Kind wirkt unglücklich und weinerlich.
Die Erschöpfung kann aber nicht nur Ursache, sondern auch Folge eines Fiebers sein: das Fieber schwächt das Kind, und trotz eines Absinkens der Temperatur scheint es dem Kind nicht wirklich besser zu gehen.
In beiden Fällen sollte man ein Tonikum verabreichen(z. B. Schafgarbe, die das Kind ohnehin vielleicht schon einnimmt). Auch wenn dadurch die Temperatur zunächst noch weiter ansteigt, sollte man nicht erschrecken: der Temperaturanstieg ist Zeichen für die jetzt eintretende Abwehrreaktion des Körpers.

Achtung

Der Temperaturanstieg kann auch durch eine Verschlechterung der Grunderkrankung ausgelöst werden, statt die bevorstehende Heilung anzukündigen. Wenn er lediglich Ausdruck der Abwehrreaktion ist, wirkt das Kind insgesamt vitaler und entschlossener, die Krankheit zu besiegen. Wenn sich hingegen die Erkrankung verschlimmert, spürt man einen weiteren Verlust an Lebenskraft und Verzweiflung. Sobald der geringste Zweifel besteht, sollte man eine zweite Meinung einholen oder je nach Situation das Kind stationär einweisen.

Fieber bei Wachstumsschüben

In Zeiten starken Wachstums entwickeln Kinder häufig Fieber. Manchmal scheint das Kind nach einem überstandenen Fieber mindestens 2 cm größer zu sein als zuvor. Gleichzeitig können Entwicklungsfortschritte auffallen.

Fieber beim Zahnen

Das Zahnen ist bei vielen Müttern gefürchtet, da das Kind oft eine Woche oder länger unglücklich und schlecht gelaunt ist, während der Zahn durchbricht. Einige Kinder entwickeln während des Zahnens auch Fieber, in seltenen Fällen sogar begleitet von Fieberkrämpfen.

Das Fieber beim Zahnen wird genauso behandelt, wie die weiter oben genannten Fieber. Man sollte vor allem auf eine eventuelle Nahrungsstagnation achten, die sich während des Zahnens häufig entwickelt. Um die Beschwerden zu lindern sollte man die Ernährung so gestalten, dass man die Entstehung einer Nahrungsstagnation verhindert. Insbesondere sollte das Kind regelmäßig essen, keine zu großen Mengen zu sich nehmen und ungeeignete Nahrung vermeiden (☞ Kapitel 2).

Einige einfache Hausmittel können zusätzlich Linderung verschaffen:

- Kamillentee
- Chamomilla als homöopathische Globuli
- Ätherische Öle, die in den Gaumen eingerieben werden, v. a. Nelke oder Kamille (2 Tr. Öl in einem Eierbecher Wasser lösen).

16.7 Fieber vorbeugen

Viele Eltern versuchen instinktiv, ihr Kind vor Fieber zu schützen, vor allem, wenn sie in der Vergangenheit schon schlechte Erfahrungen gemacht haben. Dennoch möchten wir Eltern ausdrücklich dazu ermutigen, ihr Kind durch das Fieber zu begleiten, ohne konventionelle Fieber senkende Mittel wie Paracetamol einzusetzen. Viele derartige rezeptfreie Medikamente haben trotzdem Nebenwirkungen, die auch einem gesunden Kind schaden können.* Zusätzlich haben sie den Nachteil, das Fieber nur zu unterdrücken, statt es auszuleiten. Ein Kind hingegen, das ein Fieber aus eigener Kraft mit seinem Immunsystem besiegt hat, kann verblüffende Veränderungen erfahren. Ein zuvor schwaches oder zerbrechliches Kind kann so viel Energie dazugewinnen und in Zukunft weniger krankheitsanfällig sein.

Wie bereits oben gesagt, gehört Fieber zu einer normalen Kindheit dazu. Man sagt, Fieber „verbrennt“ Giftstoffe, die ein schwaches Kind dauerhaft krank machen können.

Es gibt dennoch Situationen, in denen man Fieber verhindern sollte:

- Bei lebensbedrohlichem Asthma in der Vorgeschichte, das sich durch Fieber ankündigen kann,
- Bei Fieberkrämpfen in der Anamnese.
- Hier ist es natürlich sinnvoller, das Fieber zu unterdrücken, statt bleibende Schäden für das Kind zu riskieren. Längerfristig sollte man Kinder mit den genannten Beschwerden lieber im krankheitsfreien Intervall mit Kräutern behandeln, um ihre allgemeine Gesundheit zu stärken. So wird das Kind während des nächsten Fiebers stärker sein und man kann dem Fieber

* Paracetamol kann Leber- oder Nierenversagen bis hin zum Tod verursachen. Aspirin ist aufgrund der Gefahr einer allergischen Reaktion oder des Reye Syndroms bei Kindern kontraindiziert.

dann vielleicht seinen Lauf lassen. Wir haben schon oft beobachtet, dass Kinder eine lange Krankengeschichte mithilfe eines abschließenden hohen Fiebers letztlich überwinden.

Fallbeispiel

Wir möchten hier schildern, wie ein zehnjähriges Kind mithilfe eines Fiebers lange bestehende Beschwerden überwinden konnte. Das Mädchen litt unter einem Aufmerksamkeitsdefizit-Syndrom sowie einer Lähmung des Armes, die durch eine Infektion mit B-Streptokokken während der Geburt ausgelöst worden war. Durch die Krankheit war das Mädchen sehr verträumt und konnte sich schlecht konzentrieren. Sie war jedoch nicht dumm, sondern lernte im Gegenteil leicht. Bei den seltenen Gelegenheiten, bei denen sie sich konzentrieren konnte, hatte sie keinerlei Schwierigkeiten mit den Hausaufgaben. Leider war sie die meiste Zeit sehr langsam. Für die qualvolle Erledigung von zehn einfachen Mathematik-Aufgaben musste die Mutter oft eineinhalb Stunden bei dem Mädchen sitzen – obwohl sie sie an einem guten Tag in fünf Minuten gerechnet hätte.

Echomuster, die sich schon nach einer sehr frühen Infektion entwickelt haben, sind oft nur schwer zu behandeln. Das Mädchen bildete hier keine Ausnahme. Wir konnten zwar die Folgeerscheinung der Infektion, die Lähmung, lindern, konnten aber nur wenig tun, um die Konzentration zu verbessern.

Eines Tages an Weihnachten entwickelte das Kind hohes Fieber. Da die Mutter uns nicht erreichen konnte, entschied sie sich glücklicherweise, einfach abzuwarten, bis das Fieber von alleine wieder fiele. Dennoch machte sie sich zwischenzeitlich große Sorgen, als das Fieber längere Zeit anhielt. Das Mädchen hatte fünf Tage lang eine Temperatur von 40 °C, die durch nichts zu senken war. Danach war das Kind natürlich ein oder zwei Wochen lang ziemlich müde, aber wunderbarerweise hatte sich ihre Konzentrationsfähigkeit ganz erheblich verbessert. Für die Hausaufgaben benötigte sie nur noch fünf bis zehn Minuten und konnte sich anschließend anderen Beschäftigungen widmen. Das Fieber stellte einen Wendepunkt in ihrem schulischen Leben dar: nach der Erkrankung stellte sich heraus, wie intelligent das Mädchen war. Sie brauchte keine Sonderschule, sondern konnte im Gegenteil zwischen den besten Schulen wählen.

Das Beispiel verdeutlicht, wie ein Echomuster dauerhaft gelöscht werden kann. Mit dem Fieber wurde die zugrunde liegende Gleichgewichtsstörung endgültig beseitigt. Zuvor hatten wir das Kind fast zwei Jahre lang behandelt, bis der Körper stark genug war, um die seit dem Säuglingsalter bestehende Störung zu beheben.

16.8 Fieberkrämpfe

Wenn wie oben beschrieben Kräuter zur Therapie des Fiebers eingesetzt werden, ist es unwahrscheinlich, dass ein Kind Fieberkrämpfe entwickelt. Falls doch Krampfanfälle auftreten, sollten die Eltern sofort Hilfe rufen.

Die Akuttherapie von Fieberkrämpfen kann im Rahmen dieses Buches nicht dargestellt werden. Zum einen wird ein Therapeut nur sehr selten zu einem krampfenden Kind gerufen, und in den seltenen Fällen, in denen dies doch der Fall ist, ist es noch unwahrscheinlicher, dass er dann auch die passenden Kräuter dabei hat. Gleichzeitig raten wir Eltern davon ab, Fieberkrämpfe alleine zu behandeln. Die meisten Menschen können angesichts ihres leidenden Kindes keine klaren Entscheidungen mehr treffen.

Es kommt jedoch relativ häufig vor, dass Eltern nach überstandenen Fieberkrämpfen in die Praxis kommen und fragen, was sie tun können, um die Krampfanfälle in Zukunft zu verhindern. In diesem Fall sollte man vor allem nach drei Mustern suchen:

- Konstitutioneller Energiemangel
- Hitze im Körper
- Schleim im Körper

Einzelheiten zur Diagnose und Therapie der genannten Muster ☞ Kapitel 23.

16.9 Andere Therapieformen

Ätherische Öle

Hier können zwei Arten von Ölen eingesetzt werden:

- Öle, die wärmen und eine schweißtreibende Wirkung haben
- Öle, die kühlen

Wärmende Öle

Wärmende Öle eignen sich zur Therapie von Kälte-Zuständen. Sie sollten verwendet werden, wenn die Temperatur niedriger als 40 °C ist und das Kind friert, fröstelt und nicht schwitzt.

Wärmende ätherische Öle bei Fieber

Kamille *(Chamomilla matricaria)*	Dosierung s. u.
Lavendel *(Lavandula officinalis)*	Dosierung s. u.
Teebaum *(Melaleuca alternifolia)*	Dosierung s. u.

Die Öle können im Vernebler verwendet werden. Wenn es dem Kind gut genug geht, können auch je 3 Tr. als Badezusatz eingesetzt werden.

Alternativ: je 3 Tr. der Öle in 30 ml Basisöl lösen und als Massageöl in die Haut einreiben.

Kühlende Öle

Kühlende Öle sind indiziert bei rasch ansteigendem Fieber von 39,5 °C oder höher und wenn das Kind heiß und unruhig ist und gerötete Backen hat.

Kühlende ätherische Öle bei Fieber

Eukalyptus *(Eucalyptus globulus)*	3 Tr.
Lavendel *(Lavandula officinalis)*	3 Tr.
Pfefferminze *(Mentha piperita)*	3 Tr.

Geben Sie das Öl in eine Schüssel mit kühlem (nicht kaltem) Wasser (je 3 Tr./30 ml) und tragen Sie die entstandene Mischung mit einem Schwamm auf Stirn und Körper des Kindes auf.

Zu Einsatz und Nebenwirkungen der ätherischen Öle ☞ Kapitel 8

Massage

Die Massage kann entweder allein oder in Kombination mit einer anderen Therapie eingesetzt werden. Es bietet sich an, dem Massageöl passende ätherische Öle beizumengen. Der einzige Nachteil hierbei ist, dass die ätherischen Öle die Wirkung homöopathischer Arzneimittel beeinträchtigen können. Sie sollten sich daher immer vorab zwischen Homöopathie und Aromatherapie mit ätherischen Ölen entscheiden.

Geeignete Techniken (Erklärung ☞ Kapitel 9.4):

- Wirbelsäulenstrich (☞ Abb. 9-9)
- Ellenbogen bis kleiner Finger
- Aufwärtsstriche auf der Stirn (☞ Abb. 9-2)
- Querstriche auf der Stirn (☞ Abb. 9-1)
- Hinterkopf
- Mittelfuß (☞ Abb. 9-14)

Homöopathie

Grundlagen der homöopathischen Therapie (Dosierungen, Warnhinweise etc.) ☞ Kapitel 9

> **!** Ätherische Öle heben die Wirkung homöopathischer Arzneimittel komplett auf. Man sollte die beiden Therapien daher nicht gleichzeitig einsetzen, sondern sich für eine der beiden Methoden entscheiden.

Auswahl des Mittels

Es gibt einige homöopathische Mittel, die bei Fieber immer wieder eingesetzt werden (Indikationen der einzelnen Mittel ☞ Kapitel 9.3):

- Aconitum
- Belladonna
- Chamomilla
- Gelsemium
- Mercurius solubilis
- Sulfur

Wählen Sie wenn möglich eine D6-Potenz und geben Sie das passende Mittel zunächst alle 30 Minuten (insgesamt 6 Dosen).

Wirkung

Wenn das Mittel wirkt, wird sich zunächst die Stimmung verbessern. Unmittelbar nach der

Einnahme spürt man kleine Veränderungen. Das Kind kann weniger ängstlich und anhänglich werden und wieder besser gehorchen, es kann aber auch zorniger und lauter werden. Wenn Sie eine derartige Wirkung bemerken, wissen Sie, dass Sie das richtige Mittel ausgewählt haben. Warten Sie 15 bis 30 Minuten, bis Sie die nächste Dosis verabreichen und geben Sie das Mittel dann weiter, bis sich auch körperliche Veränderungen zeigen, das Kind also zu schwitzen beginnt. Wenn das Kind schwitzt, hat die eigentliche Heilung begonnen. Jetzt sollten Sie das bisherige Mittel nicht weiter geben – das klinische Bild ist ja jetzt ein anderes.

Wenn das Mittel seine Arbeit getan hat, treten keine weiteren Veränderungen ein. Hat das Kind immer noch Fieber, müssen Sie nach einem anderen Mittel suchen, das besser zu dem neuen klinischen Bild passt.

Wenn das Fieber letztlich überwunden ist, kann ein tonisierendes Mittel indiziert sein. Eine Diskussion der hier passenden Mittel würde den Rahmen dieses Buches sprengen, wir verweisen hierzu auf homöopathische Fachliteratur.

17 Chronischer Husten

Fast die Hälfte unserer Patienten stellt sich wegen chronischem Husten oder Asthma in unserer Praxis vor. Gerade bei chronischem Husten hat die Schulmedizin therapeutisch wenig zu bieten. Kräuter hingegen sind sehr effektiv bei der dauerhaften Beseitigung der Beschwerden.
In diesem Kapitel unterscheiden wir zwischen drei leicht wieder erkennbaren Typen von chronischem Husten, die jeweils noch weiter unterteilt werden können. Jeder Typ erfordert eine etwas andere Therapie und zeigt unterschiedliche Reaktionen auf die verabreichten Kräuter. Unsere Erfahrung hat uns gezeigt, wie lohnend es ist, die verschiedenen Typen genau zu differenzieren. Die Unterscheidung ist nicht unbedingt nötig, es gibt einige Breitspektrum-Rezepturen, die bei vielen unterschiedlichen Arten von chronischem Husten wirken; eine derartige Rezeptur wird weiter unten auch vorgestellt. Dennoch werden Sie feststellen, dass die Therapie viel schneller wirkt und Sie die Eltern viel besser beraten können, wenn Sie sich angewöhnen, den jeweiligen Hustentyp genau zu bestimmen.

Was ist chronischer Husten?

Unser Verständnis des Begriffes chronischer Husten umfasst ein ganzes Spektrum an Beschwerdebildern:

- Husten, der Wochen lang anhält, ohne sich zu bessern
- Husten, der zwar besser wird, aber immer wiederkehrt, entweder Wochen oder Monate nachdem er überwunden schint, oder aber auch jedes Jahr zur gleichen Zeit (z.B. im Herbst)

! Warnsignale

In folgenden Situationen kann Gefahr für das Kind bestehen:

- Wenn eine akute Infektion mit Fieber und Krankheitsgefühl zusätzlich zu dem chronischen Husten auftritt (Einzelheiten ☞ Kapitel 19)
- Bei Atemnot oder pfeifenden Atemgeräuschen, die frühe Anzeichen eines Asthmaanfalls sein können

17.1 Ursachen chronischen Hustens

Chronischer Husten kann viele Ursachen haben, und jede Ursache kann zu einem unterschiedlichen Krankheitsmuster führen. Die unterschiedlichen Einflussfaktoren werden bei den verschiedenen Krankheitsmustern diskutiert. Es gibt jedoch einige häufige allgemeine Ursachen für chronischen Husten:

- Unvollständige Erholung von vorangegangenem Husten
- Impfungen
- Kuhmilchintoleranz

Unvollständige Erholung von vorangegangenem Husten

Kinder haben häufig Husten, der schlimm genug erscheint, dass ein Arzt zur Therapie Antibiotika verschreibt. Obwohl die Antibiotika die bakterielle Infektion beseitigen, hinterlassen sie Schleim in der Lunge, der ein idealer Nährboden für Bakterien ist. Es ist daher nur eine Frage der Zeit, bis sich erneut Bakterien ansiedeln und das Kind wieder Husten hat. So folgt ein Husten in einer Abwärtsspirale dem nächsten.

Impfungen

Ein weiterer häufiger Grund für chronischen Husten ist eine Impfreaktion (☞ Kapitel 5).

Kuhmilchintoleranz

Die Rolle einer Kuhmilchintoleranz bei der Entstehung von chronischem Husten kann man gar nicht genug hervorheben. Auch wenn nicht jeder chronische Husten durch eine Kuhmilchunverträglichkeit verursacht wird, so ist sie doch bei mehr als der Hälfte der Fälle ein wichtiger Faktor. Dies liegt zum Teil auch an der schlechten Qualität der heute verfügbaren Milch (☞ Kapitel 3).

17.2 Krankheitsmuster bei chronischem Husten

Es gibt drei leicht unterscheidbare Krankheitsmuster bei chronischem Husten:
- Schleim
- Energiemangel
- Echomuster (zäher Schleim)

Diese drei Typen sind jeweils noch weiter unterteilbar. Es lohnt sich, genau zwischen den Subtypen zu unterscheiden, wenn man die Rezeptur zusammenstellt (☞ Auch Tab. 17-1).

Schleim

Das Hauptcharakteristikum von Kindern mit viel Schleim ist schon im Namen des Musters beinhaltet: sie produzieren scheinbar unendliche Mengen an schleimigem Sekret. Ihr Husten hört sich feucht und gurgelnd an, evtl. husten sie auch Sputum heraus (auch wenn Kinder es meist eher herunterschlucken). Zusätzlich besteht oft eine laufende Nase.

Man hat den Eindruck, wenn man ihre Lungen nur irgendwie leeren könnte, z. B. indem man sie auf den Kopf stellt, würden sich die betroffenen Kinder viel besser fühlen. Die Kinder sind meist ziemlich stark, sie bringen ausreichend Energie auf, um den Schleim herauszuhusten. Wären sie schwächer, so wären sie kaum in der Lage, überhaupt zu husten.

Bei dem Schleim-Muster unterscheidet man zwischen zwei Subtypen:
- **Schleim nur in den Lungen**
- **Schleim in Verbindung mit einer Verdauungsstörung** (Nahrungsstagnation)

Kinder mit Schleim in den Lungen wirken oft grau oder sogar weiß. Sie rennen herum und haben viel Energie, und ihre Verdauung funktioniert in der Regel gut. Im Gegensatz zu dem zweiten Subtypen bei Schleim fällt besonders auf, dass die Kinder kein geblähtes Abdomen haben und der Stuhlgang geformt und regelmäßig ist.

Schleim in Verbindung mit einer Verdauungsstörung tritt fast nur bei Kindern bis drei Jahren auf. Eine der wichtigsten Beobachtungen der traditionellen chinesischen Medizin ist, dass eine schlecht arbeitende Verdauung zu Schleimansammlungen im ganzen Körper führen kann (Einzelheiten ☞ Kapitel 2). Beim Schleim-Muster des chronischen Hustens ist die Verdauungsstörung meist eine Nahrungsstagnation. Typische Symptome hierfür sind ein gerötetes Gesicht, ein empfindliches, geblähtes Abdomen und unregelmäßiger Stuhlgang (oft wechseln sich Obstipation und Diarrhö ab und der Stuhl riecht säuerlich oder faulig).

Ursachen:
- Unvollständige Heilung eines vorangegangenen Hustens
- Nachwirkungen einer Poliomyelitis-Impfung
- Übermäßiger Genuss von Milchprodukten (z. B. Kuhmilch, Käse)
- Übermäßiger Konsum von Zucker, Erdnüssen, Orangen oder Bananen

Zu den Ursachen der Nahrungsstagnation bei Schleim in Verbindung mit einer Verdauungsstörung ☞ Kapitel 2.

Energiemangel

Schwache Kinder haben nicht ausreichend Energie. Ihre Lungen können mit Schleim gefüllt sein, was man auskultatorisch gut hören kann. Oft husten sie gar nicht so viel, zumindest nicht, während sie in der Praxis sind. Wenn sie jedoch husten, wirkt der Husten kraftlos und sie hören oft auf zu husten, obwohl man hört, dass die Trachea noch nicht vom Schleim befreit ist.

Bei dem Energiemangel-Muster unterscheidet man zwischen zwei Subtypen:
- **Einfacher Energiemangel**
- **Zartes Kind mit nervösem Energieüberschuss**

Auch wenn die Subtypen sich unterscheiden, wendet man für beide die gleichen Rezepturen an. Wie in Kapitel 2 erklärt, haben die beiden Muster fast die gleiche Symptomatik, einziger Unterschied ist das Verhalten des Kindes. Kinder mit einfachem Energiemangel verhalten sich so, wie man es von einem erschöpften Kind erwarten würde. Sie wirken matt und schlaff und sind oft weinerlich. Zarte Kinder mit nervösem Energieüberschuss hingegen scheinen unendlich viel Energie zu haben (☞ Kapitel 2). Es besteht jedoch eine Diskrepanz zwischen ihrem schein-

baren Energielevel und der Menge an Nahrung, die sie zu sich nehmen. Aus der kleinen Menge an Nahrung könnten sie niemals so viel Energie herausziehen, wie sie an den Tag legen.
Ursachen des Energiemangels ☞ Kapitel 2.3

Echomuster (zäher Schleim)

Echomuster gehören zu den häufigsten Mustern in der Praxis. Die betroffenen Kinder haben oft jahrelang Husten. Man sieht das Muster auch immer wieder in späteren Stadien der Therapie der beiden oben genannten Muster. Wenn der überwiegende Teil des Schleims eliminiert wurde und sich der Energiestatus normalisiert hat, wird oft ein zugrunde liegendes Echomuster erkennbar.
Kinder mit Echomuster sind leicht von den beiden ersten Gruppen zu unterscheiden, da bei ihnen weder Anzeichen von viel Schleim zu finden sind, noch Zeichen eines Energiemangels. Sie haben relativ viel Energie, wenn sie aber husten, produzieren sie kaum Sputum. Der Husten hört sich meist rau an. Oft fühlen sie permanent ein leichtes „Kitzeln" im Rachen, das nur schwer zu lindern ist, so dass sie immer weiter husten und husten müssen, bis letztlich ein kleiner zäher Schleimpfropf hochgehustet wird. Bei kleinen Kindern bekommt man dies nicht immer mit, da sie den Schleim meist sofort wieder herunter schlucken.
Beim Echomuster unterscheidet man zwischen zwei Subtypen:

- **Kälte-Typ**
- **Hitze-Typ**

Im frühen Behandlungsstadium ist es nicht immer wichtig, zwischen diesen beiden Subtypen genauer zu differenzieren. Verhalten und Symptomatik sind oft gleich. Man kann sie meist nur anhand von Kleinigkeiten auseinander halten, wie z. B. anhand der Gesichtsfarbe, oder der Farbe von Lippen und Zunge. Kinder vom Hitze-Typ zeigen an mindestens einer dieser Stellen eine Rötung, während Kinder vom Kälte-Typ dies nicht tun. Der Hauptunterschied wird erkennbar sobald die Wirkung der Therapie einsetzt: Wenn die Kräuter allmählich zu wirken beginnen, werden Kinder vom Hitze-Typ zunehmend agitiert bis hin zur Hyperaktivität. An diesem Punkt kann man die Hitze leicht erkennen und entsprechend behandeln.
Ursachen von Echomustern ☞ Kapitel 5

Sonderformen

Die drei oben genannten Muster sind der Schlüssel zur Auswahl der richtigen Kräuterrezeptur. Es gibt jedoch noch einige Sonderformen, bei denen man die Rezepturen leicht verändern sollte. Einzelheiten hierzu werden weiter unten erläutert.

Nächtlicher Husten

Nächtlicher Husten kann auftreten, wenn überschüssiger Schleim beginnt, sich in den Lungen anzusammeln.

Husten im Winter

In England entwickelt sich chronischer Husten sehr häufig im Winter. Ab Ende Oktober, wenn die Tage kürzer werden und die Temperaturen fallen, beginnen viele Eltern sich Sorgen zu machen.
Das hier zugrunde liegende Muster ist normalerweise innere Kälte in Kombination mit einem Energiemangel. Wenn das Wetter kühl und düster wird, tritt die innere Kälte des Körpers an die Oberfläche und das Kind bekommt Husten. Da durch jeden Husten die Energie des Kindes weiter geschwächt wird, kommt der Husten jeden Winter zurück. Der Körper hat keine Zeit, seine Energiereserven wieder herzustellen, bevor der nächste Husten kommt.

17.3 Klinik und Befunde

Tabelle 17-1 bietet eine Zusammenfassung der wichtigsten Symptome und deren Zuordnung zu den verschiedenen Krankheitsmustern.

Schleim

Symptomatik

Typische Symptome sind:

- Heiserer, rasselnder Husten
- Dickliches Nasensekret
- Graues Gesicht
- Evtl. geschwollene Lymphknoten (nicht immer)

Tab. 17-1: Checkliste bei chronischem Husten

	Schleim	**Schleim mit Nahrungs-stagnation**	**Energie-mangel**	**Nervöser Energie-überschuss**	**Echomuster, Hitze-Typ**	**Echomuster, Kälte-Typ**
Verhalten	Schwerfällig	Ruhelos, reizbar, brummig	Inaktiv, müde	Überaktiv	Unauffällig	Unauffällig
Husten	Produktiv	Produktiv	Kraftlos	Kraftlos	Trocken, rau	Trocken, rau
Schleim	Weiß, etwas dicklich	Grün, wie Klebstoff	Wässrig, das Kind hat aber keine Kraft ihn hoch-zuhusten	Wässrig, das Kind hat aber keine Kraft ihn hoch-zuhusten	Sehr zäh oder auch nicht vorhanden	Sehr zäh oder auch nicht vorhanden
Nasensekret	Weiß, wie Klebstoff	Grün, wie Klebstoff	Wässrig oder keines	Wässrig oder keines	Keines, Krusten in der Nase	Keines, gelbliche Krusten
Lymphknoten	Groß und weich	Groß und weich	Geschwollen oder auch nicht geschwollen	Geschwollen oder auch nicht geschwollen	Hart	Hart
Stuhlgang	Normal bis weich	Säuerlich oder übel riechend, Diarrhö und Obstipation im Wechsel	Normal, weich oder Obstipation	Normal, weich oder Obstipation	Normal	Normal
Appetit	Normal bis leicht ver-mindert	Gut	Schlecht	Schlecht	Wechselnd	Wechselnd
Energie	Angemessen	Müde, aber aktiv	Schlecht	Unendlich	Normal mit plötzlichem Abfall	Normal mit plötzlichem Abfall
Gesichtsfarbe	Grau	Weiß mit roten Backen	Blass	Blass	Eher blass, Flecken auf den Wangen	Eher blass, Flecken auf den Wangen
Farbe der Lippen	Blass, stumpf	Rot	Blass oder bläulich	Blass oder bläulich	Rot	Weiß oder bläulich
Abdomen	Normal, schlaff	Gebläht	Flach	Flach	Normal	Normal

- Wechselnder Appetit (kann viel essen, ist aber wählerisch bei der Nahrung)

Symptome bei Schleim in Verbindung mit einer Verdauungsstörung:

- Heiserer, rasselnder Husten
- Dickliches Nasensekret
- Rote Backen
- Geblähtes Abdomen
- Stuhlgang: entweder regelmäßig, grünlich und säuerlich oder übel riechend oder Obstipation

Erklärung

Die Symptome bei Schleim in Verbindung mit einer Verdauungsstörung sind teilweise die gleichen wie bei dem einfachen Schleim-Muster. Der Unterschied besteht darin, dass der Schleim aufgrund der gestörten Verdauung entsteht (☞ Kapitel 2).

Energiemangel

Symptomatik

Typische Symptome sind:
- Kraftloser, feuchter Husten
- Wässriges Nasensekret
- Blasse Gesichtsfarbe
- Schlechter Appetit, wählerisch beim Essen
- Mangel an Durchhaltevermögen
- Wacht nachts häufig auf
- Klein für sein Alter (oder aber sehr schnelles Wachstum)
- Dunkle Ringe unter den Augen
- Sabbern

Bei zarten Kindern mit nervösem Energieüberschuss sind die Symptome im Prinzip die gleichen wie bei einfachem Energiemangel, der Unterschied besteht jedoch im Verhalten:
- Ruhelosigkeit
- Abwechselnd schüchtern und frech
- Evtl. Zeichen großer Angst vor dem Therapeuten
- Eigensinnig
- Steht gerne im Mittelpunkt

Erklärung

Der Husten ist schwach, da das Kind nicht genug Energie hat, um kraftvoll zu husten, obwohl der Schleim eigentlich wässrig ist. Das blasse Gesicht, der schlechte Appetit und das mangelnde Durchhaltevermögen resultieren direkt aus dem Energiemangel. Auch das Schlafmuster ist charakteristisch dafür (☞ Kapitel 25). Manchmal ist das Kind zu klein, da die Verdauung zu schwach ist um ausreichend Nahrung zu resorbieren. In anderen Fällen scheint die Verdauung schwach zu sein, da so viel Energie für das Wachstum verbraucht wird. Die Augenringe sind Zeichen tiefer Erschöpfung. Das Sabbern deutet darauf hin, dass die Verdauung nicht richtig arbeitet, weil zu viel Wasser im System ist.

Echomuster (zäher Schleim)

Symptomatik

Kälte-Typ

Typische Symptome sind:
- Harter, abgehackter Husten, der sich bei Müdigkeit verschlechtert
- Geschwollene Lymphknoten am Hals und Unterkiefer
- Neigung zu rauer Haut
- Depigmentierte Flecken im Gesicht
- Konzentrationsschwierigkeiten
- Gelegentlich grundloser Energieabfall
- Von Zeit zu Zeit Bauchschmerzen

Hitze-Typ

Die Symptome sind prinzipiell die gleichen wie beim Echomuster vom Kälte-Typ; anhand folgender Anzeichen kann man den Hitze-Typ erkennen:
- Blasses Gesicht mit roten Lippen, roten Wangen oder roter Zunge
- Abwechselnd höfliches und wildes Verhalten
- Häufig stören Träume den Schlaf

Erklärung

Das Muster wird charakterisiert durch zähen, „erstarrten" Schleim. Beim einfachen Schleim-Muster ist der Schleim bereits dicklich. Beim Echomuster wird er noch zäher er regelrecht fest ist. In der Folge hat das Kind oft gar keine äußeren Anzeichen von Schleim. Es gibt kein Nasensekret oder gurgelnden Husten. Der Schleim ist einfach zu dick um zu fließen.

17.4 Kräutertherapie

> **! Dosierungen**
>
> Alle angegebenen Dosierungen gelten für dreijährige Kinder. Umrechnung für andere Altersgruppen ☞ Tabelle auf der vorderen Umschlagsseite. Die vorgeschlagenen Dosierungen sind lediglich Empfehlungen, sie müssen individuell an das Kind angepasst werden. Die Tinkturen werden 3-mal tgl. in 25–50 ml warmem Wasser verabreicht. Bei Bedarf süßen.

Schleim

Bei der Zusammenstellung einer Rezeptur für ein Kind mit Schleim-Muster muss man vorsichtig vorgehen. Wenn die Lungen voll von Schleim sind, sollte man keine Kräuter verabreichen, die diesen Zustand noch verschlechtern könnten, wie z.B. Kanadische Gelbwurzel *(Hydrastis canadensis)* oder Mahonie *(Berberis aquifolium)*. Im Zweifelsfall sollte man mit einer einzelnen Pflanze, wie z.B. Ysop *(Hyssopus officinalis)* beginnen. Diese Therapie sollte man beibehalten, bis man sich sicher sein kann, dass eine vorübergehende Verschlechterung der Symptomatik keine Gefahr mehr darstellen würde. Anschließend können die folgenden Rezepturen hilfreich sein:

Schleim nur in den Lungen

Rezeptur

Rezeptur

Thymian *(Thymus vulgaris)*	4 Tr. Tinktur
Alant *(Inula helenium)*	4 Tr. Tinktur
Angelikawurzel *(Angelica archangelica)*	2 Tr. Tinktur
Andorn *(Marrubium vulgaris)*	2 Tr. Tinktur
Kanadische Gelbwurzel *(Hydrastis canadensis)*	2 Tr. Tinktur

Abwandlungen: Wenn der Schleim sehr wässrig und das Kind unglücklich und weinerlich ist, geben Sie 2 Tr. Labkraut Tinktur *(Galium aparine)* hinzu.

Erklärung

- Thymian und Alant sind stimulierende Expektoranzien, die helfen, Schleim aus der Lunge zu klären. Thymian ist gleichzeitig ein adstringierendes Mittel, das überschüssige Feuchtigkeit bindet.
- Angelikawurzel tonisiert die Verdauung und ist eine wärmende, Schleim lösende Pflanze.
- Andorn unterstützt die anderen Kräuter, indem er sowohl Schleim löst, als auch die Verdauung tonisiert.
- Kanadische Gelbwurzel hat keine spezifische Wirkung auf die Lunge, klärt aber sehr effektiv Schleim aus dem ganzen Körper. Gleichzeitig stimuliert sie leicht die Verdauung.
- Labkraut eliminiert Flüssigkeit, indem sie die Urinproduktion fördert.

Wirkung

Es sollte eine allmähliche Besserung eintreten. Eventuell bemerkt man schon in den ersten paar Tagen kleinere Veränderungen, aber oft dauert es ein bis zwei Wochen, bevor man eine wirkliche Besserung sieht. Durch die Wirkung der Kräuter wird der Schleim nach und nach reduziert. Nach ein bis zwei Monaten kann sich ein Echomuster mit zähem Schleim zeigen. In diesem Fall muss man die Rezeptur entsprechend anpassen. Während der Therapie kann es immer wieder Rückschläge geben (s.u.).

Schleim in Verbindung mit einer Verdauungsstörung

Rezeptur

Rezeptur

Alant *(Inula helenium)*	3 Tr. Tinktur
Thymian *(Thymus vulgaris)*	3 Tr. Tinktur
Andorn *(Marrubium vulgaris)*	3 Tr. Tinktur
Virgianischer Ehrenpreis *(Leptandra virginica)*	2 Tr. Tinktur
Mahonie *(Berberis aquifolium)*	2 Tr. Tinktur

Abwandlungen: Wenn das Kind Obstipation hat, geben Sie die folgenden Kräuter hinzu:
- Butternuss *(Juglans cinerea)* 2 Tr. Tinktur
- Amerikanischer Faulbaum *(Rhamnus purshiana)* 2 Tr. Tinktur

Erklärung

- Alant, Thymian und Andorn sind stimulierende Expektoranzien, die Schleim aus den Lungen klären und gleichzeitig die Verdauung sanft stimulieren.
- Virgianischer Ehrenpreis wirkt spezifisch bei Nahrungsstagnation.
- Mahonie klärt Schleim aus dem Verdauungstrakt und tonisiert die Verdauung.

Wirkung

Bei reiner Nahrungsstagnation wie aus dem Lehrbuch ist die Wirkung gut, aber etwas schwer vorhersehbar. Manche Kinder scheiden die angestaute Nahrung nach und nach aus, bei anderen hingegen kommt es zu plötzlicher, heftiger Diarrhö, wenn sich die Blockade löst. Bei beiden Reaktionen sollte die Verdauungskomponente des Musters innerhalb von zwei Wochen behoben sein. Wenn sie danach weiter besteht, wurde vermutlich die Ursache des Problems nicht beseitigt. Die Eltern haben dann womöglich Ihre Ernährungsempfehlungen (s. u.) nicht beachtet.
Während der Phase der heftigen Stuhlentleerung kann der Husten vorübergehend schlechter werden, da Schleim überall im Körper geklärt wird. Zu dieser Zeit haben die Kinder oft schlaflose Nächte. Man sollte die Eltern auf dieses Problem vorbereiten, damit sie nicht den Glauben an die Therapie verlieren.
Wenn die Verdauung erst reguliert ist, wird der Husten normalerweise wesentlich schwächer und verschwindet in den meisten Fällen ganz. Wenn der Husten bestehen bleibt, sollte man nach anderen Mustern suchen.

Allgemeine Empfehlungen

Der wichtigste Rat für die Eltern ist, die Ernährung ihres Kindes umzustellen: sie sollten darauf achten, dass das Kind regelmäßig geeignete Nahrung isst und nicht zu viel auf einmal zu sich nimmt. Einer unserer Kollegen bezeichnet die empfohlene Ernährung als „eine Diät aus Wasser und Brot, mit nicht zu viel Brot". Dies ist zwar eine relativ extreme und pessimistische Sichtweise, aber die Bedeutung angemessener Mengen einfacher Nahrung kann nicht genug betont werden.

Energiemangel

Rezeptur

Rezeptur 1

Andorn *(Marrubium vulgaris)*	4 Tr. Tinktur
Kleinblütige Königskerze *(Verbascum thapsus)*	4 Tr. Tinktur
Fenchel *(Foeniculum vulgaris)*	2 Tr. Tinktur
Süßholz *(Glycyrrhiza glabra)*	2 Tr. Tinktur

Die genannte Rezeptur ist bei beiden Subtypen des Energiemangels hilfreich; Kinder mit nervösem Energieüberschuss werden lediglich schwieriger dazu zu bringen sein, die Kräuter einzunehmen.
Im Laufe der Therapie kann es sinnvoll sein, die lungenwirksamen Kräuter zu reduzieren und stattdessen mehr Kräuter zur Stärkung der Verdauung einzusetzen. Rezeptur 2 kann dann hilfreich sein:

Rezeptur 2

Andorn *(Marrubium vulgaris)*	3 Tr. Tinktur
Alant *(Inula helenium)*	3 Tr. Tinktur
Anis *(Pimpinella anisum)*	4 Tr. Tinktur

Eventuell kann man das Kind sogar überreden, Rezeptur 3 einzunehmen:

Rezeptur 3

Gelber Enzian *(Gentiana lutea)*	3 Tr. Tinktur
Wermut *(Artemisia absinthium)*	3 Tr. Tinktur

Erklärung

- Andorn ist eine Allzweck-Pflanze für die Lunge und wirkt sowohl tonisierend als auch Schleim lösend. Er enthält Bitterstoffe und schmeckt daher unangenehm, hat aber eine große Wirkung auf die Verdauung.
- Kleinblütige Königskerze ist eine weitere „Wunderpflanze" bei Lungenbeschwerden und unterstützt die Wirkung von Andorn.
- Fenchel unterstützt die Verdauung.
- Süßholz wirkt generell tonisierend und stärkt Lungen und Verdauung.
- Gelber Enzian und Wermut tonisieren effektiv die Verdauung, sind aber sehr bitter.

Wirkung

Nach Einnahme der Kräuter wird sich eine schrittweise Verbesserung zeigen. Nach zwei bis drei Wochen sollten sich Hautfarbe und Energie des Kindes bessern. Zu diesem Zeitpunkt kann der Husten nach wie vor bestehen, er kann sogar schlimmer werden, wenn die Kinder anfangen, mehr abzuhusten. Sie müssen dann möglicherweise die Rezeptur um Pflanzen wie Alant ergänzen, die helfen, die Lungen zu klären.

Es kann sehr schwierig sein, die Kinder zur Einnahme der Rezeptur zu bewegen, da sie ja durch Appetitmangel charakterisiert sind. In diesem Fall muss man evtl. etwas experimentieren, um eine Rezeptur zu finden, die ihnen besser schmeckt. Alternativ können die Kräuter auch dem Badewasser zugesetzt werden (☞ Kapitel 8) oder ätherische Öle verwendet werden (s. u.).

Die Kräuter sollten weiter gegeben werden, bis sich der Appetit verbessert (in der Regel über einige Monate), andernfalls besteht die Gefahr eines Rezidivs. Während der Therapie kann es immer wieder Rückschläge geben (s. u.).

Echomuster (zäher Schleim)

Rezeptur

Ziel der Behandlung ist die Verflüssigung des zähen Schleims und das Klären des Lymphsystems. Eine geeignete Rezeptur hierfür ist beispielsweise:

Rezeptur

Kermesbeere *(Phytolacca decandra)*	2 Tr. Tinktur
Verschiedenfarbige Schwertlilie *(Iris versicolor)*	2 Tr. Tinktur
Stillingie *(Stillingia sylvatica)*	2 Tr. Tinktur
Ysop *(Hyssopus officinalis)*	2 Tr. Tinktur
Alant *(Inula helenium)*	2 Tr. Tinktur
Kanadische Gelbwurzel *(Hydrastis canadensis)*	2 Tr. Tinktur

Abwandlungen:

- Wenn der Kälte-Typ vorliegt, fügen Sie 4 Tr. Ingwer Tinktur *(Zingiber officinalis)* hinzu.
- Beim Hitze-Typ ersetzen Sie Ysop durch Kleinblütige Königskerze *(Verbascum thapsus)*. Es kann auch sinnvoll sein, zur Beruhigung des Kindes Lobelie *(Lobelia inflata)* hinzuzugeben.
- Bei sehr trockenem, rauem Husten kann man statt Alant und Kanadischer Gelbwurzel auch 4 Tr. Lobelien Tinktur *(Lobelia inflata)* beigeben.
- Zur Linderung eines störenden Reizhustens kann man 4 Tr. Grindelia Tinkur *(Grindelia camporum)* ergänzen.
- Wenn Diarrhö auftritt, wird vermutlich Schleim über die Verdauung ausgeschieden. Als Reaktion auf die Kräuter ist dies durchaus erwünscht. Bestand die Diarrhö hingegen schon vorher oder bleibt sie über lange Zeit bestehen, sollte man Kanadische Gelbwurzel ersetzen durch 2 Tr. Odermenningkraut Tinktur *(Agrimonia eupatoria)*.

Erklärung

- Kermesbeere, verschiedenfarbige Schwertlilie und Stillingie verflüssigen den Schleim. Gibt man sie alleine, so können sich die Lungen mit Schleim anfüllen und auch die Verdauung durcheinander bringen. Das Kind kann einen schlimmen Husten entwickeln und Diarrhö bekommen. Man muss daher Kräuter hinzufügen, die die Lungen stärken und den Schleim klären.
- Ysop und Alant klären Schleim aus der Lunge.
- Kanadische Gelbwurzel oder alternativ auch Mahonie lösen Schleim auf.
- Lobelie wirkt generell entspannend.
- Odermenningkraut tonisiert die Verdauung, reduziert Schleim und vermindert Diarrhö.

Wirkung

Die Wirkung ist schwer vorherzusagen, da man nicht immer gleich zu Beginn das richtige Verhältnis der Kräuter in der Rezeptur trifft. Wenn man zu viele Kräuter verschreibt, die Schleim verflüssigen und das Lymphsystem klären, besteht die Gefahr, dass das Kind im Schleim „ertrinkt" und dadurch stark erschöpft wird. Wenn man andererseits zu wenig dieser Kräuter gibt, wird sich nur eine geringe Wirkung einstellen. Die Standarddosierung in Rezeptur 1 ist daher ein guter Ausgangspunkt, muss aber individuell an das Kind angepasst werden. Manche Kinder benötigen zu Beginn der Therapie relativ kleine Dosen, gegen Ende der Therapie hingegen höhere Dosierungen.

Die Behandlungsdauer variiert und ist abhängig von der Zähigkeit des Schleims, der Energie des Kindes und seinen Lebensumständen:

- **Zähigkeit des Schleims:** Wie zäh der Schleim ist, lässt sich anhand der Härte der Halslymphknoten abschätzen. Ein weiterer Indikator ist die Klebrigkeit des Speichels. Ist der Speichel sehr klebrig und zäh, so sind alle Körperflüssigkeiten dicklich und durch den Schleim beeinträchtigt. Trockene, raue Haut liefert einen zusätzlichen Hinweis auf sehr zähen Schleim im System.
- **Energie des Kindes:** Wenn das Kind überschäumt vor Energie, kann es auch viel Energie in die Heilung investieren. Hat das Kind hingegen einen Energiemangel oder eine schwache Konstitution (dünne Knochen, klein für sein Alter), dann steht weniger Energie zur Verfügung um Veränderungen im Körper zu bewirken. Die Heilung kann dann viel länger dauern.
- **Lebensumstände des Kindes:** Es gibt glückliche und unglückliche Kinder. Wenn ein Kind unzufrieden mit seinem Leben ist, kann das viele Ursachen haben. Es besteht möglicherweise eine schwierige familiäre Situation, ein Konkurrenzkampf zwischen Geschwistern, das Kind kann unter gestressten Eltern leiden, die nie Zeit haben, oder es hat vielleicht Schwierigkeiten in der Schule. Was auch immer der Grund ist: ein unglückliches Kind ist viel schwieriger zu behandeln, da es weniger Lebenslust hat.

Berücksichtigt man all diese Faktoren, so kann man die Zeit bis zur Heilung in etwa abschätzen. Sie beträgt mindestens sechs Wochen, es kann aber auch bis zu einem Jahr dauern, bis das Kind wieder wohlauf ist. Manchmal ist eine Heilung auch erst im Rahmen der nächsten großen Übergangsphase des Kindes möglich.

Anzeichen eines Therapieerfolgs bei Echomustern

Eltern brauchen viel Energie und Engagement, wenn sie ihrem Kind über mehrere Monate hinweg Kräuter verabreichen sollen. Als Therapeut müssen sie die Eltern immer wieder bestärken, dass das Kind durch die Therapie Fortschritte macht. Es gibt einige wichtige Hinweise dafür, dass die Therapie zu wirken beginnt, die man aber leicht übersieht, wenn man nicht darauf achtet:

- **Energiezustand:** Die Energie des Kindes wird langsam aufgebaut. Das Kind braucht weniger Schlaf, steht morgens früher auf und geht abends später zu Bett. Es wirkt nicht mehr so erschöpft. Die unerklärlichen Energieabfälle werden immer seltener.
- **Stimmung:** Das Kind ist wieder begeisterungsfähiger und beschwert sich weniger. Die Augen beginnen wieder zu funkeln.
- **Haut:** Die Hautfarbe verändert sich. Zunächst kann die Haut noch etwas rauer werden, aber letztlich wird sie weich und geschmeidig.
- **Verhalten:** Nach einem Monat kann das Kind vorübergehend sehr schwierig und stur werden. Dies ist ein gutes Zeichen und bedeutet, dass die Kräuter wirken.
- **Widerstandsfähigkeit:** Mit der Zeit tritt immer seltener Husten auf und die Intervalle dazwischen werden immer länger. Das Kind überwindet den Husten viel schneller. Gegen Ende der Therapie wird das Kind nicht mehr automatisch krank, wenn andere Familienmitglieder Husten haben.
- **Gesichtsfarbe:** Beim ersten Besuch in der Praxis wirken die Kinder oft grau oder gelblich. Diese graue Farbe verschwindet nach und nach. Zunächst verbessert sich die Farbe nur in einigen Bereichen des Gesichts, vor allem auf den Wangen. Später verschwinden auch dunkle Ringe unter den Augen, die grünliche oder gelbliche Färbung um den Mund herum und die blasse Stirn. Stattdessen bekommt das Kind im ganzen Gesicht einen strahlenden Teint.
- **Lymphknoten:** Die Lymphknoten verändern sich nur sehr langsam. Auch wenn sie sich zu Beginn der Therapie zunächst vergrößern können, werden sie im weiteren Verlauf immer kleiner. Vor allem werden sie aber auch weicher, wenn sich der zähe Schleim verflüssigt. Die Härte der Lymphknoten zeigt an, wie zäh der verbleibende Schleim noch ist. Manchmal verschwinden die Lymphknotenvergrößerungen nicht vollständig, vor allem bei Kindern mit Energiemangel. In diesen Fällen kann man nur versuchen, ihre Gesundheit, ihr Energielevel und ihre Widerstandsfähigkeit gegenüber Erkrankungen so stark wie möglich zu verbessern.

- **Rolle von Infektionen:** Während der Behandlung ist es völlig normal, dass das Kind sich mit infektiösem Husten anstecken kann. Die Therapie dauert immerhin sechs Monate, so dass es erstaunlich wäre, wenn das Kind über diese Zeit völlig gesund bliebe. In den frühen Stadien der Therapie, bevor die Wirkung richtig eingesetzt hat, können diese Infektionen einen Rückschritt in der Behandlung bedeuten. Dies gilt besonders, wenn der Husten mit Antibiotika behandelt wird. In späteren Phasen hingegen kann ein infektiöser Husten eine positive Wirkung haben, vor allem, wenn das Kind die Krankheit alleine oder nur mithilfe naturheilkundlicher Therapien überwindet. Durch die Krankheitserreger wird das Immunsystem aktiviert. Es erkennt das Echomuster als fremd und beginnt, es zu bekämpfen. Nach einer solchen Erkrankung kann das Kind zwar starken Husten haben, da der ganze Schleim auf einmal mobilisiert wird, aber der harte, zähe Schleim wurde verflüssigt und blockiert den Körper nicht länger. So kann eine vollständige Heilung eintreten.

Allzweck-Rezeptur bei chronischem Husten

Rezeptur

Eine gute Rezeptur für das frühe Stadium von allen Arten chronischen Hustens ist:

Rezeptur	
Huflattich *(Tussilag farfara)*	2 Tr. Tinktur
Ysop *(Hyssopus officinalis)*	2 Tr. Tinktur
Alant *(Inula helenium)*	2 Tr. Tinktur
Kanadische Gelbwurzel *(Hydrastis canadensis)*	2 Tr. Tinktur

Allgemeine Empfehlungen

Bei chronischem Husten sollte das Kind immer Schleim fördernde Nahrungsmittel vermeiden. Kuhmilchprodukte sollten möglichst ganz weggelassen werden. Auch Erdnüsse, Erdnussbutter, Orangen und Bananen sollten gemieden werden. Die Eltern sollten auf regelmäßige Mahlzeiten ohne zwischenzeitliches Naschen achten.

Kinder mit Energiemangel sind häufig geradezu „süchtig" nach Milch, Käse und Joghurt. Die Mütter suchen verzweifelt nach etwas, das die Kinder überhaupt essen. Streicht man diese Nahrungsmittel, so machen sich die Mütter Sorgen, dass ihr Kind gar nichts mehr zu sich nimmt und immer weiter abnimmt. Dies passiert in Wirklichkeit nie. Nach spätestens fünf Tagen wird sich das Kind für andere Nahrungsmittel interessieren.

Der richtige Behandlungszeitpunkt

Während eines akuten Hustens

Kinder, die sich wegen chronischen Hustens in der Praxis vorstellen, haben oft gerade akut Husten. Oft suchen die Eltern gerade wegen des Husten-Rezidivs einen Therapeuten auf. In diesen Fällen müssen der akute und der chronische Husten gleichzeitig behandelt werden. Das Problem dabei ist, dass die Kräuter gegen den chronischen Husten zunächst den akuten Husten verschlimmern können. Während einer akuten Infektion ist dies das letzte, was das Kind braucht, vor allem nachts. Eine mögliche Lösung ist es, zwei unterschiedliche Rezepturen zu geben: die eine vor 16 h und die andere kurz vor dem Zubettgehen. Die Kräuter gegen die chronischen Beschwerden werden tagsüber verabreicht, die andere Rezeptur, die aus lokal anzuwendenden ätherischen Ölen besteht, wird abends auf den Brustkorb eingerieben. Die Öle lindern den Effekt einer möglichen Verschlimmerung durch die Kräuter. Alternativ kann die Abend-Rezeptur auch Husten unterdrückende Pflanzen wie z. B. Wildkirsche *(Prunus serotina)* beinhalten.

Nächtlicher Husten

Häufigste Ursache für nächtlichen Husten ist eine Schleimansammlung in der Lunge. Um dies zu überwinden, können ältere Kinder mit erhöhtem Oberkörper (durch Kissen o. ä.) schlafen, damit der Schleim in der Tiefe der Lunge bleibt und die Atmung nicht beeinträchtigt.

Auch die Kräuterrezeptur kann angepasst werden. Man kann wie oben beschrieben Antitussiva einsetzen, um das Husten zu unterdrücken. Eine andere Möglichkeit ist es, Kräuter, die auf

die Verdauung wirken vormittags zu geben und Kräuter mit Lungenwirkung am Nachmittag. Die Morgen-Rezeptur könnte beispielsweise Kanadische Gelbwurzel *(Hydrastis canadensis)* beinhalten, die bei der Nachmittags-Rezeptur weggelassen wird. Kanadische Gelbwurzel klärt Schleim aus dem gesamten Körper. Dadurch kann sich vorübergehend zusätzlicher Schleim in den Lungen sammeln.
Alternativ kann man einige Tropfen ätherischen Öls, wie z. B. Eukalyptus Öl *(Eucalyptus globulus)* auf ein Stückchen Stoff aufbringen und nachts auf den Brustkorb des Kindes legen. Dies hilft, die Bronchien offen zu halten.

Husten im Winter

Die beste Zeit, um Winter-Husten zu behandeln liegt vor Beginn des Winters. Man sollte mit der Kräutertherapie mindestens drei Monate vor dem erwarteten Beginn des Hustens anfangen. Man kann natürlich jederzeit behandeln, aber gegen Ende des Sommers ist der Energiezustand des Kindes wegen der Sommerferien meist besonders gut. Jetzt ist der Zeitpunkt besonders günstig um die Gleichgewichtsstörung im Körper zu beseitigen, die den Husten im Winter verursacht.

Echomuster

Echomuster sollte man unmittelbar nach Auftreten behandeln. Bei der Therapie stellen sich oft zunächst große Erfolge ein, nach ein paar Monaten kommt es jedoch zu einem scheinbaren Stillstand. Man sollte sich dann zunächst noch einmal genau die Rezeptur ansehen und sich fragen, ob sie angepasst werden muss. Möglicherweise sollte man sich jetzt mehr darauf konzentrieren, den Energiezustand zu verbessern, indem man die Verdauung stärkt.
Wenn dies nicht hilft, sollte man bis zur nächsten Übergangsphase des Kindes warten. Ist das Kind vier Jahre alt, so ist dies die Einschulung. Wenn das Kind schon zur Schule geht, wartet man auf die 7-Jahrs- bzw. 14-Jahrs-Übergangsphase (☞ Kapitel 6).

17.5 Ätherische Öle

Einzelheiten zur Verschreibung von ätherischen Ölen ☞ Kapitel 8.

Ätherische Öle bei akutem Husten mit viel Schleim

Thymian *(Thymus vulgaris)*	3 Tr.
Ysop *(Hyssopus officinalis)*	3 Tr.
Eukalyptus *(Eucalyptus globulus)*	3 Tr.

Vermengen Sie das Öl mit ca. 30 ml Trägeröl, wie z. B. Mandelöl oder Olivenöl.

Ätherische Öle bei Reizhusten

Sandelholz *(Santalum album)*	2 Tr.
Thymian *(Thymus vulgaris)*	2 Tr.
Majoran *(Origanum majorana)*	2 Tr.
Lavendel *(Lavandula ofiicinalis)*	2 Tr.

Vermengen Sie das Öl mit ca. 30 ml Trägeröl, wie z. B. Mandelöl oder Olivenöl.

Abwandlung: Bei trockenem, schmerzhaftem Husten, geben Sie 2 Tr. Benzoe-Storaxbaum Öl *(Styrax benzoin)* hinzu.
Die ätherischen Öle wirken hier am besten in Form einer Brusteinreibung.

18 Asthma

Die Inzidenz von Asthma bei Kindern ist in den letzten Jahren so angestiegen, dass man fast von einer Epidemie sprechen kann. In der einen oder anderen Form gab es Asthma schon immer, aber das Ausmaß des Problems ist neu. Wir denken, dass diese Tatsache eine Änderung in der Natur der Erkrankung widerspiegelt.

Aus unserer Sich ist Asthma eine sehr tief greifende Erkrankung. Sie ist nicht vergleichbar mit einer Erkältung oder Husten, bei denen es sich lediglich um leichte Infektionen handelt. Sie geht über die Symptome der Atemlosigkeit und des Keuchens hinaus: Asthma greift den eigentlichen Kern des Menschen an. Dementsprechend müssen für eine effektive Therapie der Erkrankung weit reichende Veränderungen eintreten, die naturgemäß einige Zeit brauchen können.

Neuer Ansatz

In diesem Kapitel bieten wir einen ganz neuen Therapieansatz an. Die Schulmedizin kann bei Asthma lediglich die Symptome lindern, sie beschäftigt sich damit, das Asthma „in den Griff zu bekommen", statt es zu heilen. Bestenfalls kann sie eine äußere „Ursache" identifizieren, wie z. B. eine Staub- oder Pollenallergie, und asthmatische Kinder dann von dem auslösenden Antigen fernhalten.

Wir denken, dass dieser Ansatz nicht ausreichend ist. Wenn man nur nach einer äußeren Ursache für die Erkrankung sucht, so sucht man oft an der falschen Stelle. Die wirkliche Ursache liegt im Kind selbst. Natürlich können Hausstaubmilben bei manchen Kindern Asthmaanfälle auslösen, sie sind aber lediglich der Triggerfaktor, das letzte Glied in einer langen Kette von Ereignissen.

Wir hingegen versuchen, mit unserer Therapie einige andere Glieder in dieser Kette zu behandeln und die Faktoren zu beseitigen, die das individuelle Kind anfällig für Asthma machen. Gleichzeitig stärken wir die Lungen. Unserer Erfahrung nach ist dieser Ansatz sehr effektiv. Einzige Voraussetzung ist, dass die Therapie schon früh begonnen wird. Je länger die Beschwerden unbehandelt vorliegen, desto schwieriger ist die Heilung.

Therapie zwischen den Anfällen

Wenn man die bisherige Literatur zur Kräutertherapie von Asthma durchsieht, so findet man vom 17. Jahrhundert bis heute fast nur Empfehlungen zur Therapie eines akuten Asthmaanfalls. Wir sind jedoch der Ansicht, dass die Therapie im Intervall zwischen zwei Anfällen von immenser Bedeutung ist und den eigentlichen Schlüssel zur Heilung des Asthmas darstellt. Dies gilt besonders für Kinder, die ein großes Potenzial für Wachstum und Veränderungen haben. Indem man die Entwicklung des Kindes mithilfe von Kräutern in die richtige Richtung leitet, gibt man dem Kind die Möglichkeit, zu einem gesunden Erwachsenen heranzuwachsen, statt als Erwachsener weiterhin unter Asthma zu leiden.

Speziell auf Kinder abgestimmte Therapie

Die hier beschriebene Therapie zielt darauf ab, zwischen zwei Anfällen die Konstitution des Kindes zu stärken. Sie ist dadurch ganz speziell für Kinder geeignet. Wir möchten in diesem Kapitel nochmals die große Bedeutung der Verdauung für die Energiebereitstellung des Körpers hervorheben. Auch bei Erwachsenen spielt die Verdauung eine Rolle, aber sie hat hier nicht die gleiche Bedeutung wie bei Kindern. Erwachsene haben Energiereserven, die sie mobilisieren können, um kurzfristige Krisen zu überwinden. Kinder können nicht auf derartige Reserven zurückgreifen und sind auf eine kontinuierliche Energieversorgung angewiesen. Wenn die Verdauung nicht gut funktioniert, ist die Energieversorgung unterbrochen und das Kind wird anfälliger für Krankheiten.

Wir möchten jetzt zunächst beschreiben, wie Asthma bei Kindern entstehen kann. Es gibt bestimmte Faktoren im Leben, die die Erkrankung begünstigen. Wenn man diese Zusammenhänge verstanden hat, erklärt sich die Therapie fast von selbst.

18.1 Die Entstehung von Asthma aus komplementärer Sicht

Im folgenden Abschnitt möchten wir auf einige der Faktoren näher eingehen, die zu einer Erkrankung des Kindes beitragen können.

Prädisponierende Faktoren

Lungenschwäche

Damit sich bei einem Kind Asthma entwickeln kann, muss irgendetwas die Lungen geschwächt haben. Asthma entsteht nicht bei Kindern mit starken Lungen. Auch solche Kinder können zwar krank werden, meist sind aber andere Organe betroffen. Eine Lungenschwäche kann erblich bedingt sein, aber auch durch äußere Faktoren verursacht werden, wie z.B. durch Keuchhusten.

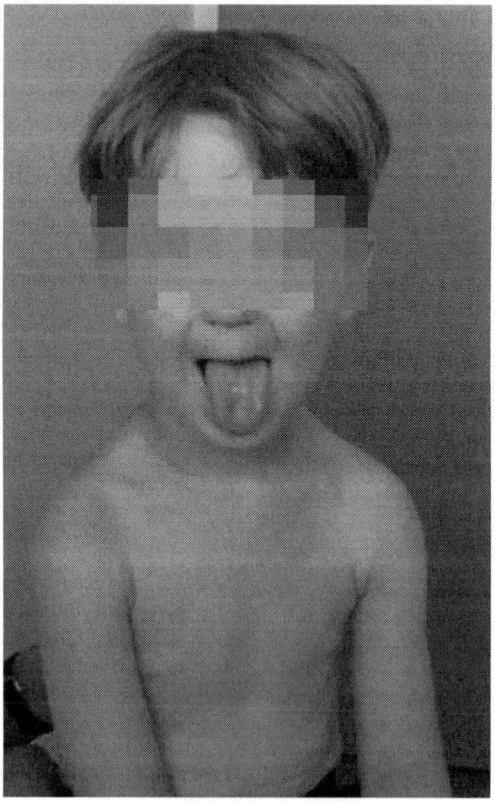

Abb. 18-1: Kind mit erblicher Lungenschwäche

Das Kind in Abb. 18-1 hat eine erbliche Lungenschwäche, die sich unter anderem in seinem flachen, schmalen Brustkorb zeigt. Seine Haltung, insbesondere die hängenden Schultern, verschlechtern die Funktion der Lungen zusätzlich.

Energiemangel

Kinder haben häufiger als Erwachsene einen Energiemangel. Damit Asthma sich ausbilden kann, muss der Energiehaushalt des Körpers an irgendeiner Stelle gestört sein. Kinder mit einem guten Energiestatus entwickeln nur selten Asthma. Die meisten Lungenerkrankungen beginnen irgendwann mit chronischem Husten. Dies bedeutet, dass bei den Kindern nicht nur die Lungen geschwächt sind, sondern auch die Verdauung.

Schleimansammlung

Bei Kindern mit Asthma liegen fast immer irgendwo im Körper Schleimansammlungen vor. Bei bestimmten Typen von Asthma, insbesondere bei den Formen, die mit häufigem Husten verbunden sind, ist dies ganz klar erkennbar. Bei anderen Typen ist der Schleim weniger offensichtlich. Hier liegt der Schleim meist im Rahmen eines Echomusters vor und ist so zäh, dass er nicht abgehustet werden kann. Oft tritt er erst im Laufe der Therapie klar zutage.

Lungenreizung

Ein weiterer wichtiger Faktor bei der Entstehung von Asthma ist eine Irritation der Lungenschleimhaut. Bei allergischem Asthma ist dies besonders deutlich erkennbar: hier ist die Schleimhaut so gereizt, dass schon der geringste Auslöser einen schweren Anfall verursachen kann. Ein gewisses Ausmaß an Schleimhautreizung liegt jedoch auch bei allen anderen Formen von Asthma permanent vor.

Emotionale Anspannung

Wenn Kinder sich frei und sicher fühlen, können sie sich gut entspannen. Wenn sie jedoch zu sehr eingeschränkt werden, entsteht Spannung, die sich auch in den Muskeln manifestiert. Besonders zwei Situationen kommen häufig vor:

- Das Kind ist sehr höflich und traut sich nicht zu sagen, was es denkt. Die Anstrengung, die

mit dem Zurückhalten seiner Gefühle verbunden ist, verursacht körperliche Spannung.
- Das Kind bekommt keine klaren Grenzen gesetzt. Die so entstehende Unsicherheit kann ebenfalls zu Anspannung führen.

Angst

Angst ist eine wesentliche Komponente des Asthmas. Sie kann die Entstehung eines Asthmaanfalls wesentlich beschleunigen. Die Panik, die mit dem Gefühl, ersticken zu müssen, verbunden ist, kann schon für sich allein genommen zu einer Verkrampfung der Brustmuskulatur führen und leichtes Keuchen in einen lebensbedrohlichen Anfall verwandeln.

> **! Faktoren, die prädisponierend für Asthma sein können**
> - Lungenschwäche
> - Energiemangel
> - Schleimansammlung
> - Lungenreizung
> - Emotionale Anspannung
> - Angst

Triggerfaktoren

Bisher sind wir nur auf prädisponierende Faktoren bei der Entwicklung von Asthma eingegangen. Um einen Asthmaanfall auszulösen, ist jedoch noch ein gesonderter Auslöser – ein zusätzlicher Stressfaktor – nötig, der das Gleichgewicht schließlich zum Wanken bringt und die Atemnot hervorruft.

Es gibt viele unterschiedliche Faktoren, die als Auslöser fungieren können: Luftverschmutzung, Pollen, Hausstaubmilben, Duftstoffe etc. Die Bedeutung dieser Triggerfaktoren wird weiter unten ausführlich besprochen.

Viele Ärzte glauben, dass allein der Triggerfaktor, also beispielsweise die Allergie gegen Katzenhaare oder Hausstaubmilben, Ursache des Asthma ist. Die Bedeutung des Triggerfaktors wird so sehr betont, dass viele unserer Patienten große Summen ausgeben, um zu Hause eine staubfreie Umgebung herzustellen. Andere trennen sich von ihren Haustieren. Auch wenn diese Maßnahmen sicherlich besser sind, als das Kind weiterhin leiden zu sehen, glauben wir, dass sie auf einem Fehlverständnis der tatsächlichen Ursachen des Asthmas basieren.

Auch wenn Triggerfaktoren aus unserer Sicht weniger wichtig sind als die zugrunde liegenden Störungen des Körpergleichgewichts, die Voraussetzung für die Entstehung von Asthma sind, so können sie doch bei bestehendem Asthma sehr real einen Anfall auslösen.

> **! Häufige Triggerfaktoren**
> - Anstieg der Luftverschmutzung
> - Nahrungsmittelallergien
> - Allergien auf Tierhaare, Pollen, Schimmelpilze, Rauch oder andere Inhalationsantigene
> - Hausstaubmilbenallergie
> - Emotionaler Stress
> - Husten und Erkältungskrankheiten
> - Wetterumschwünge
> - Temperaturschwankungen (z. B. wenn man von drinnen nach draußen geht)

Wenn bei einem Kind bestimmte Triggerfaktoren bekannt sind, ist es sinnvoll, sie zu vermeiden. Sobald die Lungen im Verlauf der Therapie wieder stärker werden, verlieren die Triggerfaktoren nach und nach an Bedeutung.

Begleitende Faktoren

Es gibt keine alleinige Ursache für Asthma, die Erkrankung entsteht vielmehr aus dem Zusammenspiel vieler unterschiedlicher Faktoren. Jeder dieser Faktoren trägt seinen kleinen Teil zu den tief greifenden Veränderungen bei, die letztlich das Asthma auslösen. Einige Faktoren sind erblich bedingt und damit nicht veränderbar, aber viele resultieren auch direkt aus den Lebensumständen des Kindes. Wir möchten hier einige wichtige Begleitfaktoren und ihren Einfluss auf das Gleichgewicht des Körpers vorstellen.

Erbfaktoren

Lungenbeschwerden treten in manchen Familien gehäuft auf. Selbst wenn es in der Familie bislang keine Asthmatiker gab, muss man oft nur die letzten zwei Generationen betrachten, um ein Familienmitglied zu finden, das unter der Lungenerkrankung der damaligen Zeit litt: Tuberkulose.

Keuchhusten

Wenn ein Kind schweren Keuchhusten hat, kann das monatelange Husten die Lungen schwächen. Heute ist dies selten geworden, früher hingegen kam es sehr häufig vor, da die Lebensbedingungen noch schlechter waren.

Häufige Atemwegsinfekte

Häufige Atemwegsinfekte sind vielleicht der häufigste Begleitfaktor, der zu Asthma führen kann. Sie können schon ab drei Monaten auftreten, wenn ein Kind eine Infektion hat, die es nicht vollständig überwinden kann. Danach führt ein Infekt zum nächsten. Besonders, wenn die Infekte immer wieder mit Antibiotika behandelt werden, wird die rasche Entstehung von Asthma gefördert (☞ Kapitel 4).

Anwendung von Antibiotika und Asthmasprays

Einige Kinder können ohne schwer wiegende Folgen Antibiotika einnehmen, viele reagieren auf die Antibiose jedoch mit Nebenwirkungen. Zu den häufigsten Nebenwirkungen gehören Müdigkeit und Verdauungsstörungen. Zusätzlich kann es zu Schleimansammlungen im Körper kommen. Sowohl die Müdigkeit als auch der Schleim können zur Asthmaentstehung beitragen. Einige Asthmasprays bzw. Inhalationszusätze, vor allem die kortikosteroidhaltigen Präparate, neigen dazu, die Lungenschleimhaut zu schädigen. Auch wenn sie vorübergehend die Symptome bessern können, können sie auf lange Sicht die Beschwerden verschlimmern.

Impfungen

Impfungen sind häufig ein Ausgangspunkt für einen Teufelskreis aus immer wiederkehrenden Atemwegsinfekten. Wie in Kapitel 23 beschrieben, führen Impfungen oft zu Schleimansammlungen in der Lunge, die einen idealen Nährboden für Infekte darstellen.

Zudem können Impfungen die Entwicklung von Asthma fördern, indem sie eine allgemeine Reizung der Lungen verursachen. Der Mechanismus ist hier der gleiche wie bei der Entstehung eines Echomusters (☞ Kapitel 5).

Ernährung

Die Ernährungsfehler, die bei der Asthmaentstehung eine Rolle spielen, sind diejenigen, die zur übermäßigen Bildung von Schleim im Körper führen. Die wichtigsten Nahrungsmittel sind hier Kuhmilch, Erdnüsse, Zucker und bei manchen Kindern auch Weizen (☞ Kapitel 3 und Kapitel 15).

Bewegungsmangel

Im Vergleich zu früher bekommen Kinder heute nur sehr wenig Bewegung. Die meisten laufen nicht mehr zur Schule, nicht mal mehr zur Bushaltestelle, sondern werden überall mit dem Auto hingefahren. Dies bedeutet, dass sich ihre Lungen den ganzen Tag über nie richtig mit Luft füllen. Für die Lungen gilt hier die gleiche Regel wie für alle anderen Körperteile: was nicht genutzt wird, wird auch nie stark werden.

Haltungsschwäche

Vor 50 Jahren wurde die Haltung eines Kindes noch als sehr wichtig angesehen. Vor 100 Jahren ging dies sogar so weit, dass einige Kinder tagsüber für mehrere Stunden auf ein Brett geschnallt wurden, um ihren Rücken zu begradigen. In den letzten Jahren hat sich eine natürliche Abneigung gegen diese grausamen Methoden durchgesetzt, aber leider schlug diese Reaktion zum anderen Extrem um und die Haltung eines Kindes wird heute völlig ignoriert – ein Problem, das durch das Design vieler Schulbänke noch verschlimmert wird. Ein gerader Rücken ist wichtig für eine gute Funktion der inneren Organe. Vor allem, wenn der obere Teil des Rückens gebeugt ist, können die Lungen nicht richtig arbeiten. So ist es beispielsweise sehr schwierig, mit gebeugtem Rücken tief einzuatmen (☞ Abb. 18-2).

Unregelmäßige Nahrungszufuhr

Besonders bei Kindern, bei denen die Verdauung so wichtig für die gesunde Entwicklung ist, ist dieser Faktor von großer Bedeutung. Die Verdauung arbeitet besser, wenn regelmäßige Mahlzeiten eingenommen werden. Heute essen Kinder oft für sich alleine, sie nehmen sich selbst die Nahrung aus dem Gefrierschrank und erwärmen sie in der Mikrowelle. So kann sich beim Kind schon früh ein unregelmäßiges Essverhalten entwickeln.

Schlafmangel

In vielen Familien dürfen Kinder selbst entscheiden, wann sie ins Bett gehen möchten. Viele Eltern glauben, dass ein Kind schon von alleine schlafen geht, wenn es müde ist. Für manche Kinder mag dies zutreffen, aber andere scheinen nie müde zu werden und finden immer einen Weg, sich wach zu halten. Man erkennt diese Kinder oft an den dunklen Ringen unter ihren Augen. Wenn ein Kind nicht genug Schlaf bekommt, wird das gesamte System geschwächt und Krankheiten der Weg geebnet.

Übermäßiges Fernsehen

Fernsehen fördert gleichzeitig mehrere der oben genannten Begleitfaktoren. Wenn ein Kind vor dem Fernseher herumlümmelt, bewegt es sich zu wenig, hat eine schlechte Haltung und kann durch die Bilder von Gewalt und Tod eine große innere Anspannung entwickeln. Diese Effekte können dadurch noch verstärkt werden, dass das Kind nebenbei Fertigmahlzeiten zu unregelmäßigen Zeiten isst: Die Mahlzeiten richten sich oft mehr nach dem Fernsehprogramm als nach den Bedürfnissen des Körpers.

Unterdrückung von Hauterkrankungen

Lunge und Haut stehen in enger Verbindung (☞ Kapitel 2). Homöopathen und Phytotherapeuten haben schon vor langer Zeit erkannt, dass die Unterdrückung von Hauterkrankungen, wie z. B. Ekzemen, die Entstehung von Lungenerkrankungen, wie z. B. chronischem Husten, fördern kann. Im Extremfall kann dies auch für Asthma gelten. Die Schulmedizin behandelt Ekzeme häufig mit Kortikosteroiden. Dies kann eine Asthmaneigung verstärken.

Traurigkeit

Auch wenn wir die Bedeutung der Gefühle bei der Krankheitsentstehung bei Kindern normalerweise nicht übermäßig betonen, stellt Asthma hier eine Ausnahme dar. Traurigkeit kann die Lunge mehr als alle anderen Organe beeinträchtigen. Man kann dies z. B. auch daran sehen, wie Menschen vom Kummer gebeugt werden, und wie sie seufzen, wenn sie traurig sind. Für einige Kinder kann Traurigkeit ein ganz entscheidender Faktor sein, z. B. nach dem Tod der Großeltern oder nach der Scheidung der Eltern. Es kann sechs Monate bis ein Jahr dauern, bevor die unterdrückte Trauer schließlich die Funktion der Lungen beeinträchtigt.

Luftverschmutzung

Auch Luftverschmutzung, vor allem durch Abgase und Chemikalien, kann bei der Entstehung

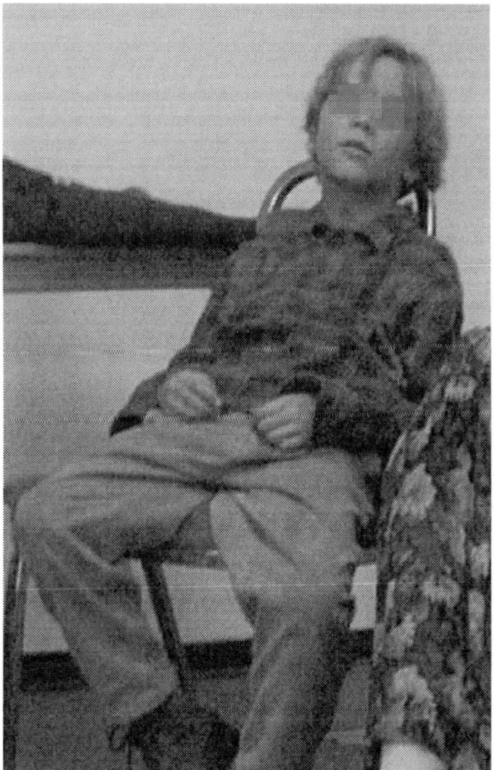

Abb. 18-2: Ein asthmatisches Kind mit einer Kombination aus Energiemangel und schlechter Haltung.

von Asthma eine Rolle spielen. Es ist offensichtlich, dass Luftverschmutzung die Lungen schädigen kann. Zusätzlich können jedoch plötzliche Anstiege der Luftverschmutzung Triggerfaktor für einen Asthmaanfall sein.

! Begleitende Faktoren

- Erbfaktoren
- Keuchhusten
- Häufige Atemwegsinfekte
- Anwendung von Antibiotika und Asthmasprays
- Impfungen
- Ernährung
- Bewegungsmangel
- Haltungsschwäche
- Unregelmäßige Nahrungszufuhr
- Schlafmangel
- Übermäßiges Fernsehen
- Unterdrückung von Hauterkrankungen
- Traurigkeit
- Luftverschmutzung

18.2 Therapie des Asthmaanfalls

Meist nehmen die Kinder bereits konventionelle Medikamente ein, wenn die Eltern sie zur Kräutertherapie in unserer Praxis vorstellen. Fast immer sind sie permanent mit Asthmasprays versorgt. Sowohl Eltern als auch Kinder halten diese Sprays für unerlässlich. Für manche Kinder sind sie das auch tatsächlich. Dennoch wird es im Laufe der Therapie einen Zeitpunkt geben, an dem sie ihr Asthmaspray loswerden möchten. Zu diesem Zeitpunkt kann man möglicherweise vorsichtig auch während des Anfalls die konventionellen Medikamente durch Kräuter ersetzen.

! Wir möchten hier einige Kräuter vorstellen, die bei einem akuten Anfall hilfreich sein können. Man kann mit ihnen einen Behandlungsversuch unternehmen, bevor man die konventionellen Medikamente einsetzt. Dennoch möchten wir ausdrücklich betonen, dass Asthma eine **gefährliche Erkrankung** ist!

Es wird immer wieder von Patienten berichtet (glücklicherweise nicht unsere eigenen), die starben, da sie ihre konventionelle Medikation wegließen, ohne einen gleichsam effektiven Ersatz dafür zu haben. Wenn ein Kind normalerweise im Anfall konventionelle Medikamente einnimmt, darf man sie nicht weglassen, bis absolut sicher ist, dass die naturheilkundlichen Alternativen bei diesem Kind wirken.

Bevor man versucht, im Anfall naturheilkundlich zu behandeln, sollte man unbedingt schon im Intervall versucht haben, das Kind mithilfe komplementärer Verfahren zu stärken. Während dieser Phase sind die konventionellen Medikamente nach wie vor nötig, man kann aber eventuell schrittweise die Dosis reduzieren. Erst wenn sich der Zustand des Kindes merklich verbessert hat, kann man auch im Anfall eine Kräutertherapie versuchen.

Sobald sich erste Anzeichen eines Anfalls zeigen, kann man eine oder mehrere der hier genannten Empfehlungen ausprobieren. Wenn die versuchte Therapie wirkt, ist das ausgezeichnet und man sollte sie beim nächsten Anfall wiederholen. Wenn sie nicht oder nur teilweise wirkt, sollte man nicht zögern, die konventionellen Medikamente einzusetzen, von denen man weiß, dass sie in der Vergangenheit gewirkt haben.

Es gibt verschiedene Dinge, die helfen können, einen Asthmaanfall zu verhindern:

- Oral eingenommene Kräuter
- Ätherische Öle, die auf den Brustkorb oder den Rücken eingerieben werden
- Spezielle Massagetechniken
- Wasserdampf, z. B. durch eine heiße Dusche
- Die Butyeko Methode
- Einen Luftballon aufblasen

Oral eingenommene Kräuter

! Dosierungen

Alle angegebenen Dosierungen gelten für dreijährige Kinder. Umrechnung für andere Altersgruppen ☞ Tabelle auf der vorderen

Umschlagsseite. Die vorgeschlagenen Dosierungen sind lediglich Empfehlungen, sie müssen individuell an das Kind angepasst werden.

Rezeptur

Die folgende Rezeptur kann bei einem Anfall oft effektiv die Symptome lindern. Warten Sie nicht, bis der Anfall voll ausgeprägt ist, da die Kräuter einige Minuten brauchen, bis sie wirken. Sie sollten daher verabreicht werden, sobald es Anzeichen gibt, dass sich ein Anfall entwickeln könnte.

Rezeptur	
Meerträubel *(Ephedra sinensis)*	4 Tr. Tinktur
Lobelie *(Lobelia inflata)*	2 Tr. Tinktur
Ysop *(Hyssopus officinalis)*	2 Tr. Tinktur
Huflattich *(Tussilago farfara)*	2 Tr. Tinktur
Süßholz *(Glycyrrhiza glabra)*	2 Tr. Tinktur

Die Tinktur sollte schon fertig vorbereitet aufbewahrt werden und bei Bedarf mit einer kleinen Menge Wasser eingenommen werden. Wenn das Kind unterwegs ist und nicht sicher ist, dass es jederzeit auf Getränke zurückgreifen kann, sollte die Mischung so weit verdünnt werden, dass das Kind sie zur Not auch direkt aus der Flasche einnehmen kann. Die Kräuter sollten fünfmal hintereinander in halbstündlichen Abständen eingenommen werden.

Abwandlungen:

- Bei Belastungsasthma fügen Sie 2 Tr. Andorn Tinktur *(Marrubium vulgaris)* hinzu.
- Bei einem Asthmaanfall, der durch eine virale Infektion ausgelöst wurde, können Sie 2 Tr. Sonnenhut Tinktur *(Echinacea angustifolia)* beigeben.
- Wenn der Anfall von akutem Husten begleitet wird, ergänzen Sie 3 Tr. Herbstkirschen Tinktur *(Prunus serotina)*.
- Bei einem Asthmaanfall mit fiebriger Bronchitis, fügen Sie 4 Tr. Eibisch Tinktur *(Althea officinalis)* und 2 Tr. Kanadische Blutwurz Tinktur *(Sanguinaria canadensis)* hinzu.
- Wenn das Kind sehr schwach ist, geben Sie 4 Tr. Ginkgo Tinktur *(Ginkgo biloba)* bei.
- Für sehr ängstliche Kinder sollten 2 Tr. Passionsblumen Tinktur *(Passiflora incarnata)* und 2 Tr. Baldrian Tinktur *(Valeriana officinalis)* ergänzt werden.
- Bei Engegefühl in der Brust und Bronchospasmus können 3 Tr. Grindelia Tinktur *(Grindelia camporum)* hinzugefügt werden.

Erklärung

- Meerträubel wird in China seit der Antike zur Therapie von akuten Asthmaanfällen eingesetzt. Seit 1930 wird es auch im Westen angewandt. Es stimuliert die Lungen und aktiviert so die Reserven des Körpers. Nachteil ist, dass es bei Kindern zu Hyperaktivität führen kann.
- Lobelie ist ein stark entspannendes Mittel und wirkt vor allem bei krampfartigen Atemwegsbeschwerden, daher kann es dem stimulierenden Effekt von Meerträubel entgegen wirken.
- Ysop und Huflattich verbessern die Lungenfunktion und lösen Schleim.
- Süßholz wirkt generell tonisierend und harmonisierend sowie leicht schleimlösend.

Natürlich gibt es noch eine ganze Reihe anderer Kräuter, die bei Asthma indiziert sein können, aber die oben genannte Rezeptur ist ein guter Ausgangspunkt für die weitere Therapie.

Erklärung der Abwandlungen:

- Andorn hat eine spezifische Wirkung auf Schleim in den Bronchien und kann dort effektiv Schleimpfropfe lösen.
- Eibisch beruhigt die Lungen und wirkt entzündungshemmend.
- Kanadische Blutwurz wirkt entspannend bei rauem, bellendem Husten.
- Gingko ist ein effektives Lungentonikum und besonders indiziert bei Kindern, die nach Luft ringen.

Therapiealternativen

Wenn einige der oben erwähnten Kräuter nicht erhältlich sind, können stattdessen die folgenden Pflanzen hilfreich sein:

- Sonnentau *(Drosera rotundifolia)* ist indiziert bei rauem Husten und Bronchospasmen nervöser Ursache.
- Behaarte Wolfsmilch *(Euphorbia pilulifera)* wirkt tonisierend auf die Lungen und kann Entzündungen lindern. Einsatzgebiet ist daher infekexazerbiertes Asthma.

- Grindelia *(Grindelia camporum)* ist ein entspannendes Mittel. Es ist besonders hilfreich bei verengten Atemwegen ohne Schleim. Wenn viel Schleim vorhanden ist, sollte man die Pflanze nur sehr vorsichtig einsetzen, da sie den Schleim lockert und dadurch vorübergehend die Menge des Schleims erhöht.

Ätherische Öle, die auf den Brustkorb oder den Rücken eingerieben werden

Rezeptur

Ätherische Öle sind bei Asthma ganz besonders gut wirksam. Sie haben sofort einen entspannenden Effekt auf das Kind. Gleichzeitig öffnen sie effektiv die Atemwege. Die folgenden Öle sind oft hilfreich:

Rezeptur

Zypresse *(Cupressus sempervirens)*	2–3 Tr. Öl
Majoran *(Origanum marjorana)*	2–3 Tr. Öl
Weihrauch *(Boswellia carteri)*	2–3 Tr. Öl
Lavendel *(Lavandula officinalis)*	2–3 Tr. Öl

Geben Sie die Rezeptur in 25 ml Mandel- oder Olivenöl. Reiben Sie ½ bis 1 TL der Mischung auf Brustkorb oder Rücken des Kindes ein.

Die Behandlung sollte ca. stündlich wiederholt werden. Wenn das Öl bereits vorbereitet aufbewahrt wird, kann man bei Anzeichen eines Anfalls unverzüglich mit der Massage beginnen.

Abwandlungen:

- Bei Belastungsasthma können 2–3 Tr. Eukalyptus Öl *(Eucalyptus globulus)* der Mischung beigefügt werden.
- Bei einem Asthmaanfall, der durch eine virale Infektion ausgelöst wurde, können Sie 2–3 Tr. Teebaum Öl *(Melaleuca alternifolia)* oder 2–3 Tr. Eukalyptus Öl *(Eucalyptus globulus)* zu der Mischung hinzufügen.

Spezielle Massagetechniken

Techniken

In China haben sich einige Massagetechniken speziell bei der Behandlung akuter Asthmaanfälle bewährt. Die unten beschriebenen Techniken sind besonders effektiv. Einziger Nachteil ist, dass sich jüngere Kinder, vor allem, wenn sie zu Hyperaktivität neigen, gegen die Massage sträuben können.

Der Therapeut sollte den Eltern beibringen, wie sie bei einem Asthmaanfall die Ruhe bewahren und kontrolliert handeln können, indem sie das Kind freundlich aber bestimmt beruhigen. Die Eltern sollten versuchen, dem Kind zu Entspannung zu verhelfen – egal, wie – um zu vermeiden, dass die Lebensenergie durch Schreien verschwendet wird. Asthmaanfälle treten häufig nachts auf, wenn man ohnehin Schwierigkeiten hat, sich zu konzentrieren, daher ist es für die Eltern empfehlenswert, die Massage tagsüber zu üben. Einzelheiten zur Vorbereitung und Durchführung einer Massage ☞ Kapitel 9.

Geeignete Techniken (Erklärung ☞ Kapitel 9.4):

- Brustkorb (☞ Abb. 9-3)
- Schulter (☞ Abb. 9-4)
- Luftröhre (Tiantu)
- Schulterblatt (☞ Abb. 9-5)

Wirkung

Während eines akuten Asthmaanfalls vergeht die Zeit sehr langsam, behalten Sie daher die Uhr im Blick. Während der ersten fünf Minuten der Massage zeigt sich oft keine Wirkung. Dennoch sollte die Massage mindestens 15 Minuten lang fortgesetzt werden. Wenn sie wirkt, sollte so lange weiter massiert werden, bis der Anfall vorbei ist.

Wasserdampf

Wenn ein Kind oft unter trockenem Husten und trockenen Atemwegen leidet, kann es sehr hilfreich sein, die Lungen anzufeuchten, indem man das Kind in eine feuchte Umgebung bringt. Am einfachsten kann man dies zu Hause umsetzen, indem man die Dusche sehr heiß andreht und so im Badezimmer viel heißen Wasserdampf erzeugt.

Die Butyeko Methode

Die Butyeko Methode ist geeignet für Kinder ab fünf Jahren, auch wenn wir sie schon erfolgreich bei Dreijährigen eingesetzt haben. Sie wurde entwickelt von dem russischen Arzt Butyeko, der bemerkte, dass Kohlendioxid in den Lungen zur Sauerstooaufnahme benötigt wird. Wenn ein Kind (oder Erwachsener) einen Asthmaanfall hat, hyperventiliert es häufig. Sauerstoff wird dann oft schlecht absorbiert, da *zu viel* Sauerstoff in den Lungen ist, nicht zu wenig. Gleichzeitig besteht ein Mangel an Kohlendioxid. Die Butyeko Methode versucht, den Anteil an Kohlendioxid zu erhöhen, indem man beispielsweise in eine Papiertüte atmet. Gleichzeitig lernt man im Rahmen der Methode, seine Atmung zu kontrollieren, sich zu entspannen und die Panik zu überwinden, die mit dem Anfall einhergeht. Vielen Patienten kann der Butyeko Ansatz gut helfen.

Einen Luftballon aufblasen

Zehnmal täglich einen Luftballon aufzublasen war in einer Studie langfristig ebenso gut wirksam wie die Therapie mit Bronchodilatatoren (zitiert aus: Gascoigne S: Manual of conventional medicine for the alternative practitioner, Jigme Press, Dorking, England, 1993).

18.3 Krankheitsmuster zwischen den Anfällen

Die Therapie während eines akuten Asthmaanfalls ist im Wesentlichen immer die gleiche, unabhängig vom zugrunde liegenden Krankheitsmuster. In dieser Situation müssen alle Reserven des Körpers mobilisiert werden, damit das Kind atmen kann. Im Intervall zwischen den Anfällen ist hingegen ein anderer Ansatz sinnvoll. Hier sollte die Rezeptur in Abhängigkeit von der Konstitution des Kindes ausgewählt werden. Zudem muss man für Kinder oft andere Pflanzen wählen als für Erwachsene, da bei Kindern die Verdauung eine größere Rolle spielt.
Oft reicht es schon, die Verdauung zu regulieren, um die Energie aufzubringen, lange bestehendes Asthma zu überwinden. Grund hierfür ist, dass eine gute Verdauung unerlässlich für die Energieversorgung des Kindes ist. Ohne ausreichend Energie können auch die Lungen nicht gut funktionieren. Dies spiegelt sich in den häufigen Krankheitsmustern bei Asthma wider:

- Schleim
- Schwache Lungen und Verdauung
- Echomuster (zäher Schleim)
- Emotionale Anspannung (bei Kindern über sieben Jahren)

18.4 Klinik und Befunde

Schleim

Dominierender Faktor bei Asthmakindern mit dem Schleim-Muster ist der übermäßige Schleim, der die Atemwege blockiert und so die Atmung behindert. Die Kinder sind eigentlich nicht schwach, werden aber durch die großen Mengen an Schleim überwältigt. Sie kommen mit dem Abhusten nicht hinterher. Oft wird das Asthma bei Belastung schlechter, da so noch mehr Schleim frei geschüttelt wird.

Typische Symptome

- Produktiver Husten
- Laufende Nase
- Blasenbildung vor der Nase
- Blasenbildung des Speichels (wie Kaugummi); tritt nicht bei allen Kindern auf
- Graue Gesichtsfarbe

Sonderform: Schleim und Nahrungsstagnation

Die Symptome sind die gleichen, wie bei einem alleinigen Schleim-Muster. Der Schleim entsteht jedoch durch eine Nahrungsstagnation. Dadurch zeigen sich zusätzlich die typischen Symptome einer Nahrungsstagnation:

- Geblähtes Abdomen
- Weißliche Gesichtsfarbe mit roten Backen
- Unregelmäßiger Stuhlgang (grünlich, übel riechend)

Erklärung

Husten, Nasensekret und Blasenbildung sind direkt auf den Schleim zurückzuführen. Das Gesicht erscheint gräulich, wenn die Durchblutung durch den Schleim behindert wird.

Entstehung der Symptome bei Nahrungsstagnation ☞ Kapitel 2.

Schwache Lungen und Verdauung

Bei diesen Kindern hat man den Eindruck, wenn sie nur ein bisschen mehr Energie hätten, würde es ihnen besser gehen. Oft haben die Kinder Schleim in den Lungen, aber einfach nicht die Energie, die nötig wäre, um kräftig zu husten.

Typische Symptome

- Weiße oder graue Gesichtsfarbe
- Kleine, schwache, evtl. unterentwickelte Kinder
- Laufende Nase
- Schwache Stimme
- Kurzatmigkeit
- Schlechter Appetit, wählerisch beim Essen
- Häufige Infekte
- Häufig krank, oft verzögerte Genesung

Sonderform: Schwache Lungen und Verdauung mit nervösem Energieüberschuss

Dieses Muster wird in Kapitel 2 erklärt. Es gibt eine weitere Ursache für dieses Muster: die Anwendung von Bronchodilatatoren. Bronchodilatatoren sind stark stimulierende Mittel. Einige Kinder sind noch Stunden nach der Einnahme hyperaktiv.

Die Symptome sind bis auf einige Ausnahmen die gleichen wie bei einfacher Lungen- und Verdauungsschwäche:

- Das Kind hat scheinbar viel Energie.
- Es steht gerne im Mittelpunkt.
- Es überschreitet ständig seine Grenzen.
- Die Eltern sind oft erschöpft.

Sonderform: Tiefe Erschöpfung

Wenn das Asthma seit langer Zeit besteht und das Kind nicht genug Schlaf bekommt, kann sich eine tiefe Erschöpfung einstellen. In diesem Fall zeigen sich zusätzlich die folgenden Symptome:

- Weiße Gesichtsfarbe, wie bei einem Geist
- Schwarze Ringe unter den Augen
- Palpatorisch schwacher Rücken und konkav geformte Lumbalregion

Echomuster (zäher Schleim)

Das Echomuster mit zähem Schleim ist vielleicht das häufigste Muster bei Asthma. Das Kind ist nicht besonders schwach und müde, und man bemerkt auch keine Anzeichen übermäßigen Schleims. Einige Kinder scheinen ganz frei von Schleim zu sein. Wie bereits weiter vorne erklärt, hat sich bei diesem Muster der Schleim verfestigt. Das Muster tritt oft während der zweiten Phase der Therapie auf, wenn der Großteil des Schleims aus den Lungen geklärt wurde und die Energie des Kindes bereits etwas gestärkt ist.

Typische Symptome

- Graue Gesichtsfarbe
- Leicht glasige Augen
- In der Vorgeschichte wiederholte Anfälle, die mit Antibiotika behandelt wurden
- Viele Impfungen in der Anamnese
- Geschwollene Lymphknoten
- Verschlechterung des Asthmas bei kaltem, feuchtem Wetter
- Schimmelpilz- und Penicillinallergie (kann den Anfällen vorausgehen)
- Gelegentlich Bauchschmerzen ohne erkennbare Ursache

Erklärung der Symptome ☞ Kapitel 5.

Sonderform: Echomuster mit Hitze

Zusätzlich zu den Symptomen des Echomusters treten folgende Symptome auf:

- Weiße Stirn und rote Backen oder Lippen
- Neigung zu Fieber
- Asthma verschlechtert sich bei warmem Wetter
- Tierhaarallergie

Sonderform: Allergisches Asthma

Auch allergisches Asthma gehört als Untergruppe zu den Echomustern mit zähem Schleim. Man kann unterscheiden zwischen Kindern mit einer Nahrungsmittelallergie, wie z. B. gegen Erdnussbutter oder künstliche Geschmacksstoffe, und Kindern mit einer Allergie gegen Antigene, die lediglich berührt oder inhaliert werden, wie z. B. Tierhaare. Da das zugrunde liegende Muster das gleiche ist, halten wir diese Unterteilung jedoch für relativ willkürlich. Für uns zählt die

allergische Reaktion an sich und nicht so sehr der Weg, über den das Antigen in den Körper gelangt. Bei der Behandlung müssen unabhängig von der Form ohnehin Lunge und Verdauung behandelt werden.
Bei der Diagnosestellung gibt das Allergen, gegen das das Kind allergisch ist, oft einen wichtigen Hinweis. Im Allgemeinen liegen bei einer Pollenallergie eher ein entzündlicher Prozess und ein Hitze-Muster vor, während bei Allergien gegen Schimmelpilze und feuchte Substanzen auch eher ein Kälte-Feuchtigkeits-Muster vorliegt.

Emotionale Anspannung (bei Kindern über sieben Jahren)

Bei jeder Erkrankung gibt es auch eine emotionale Komponente. Sogar bei so häufigen Beschwerden wie einer Erkältung findet man oft zumindest eine Veränderung im emotionalen Zustand des betroffenen Menschen. Dies gilt auch für Asthma. Der Unterschied zwischen dem Muster der emotionalen Anspannung und anderen Mustern liegt darin, dass bei emotionaler Anspannung jede starke Gefühlsregung einen Anfall auslösen kann. So kann ein Kind in unangenehmen Situationen, wie z.B. im Unterricht bei einem Lehrer, mit dem es nicht zurecht kommt, einen Anfall bekommen.

Typische Symptome

- Anfälle werden ausgelöst oder verschlimmert durch äußeren Stress oder starke Gefühle.
- Oft gibt es Probleme zwischen den Eltern oder innerhalb der Familie.
- Das Kind kann beim ersten Besuch in der Praxis ängstlich wirken.
- Anfälle treten oft im Rahmen von Wetterumschwüngen oder bei stickigem Wetter auf.
- Den Anfällen können rasche Temperaturschwankungen vorausgehen, wie z.B. wenn man von einem geheizten Raum nach draußen in die Kälte geht.
- Das Gesicht ist in der Regel blass mit einem grünlichen Stich.
- Besonders um den Mund herum können grünliche Veränderungen auffallen.
- Die Lippen können gerötet sein.
- Oft zeigen sich dunkle Ringe um die Augen.

Erklärung

Viele Symptome sind lediglich Ausdruck der emotionalen Anspannung. Ein oder zwei müssen jedoch genauer erklärt werden:

- Die gehäuften Anfälle bei Wetter- oder Temperaturveränderungen rühren daher, dass der Körper seine Anpassungsfähigkeit verloren hat. Die Anspannung führt zu einer Art „Festhalten" an gegebenen Umständen, und dies stört die Flexibilität des Menschen auf physischer und emotionaler Ebene.
- Die grünlichen Verfärbungen um den Mund herum sind sehr typisch für dieses Muster.
- Die roten Lippen können durch ein zugrunde liegendes Echomuster verursacht sein.

18.5 Kräutertherapie

! Dosierungen

Alle angegebenen Dosierungen gelten für dreijährige Kinder. Umrechnung für andere Altersgruppen ☞ Tabelle auf der vorderen Umschlagsseite. Die vorgeschlagenen Dosierungen sind lediglich Empfehlungen, sie müssen individuell an das Kind angepasst werden.

Therapie der unterschiedlichen Muster

Schleim

Beim Schleim-Muster kann zunächst eine alleinige Therapie mit schleimlösenden Kräutern sinnvoll sein. Gibt man von Anfang an Pflanzen wie Kanadische Gelbwurzel *(Hydrastis canadensis)*, so kann sich die Symptomatik verschlimmern. Wenn die Bronchien bereits mit Schleim gefüllt sind, kann diese Verschlechterung auch einen Asthmaanfall hervorrufen. In den ersten ein oder zwei Wochen ist es daher sinnvoll, einfache Pflanzen wie Huflattich *(Tussilago farfara)* oder Thymian *(Thymus vulgaris)* zu geben. Danach kann man zu Kräutern wechseln, die zu einer stärkeren Austreibung des Schleims aus dem Körper führen können.

Rezeptur

Bei den genannten Dosierungen handelt es sich um die Anfangsdosis. Bei einer zu starken Reaktion sollte diese weiter gesenkt werden. Normalerweise kann man sie nach ein paar Wochen verdoppeln (ggf. einige Wochen später auch noch ein zweites Mal).

Rezeptur in den ersten beiden Wochen	
Huflattich *(Tussilago farfara)*	4 Tr. Tinktur
Thymian *(Thymus vulgaris)*	3 Tr. Tinktur

Rezeptur in der dritten und vierten Woche	
Huflattich *(Tussilago farfara)*	4 Tr. Tinktur
Thymian *(Thymus vulgaris)*	3 Tr. Tinktur
Alant *(Inula helenium)*	2 Tr. Tinktur

Allzweck-Rezeptur ab der fünften Woche	
Huflattich *(Tussilago farfara)*	4 Tr. Tinktur
Andorn *(Marrubium vulgaris)*	4 Tr. Tinktur
Alant *(Inula helenium)*	2 Tr. Tinktur
Kanadische Gelbwurzel *(Hydrastis canadensis)*	2 Tr. Tinktur

! Eine Pflanze, die bei allen Typen von Asthma immer eingesetzt werden kann, ist Herbstkirschenrinde *(Prunus serotina)* in Form von Sirup. Man verwendet den Sirup normalerweise als Hustensaft, aber er kann auch bei Asthma eingesetzt werden und hat den Vorteil, dass er gut schmeckt. Alle oben genannten Tinkturen können dann dem Sirup beigemengt werden.

Abwandlung: Bei Schleim mit Nahrungsstagnation: Geben Sie 3 Tr. Virgianische Ehrenpreis Tinktur *(Leptandra virginica)* hinzu.

Therapiealternativen

Wenn Huflattich oder Andorn nicht verfügbar sind, kann stattdessen Ysop *(Hyssopus officinalis)* verwendet werden. Statt Kanadischer Gelbwurzel kann auch Mahonie *(Berberis aquifolium)* eingesetzt werden.

Sind Kanadische Gelbwurzel oder Virgianischer Ehrenpreis nicht verfügbar, so kann man die Rezeptur zunächst ohne die Kräuter probieren, sollte aber möglichst rasch nach einem Ersatz suchen. Bei manchen Kindern wirkt beispielsweise die Kombination aus Krausem Ampfer *(Rumex crispus)* und Butternuss *(Juglans cinerea)* sehr gut.

Erklärung

- Huflattich und Andorn wirken schleimlösend und stärken die Lungen. Wenn übermäßig viel Schleim freigesetzt wird, sollte man Andorn weglassen.
- Alant klärt Schleim aus der Lunge und regt die Verdauung an. Er steigert die Gallenproduktion und damit die Darmmotilität, so dass der Schleim besser über die Verdauung ausgeschieden werden kann.
- Kanadische Gelbwurzel hat nur wenig oder gar keinen Effekt auf die Lunge selbst, wirkt aber dafür tonisisierend und stimulierend auf die Verdauung und vertreibt Schleim aus dem System.

Wirkung

In den ersten beiden Wochen tritt oft eine leichte Verschlechterung ein (das Kind hustet beispielsweise etwas mehr). Dennoch entwickeln sich normalerweise keine schlimmeren Asthmaanfälle.

Wenn die Verschlechterung nach zwei Wochen weiter anhält, sollten Sie die Dosierung der Kanadischen Gelbwurzel reduzieren. Wenn hingegen keine Verschlechterung mehr bemerkbar ist, ist es an der Zeit, die Dosierungen der Pflanzen zu erhöhen. Nach weiteren zwei Wochen kann man die Dosis erneut steigern.

Die Therapie dauert normalerweise mehrere Monate. Wenn das Kind am Ende dieser Zeit immer noch Asthma hat, sollte man die Rezeptur ändern. Oft ist dann ein Wechsel zu einer Rezeptur gegen Echomuster hilfreich (s.u.), da zu diesem Zeitpunkt der Großteil des Schleims aus der Lunge geklärt ist und die Lungen bereits stärker geworden sind. Man braucht dann Kräuter, die gezielt den verbleibenden zähen Schleim zu behandeln.

Bei Nahrungsstagnation kann es in der ersten Woche zu großen Mengen übel riechenden Stuhlgangs kommen. Wenn dies ein zu dramatisches Ausmaß annimmt, sollte man die Kräuter pausieren, bis sich der Stuhlgang normalisiert hat. Anschließend können die Kräuter in geringerer Dosis weiter eingenommen werden.

Schwache Lungen und Verdauung

Als Ausgangspunkt kann die gleiche Allzweckrezeptur genutzt werden, aber der Therapieschwerpunkt liegt hier ein bisschen anders. Die wichtigsten Kräuter sind die, die sowohl Verdauung als auch Lungen stärken.

Rezeptur

Die folgende Basisrezeptur hat sich als hilfreich erwiesen:

Basisrezeptur	
Huflattich *(Tussilago farfara)*	4 Tr. Tinktur
Angelikawurzel *(Angelica archangelica)*	4 Tr. Tinktur
Süßholz *(Glycyrrhiza glabra)*	3 Tr. Tinktur
Fenchel *(Foeniculum vulgaris)*	3 Tr. Tinktur
Kanadische Gelbwurzel *(Hydrastis canadensis)*	2 Tr. Tinktur

Abwandlungen:

- Bei Anzeichen von Kälte (weißes Gesicht, krampfartige Schmerzen): geben Sie 3 Tr. Ingwer Tinktur *(Zingiber officinalis)* hinzu.
- Bei leichter Verstopfung ergänzen Sie 3 Tr. Berberitzen Tinktur *(Berberis vulgaris)*.
- Bei stärkerer Obstipation können Sie 2 Tr. Gemeiner Kreuzdorn Tinktur *(Rhamnus cathartica)* hinzufügen.
- Bei Diarrhö können 2–3 Tr. Odermenningkraut Tinktur *(Agrimonia eupatoria)* ergänzt werden.

Erklärung

Die Kräuter der Basisrezeptur wirken in erster Linie auf die Lunge, die Pflanzen der Abwandlungen hingegen mehr auf die Verdauung:

- Huflattich ist ein sehr gutes tonisierendes Mittel für die Lunge.
- Angelikawurzel tonisiert stärker die Verdauung, hat aber trotzdem gleichzeitig eine sehr gute Wirkung auf die Lunge.
- Süßholz ist ein allgemeines Tonikum.
- Fenchel wirkt leicht beruhigend und wärmend auf die Verdauung.
- Kanadische Gelbwurzel ist eine tonisierende und stimulierende Pflanze und kann Schleim aus dem System vertreiben.
- Ingwer wärmt den Magen.
- Berberitze und Gemeiner Kreuzdorn wirken abführend.
- Odermenningkraut ist ein adstringierendes Mittel.

Wirkung

Zunächst bemerkt man nur kleine Veränderungen, entweder der Stimmung oder auch auf physischer Ebene. Wenn sich die Stimmung verändert kann beispielsweise auffallen, dass das Kind plötzlich eine positivere Lebenseinstellung hat. Wenn sich zunächst körperliche Symptome verändern, bemerkt man oft, dass das Kind plötzlich ein bisschen kräftiger husten kann als zuvor. Nach und nach klären sich die Lungen, die Gesichtsfarbe wird rosig und der Appetit verbessert sich.

All dies braucht Zeit – mindestens einige Monate – und manchmal ist man nicht sicher, ob die Kräuter auch wirklich noch wirken. Dann kann es sinnvoll sein, vorsichtig jede Woche die Dosis der Kräuter zu erhöhen und aufmerksam die Reaktion darauf zu beobachten. Ausgehend von der Basisrezeptur kann die Dosis bis auf das Fünffache erhöht werden.

Auch hier kann nach drei oder vier Monate ein Wechsel der Rezeptur nötig werden. Zu diesem Zeitpunkt kann das Kind eine Rezeptur gegen Schleim oder gegen ein eventuelles Echomuster brauchen.

Sonderform: Schwache Lungen und Verdauung mit nervösem Energieüberschuss

Rezeptur

Die Basisrezeptur kann auch bei dieser Sonderform eingesetzt werden. Die Rezeptur sollte jedoch auch eine Pflanze beinhalten, die eine beruhigende Wirkung auf das Kind hat. Prinzipiell kämen hier Passionsblume *(Passiflora incarnata)*, Melisse *(Melissa officinalis)* oder Johanniskraut *(Hypericum perfoliatum)* infrage, aber oft scheinen diese Kräuter nicht zu wirken oder die Kinder verweigern die Einnahme. Man kann stattdessen eine Massage mit ätherischen Ölen versuchen. Eine Massage des Abdomens und der Fußsohlen mit Ingwer kann beispielsweise eine hilfreiche Therapieergänzung sein.

Wirkung

Während der Behandlung werden die Kinder häufig sehr traurig oder brechen in Tränen aus, da sie teilweise nur deshalb so aktiv sind, weil sie versuchen, einer tiefen Traurigkeit zu entkommen. Wenn sie aufgrund der Kräuter ruhiger werden, tritt diese Traurigkeit offen zutage. Eine derartige Reaktion während der Kräutertherapie oder der Massage ist daher ein ermutigendes Zeichen. Das Kind wird die Erfahrung zwar nicht mögen, aber wenn man es die Traurigkeit herauslässt, kann eine bleibende Wirkung eintreten. Man kann in Versuchung geraten, über die Traurigkeit sprechen zu wollen, aber unserer Erfahrung nach ist es ausreichen, wenn das Kind seinen Gefühlen einfach nur freien Lauf lässt.

Sonderform: Tiefe Erschöpfung

Rezeptur

Ergänzen Sie die Basisrezeptur um folgende Kräuter:

- 3 Tr. Schisandra Tinktur *(Schisandra sinensis)*
- 3 Tr. Sibirischer Ginseng Tinktur *(Eleutherococcus quinquefolium)*

Erklärung

Beide Kräuter sind stark tonisierende Mittel. Schisandra wirkt dabei nicht anregend, sondern stärkt lediglich den ganzen Körper. Sibirischer Ginseng *(Eleutherococcus quinquefolium)* wirkt weniger anregend als Chinesischer Ginseng *(Panax ginseng)*.

Wirkung

Die Wirkung variiert sehr stark. Dies liegt teilweise daran, dass die Kinder zwar tief erschöpft sind, gleichzeitig aber dennoch leicht hyperaktiv als Folge der konventionellen Asthmasprays. Wenn man ihnen tonisierende Mittel verabreicht, nutzen sie die zusätzliche Energie oft dazu, noch mehr zu toben und länger aufzubleiben, und die Gesundheit wird fast gar nicht beeinflusst. Um die Gesundheit erfolgreich wieder herzustellen, muss das Kind seine Aktivität vermindern und die Ruhepausen verlängern.

Echomuster (zäher Schleim)

Rezeptur

Hier gibt man Kräuter, die den zähen Schleim verflüssigen. Dies sind traditionell die gleichen Pflanzen, die auch das Lymphsystem klären. Wir bevorzugen die folgenden Kräuter:

- Kermesbeere *(Phytolacca decandra)*
- Verschiedenfarbige Schwertlilie *(Iris versicolor)*

Die gleiche Wirkung haben aber auch die folgenden Pflanzen:

- Stillingie *(Stillingia sylvatica)*
- Labkraut *(Galium aparine)*
- Knotige Braunwurz *(Scrophularia nodosa)*

Eine typische Rezeptur ist beispielsweise:

Rezeptur	
Huflattich *(Tussilago farfara)*	4 Tr. Tinktur
Alant *(Inula helenium)*	4 Tr. Tinktur
Kermesbeere *(Phytolacca decandra)*	3 Tr. Tinktur
Verschiedenfarbige Schwertlilie *(Iris versicolor)*	3 Tr. Tinktur
Ggf. zusätzlich: Kanadische Gelbwurzel *(Hydrastis canadensis)*	2 Tr. Tinktur

Erklärung

- Wenn man Kermesbeere und Verschiedenfarbige Schwertlilie zu einer Rezeptur hinzu

gibt, so erweichen sie langsam nach und nach den Schleim. Gibt man sie hingegen alleine, so steigern sie zu Beginn der Therapie die Menge des Schleims und das Kind beginnt stark zu husten. Wenn selbst mit der genannten Rezeptur der Husten schlimmer wird, sollte man vorübergehend die Dosis von Kermesbeere und Verschiedenfarbiger Schwertlilie vermindern.
- Huflattich und Alant helfen, die Lungen zu klären.

Wirkung
Bei einigen Kindern führen die Kräuter nicht zu einer Verflüssigung des Schleims, sondern stattdessen zu starker Erschöpfung. Häufig fangen die Kinder wieder an, ins Bett zu machen, obwohl sie vorher trocken waren. Wenn das passiert, sollte man die Kräuter reduzieren oder sogar ganz absetzen und stattdessen zunächst die Rezeptur bei schwacher Lunge und Verdauung versuchen (s. o.).
Die Behandlung eines Echomusters dauert sehr lange. Wie in Kapitel 5 beschrieben, machen die Kinder während der Therapie häufig emotionale Veränderungen durch. Ein braves Kind kann schwierig und stur werden, ein von vornherein schwieriges Kind fast unerträglich. Vorausgesetzt man beobachtet gleichzeitig eine Verbesserung der sonstigen Symptome, ist dieses vorübergehend schlechte Benehmen durchaus erwünscht. Es kann zwei bis vier Monate dauern, bis das Kind die Veränderungen abgeschlossen hat und wieder zu einem liebenswerten, offenen Kind geworden ist. Die Kräuter sollten während der gesamten Zeit weiter eingenommen werden, die Dosis sogar nach und nach gesteigert werden. Ggf. sollte man die Therapie auch nach diesen zwei bis vier Monaten noch weiterführen.
Wenn das Kind Allergien hat, sollten diese nach ca. drei Monaten schwächer werden. Nach ca. sechs Monaten können zwar noch Allergien vorliegen, sie sollten aber deutlich weniger Probleme bereiten.

Sonderform: Echomuster mit Hitze

Rezeptur
Ergänzen Sie die Rezeptur um folgende Kräuter:
- 2 Tr. Behaarte Wolfsmilch Tinktur (*Euphorbia pilulifera*)
- 2 Tr. Cimicifugawurzelstock Tinktur (*Cimicifuga racemosa*)
- 2 Tr. Lobelien Tinktur (*Lobelia inflata*)

Sind diese Kräuter nicht verfügbar, so können Sie stattdessen folgende Pflanzen verwenden:
- 2 Tr. Passionsblumen Tinktur (*Passiflora incarnata*)
- 2 Tr. Baldrian Tinktur (*Valeriana officinalis*)
- 2 Tr. Ysop Tinktur (*Hyssopus officinalis*)

Erklärung
- Wenn der zähe Schleim sich verflüssigt, wird gespeicherte Hitze frei und kann das Kind sehr angespannt, zornig oder wild machen. Behaarte Wolfsmilch entspannt die Lungen und hilft, Hitze zu vertreiben.
- Cimicifugawurzelstock tonisiert die Nerven und wird bei Asthma als entspannendes Mittel eingesetzt.
- Lobelie wirkt generell entspannend.
- Ysop ist ein Relaxans mit besonderer Wirkung auf die Lungen.
- Passionsblume wirkt generell tonisierend auf die Nerven und dient ebenfalls der Entspannung. Sie ist besonders geeignet für Kinder mit Ängsten oder Panikattacken.
- Baldrian entspannt den ganzen Körper.

Wirkung
Die Wirkung ist die gleiche wie beim Echomuster ohne Hitze. Hauptunterschied ist, dass das Kind Fieber bekommen kann, wenn die Hitze frei wird, und dass das Benehmen des Kindes noch schlechter sein kann.

Emotionale Anspannung (bei Kindern über sieben Jahren)

Rezeptur
Bei emotionaler Anspannung möchte man mit der Therapie zwei Dinge erreichen:
- Erstens: Das Kind soll sich entspannen, um

normal atmen zu können und besser mit unangenehmen Situationen fertig werden zu können.
- Zweitens: Das Kind soll gestärkt werden, damit es sich bei Schwierigkeiten durchsetzen kann.

Die folgende Rezeptur berücksichtigt beide Therapieaspekte:

Rezeptur

Lobelie *(Lobelia inflata)*	4 Tr. Tinktur
Melisse *(Melissa officinalis)*	4 Tr. Tinktur
Angelikawurzel *(Angelica archangelica)*	2 Tr. Tinktur
Huflattich *(Tussilago farfara)*	2 Tr. Tinktur
Kanadische Gelbwurzel *(Hydrastis canadensis)*	2 Tr. Tinktur

Abwandlung: Alternativ zu den entspannenden Kräutern können auch 2 Tr. Passionsblumen Tinktur *(Passiflora incarnata)* eingesetzt werden. Diese Rezeptur ist besonders geeignet bei einem starken Engegefühl in der Brust. Je nachdem, ob das Kind mehe Entspannung oder mehr Stärkung benötigt, können die Relationen der Kräuter verändert werden.

Erklärung

- Lobelie, Melisse und Passionsblume sind entspannende Kräuter.
- Angelikawurzel, Huflattich und Kanadische Gelbwurzel stärken den Körper.

Wirkung

Bei Kindern unter fünf Jahren sind die Therapieerfolge bei diesem Muster oft enttäuschend, da diese Kinder Emotionen aus ihrer Umgebung wie ein Schwamm aufsaugen. Die Anspannung, die die Symptome verursacht, ist oft nicht ihre eigene, sondern spiegelt vielmehr Spannungen in ihrem Umfeld wider. Wenn sich beispielsweise die Eltern eines Kindes trennen, gibt es normalerweise starke Spannungen in der Familie, und das Kind kann diese sehr leicht aufgreifen. Kräuter alleine können diese zugrunde liegenden Spannungen nicht lösen. Dennoch lohnt sich die Kräutertherapie, da sich auf diese Weise die Gesundheit des Kindes zumindest nicht verschlechtert. Wenn sich später die Lebensumstände des Kindes ändern, kann die Therapie viel schneller wirken.

Bei Kindern über sieben Jahren hat man bessere Therapieergebnisse, da sie bereits etwas unabhängiger sind. Noch günstiger sind die Ergebnisse, wenn sich ein belastender Faktor identifizieren lässt und man das Kind bei der Lösung seines Problems unterstützen kann. Hat es beispielsweise Schwierigkeiten mit einem Lehrer, so kann es sehr hilfreich sein, dem Kind zu erzählen, dass Sie als Therapeut früher auch schon mal ein Problem mit einem Lehrer hatten.

Elternberatung

Viele wichtige Ratschläge wurden bereits oben erwähnt, so z. B. dass man die wichtigsten Ursachen des Asthmas beseitigen sollte. Einige Empfehlungen, die starke Veränderungen des Lebensstils beinhalten, können nur nach und nach umgesetzt werden. Am einfachsten ist es oft, mit einer Ernährungsumstellung zu beginnen. Hier sollte man vor allem folgende Grundsätze beachten:
- Vermeiden Sie Kuhmilch und Kuhmilchprodukte.
- Meiden Sie Erdnüsse und Erdnussbutter.
- Reduzieren Sie den Konsum von Bananen und Orangen.

Muster können sich verändern

Im Verlauf der Behandlung kann und wird sich das Krankheitsmuster verändern. Behandelt man beispielsweise ein schwaches Kind, so wird es nach und nach stärker und das Muster kann sich zu einem Schleim-Muster entwickeln. Wenn der Schleim geklärt wird, kann sehr zäher Schleim zurückbleiben, so dass man plötzlich ein Echomuster behandeln muss. Verwenden Sie bei der Therapie des Echomusters zu viele ableitende Kräuter, so wird im Körper eine Menge Schleim produziert und man muss die Rezeptur erneut entsprechend anpassen.

18.6 Konventionelle Therapie

Bedeutung der Schulmedizin

Die Stärke der Schulmedizin ist vor allem die Therapie lebensbedrohlicher Notfälle, die schnell wirksame Medikamente erfordern. Dies gilt ganz besonders für die Behandlung von Asthma. Inhalative Bronchodilatatoren entspannen sofort die Atemwege und ermöglichen es dem Kind, wieder zu atmen. Es gibt Medikamente auf pflanzlicher Basis, die fast genauso schnell wirken, z. B. ein mit Beifuß Öl *(Artemisia vulgaris)* gefüllter Inhalator oder Zigaretten aus Huflattich *(Tussilago farfara)*, aber sie haben Nachteile im Vergleich zu konventionellen Inhalatoren. Ein Beifuß-Inhalator ist schwer zu bekommen und die Inhalation verursacht einige Sekunden lang ein Erstickungsgefühl, bevor sie letztlich die Atemwege erweitert. Hinsichtlich der Huflattich-Zigaretten werden vermutlich die meisten Menschen es als unpassend empfinden, ein fünfjähriges Kind rauchen zu sehen, selbst wenn der Huflattich-Rauch eine positive Wirkung hat. Aus diesem Grund empfehlen wir in der Regel, den Kindern zu Beginn der Kräutertherapie zunächst ihre konventionellen Asthma-Sprays weiterzugeben. Solange man nicht sicher sein kann, dass die Kräutertherapie bei dem Kind tatsächlich wirkt, sollte die konventionelle Medikation immer bereit stehen, für den Fall dass das Kind einen lebensbedrohlichen Asthmaanfall hat.

Die schnelle Symptomlinderung durch die konventionellen Medikamente birgt jedoch keinerlei Aussicht auf eine längerfristige Heilung des Asthmas in sich. Gerade ihre rasche Wirkung bringt es mit sich, dass sie zur nachhaltigen Therapie von Krankheiten, deren Heilung von Natur aus lange dauert, nicht geeignet sind. Hier tritt die Kräutertherapie in den Vordergrund. Kräuter können in Gegensatz zur schulmedizinischen Therapie auch konstitutionelle Probleme behandeln und funktionelle Gleichgewichtsstörungen im Körper ausgleichen. Wir sind daher überzeugt davon, dass die Kräutertherapie bei der Behandlung der zugrunde liegenden Störung der konventionellen Therapie deutlich überlegen ist und zu einer wirklichen, langfristigen Heilung führen kann.

Wirkung der Schulmedizin

Die meisten Kinder, die sich mit Asthma in unserer Praxis vorstellen, nehmen bereits eine ganze Reihe von Medikamenten ein. Eine häufige Kombination ist ein antientzündliches Medikament (z. B. Dinatriumcromoglycat oder Nedocromil-Natrium), ein Bronchodilatator und ein inhalatives Kortikosteroid. Jedes dieser Medikamente hat sinnvolle Einsatzgebiete, wir glauben aber, dass eine Langzeittherapie mit allen dreien gleichzeitig die Gesundheit schädigen kann. Zudem machen sowohl die Bronchodilatatoren als auch die Kortikosteroide abhängig, so dass man letztlich nicht nur das Asthma, sondern auch die Medikamentenabhängigkeit behandeln muss. Dies unterscheidet Asthma von den meisten Fällen von chronischem Husten und ist einer der Faktoren, die die Therapie erschweren. Weiter unten möchten wir einige Ratschläge geben, wie man die konventionelle Therapie sicher absetzen kann. Dazu möchten wir zunächst näher auf die Wirkung der Medikamente eingehen.

Dinatriumcromoglycat (DNCG)

DNCG ist ein antientzündliches Mittel, das ursprünglich aus Berglorbeer gewonnen wurde. Es vermindert die Histamin-Ausschüttung. Die Langzeittherapie scheint nicht schädlich zu sein, wir haben Kinder gesehen, die über Jahre DNCG einnahmen, ohne irgendwelche unerwünschten Wirkungen zu zeigen.

Bronchodilatatoren

Bronchodilatatoren (Salbutamol, Terbutalin etc.) sind stark stimulierende Mittel. Bei einigen Kindern zeigen sie eine Koffein-ähnliche Wirkung und führen zu Hyperaktivität. Wir hatten sogar einen Patienten, der den aufputschenden Effekt seines Asthma-Sprays so genoss, dass er einen Hub nahm, wann immer er einen „Kick" brauchte, nicht nur, wenn er nicht atmen konnte. Indirekt haben die Bronchodilatatoren einen negativen Einfluss, da sie zu übermäßiger Aktivität des Kindes führen. Die Hyperaktivität und der Schlafmangel durch das Medikament schädigen nach und nach die Gesundheit. Bei einigen Kindern ist der überstimulierende Effekt der Bronchodilatatoren nicht festzustellen, aber selbst bei diesen Kindern haben wir bemerkt, dass langfristig eine Schwächung der Lungen resultieren kann.

Kortikosteroide

Kortikosteroide können auf zwei Arten verabreicht werden. Zum einen gibt man sie bei akuten Anfällen drei oder vier Tage lang in hohen Dosen oral. Wird diese Behandlung nicht zu oft wiederholt, scheint sie insgesamt keine negativen Auswirkungen zu haben. Zum anderen werden Kortikosteroide auch zur regelmäßigen Inhalation verschrieben. Unserer Erfahrung nach kann dies zu einer Schädigung der Lungen führen. Die Wirkung ist fast die gleiche wie beim Einsatz von Kortikosteroid-haltigen Salben bei Ekzemen: kurzfristig zeigt sich eine schnelle Linderung der Symptome, aber langfristig werden die Lungen geschwächt und das Asthma immer schwerer zu therapieren.

18.7 Schwierigkeiten bei der Asthmatherapie

Probleme, denen die Eltern begegnen können

Gewohnheiten

Wenn Sie ein krankes Kind in der Familie haben, vor allem eines mit einer lebensbedrohlichen Erkrankung, ist es unvermeidbar, dass dieses Kind ein bisschen anders behandelt wird als die übrigen Familienmitglieder. Wie sich dies äußert, ist ganz unterschiedlich, aber häufig gehen die Eltern mit dem Kind etwas nachsichtiger um als mit seinen Geschwistern. Obwohl kein Kind gerne krank ist, kann es sich natürlich an diese „Vorzugsbehandlung" gewöhnen und möchte sie dann vielleicht nur ungern aufgeben. Wir haben schon Asthmaanfälle gesehen, die von den Kindern scheinbar absichtlich herbeigeführt wurden, wenn sie aufgefordert wurden, etwas zu tun, was sie nicht wollten. Die Eltern können daher mit Trotzanfällen und Wutausbrüchen konfrontiert werden, wenn das Kind seine Gewohnheiten ändern muss. Dies erfordert oft viel Kraft.

„Rebellion"

Bei der Therapie von Echomustern kann das Verhalten des Kindes vorübergehend sehr schwierig werden (☞ Kapitel 5). Es kommt sehr häufig vor, dass die Kinder dann regelrecht gegen die Eltern „rebellieren". Zu Beginn freuen sich die Eltern oft noch zu sehen, dass ihr Kind plötzlich genug Energie hat um mit ihnen zu kämpfen, aber dies schlägt schnell um, und manche Eltern wünschen sich, sie hätten die Therapie nie begonnen. Es ist sehr hilfreich, die Eltern vorzuwarnen, damit sie entsprechend vorbereitet sind. Bieten Sie Ihre Unterstützung bei der Bewältigung der Probleme an, um die Aussichten auf einen Therapieerfolg zu steigern.

Verschlimmerung der Symptome

Die Asthmatherapie erfordert Geduld. Auf dem Weg zur Heilung kann es vorübergehend auch zu einer Verschlechterung der Symptomatik kommen. So kann sich Husten beispielsweise zunächst verschlimmern, wenn Schleim gelöst wird. Wir haben schon darauf hingewiesen, dass ein krankes Kind viel stärker von seinen Eltern abhängig ist als ein gesundes. Gerade eine chronische Erkrankung wie Asthma kann für die Eltern sehr kräftezehrend sein. Die Eltern bekommen im Verlauf der Therapie oft das Gefühl, dass die Kräuter nicht wirken und den Zustand des Kindes verschlechtern, auch wenn dies nur ein vorübergehendes Phänomen ist. Gerade in solchen Phasen ist Unterstützung von außen sehr wichtig.

Schlechtes Benehmen

Wenn Schleim und Giftstoffe aus dem Körper ausgeleitet werden, beginnt das Kind oft, sich sehr schlecht zu benehmen. Die Eltern bekommen das Verhalten meist mit voller Wucht ab. Dies kann sehr an den Kräften zehren. Wir sind vielen Eltern begegnet, die an dieser Stelle die Therapie abgebrochen haben. Hätten sie nur noch einige Wochen länger durchgehalten, so wäre das Kind geheilt gewesen. Eine intensive Betreuung während dieser Zeit kann den Unterschied zwischen Erfolg und Misserfolg der Therapie ausmachen.

Auch Sie als Therapeut können direkt von den

Schwierigkeiten betroffen sein: Eltern, deren braves, folgsames Kind sich plötzlich in ein aufmüpfiges Ungeheuer verwandelt, werden dem Therapeuten sicherlich einige Fragen stellen.

> **!** Wenn das Verhalten des Kindes unerträglich wird, kann dies auch an einer falschen Auswahl der Kräuter liegen. Hier sollte man vor allem die sonstigen Symptome und Befunde genau betrachten. Stimmt die Rezeptur, bemerkt man alle möglichen kleinen Veränderungen – z. B. Verbesserungen der Verdauung, des Appetits, der Gesichtsfarbe oder plötzlich wieder strahlende Augen. Sind die Kräuter nicht passend ausgewählt, werden sich all diese kleinen Dinge eher verschlechtern.

Rückschläge

Der häufigste Grund für Eltern, die Therapie vorzeitig abzubrechen, ist, wenn es zu einem Rückfall kommt. Gerade Eltern, die sich an einen naturheilkundlichen Therapeuten wenden, setzen meist große Hoffnungen in die Therapie. Sie erwarten oft, dass die Kräutertherapie genauso schnell wirkt wie die konventionelle Medikation. Kommt es dann nach ein oder zwei Monaten zu einem Rückschlag, so lassen sie sich davon schnell entmutigen. Besonders ein Muster ist sehr häufig: Die Eltern kommen gegen Ende des Herbstes in die Praxis. Zunächst sehen sie einige positive Sofortwirkungen der Kräutertherapie, aber nach ein oder zwei Monaten läuft eine Erkältungswelle durch die Schule ihres Kindes und das Kind wird wieder krank, da die Kräuter nach ein oder zwei Monaten noch nicht ausreichend Zeit hatten, zu wirken. Die Enttäuschung, die die Eltern verspüren, wenn sie erneut das Krankenhaus besuchen müssen, reicht oft aus, um zum Aufgeben zu führen.

Wenn dies passiert, sollte der Therapeut darauf hinweisen, welche Veränderungen sich bereits eingestellt haben. Man sollte den Vergleich mit früheren Anfällen und anderen Kindern an der gleichen Schule hinzuziehen. Normalerweise stellt man fest, dass die aktuelle Episode weniger schwer ist oder kürzer anhält als frühere Anfälle. Auch andere kleine Zeichen können auf die Wirkung der Kräuter hinweisen (s. o.). Man sollte gegenüber den Eltern wieder und wieder betonen, dass es einige Zeit dauert, eine so tief greifende Erkrankung wie Asthma zu behandeln.

Absetzen der konventionellen Medikation

Wie bereits oben erwähnt, leidet ein Kind, das die übliche Kombination von Medikamenten einnimmt, nicht nur unter Asthma, sondern gleichzeitig unter einer Medikamentenabhängigkeit. Setzt man alle Medikamente ab, kann es zu großen Problemen kommen – nicht zuletzt auch was die Familiendynamik angeht.

Viele Eltern möchten die Medikation unbedingt loswerden und drängen schon sehr früh auf eine Reduktion. Wir raten davon jedoch ab. Man sollte mindestens zwei Monate lang behandeln, bevor man die konventionellen Medikamente reduziert. Zudem muss man sich sicher sein, dass die Kräuter auch die erwünschte Wirkung zeigen (z. B. verbesserter Schlaf, besserer Appetit und vor allen Dingen Anzeichen dafür, dass die Lungen besser arbeiten, wie zum Beispiel eine erleichterte Atmung). Wenn diese Voraussetzungen zutreffen, können Sie die folgenden Schritte angehen:

- Reduzieren sie zunächst die oralen Kortikosteroide, die das gesamte System schädigen. Achtung: Kortikosteroide dürfen nie plötzlich abgesetzt werden, sondern müssen unter ärztlicher Aufsicht langsam ausgeschlichen werden. Setzt man sie zu plötzlich ab, so besteht die Gefahr eines Kollapses. Glücklicherweise werden orale Kortikosteroide heute nur noch selten eingesetzt.
- Im nächsten Schritt sollten die inhalativen Kortikosteroide reduziert werden. Sie haben die stärkste schädigende Wirkung auf die Lungen. Auch sie sollten langsam unter ärztlicher Aufsicht ausgeschlichen werden.
- Als nächstes verringert man die Bronchodilatatoren, die hauptsächlich aufgrund ihrer aufputschenden Wirkung schädlich sind. Normalerweise bedeutet das plötzliche Absetzen hier anders als bei den Kortikosteroiden keine Ge-

fahr, aber dennoch können sich deutliche Energieabfälle zeigen.

- Als letztes werden die antientzündlichen Medikamente reduziert.

! Alle Medikamente sollten **langsam** Schritt für Schritt reduziert werden! Vermindern Sie die Dosis ein bisschen, behalten Sie die geringere Dosis für ein oder zwei Wochen bei bis das Kind sich daran gewöhnt hat und reduzieren Sie sie erst dann erneut ein wenig.

Der Plazeboeffekt von Asthmasprays

Fast in 50–60% der Fälle tritt ein Plazeboeffekt von Asthmasprays auf (Weiss, RF: Lehrbuch der Phytotherapie, 1985). Dies bedeutet, dass selbst wenn in dem Spray keinerlei Wirkstoff enthalten ist, kann allein die Vorstellung, einen Bronchodilatator einzuatmen, helfen, den Anfall zu überwinden. Bei der Behandlung von Kindern sollte man diesen Zusammenhang im Hinterkopfbehalten. Man muss den richtigen Zeitpunkt wählen, um dem Kind davon zu erzählen. Erwähnt man den Plazeboeffekt zu früh im Verlauf der Therapie, so beraubt man sich eines wertvollen Werkzeugs. Es ist, als nähme man jemandem mit einem gebrochen Bein die Krücken weg. Erklärt man es dem Kind jedoch später, wenn es die Unterstützung durch das Spray eigentlich gar nicht mehr braucht, so kann es ihm helfen, ein normales Leben ohne Inhalatoren zu führen.
Einige Kinder beruhigt es, ein Asthmaspray griffbereit zu haben. Wir haben einen Jungen behandelt, der sein Spray einen Monat lang überall hin mitnahm, ohne es zu benutzen. An dem Tag, an dem er bemerkte, dass er das Spray zu Hause vergessen hatte, bekam er einen Asthmaanfall. Wenn man derartige Kinder behandelt, ist es hilfreich, ihnen ein pflanzliches Medikament mitzugeben, das sie in dem unwahrscheinlichen Fall eines Asthmaanfalls einnehmen können. Hier eignen sich beispielsweise Lobelien Tabletten *(Lobelia inflata)*.

Heilungskrise

Bei der überwiegenden Zahl der Asthma-Kinder liegt ein Echomuster vor. In ihrem Körper gibt es irgendwo eine Krankheit, die nie vollständig geheilt wurde. Unserer Erfahrung nach tritt die endgültige Heilung dann ein, wenn das Echomuster ein letztes Mal zutage getreten ist. Früher nannte man ein Ereignis dieser Art auch „Heilungskrise". Das Kind bekommt sehr hohes Fieber, diesmal ist der Verlauf jedoch anders als gewohnt. Trotz der verschiedensten Therapien (Antibiotika, antivirale Medikamente, Kräuter, Massage und andere komplementäre Methoden) persistiert das Fieber. Die Eltern werden dadurch oft stark alarmiert und haben das Gefühl, all die Bemühungen der letzten Monate hätten zu nichts geführt. Oft zeigt sich jedoch, dass sich die Kinder nach dem lang anhaltenden Fieber (oft über fünf bis sieben Tage) viel besser fühlen als zuvor. Sie sind natürlich zunächst etwas geschwächt, haben aber gleichzeitig einen Wendepunkt überwunden. Oft tritt danach nie wieder ein schwerer Asthmaanfall auf.

19 Akuter Husten

19.1 Grundlagen

Die Behandlung von akutem Husten ist ein sehr wichtiges Thema. Wir können in diesem Buch nur eine kurze Einführung dazu geben. Schweregrad und Gefährlichkeit eines Hustens variieren von Fall zu Fall und Kind zu Kind. Einerseits gibt es Husten als harmloses einmaliges Ereignis, wenn ein Kind beispielsweise die Nacht durch hustet und das Hauptproblem ist, dass in dieser Nacht weder das Kind noch die Eltern viel Schlaf bekommen. Andererseits gibt es aber auch Husten als erste Stufe einer Abwärtsspirale, die damit endet, dass das Kind wegen eines lebensbedrohlichen Asthmaanfalls ins Krankenhaus eingeliefert wird. Wir können hier nicht auf alle Variationen des Hustens eingehen, möchten aber zumindest einige generelle Prinzipien erklären, die es dem Leser ermöglichen, auch in schwierigen Fällen eine geeignete Rezeptur zusammenzustellen.

Zunächst betrachten wir dazu den einfachen Husten und seine mögliche Entwicklung zu einer Bronchitis oder Pneumonie. Anschließend erläutern wir, was passiert, wenn diese Erkrankungen bei Kindern mit chronischem Husten (☞ Kapitel 17) oder Asthma (☞ Kapitel 18) auftreten. Abschließend möchten wir zeigen, warum Husten einem Kind in manchen Fällen auch nutzen kann. Dies gilt vor allem, wenn der Husten Ausdruck einer Ausleitung von Schleim und Giftstoffen aus dem Körper ist. In diesen Fällen sollte man das Kind während des Hustens unterstützen, statt den Husten schnell zu unterbinden.

19.2 Krankheitsmuster bei Husten

Früher dachte man, jeder Husten sei – wie auch die Grippe – auf Wetterumschwünge zurückzuführen. Heute wird dieser Aspekt völlig außer Acht gelassen und man konzentriert sich ganz auf Pathogene wie Viren oder Bakterien. Der Gleichgewichtszustand des Körpers ist jedoch für die Entwicklung eines Hustens von ebenso großer Bedeutung wie die Krankheitskeime, und es ist eine Wechselwirkung zwischen Körper, Wetter und Krankheitserregern, die eine Infektion entstehen lässt (☞ Kapitel 4). Das innere Gleichgewicht des Kindes hat daher einen sehr großen Einfluss darauf, ob und wann ein Kind Husten bekommt. Kinder mit überschüssiger Kälte-Energie beispielsweise, die immer frieren und eine blasse Gesichtsfarbe haben, haben eine höhere Wahrscheinlichkeit, einen Husten mit Kälte-Muster zu bekommen, und vermutlich wird dieser Husten sich entwickeln, wenn im Herbst das Wetter kühler wird.

Die Lungen sind viel empfindlicher gegenüber Wetterumschwüngen als andere Organe. Der Grund dafür ist leicht verständlich: Die Lungen stehen in direkter Verbindung mit der Luft. Alle Veränderungen der Temperatur oder der Luftfeuchtigkeit müssen von den Lungen sofort ausgeglichen werden, wenn sie effektiv arbeiten sollen. Aus diesem Grund stehen die wichtigsten Muster bei Husten in direkter Beziehung zu vier meteorologischen Zuständen: **Kälte, Hitze, Feuchtigkeit und Trockenheit.** Oft treten Kälte und Feuchtigkeit in Kombination auf, ebenso Hitze und Trockenheit. Diese Veränderungen können das Gleichgewicht der Lungen stören, so dass sich Husten entwickeln kann. Überblick über den Husten-Typ in Abhängigkeit vom Krankheitsmuster ☞ Tab. 19-1.

Tab. 19-1: Husten-Typ und das dazugehörige Krankheitsmuster

Husten-Typ	Krankheitsmuster
Wässrig, produktiv	Feuchtigkeit
Rau, bellend, kruppartig	Kälte
Schmerzloser Reizhusten	Trockenheit
Krampfartig, schmerzhaft	Hitze

Feuchtigkeit

Charakteristika

Kinder mit überschüssiger Feuchtigkeit haben einen produktiven Husten mit wässrigem Sekret. Ältere Kinder husten den Schleim heraus, jüngere Kinder schlucken ihn normalerweise herunter. Der Zusammenhang zwischen wässrigem Schleim, Wasseransammlungen in den Lungen und einer Störung des Flüssigkeitshaushalts ist offensichtlich.

Ursachen

Äußere Ursache des Musters ist feuchtes Wetter. Das Muster tritt daher beispielsweise in England sehr häufig auf. Innere Ursache ist oft eine falsche Ernährung. Nahrungsmittel wie Kuhmilch, Käse und sehr zuckerhaltige Lebensmittel können ein Kind zu einem Feuchtigkeitsmuster prädisponieren. Husten dieser Art kann zudem durch Impfungen, v.a. gegen Poliomyelitis, und Antibiotikanebenwirkungen verursacht werden.

Kälte

Charakteristika

Kinder mit einem Kälte-Muster haben rauen Husten, in schweren Fällen auch bellenden Husten. Oft wird er nachts schlimmer und weckt das Kind und seine Familie auf. Der raue Husten entsteht, da der Schleim in den Lungen zäh ist, also das Gegenteil von wässrig. Wird Sekret hochgehustet, so ist es gallertartig. Der dickflüssige Schleim wird traditionell auf die Vorstellung zurückgeführt, dass die Kälte den Schleim „erstarren" lässt.

Ursachen

Äußere Ursache ist eine Kälteexposition oder ein plötzlicher Temperaturabfall. Als innere Ursache kommen die Folgen einer Antibiotikatherapie oder übermäßiger Genuss von kalten Lebensmitteln, wie beispielsweise Eiscreme oder Nahrung, die direkt aus dem Kühlschrank kommt, infrage. Auch Impfungen sind eine wichtige Ursache, vor allem die Pertussis-Impfung.

Sonderform: Feuchtigkeit und Kälte

Feuchtigkeits- und Kälte-Muster treten oft kombiniert auf. Der dann entstehende Husten spiegelt die ungünstigen Charakteristika beider Muster wider. In der Praxis begegnet man sehr vielen Mischformen, also Husten, der von der Symptomatik her zwischen dem Feuchtigkeits- und dem Kälte-Muster liegt. Während das Sekret bei einem reinen Feuchtigkeits-Muster wässrig ist, wird bei dem kombinierten Muster sehr viel zähes Sekret produziert und abgehustet. Bei reinem Kälte-Muster hingegen liegt zwar auch zähes Sekret vor, der Husten bleibt ist aber nicht produktiv.

Hitze

Charakteristika

Kinder mit einem Hitze-Muster zeigen einen nicht produktiven, oft von Beginn an schmerzhaften Husten. Oft klagen die Kinder sogar über ein Brennen in der Kehle. Dies kann daran liegen, dass Kehlkopf und Luftröhre aufgrund der Hitze entzündet sind.

Ursachen

Äußere Ursachen des Musters sind heißes Wetter oder überheizte Gebäude. Als innere Ursachen kommen der Genuss von scharfen Speisen, rotem Fleisch oder auch schlichtes Überessen infrage. Auch viele Impfungen, vor allem auch die gegen Mumps, Masern und Röteln, können dieses Muster hervorrufen.

Trockenheit

Charakteristika

Kinder mit einem Trockenheits-Muster haben einen nicht produktiven Husten, der als eine Art „Kitzelgefühl" beginnt und sich später zu einem schmerzlosen Reizhusten entwickeln kann. Grund dafür ist eine übermäßige Trockenheit der Lungen.

Ursachen

Äußere Ursachen des Musters sind sehr trockenes, staubiges Wetter, eine Staubexposition und

Zentralheizungen oder Klimaanlagen. Die wichtigste innere Ursache ist ein Echomuster aufgrund von Impfungen oder einer anderen Erkrankung.

Sonderform: Hitze und Trockenheit

Mischformen zwischen dem Hitze- und dem Trockenheits-Muster kommen sehr häufig vor. Der Husten liegt dann von der Symptomatik her zwischen dem schmerzhaften Husten bei reinem Hitze-Muster und dem schmerzlosen Reizhusten bei reinem Trockenheitsmuster.

Sonderform: Hitze und Feuchtigkeit

Bei dieser Kombination ist der Husten produktiv mit grünlichem, manchmal übel riechendem Sekret. Äußere Ursache ist heißes, schwüles Wetter. Innere Ursache ist eine Kombination aus verschiedenen Faktoren, die Feuchtigkeit verursachen (z. B. Milchprodukte und fettige Speisen) und Faktoren, die Hitze verursachen (z. B. scharfe oder frittierte Speisen, Fastfood, Impfungen).

19.3 Klinik und Befunde

Feuchtigkeit

- Wässriger Husten
- Blasses, aufgedunsenes Gesicht
- Laufende Nase
- Tränende Augen
- Evtl. dumpfe Kopfschmerzen hinter der Stirn
- Das Kind fühlt sich sehr unwohl und müde.

Kälte

- Rauer, kruppartiger, bellender Husten
- Weißes Gesicht
- Das Kind friert und möchte sich irgendwo zusammenrollen.
- Das Kind wirkt unglücklich und ängstlich.
- Evtl. leichtes Fieber
- Evtl. starke Kopfschmerzen
- Zunächst spürt das Kind ein Kitzeln in der Kehle. Nachdem es heftig gehustet hat, kann der Husten in Rachen und Brustkorb sehr schmerzhaft werden.

Hitze

- Nicht produktiver, schmerzhafter Husten
- Gerötetes Gesicht
- Von Beginn an schmerzende Kehle
- Dem Kind ist heiß und es möchte möglichst wenig Kleidung anziehen.
- Evtl. steigendes Fieber
- Evtl. leichte Kopfschmerzen im Bereich des Scheitels
- Das Kind ist anhänglich, ruhelos und nervös.

Trockenheit

- Schmerzloser Reizhusten
- Das Gesicht kann leicht gerötet sein, normalerweise aber nicht sehr; gelegentlich auch graue Gesichtsfarbe.
- Die Haut fühlt sich sehr trocken an.
- Zunächst hat das Kind nur ein Kitzeln im Rachen, später auch eine schmerzhafte Kehle.
- Das Kind ist sehr durstig.
- Normalerweise zu Beginn kein Fieber.

19.4 Kräutertherapie

! Dosierungen

Alle angegebenen Dosierungen gelten für dreijährige Kinder. Umrechnung für andere Altersgruppen ☞ Tabelle auf der vorderen Umschlagsseite. Die vorgeschlagenen Dosierungen sind lediglich Empfehlungen, sie müssen individuell an das Kind angepasst werden. Die Tinkturen werden in 25–50 ml warmem Wasser verabreicht. Bei Bedarf süßen.
Die Häufigkeit der Gaben richtet sich nach der Schwere des Hustens. Um eine Wirkung zu erzielen, muss die jeweilige Rezeptur mindestens 3-mal tgl., höchstens jedoch stündlich verabreicht werden. Wenn das Kind die Rezeptur ablehnt, reicht oft die minimale Dosierung. Ist der Husten sehr schwer, sollte

man bis zur Besserung die maximale Dosis geben.

Pflanzliche Antitussiva

Rezeptfreie konventionelle Hustensäfte enthalten häufig Antitussiva wie Kodein. Wir raten von diesen Säften ab, da die Inhaltsstoffe schädlich sind und es außerdem in der Regel besser ist, den Schleim aus den Lungen abzuhusten, statt den Husten zu unterdrücken. Dennoch gibt es auch sinnvolle Einsatzgebiete, z.B. wenn Kind oder Eltern völlig erschöpft sind, aber wegen des Hustens nicht schlafen können. In diesen Fällen muss man zwischen den schädlichen Folgen des Hustensaftes und den schädlichen Folgen des Schlafmangels abwiegen.
Auch in der Kräutertherapie gibt es Antitussiva:

- Herbstkirsche *(Prunus serotina)*
- Giftlattich *(Lactuca virosa)*

Die Herbstkirsche wird seit langem zur Linderung bei Husten eingesetzt. Sie ist kein reines Husten unterdrückendes Mittel, sondern wirkt in den Lungen auch leicht schleimlösend. Zudem hat sie eine leicht tonisierende Wirkung auf die Verdauung, die die Genesung beschleunigt. Man kann sie alleine verabreichen oder auch zu jeder der weiter unten aufgeführten Rezepturen hinzufügen, wenn die Klinik eine Linderung des Hustens erfordert. Sie sollte nicht länger als einen Monat verabreicht werden. Sowohl Herbstkirsche als auch Giftlattich werden am besten als Sirup gegeben (½ TL pro Dosis für dreijährige Kinder).

Behandlung der Verdauung

Neben Kräutern zur Behandlung der Lungen und zur Linderung der Symptome enthalten all unsere Rezepturen auch Pflanzen, die die Verdauung tonisieren. Bevor sich der Husten entwickelt hat, war das Kind in der Regel leicht geschwächt – andernfalls wäre es gar nicht erst krank geworden. Zudem ist die Verdauung immer mitbetroffen, wenn Schleim das System belastet, und wenn die Arbeit der Verdauung verbessert wird, kann überschüssiger Schleim effektiver aus dem Körper geklärt werden.

Feuchtigkeit

Rezeptur

Rezeptur	
Alant *(Inula helenium)*	4 Tr. Tinktur
Thymian *(Thymus vulgaris)*	3 Tr. Tinktur
Angelikawurzel *(Angelica archangelica)*	2 Tr. Tinktur
Andorn *(Marrubium vulgaris)*	2 Tr. Tinktur
Ingwer *(Zingiber officinalis)*	2 Tr. Tinktur

Abwandlungen:

- Bei krampfartigem Husten: Geben Sie 2 Tr. Lobelien Tinktur *(Lobelia inflata)* und 2 Tr. Behaarte Wolfsmilch Tinktur *(Euphorbia pilulifera)* hinzu.
- Bei Fieber: Ergänzen Sie 2 Tr. Schafgarben Tinktur *(Achillea millefolium)*.

Erklärung

- Alant und Thymian sind beides stimulierende Expektoranzien, die helfen, den Schleim aus den Lungen zu klären. Thymian wirkt gleichzeitig adstringierend und trocknet überschüssige Feuchtigkeit.
- Angelikawurzel tonisiert die Verdauung, vertreibt Feuchtigkeit aus dem Körper, wärmt und ist schleimlösend.
- Andorn unterstützt die ersten drei Kräuter durch seine stimulierende, schleimlösende Wirkung und seine tonisierende Wirkung auf die Verdauung.
- Ingwer wird hinzu gegeben, um den Körper zu wärmen und die Energie der Pflanzen zu zirkulieren. Gleichzeitig wirkt Ingwer leicht schleimlösend.
- Lobelie und Behaarte Wolfsmilch wirken beide krampflösend.
- Viele der oben genannten Kräuter können auch Fieber senken. Dennoch sollte man Schafgarbe hinzufügen, wenn das Fieber entscheidender Bestandteil der Beschwerden ist. Schafgarbe ist immer dann indiziert, wenn das Kind während des Fiebers friert und erschöpft wirkt.

Wirkung

Kurz nach der ersten Einnahme der Rezeptur kann sich der Husten leicht verschlimmern, da die Lungen angeregt werden, den Schleim abzuhusten. Dies sollte sich jedoch bald bessern. Nach ein oder zwei Stunden kann der Husten wiederkommen. Dann sollte man die nächste Dosis verabreichen.

Hat das Kind Fieber, so sollte es nach einigen Dosen zu schwitzen beginnen und das Fieber sollte anschließend abfallen. Jetzt ist es wichtig, das Kind warm zu halten und vor Zugluft zu schützen.

Kälte

Rezeptur

Bei kruppartigem, krampfartigem Husten eignet sich Rezeptur 1:

Rezeptur 1

Grindelia *(Grindelia camporum)*	4 Tr. Tinktur
Ysop *(Hyssopus officinalis)*	2 Tr. Tinktur
Thymian *(Thymus vulgaris)*	2 Tr. Tinktur
Ingwer *(Zingiber officinalis)*	2 Tr. Tinktur

Ist der Husten eher rau, sollte man Rezeptur 2 versuchen:

Rezeptur 2

Kleinblütige Königskerze *(Verbascum thapsus)*	4 Tr. Tinktur
Behaarte Wolfsmilch *(Euphorbia pilulifera)*	2 Tr. Tinktur
Kanadische Blutwurz *(Sanguinaria canadensis)*	2 Tr. Tinktur
Cayennepfeffer *(Capsicum minimum)*	2 Tr. Tinktur

Erklärung

Rezeptur 1

In dieser Rezeptur nutzen wir entspannende, schleimlösende Kräuter, die die Bronchien weiten und das Abhusten des Schleims erleichtern:

- Grindelia entspannt speziell die Muskulatur des Brustkorbs und wirkt krampflösend auf die Bronchien.
- Ysop und Thymian sind effektive schleimlösende Mittel, die einen produktiven Husten ermöglichen. Thymian wirkt gleichzeitig wärmend.
- Ingwer wärmt den Körper und unterstützt Kreislauf und Verdauung.

Rezeptur 2

- Kleinblütige Königskerze wirkt beruhigend und tonisierend auf den Brustkorb. Gleichzeitig ist sie ein sehr gutes schleimlösendes Mittel.
- Behaarte Wolfsmilch ist krampflösend, löst den Schleim und unterstützt das Abhusten.
- Kanadische Blutwurz ist ein stimulierendes, schleimlösendes Mittel, das speziell bei kruppartigem Husten eingesetzt wird. Sie kann auch sehr harten, zähen Schleim lösen.
- Cayennepfeffer ersetzt in dieser Rezeptur den Ingwer. Trotz des scharfen Geschmacks wird er hier eingesetzt, um den gesamten Körper zu stimulieren und zu wärmen.

Wirkung

Erstes Anzeichen dafür, dass die Kräuter wirken, kann eine leichte Verbesserung des Hustens sein. Die wichtigste Veränderung, die nach ein oder zwei Tagen eintritt, ist jedoch eine Veränderung des Charakters des Hustens: er wird weniger rau und produziert mehr Sekret. Da eine Menge Schleim abgehustet werden muss, kann das Kind zwar immer noch unter Husten leiden, aber der Husten wird nicht länger krampfartig und bellend sein. Nachdem diese Veränderung eingetreten ist, beginnt der Husten zu verschwinden. Evtl. kann man jetzt zu der Rezeptur gegen das Feuchtigkeits-Muster wechseln (s. o.), aber auch die ursprünglichen Rezepturen sind in diesem Stadium noch gut wirksam.

Hitze

Rezeptur

Allgemeine Rezeptur bei Hitze-Muster:

Allgemeine Rezeptur bei Hitze-Muster

Huflattich *(Tussilago farfara)*	3 Tr. Tinktur
Kleinblütige Königskerze *(Verbascum thapsus)*	3 Tr. Tinktur
Eibisch *(Althea officinalis)*	3 Tr. Tinktur

Lobelie *(Lobelia inflata)*	2 Tr. Tinktur
Süßholz *(Glycyrrhiza glabra)*	2 Tr. Tinktur
Pfefferminze *(Mentha piperita)*	2 Tr. Tinktur

Rezeptur bei bakterieller Infektion

Grindelia *(Grindelia camporum)*	4 Tr. Tinktur
Andorn *(Marrubium vulgaris)*	3 Tr. Tinktur
Eibisch *(Althea officinalis)*	3 Tr. Tinktur
Pfefferminze *(Mentha piperita)*	2 Tr. Tinktur
Kanadische Gelbwurzel *(Hydrastis canadensis)*	2 Tr. Tinktur
Sonnenhut *(Echinacea angustifolia)*	2 Tr. Tinktur

Abwandlung: Hat das Kind Obstipation oder Diarrhö, so sollte man einige der in Kapitel 10 bzw. 11 empfohlenen Kräuter hinzufügen.

Erklärung

Allgemeine Rezeptur bei Hitze-Muster

- Huflattich, Kleinblütige Königskerze und Eibisch lindern Entzündungen der Atemwege. Bis zu einem gewissen Grad sind sie austauschbar. Wenn eine der Pflanzen nicht verfügbar ist, kann man sie daher einfach weglassen.
- Lobelie wirkt schleimlösend und entspannend. Gleichzeitig ist sie schweißtreibend.
- Süßholz ist leicht schleimlösend, tonisierend und harmonisiert die anderen Kräuter.
- Pfefferminze wirkt schweißtreibend und vertreibt Hitze aus dem Körper.

Rezeptur bei bakterieller Infektion

- Grindelia ist die wichtigste Pflanze der zweiten Rezeptur, da sie krampflösend wirkt und das Abhusten unterstützt. Alternativ kann mit ähnlicher Wirkung auch Behaarte Wolfsmilch *(Euphorbia pilulifera)* eingesetzt werden.
- Andorn lockert den Schleim und ist daher bei trockenem Husten hilfreich.
- Kanadische Gelbwurzel und Sonnenhut wirken beide antibakteriell. Kanadische Gelbwurzel beruhigt zudem die Schleimhäute und unterstützt die Ausscheidung des Schleims über die Verdauung.

Wirkung

Die beste Art und Weise, Hitze aus dem Körper zu vertreiben, ist das Schwitzen. Dennoch ist die Hauptwirkung der Rezepturen zunächst die Linderung des Hustens. Das Hitze-Gefühl vermindert sich allmählich und der Husten wird weniger krampfartig. In der Regel tritt das Schwitzen erst nach einigen Gaben ein; das Kind beginnt dann, den Husten „auszuschwitzen".

Trockenheit

Rezeptur

Rezeptur

Huflattich *(Tussilago farfara)*	3 Tr. Tinktur
Andorn *(Marrubium vulgaris)*	3 Tr. Tinktur
Kleinblütige Königskerze *(Verbascum thapsus)*	3 Tr. Tinktur
Eibisch *(Althea officinalis)*	2 Tr. Tinktur
Angelikawurzel *(Angelica archangelica)*	2 Tr. Tinktur
Süßholz *(Glycyrrhiza glabra)*	2 Tr. Tinktur

Abwandlungen: Angelikawurzel kann auch durch Anis *(Pimpinella anisum)* ersetzt werden.

Erklärung

- Huflattich, Andorn und Kleinblütige Königskerze werden aufgrund ihrer allgemeinen Wirkung auf die Lungen und ihres Entzündungshemmenden Effekts eingesetzt.
- Eibisch wirkt ebenfalls leicht entzündungshemmend.
- Angelikawurzel und Anis tonisieren die Verdauung.
- Süßholz wirkt schleimlösend, allgemein tonisierend und harmonisiert die übrigen Kräuter.

Sonderform: Verdauungsstörungen

Hat das Kind eine relevante Verdauungsstörung, so muss auch diese behandelt werden. Bei jüngeren Kindern ist oft eine Verdauungsstagnation Hauptursache des Hustens. Dieses Muster kann spontan auftreten oder sich in Verbindung mit dem Zahnen manifestieren. Wenn Diarrhö vorliegt, verliert das Kind dadurch eine Menge Energie, die es eigentlich zur Bekämpfung des Hustens benötigt. Hat das Kind Obstipation, so sammeln sich Giftstoffe im Körper, die die Situation noch verschlimmern. Die Behandlung dieser Beschwerden wird in Kapitel 10 und 11 ausführlich beschrieben. Als einfache Empfehlung hier einige Beispiele geeigneter Kräuter:

- Bei Diarrhö: Ergänzen Sie 3 Tr. Odermenningkraut Tinktur *(Agrimonia eupatoria)*.
- Bei Obstipation: Fügen Sie 3 Tr. Butternuss Tinktur *(Juglans cinerea)* hinzu.
- Reagiert die Obstipation nicht auf sanftere Mittel, so geben Sie Sennesblätter *(Cassia angustifolia)*, am besten in Tablettenform (in den meisten Apotheken erhältlich).

Sonderform: Bakterielle Infektion

Folgende Pflanzen können bei bakteriellen Infektionen hilfreich sein:

- Knoblauch *(Allium sativum)*: am besten Knoblauchöl in Kapselform; man sollte die Inhaltsstoffe der Kapseln sorgfältig ansehen. Viele Kapseln enthalten gleichzeitig unerwünschte Zusatzstoffe.
- Sonnenhut *(Echinacea angustifolia)*: 2–4 Tr. Tinktur, am gleich beim ersten Fieberanstieg verabreichen, sobald man eine Infektion vermutet (☞ Kapitel 16).

Weiterentwicklung zur Bronchitis

In der Vergangenheit war die Entwicklung einer Bronchitis aus dem Husten sehr gefürchtet, da sich aus der Bronchitis auch schnell eine Lungenentzündung entwickeln konnte, die oft tödlich endete. Heute, im Zeitalter der Antibiotika, birgt eine Bronchitis für ansonsten gesunde Menschen nicht mehr die gleichen Gefahren wie früher, sie ist aber nach wie vor eine unangenehme Erfahrung.

Aus traditioneller Sicht entsteht die Bronchitis, wenn sich im Körper übermäßig Hitze bzw. „Feuer“ sammelt. Auch wenn diese Erklärung nicht der heutigen Wissenschaft entspricht, beschreibt sie dennoch gut, was der Patient dabei verspürt. Patienten schildern meist ein brennendes Gefühl im Brustkorb und ein allgemeines Hitze-Gefühl.

Symptomatik

- Ein Reizhusten beginnt schmerzhaft zu werden, so dass das Kind bei jedem Husten zu weinen beginnt. Der Schmerz wird hauptsächlich hinter dem Sternum verspürt.
- Ältere Kinder setzen sich zum Husten auf und klagen möglicherweise über ein Engegefühl in der Brust.
- Oft haben die Kinder Fieber.
- Zu Beginn hat das Kind nur wenig Auswurf, später wird das Sputum immer reichlicher und bekommt eine grünlich-gelbe Farbe.

Therapie

Zunächst möchten wir noch mal betonen, dass sich eine Bronchitis zu einer Pneumonie weiterentwickeln kann. Die konventionelle Therapie der Bronchitis besteht in Antibiotika, und es wäre unverantwortlich, dem Patienten diese Behandlung vorzuenthalten, wenn die Situation außer Kontrolle zu geraten scheint. Der Nutzen der Antibiotika bei einem Großteil der Bronchitiden bleibt jedoch fraglich. Bei relativ gesunden Kindern verkürzen Antibiotika den Verlauf der Erkrankung nicht wesentlich. Schafft das Kind es, die Erkrankung ohne Antibiose zu überwinden, so wird seine Gesundheit hinterher viel besser sein. Behandelt man eine bakterielle Infektion mit Antibiotika, so wird sie oft nicht vollständig geheilt und hinterlässt ein Echomuster (☞ Kapitel 5).

Rezeptur

Rezeptur

Alant *(Inula helenium)*	4 Tr. Tinktur
Huflattich *(Tussilago farfara)*	4 Tr. Tinktur
Kanadische Blutwurz *(Sanguinaria canadensis)*	4 Tr. Tinktur
Wohlriechendes Veilchen *(Viola odorata)*	4 Tr. Tinktur
Eibisch *(Althea officinalis)*	4 Tr. Tinktur
Zusätzlich eine der beiden folgenden Pflanzen:	
Wermut *(Artemisia absinthium)*	4 Tr. Tinktur *oder*
Angelikawurzel *(Angelica archangelica)*	4 Tr. Tinktur

Die Kräuter sollten häufig verabreicht werden, möglichst alle zwei Stunden. Aufgrund der akuten Situation ist die Dosis der einzelnen Pflanzen im Vergleich zu den übrigen Hustenrezepturen verdoppelt.

Erklärung

- Alant wirkt schleimlösend und antibakteriell.
- Huflattich ist entzündungshemmend und klärt Schleim aus den Lungen.
- Kanadische Blutwurz wirkt stark schleimlösend und krampflösend.
- Wohlriechendes Veilchen kühlt die Lungen und lindert die Entzündung der Bronchien.
- Eibisch wirkt kühlend und entzündungshemmend auf den gesamten Körper.
- Wermut oder Angelikawurzel tonisieren die Verdauung.

Weiterentwicklung zur Pneumonie

Der Begriff Pneumonie umfasst ein breites Spektrum unterschiedlicher Erkrankungen. In der Regel sind Pneumonien bakteriellen Ursprungs, sie können aber auch durch Viren verursacht werden. Entwickelt sich ein Husten zur Pneumonie weiter, so muss man die Situation in jedem Fall sehr ernst nehmen.

> ! Eine Pneumonie sollte nur in Zusammenarbeit mit einem Arzt behandelt werden. Kräuter können zwar hilfreich sein, aber man muss betonen, dass Antibiotika hier sehr effektiv wirken und auf jeden Fall in Betracht gezogen werden müssen.

Die Symptome eines Kindes, das eine bakterielle Pneumonie hat, aber nicht dagegen ankämpft, gleichen denen einer viralen Pneumonie. Der Unterschied ist, dass es dem Kind mit der bakteriellen Pneumonie oft sehr rasch immer schlechter geht. Da man nur wenig Zeit hat, kann es besser sein, im Zweifelsfall immer Antibiotika zu geben.

Wir können hier nicht näher auf die Behandlung der Pneumonie eingehen, es ist jedoch wichtig, die Warnsignale zu erkennen. Eine Pneumonie ist gerade bei kleinen Kindern, Patienten mit Immunschwäche oder älteren Menschen eine sehr ernste Erkrankung.

> ! **Warnsignale, die auf eine bakterielle Pneumonie hindeuten**
>
> - Hohes Fieber
> - Blutiges oder rötliches Sputum
> - Starke Schmerzen in der Brust, in der Achselhöhle oder unter dem Schulterblatt, die sich beim Husten verschlimmern
> - Pleurale Schmerzen
> - Atemnot
> - Keuchende Atmung
> - Bewusstseinsverlust
> - Schlechter werdender Zustand des Kindes

19.5 Andere Therapieformen

Brustauflagen

Viele der oben genannten Kräuter wirken auch als Brustauflagen. Traditionell kocht man dazu einen starken Tee und weicht ein Tuch darin ein. Das Tuch wird leicht ausgewrungen und auf den Brustkorb aufgelegt, solange es noch warm ist. Man wechselt die Auflage alle 20 Minuten. Vor Einführung der Antibiotika war dies eine der wichtigsten Aufgaben von Krankenschwestern.

Diese alte Methode ist heute noch genauso wirksam wie eh und je, auch wenn sie heute als sehr arbeitsaufwändig empfunden werden und viele Menschen sich nicht unnötig Mühe machen möchten, wenn es einen einfacheren Weg gibt. Natürlich ist es viel einfacher, eine Tablette zu geben, als die geschilderte Anwendung immer wieder zu wiederholen. Eine gute Alternative stellen jedoch Brusteinreibungen mit ätherischen Ölen dar.

Ätherische Öle

Ätherische Öle haben bei der Behandlung von akutem Husten einen besonderen Stellenwert. Sie dringen rasch in die Haut ein und wirken schnell hustenlindernd und schleimlösend. Da

sie sehr flüchtig sind, können sie selbst stark blockierte Atemwege schneller erreichen als andere Arzneimittel.
Man kann die ätherischen Öle mit Massageöl vermengen und eine Brusteinreibung machen. Alternativ kann man auch einige Tropfen auf ein Taschentuch träufeln und dieses zur Inhalation auf die Brust legen. Eine weitere Möglichkeit ist die Anwendung in Verneblern. Diese Methode ist bei älteren Kindern praktikabler als bei jüngeren.

Rezeptur

Ätherische Öle bei akutem Husten mit viel Schleim

Eukalyptus *(Eucalyptus globulus)*	3 Tr.
Thymian *(Thymus vulgaris)*	3 Tr.
Ysop *(Hyssopus officinalis)*	3 Tr.

Vermengen Sie das Öl mit ca. 30 ml Trägeröl, wie z. B. Mandelöl oder Olivenöl. Alternativ kann das Öl aus einem Vernebler inhaliert oder zur Inhalation auf ein Taschentuch aufgebracht werden.

Ätherische Öle bei Reizhusten

Sandelholz *(Santalum album)*	2 Tr.
Thymian *(Thymus vulgaris)*	2 Tr.
Lavendel *(Lavandula ofiicinalis)*	2 Tr.

Vermengen Sie das Öl mit ca. 30 ml Trägeröl, wie z. B. Mandelöl oder Olivenöl.

Erklärung

- Eukalyptus ist ein „Wundermittel“ um Schleim zu lösen und die Atmung zu verbessern.
- Thymian wirkt hustenlindernd und antibakteriell.
- Ysop ist hustenlindernd und krampflösend.
- Sandelholz wirkt in den Lungen antiseptisch.
- Lavendel hat eine allgemein entspannende Wirkung.

19.6 Husten als Symptom chronischer Erkrankungen

Sehr häufig ist Husten gerade dann dringend therapiebedürftig, wenn er eigentlich nur ein akuter Schub eines chronischen Hustens oder Vorläufer eines Asthmaanfalls ist.

Akuter Husten bei Echomustern

Es gibt ein altes chinesisches Sprichwort, das besagt: „Eine Krisensituation birgt immer eine große Chance in sich.“, und dieses Sprichwort trifft hier sehr gut zu. Dies gilt besonders für Echomuster mit chronischem Husten.

Im frühen Stadium der Echomuster-Therapie

Therapie

Wenn ein Kind mit einem Echomuster einen akuten Schub seiner Erkrankung bekommt, wird der gesamte Schleim im Körper verflüssigt. Der Husten, der zuvor trocken war und nur gelegentlich auftrat, wenn das Kind müde oder aufgeregt war, wird plötzlich produktiv. Dies ist in gewisser Weise eine sehr günstige Entwicklung, da die äußeren Pathogene genau das tun, was wir mit Kräutern wie Kermesbeere *(Phytolacca decandra)* oder Verschiedenfarbiger Schwertlilie *(Iris versi color)* versuchen. Ein Problem entsteht erst dann, wenn der Schleim zu plötzlich freigesetzt wird und das Kind damit nicht mehr fertig wird. Wenn dies passiert, kann sich eine bakterielle Infektion entwickeln und der Zustand des Kindes kann sich rasch verschlechtern, so dass Antibiotika nötig werden.
Vor diesem Hintergrund gelten die folgenden Therapieprinzipien:

- Sobald erste Anzeichen einer Infektion bemerkbar sind, setzen Sie alle schleimlösenden Kräuter (z. B. Kermesbeere oder Verschiedenfarbige Schwertlilie) ab.
- Hat bei dem Kind die Behandlung des Echomusters erst vor kurzem begonnen, so dass es wahrscheinlich ist, dass es krank wird und

Antibiotika brauchen wird, so geben Sie bei den ersten Anzeichen Kräuter zur Stärkung des Immunsystems und der Lungen.

Hierzu eignet sich beispielsweise die folgende Rezeptur:

Rezeptur

Sonnenhut *(Echinacea angustifolia)*	6 Tr. Tinktur
Huflattich *(Tussilago farfara)*	6 Tr. Tinktur
Andorn *(Marrubium vulgaris)*	6 Tr. Tinktur
Anis *(Pimpinella anisum)*	6 Tr. Tinktur

Geben Sie zusätzlich ½–1 Kapsel Knoblauch Öl *(Allium sativum)*.

Bitte beachten Sie die relativ hohen Dosierungen, die hier benötigt werden. Da die Situation relativ ernst ist, sollten die Kräuter häufiger verabreicht werden (z. B. tagsüber alle zwei bis drei Stunden). Zu diesem Zeitpunkt kann es sinnvoll sein, auch die anderen Therapiemöglichkeiten gegen Husten zu nutzen (z. B. Brusteinreibungen mit ätherischen Ölen).

Erklärung

- Sonnenhut und Knoblauch helfen bei der Bekämpfung der Lungeninfektion und stärken das Immunsystem.
- Huflattich und Andorn stärken die Lungen und unterstützen das Abhusten von überschüssigem Schleim.
- Anis tonisiert die Lungen und die Verdauung.

Im fortgeschrittenen Stadium der Echomuster-Therapie

Therapie

Konnte die Echomuster-Therapie schon länger wirken und ist es daher unwahrscheinlich, dass sich ein schwerer Husten entwickelt, kann man die Therapie entspannter angehen. Es besteht nicht die gleiche Dringlichkeit, die Infektion mit Kräutern zu bekämpfen.

Die Auswahl der Kräuter hängt von den Symptomen ab, die das Kind durch den Infekt entwickelt. Es gibt zwei mögliche Muster:

- Das Kind kann großen Mengen an Schleim ausgesetzt sein und ähnliche Beschwerden haben wie bei chronischem Husten vom Schleim-Muster.
- Alternativ kann das Kind schwach und müde werden und ähnliche Beschwerden entwickeln wie bei chronischem Husten vom Schwäche-Muster.

Die Rezepturen sind je nach Muster etwas unterschiedlich.

Rezeptur bei chronischem Husten vom Schleim-Muster

Schwarzer Holunder *(Sambucus nigra)*	4 Tr. Tinktur
Alant *(Inula helenium)*	4 Tr. Tinktur
Thymian *(Thymus vulgaris)*	3 Tr. Tinktur
Angelikawurzel *(Angelica archangelica)*	2 Tr. Tinktur
Andorn *(Marrubium vulgaris)*	2 Tr. Tinktur
Kanadische Gelbwurzel *(Hydrastis canadensis)*	2 Tr. Tinktur

Rezeptur bei chronischem Husten vom Schwäche-Muster

Andorn *(Marrubium vulgaris)*	3 Tr. Tinktur
Thymian *(Thymus vulgaris)*	3 Tr. Tinktur
Huflattich *(Tussilago farfara)*	3 Tr. Tinktur
Kleinblütige Königskerze *(Verbascum thapsus)*	3 Tr. Tinktur
Anis *(Pimpinella anisum)*	2 Tr. Tinktur
Angelikawurzel *(Angelica archangelica)*	2 Tr. Tinktur
Ingwer *(Zingiber officinalis)*	2 Tr. Tinktur

Erklärung

Rezeptur bei chronischem Husten vom Schleim-Muster

Diese Rezeptur ist ganz ähnlich wie die beim Feuchtigkeits-Muster, nur dass Kanadische Gelbwurzel den Ingwer ersetzt und Schwarzer Holunder hinzu gegeben wird:

- Kanadische Gelbwurzel hat den zusätzlichen Effekt, dass sie lange bestehenden zähen Schleim verflüssigt, der bei Kindern mit einem Echomuster vermutlich vorliegt.
- Schwarzer Holunder ist speziell bei Husten indiziert, der die oberen Atemwege betrifft.

Rezeptur bei chronischem Husten vom Schwäche-Muster

- Andorn und Thymian unterstützen das Abhusten und befreien die Lungen von Schleim.
- Huflattich und Kleinblütige Königskerze sind Hilfskräuter mit antitussiver Wirkung, die schwache Kinder davor bewahren, dass der Husten außer Kontrolle gerät.
- Anis und Angelikawurzel unterstützen ebenfalls das Abhusten und tonisieren die Verdauung.
- Ingwer wärmt und tonisiert den ganzen Körper.

Wirkung

Rezeptur bei chronischem Husten vom Schleim-Muster

Die empfohlenen Kräuter sollten die Atemwege effektiv von Schleim befreien. Auch wenn sie den Schleim nicht vollständig klären können, so sollte das Kind nach Einnahme der Kräuter zumindest eine deutliche Verbesserung verspüren. Wenn der Husten nachts besonders schlimm ist, sollte man zunächst wie oben beschrieben ätherische Öle auf die Brust auftragen. Wenn diese nicht wirken, kann man erwägen, gelegentlich ein Antitussivum zu verabreichen. Auch wenn wir diese normalerweise nicht empfehlen, können sie sinnvoll sein, um dem Kind einen ruhigen Schlaf zu ermöglichen. Dessen positive Effekte überwiegen dann möglicherweise gegenüber den unerwünschten Wirkungen. Tagsüber sollte man dann zu den Kräutern zurückkehren, die dem Kind wirklich nutzen.

Rezeptur bei chronischem Husten vom Schwäche-Muster

Ziel der Rezeptur ist es, die Energie des Kindes zu schonen, so dass die Lungen frei bleiben und der Schleim abgehustet werden kann. Die enthaltenen Expektoranzien klären den Schleim aus den Lungen, ohne einen zu starken Husten zu provozieren. Gelegentlich kann der Husten produktiver werden und dadurch scheinbar schlimmer wirken. In diesem Fall ist es eine Ermessensfrage, was man weiter unternimmt. Zunächst kann man die Dosis der Expektoranzien erhöhen. Auch eine Brusteinreibung mit ätherischen Ölen (s. o.) kann sinnvoll sein.

> ! Achten Sie immer genau auf Warnsignale (s. o.)!

Akuter Husten bei Asthmatikern

Die Entwicklung eines akuten Hustens bei Kindern mit Asthma ist bei Eltern eine gefürchtete Situation. Für viele Kinder stellt ein Infekt den Auslöser eines schweren Asthmaanfalls dar, der möglicherweise sogar eine stationäre Einweisung nötig macht.

Therapie

Die Behandlungsprinzipien sind hier etwas anders. Obwohl die Muster bei Asthma und chronischem Husten sich stark ähneln, unterscheiden sich die Prioritäten sehr deutlich. Bei chronischem Husten kann man die Infektion als eine Art „Energiewelle“ nutzen, mit deren Hilfe man das Echomuster endgültig auslöschen kann. Asthma ist eine wesentlich tiefer greifende Erkrankung, so dass kaum eine Chance besteht, den Körper auf die gleiche Art und Weise zu befreien. Oberste Priorität ist es, das Kind bei der Bekämpfung der Infektion zu unterstützen. Dies gilt besonders dann, wenn das Kind in der Vergangenheit schon häufiger unter Infekten gelitten hat.

Die Therapie hat verschiedene Aspekte:

- Unterstützen Sie das Immunsystem (Rezeptur siehe unten).
- Geben Sie ein Mittel gegen akuten Husten, basierend auf dem bei dem Kind vorliegenden Krankheitsmuster (☞ 19.5). Verabreichen Sie die Kräuter alle zwei bis drei Stunden in warmem Wasser. Falls nötig, geben Sie die Rezeptur gegen akutes Asthma (☞ Kapitel 18). Sobald die akute Gefahr beseitigt ist, können Sie zum nächsten Schritt übergehen.
- Behandeln Sie das zugrunde liegende Muster des Asthmas. Wenn ein Großteil des Schleims beseitigt ist, können Sie das darunter liegende Echomuster behandeln.

Rezeptur zur Stärkung des Immunsystems	
Sonnenhut *(Echinacea angustifolia)*	2 Tr. Tinktur
Knoblauch *(Allium sativum)*	½–1 Kps. Öl

Wirkung

Die Ergebnisse der Behandlung einer Infektion bei asthmatischen Kindern sind nicht vorhersagbar. Wir im vorigen Kapitel erklärt, sind die Lungen von vornherein geschwächt, sonst hätte das Kind vermutlich kein Asthma entwickelt. Wie schwach sie bei einem individuellen Kind tatsächlich sind, ist schwer zu bestimmen. Der Erfolg einer Infektbehandlung hängt jedoch sehr stark davon ab. Bei einigen Kindern ist man erfolgreich, bei anderen helfen die Kräuter zwar, schaffen es aber nicht, einen Asthmaanfall abzuwenden. Sogar bei diesen Kindern war die Behandlung jedoch nicht umsonst, da man oft feststellen wird, dass Schwere und Dauer des Anfalls geringer sind als man erwartet hätte. Mit fortschreitender Behandlung des zugrunde liegenden Musters wird die nächste Infektion deutlich besser auf die Therapie ansprechen.
Wenn das Kind es schließlich schafft, ohne konventionelle Medikamente eine Infektion zu überstehen, werden Sie eine große Verbesserung des Allgemeinzustandes bemerken. Die Lungen des Kindes werden weitgehend von dem Schleim befreit sein.

Der Einsatz von Antibiotika bei Kindern mit Asthma

Bei einigen Kindern kann der rechtzeitige Einsatz von Antibiotika eine potenziell lebensgefährliche Situation verhindern, wie z. B. wenn ein schwaches Kind eine bakterielle Infektion hat. In diesem Fall besteht die ernsthafte Gefahr, dass der Infekt ohne Antibiose außer Kontrolle gerät.
In vielen Fällen werden Antibiotika jedoch unnötig verabreicht. Man darf nicht vergessen, dass der Nachteil der Antibiotika darin besteht, dass sie den natürlichen Verlauf der Erkrankung mittendrin unterbrechen und so Echomuster hervorrufen können. Für die Therapie des Asthmas bedeutet dies, dass das Kind zwar den Asthmaanfall schneller überwindet, dass es aber fast sicher innerhalb einiger Monate erneut zu einem Anfall kommen wird.
Bei viralen Infektionen sind Antibiotika nutzlos. Sie können im Gegenteil die Situation sogar verschlechtern, indem sie die Verdauung beeinträchtigen.
Man kann nicht immer definitiv sagen, ob ein Kind einen bakteriellen Infekt hat, ohne zeitraubende Untersuchungen durchzuführen. Zeit ist jedoch in der Asthmatherapie ein ganz wesentlicher Faktor. Die Eltern müssen daher eine wichtige Entscheidung treffen: sollen sie ihrem Kind Antibiotika geben, obwohl sie wissen, dass sie langfristig nicht helfen, oder sollten sie immer weiter kämpfen, in der Hoffnung, dass die Kräuter wirken? Wir empfehlen in solchen Fällen häufig, dass die Eltern Antibiotika besorgen, sie dem Kind aber nur dann geben, wenn die Situation außer Kontrolle gerät.

Akuter Husten als Ausdruck einer Übergangsphase

In Kapitel 6 haben wir bereits einige der großen Veränderungen besprochen, die im Laufe der Kindheit auftreten. Kinder wachsen nicht kontinuierlich, sondern in Schüben. Jeder dieser Entwicklungsschritte beinhaltet Veränderungen auf vielen Ebenen – mental, emotional, energetisch und physisch. Diese Veränderungen führen oft zu einer Reinigung des Körpers, bei der Giftstoffe ausgeschieden werden. Wenn diese Giftstoffe den Körper verlassen, rufen sie häufig Fieber oder – noch häufiger – Husten hervor. Wenn ein Kind Husten entwickelt, übersieht man diese Ursache leicht, da man nie weiß, ob der Husten Ausdruck einer Infektion oder einer wichtigen Veränderung der Wahrnehmung des Kindes ist.

! Typische Übergangsphasen, die Husten hervorrufen können

- Sauberkeitstraining
- Wachstumsschübe
- Laufen lernen
- Geburt eines Geschwisterchens

- Lernen, ein jüngeres Geschwisterchen zu mögen
- Erlernen sozialer Fähigkeiten
- Lernen von Zahlen, Farben oder grammatikalischen Strukturen
- Einschulung

Der Husten im Rahmen von Übergangsphasen wirkt zunächst wie jeder andere Husten auch. Es gibt keine sichere Art festzustellen, ob dieser spezielle Husten Ausdruck einer Veränderung ist oder nicht. Erst nach ca. einer Woche stellt man fest, dass das Kind viel schlechter auf die Kräuter reagiert als man erwarten würde. An diesem Punkt sollte man das Kind nochmals gründlich untersuchen und eine ausführliche Anamnese machen: Was passiert gerade im Leben des Kindes? Macht es eine deutliche emotionale oder physische Entwicklung durch? Die geeignete Rezeptur richtet sich nach dem Befund. Hauptunterschied ist, dass man den Husten jetzt wie chronischen Husten behandeln sollte, statt wie akuten. Dies bedeutet, dass man normalerweise Kräuter wählt, die den Körper unterstützen und von Schleim befreien. Gleichzeitig lässt man Pflanzen weg, die Bakterien oder Viren bekämpfen.

Fallbeispiel

Ein Kind aus unserer Praxis kam bereits mit viel Schleim im System auf die Welt. Das Mädchen hatte immer schleimigen Stuhlgang, ihr Magen machte häufig glucksende Geräusche, wenn man sie auf den Knien wippen ließ und gelegentlich erbrach sie auch Schleim. All diese Symptome waren von Geburt an zu beobachten.

Es dauerte lange, bevor sie letztlich eine Infektion bekam. In den ersten beiden Lebensjahren war sie kaum krank. Dann kam sie jedoch in eine Kinderkrippe. Es ist kaum überraschend, dass sie schon in der ersten Woche Husten bekam. Oberflächlich schien es sich um einen akuten Husten zu handeln, aber im Unterschied zu einem banalen Husten dauerte es bei dem Mädchen fast sechs Wochen bevor sie wieder gesund war – und das, obwohl es sich hier um ein vorher gesundes Kind handelte. Während dieser Zeit wurde sie mit Kräutern behandelt und ein Großteil des Schleims aus ihrem Körper ausgeleitet. Eine wichtige Veränderung in ihrem Leben wurde von einem Übergang auf der physischen Ebene begleitet, bei dem sie sich zu einem stärkeren Kind mit weniger Schleim im Körper entwickelte. Der Einsatz der Kräuter war keine Zeitverschwendung, da sie verhinderten, dass das Kind durch die lange Krankheit Energie verlor. Letztlich führten die Kräuter das Mädchen zu dauerhafter Gesundheit.

19.7 Allzweck-Rezepturen bei Husten

Wenn sie die Zuordnung der Krankheitsmuster als verwirrend empfinden, oder in Ihrer Familie jedes Mitglied ein anderes Krankheitsmuster hat, möchten Sie vielleicht gerne eine Flasche mit einer Allzweck-Rezeptur gegen Husten vorrätig halten. Hier eignen sich die folgenden Mischungen:

Rezeptur 1

Spitzwegerich *(Plantago lanceolata)*

1 TL Sirup in heißem Wasser lösen. Das Wasser sollte so heiß wie möglich getrunken werden, um den Körper zu wärmen.

Zubereitung: Die frische Pflanze wird gehackt und in heißen Honig eingelegt (Achtung: für Kinder unter einem Jahr muss der Honig pasteurisiert werden). Verwenden Sie den langblättrigen Spitzwegerich. Der Breitwegerich *(Plantago major)* kann auch verwendet werden, ist aber weniger effektiv.

Abwandlung: Alternativ zum Spitzwegerich können auch Andorn *(Marrubium vulgaris)* und Anis *(Pimpinella anisum)* im Verhältnis 1 : 1 eingesetzt werden.

Einen einfachen Sirup mit besserem Geschmack liefert Rezeptur 2. Dieser Sirup heilt den Husten zwar nicht ganz so schnell, lindert aber sicher die Symptome und wird von Kindern leichter eingenommen:

Rezeptur 2

Herbstkirsche *(Prunus serotina)*	1 Teil
Anis *(Pimpinella anisum)*	1 Teil

Geben Sie 1 Tl des Sirups in heißem Wasser.

Alternativ können Sie die folgende Rezeptur versuchen:

Rezeptur 3

Kleinblütige Königskerze *(Verbascum thapsus)*	4 Tr. Tinktur
Huflattich *(Tussilago farfara)*	4 Tr. Tinktur
Andorn *(Marrubium vulgaris)*	4 Tr. Tinktur
Ingwer *(Zingiber officinalis)*	1–2 Tr. Tinktur
Süßholz *(Glycyrrhiza glabra)*	2 Tr. Tinktur
Angelikawurzel *(Angelica archangelica)*	2 Tr. Tinktur

Erklärung zu Rezeptur 3:

- Kleinblütige Königskerze, Huflattich und Andorn tonisieren die Lungen und wirken schleimlösend. Sie haben den Vorteil, dass sie bei vielen unterschiedlichen Typen von Husten wirken. Da sie entzündungshemmende Eigenschaften haben und bei Kälte wärmen, haben sie einen regulierenden Einfluss auf den ganzen Körper.
- Ingwer unterstützt die Wärme-Zirkulation und bewegt die Energie der übrigen Kräuter.
- Süßholz wird zugefügt, da es sowohl schleimlösend wirkt als auch den gesamten Körper reguliert und tonisiert.

! Allgemeine Empfehlungen bei Husten

- Das Kind sollte zu Hause bleiben. Schon für gesunde Kinder, die Husten entwickeln ist dies ein guter Ratschlag. Für Kinder mit chronischem Husten oder Asthma hingegen ist er unerlässlich. Bleibt das Kind zu Hause, so besteht ein geringeres Risiko, dass es sich durch den akuten Husten erschöpft.
- Stellen Sie sicher, dass das Kind ausreichend Ruhe hat, um seine Energiereservenzu schonen. Es sollte unbedingt früh zu Bett gehen.
- Milchprodukte und andere ungeeignete Nahrungsmittel sollten streng gemieden werden. Gerade bei chronischen Erkrankungen werden die Eltern in dieser Hinsicht oft mit der Zeit etwas nachlässig. Jetzt sollte man sich jedoch wieder diszipliniert an die Regeln halten: keine Milch, keine eiskalten Speisen, keine Fertiggerichte etc.

20 Masern

Wie bereits in Kapitel 4 erläutert, vertreten wir die Ansicht, dass Kinderkrankheiten in der Regel einen positiven Einfluss auf die Gesundheit des Kindes haben und dass es falsch wäre, zu versuchen, sie zu verhindern. Diese Sichtweise wird nicht von allen geteilt, sie ist eine Frage der persönlichen Einschätzung. Fest steht, dass sich einige Kinder trotz Impfung mit einer Kinderkrankheit anstecken. Zudem gibt es immer mehr Eltern, die ihr Kind aus Angst vor möglichen Nebenwirkungen gar nicht impfen lassen. Kinderkrankheiten sind nur selten gefährlich, wenn das betroffene Kind sorgfältig betreut wird, aber das Wissen um ihre Behandlung ist heute nicht mehr sehr verbreitet. In den folgenden drei Kapiteln möchten wir daher einige Prinzipien erläutern, die man bei der Betreuung von Kindern mit Masern, Mumps oder Keuchhusten beachten sollte. Die Kräutertherapie der jeweiligen Erkrankung soll vorgestellt werden.

Die Masern stellen unter allen Kinderkrankheiten die größte Chance für ein Kind dar. In Entwicklungsländern bergen sie gleichzeitig ein großes Risiko, da dort Masern immer noch eine der Hauptsursachen der hohen Kindersterblichkeit sind. Diese Gefahr ist jedoch in Industrieländern sehr gering. Alle Autoritäten sind sich darin einig, dass die Masernsterblichkeit in den Industrieländern bereits vor Einführung der Impfung auf ein sehr niedriges Level abgesunken war. Seit Einführung der Impfung sinkt die Sterblichkeit mit der gleichen Geschwindigkeit wie vorher weiter ab, daher ist noch nicht nachgewiesen, dass die Masernimpfung tatsächlich dazu beigetragen hat, die Todesfälle durch Masern in Industrienationen zu senken. Das Risiko, an Masern zu erkranken, ist – wenn auch vorhanden – heute nur noch gering.

> ! Auch wenn Masern heute nur noch mit einem geringen Risiko verbunden sind, muss man die Erkrankung sehr ernst nehmen. Gute Pflege des Kindes ist unerlässlich für den positiven Effekt der Erkrankung auf das Kind. Nur bei sorgfältiger Betreuung kann die Erkrankung letztlich zu einer langfristigen Verbesserung des Gesundheitszustands führen. Im Zweifelsfall sollte man einen in der Behandlung der Krankheit erfahrenen Therapeuten hinzuziehen.

20.1 Bedeutung der Masern aus komplementärer Sicht

Aus schulmedizinischer Perspektive wird ein Kind bei Masern lediglich von einem Virus angegriffen. Dieses Virus produziert Toxine, die den Körper, vor allem Gehirn und Rückenmark, beeinträchtigen. Die komplementäre Sichtweise widerspricht diesen Beobachtungen nicht, deutet sie aber etwas anders. Sie geht davon aus, dass die Giftstoffe schon immer im Körper vorhanden waren und das Virus den Körper lediglich zu deren Freisetzung anregt. Dieses Konzept findet sich sowohl in der traditionellen chinesischen Medizin als auch in der Anthroposophie. Das Virus stellt also einen Auslöser für die Freisetzung der Giftstoffe dar, die schon immer im Körper geruht haben. Ganz ähnlich trifft dies auch für andere Infektionskrankheiten zu (☞ Kapitel 4). Der Hauptunterschied zwischen Masern und anderen Infektionen liegt in der Schwere der Erkrankung und der Natur der Giftstoffe.

Die Vorstellung, dass ein Kind bereits mit Giftstoffen im Körper auf die Welt kommt, mag zunächst eigenartig wirken. Dennoch scheint dies der Realität zu entsprechen. Eine mögliche Erklärung ist, dass die Giftstoffe Folge des schnellen Wachstums des Gehirns sind. Während der ersten drei Lebensjahre muss die Biochemie des Gehirns ganz anders sein als später im Leben, wenn das Gehirn nur noch minimal wächst. Während der Wachstumsphase können sich leicht milde Entzündungen ausbilden oder Abfallstoffe ablagern, wenn der Körper nicht ganz im Gleichgewicht ist.

Die Masern sind daher aus komplementärer

Sicht ebenso eine innere Erkrankung wie eine durch ein Virus verursachte Krankheit. Man braucht das Virus zwar, um die Erkrankung auszulösen, wenn aber nicht von vornherein die Giftstoffe im Körper vorhanden wären, würden sich auch keine Masern ausbilden. Die Gesundheit des Kindes wird sich deutlich verbessern, sobald diese Gifte aus dem Körper geklärt werden.

20.2 Krankheitsverlauf

Wir möchten hier den typischen Verlauf der Erkrankung schildern, wie er früher üblich war. Gelegentlich machen Kinder die Masern immer noch in dieser Form durch, meist haben sie aber heute einen wesentlich milderen Verlauf. Der Krankheitsverlauf unterteilt sich in vier Phasen:

- Prodromalphase
- Exanthemphase
- Genesungsphase
- Erholungsphase

Prodromalphase

Das Virus wird durch Körperkontakt oder infektiöse Tröpfchen übertragen. Die Inkubationszeit beträgt sieben bis 14 Tage. Erste Anzeichen der Erkrankung sind für gewöhnlich Erkältungssymptome, tränende Augen, Niesen und eine laufende Nase. Das Kind ist reizbar und fühlt sich unwohl. Normalerweise kommt es ca. ein oder zwei Tage vor Auftreten des Exanthems zu einem Fieberanstieg.

Exanthemphase

Das makulopapulöse Exanthem beginnt meist hinter den Ohren und breitet sich im Verlauf von ein oder zwei Tagen über den ganzen Körper aus. In leichten Fällen besteht das Exanthem nur aus wenigen roten Flecken hier oder dort, in schweren Fällen vermehren sich die roten Flecken und konfluieren zu großflächigen Rötungen, die nur noch von kleinen Inseln gelblich-grünlicher Haut unterbrochen werden. Das Kind hat ein starkes Krankheitsgefühl. Die Augen sind gerötet und geschwollen, das Kind ist lichtempfindlich. Nach ein bis zwei Tagen kann das Kind teilnahmslos und apathisch werden. Häufig hat es Husten mit gelblichem Sputum, eine gelb belegte, rote Zunge und während der Ausbreitung des Exanthems hohes Fieber (40 °C oder höher). Weißliche, fest haftende Stippchen auf der Wangenschleimhaut gegenüber den Molaren (Koplik Flecken) bestätigen die Diagnose. Koplik Flecken treten jedoch heute bei Masern nicht immer auf. Es ist unklar, ob die Masern ihr Erscheinungsbild verändert haben, oder ob sich andere Krankheiten entwickelt haben, die klinisch eine ähnliche Symptomatik haben, aber von einem anderen Virus verursacht werden.

Genesungsphase

Die heftigste Phase der Erkrankung dauert zwischen drei und sechs Tagen. Danach sinkt die Temperatur langsam ab und das Exanthem ändert seine Farbe (von lividrot zu einem dumpferen Purpurrot). Die Eltern spüren oft starke Erleichterung, wenn sie das Verschwinden der Symptome beobachten. Während der nächsten sieben Tage verschwindet das Exanthem vollständig, ohne Spuren zu hinterlassen. In dieser Zeit ist das Kind oft verwirrt und vom Verhalten her eher distanziert.

Erholungsphase

Nachdem die Erkrankung überstanden ist, geht es dem Kind gut, es ist aber normalerweise eher schwach und ermüdet leicht. Im Laufe der nächsten Wochen kehren Stärke und Energie langsam zurück und ein glücklicheres, offeneres Kind kommt zum Vorschein.

20.3 Komplikationen

Komplikationen sind sehr selten, können aber in schweren Fällen auftreten. Sie können entstehen, wenn die Giftstoffe den Körper so schnell überschwemmen, dass er damit nicht mehr fertig wird. Typische Komplikationen sind:

Masernpneumonie

Während einer schweren Masernerkrankung wird Schleim freigesetzt und ruft häufig Husten hervor. Dieser Schleim bildet den idealen Nährboden für Bakterien, daher ist die häufigste Komplikation eine Pneumonie, bei der eine Superinfektion die Atemwege befällt. Sie tritt vor allem bei Kindern mit Schwäche der Lungen auf. Die Bronchien entzünden sich und das Kind hat starke Schmerzen im Brustkorb. Oft atmet es flach oder keuchend. Eine Masernpneumonie ist eine ernste Komplikation, bei der man sofort einen Arzt hinzuziehen muss.

Masernenzephalitis

Bei einer Enzephalitis führen die Toxine zu einer Entzündung des Gehirns. Eine alternative Theorie geht davon aus, dass es zur Enzephalitis kommt, wenn das Virus in Neuronen eindringt. Klinisch ist das Kind verwirrt oder sogar komatös. Eine Enzephalitis ist immer eine Notfallsituation, in der das Kind sofort stationär eingewiesen werden muss.

Warnsignale bei Masernenzephalitis

- Starke Kopfschmerzen
- Nackensteife
- Plötzliche Lethargie
- Krampfanfälle
- Flacher, dunkelroter Ausschlag, der sich durch Druck nicht verändert

Diarrhö

Die Giftstoffe, die sich in der Haut als Exanthem äußern, werden weitertransportiert in den Verdauungstrakt. So kommt es zu einer Entzündung der Darmschleimhaut und zu einer Funktionsstörung der Verdauung. Diarrhö entsteht.

20.4 Kräutertherapie

Dosierungen

Alle angegebenen Dosierungen gelten für dreijährige Kinder. Umrechnung für andere Altersgruppen ☞ Tabelle auf der vorderen Umschlagsseite. Die vorgeschlagenen Dosierungen sind lediglich Empfehlungen, sie müssen individuell an das Kind angepasst werden.

Prodromalphase

Wichtigstes Ziel der Therapie in dieser Phase ist es, einen weiteren Fieberanstieg zu verhindern. Die Therapie bei Fieber wurde in Kapitel 16 ausführlich erklärt, wir möchten daher hier nur an ein paar wichtige Punkte erinnern.

Rezeptur

Die Symptome in der Prodromalphase ähneln denen einen schweren Erkältung. Die beste Rezeptur zu diesem Zeitpunkt ist die folgende:

Rezeptur

Sonnenhut *(Echinacea angustifolia)* 3–4 Tr. Tinktur

Schafgarbe *(Achillea millefolium)*

Einnahme als Tee oder 1 ml Tinktur in heißem Wasser

Zubereitung des Tees: 3 TL der frischen Pflanze in 500 ml kochendes Wasser geben und abkühlen lassen, bis es lauwarm ist. Bei Bedarf süßen und alle 2 Stunden 1 Tasse verabreichen, bis das Kind sich warm fühlt und zu schwitzen beginnt. Danach alle 4–6 h weiter geben, bis das Fieber abfällt. Anschließend noch einige Tage lang 3-mal tgl. geben.

Sonnenhut kann dem Tee hinzugefügt werden (3–4 Tr. Tinktur pro Tasse).

Erklärung

- Zu Beginn der Masern liegt meist ein Kälte-Feuchtigkeits-Zustand vor. Schafgarbe wärmt das Kind und wirkt schweißtreibend. Zudem bringt es das Exanthem an die Oberfläche und beschleunigt dadurch das Eintreten der zweiten Phase. Schafgarbe ist ein tonisierendes Mittel. Auch wenn man in dieser Phase meist noch kein Tonikum braucht, wird man es im weiteren Verlauf der Erkrankung sicherlich benötigen. Schafgarbe ist daher ein Mittel, das von der ersten bis zur letzten Phase der Masern sicher verabreicht werden kann.
- Sonnenhut kann hier ebenfalls gut wirken. Er hat den Vorteil, dass er überall erhältlich ist. Sonnenhut stimuliert das Immunsystem und beschleunigt den Übergang in die zweite Phase. Nebenbei klärt er Giftstoffe aus dem Körper. Er kann in den ersten beiden Phasen verabreicht werden, hat aber während Gene-

sung oder Erholung keine positive Wirkung mehr.

Exanthemphase

Während der Exanthemphase gelten folgende Therapieziele:

- Fiebersenkung durch Anregung des Schwitzens
- Sicherstellen, dass das Kind keine Obstipation hat
- Sicherstellen einer ausreichenden Flüssigkeitszufuhr

Rezeptur

Schafgarbe kann zwar weiter gegeben werden, besser eignet sich aber die folgende Rezeptur:

Rezeptur 1

Schwarzer Holunder *(Sambucus nigra)*	Als Tee (Zubereitung s. u.)
Pfefferminze *(Mentha piperita)*	Als Tee (Zubereitung s. u.)

Abwandlung: Wenn das Kind sehr rastlos ist, geben Sie Lindenblüten *(Tilea europea)* und Kamille *(Chamomilla matricaria)* hinzu.

Zubereitung des Tees: Alle genannten Kräuter werden am besten als Tee verabreicht (1 TL pro Tasse, bei Bedarf süßen). Geben Sie alle 2 h die Hälfte der Mischung, während sie noch warm ist und bereiten Sie dann wieder neuen Tee zu.

Alternativ kann man auch Sirup verwenden, wenn man die getrockneten Kräuter nicht vorrätig halten möchte. Entsprechende Sirupe sind vielerorts kommerziell erhältlich. Auch hier gibt man die Rezeptur alle zwei Stunden in warmem Wasser (an die jeweilige Gebrauchsanweisung halten).

Auch Tinkturen können effektiv eingesetzt werden. Dreijährigen gibt man alle 2 h ¼ TL. Da insgesamt große Mengen eingenommen werden, sollte man einen Teil des Alkohols verdunsten lassen (☞ Kapitel 8).

Speziell bei Masern eignet sich die folgende Rezeptur:

Rezeptur 2

Große Klette *(Arctium lappa)*	¼ TL Samen als Tee oder Tinktur
Küchenschellenkraut (Anemone pulsatilla)	1 Tr. Tinktur
Ringelblume *(Calendula officinalis)*	1 gehäufter TL Blüten als Tee oder 3 Tr. Tinktur
Sonnenhut *(Echinacea angustifolia)*	3 Tr. Tinktur

Große Klette wird am besten als Tee verabreicht. Normalerweise ist die Wurzel gut erhältlich. In Apotheken, die chinesische Kräuter anbieten, bekommt man vielleicht auch die Samen. Falls nicht, ist die Wurzel jedoch eine gute Alternative. Küchenschellenkraut wird besser als Tinktur gegeben. Es handelt sich um eine sehr starke Pflanze, daher sollte die angegebene Dosierung nicht überschritten werden.

Erklärung

- Große Klette ist die häufigste Pflanze bei Hautbeschwerden aller Art und hilft bei der Auflösung von Giftstoffen.
- Küchenschellenkraut bringt das Exanthem an die Oberfläche.
- Ringelblume kann alleine oder in der Kombination mit den anderen Pflanzen gegeben werden, entweder als Tee oder als Tinktur. Sie vermindert Hitze, klärt Giftstoffe aus dem Körper und vermindert das Exanthem. Da sie gleichzeitig eine bakteriostatische Wirkung zeigt, vermindert sie das Risiko eine Sekundärinfektion.
- Auch Sonnenhut kann während der zweiten Phase sicher gegeben werden und vermindert das Risiko einer Masernpneumonie.

Wirkung

Wenn das Kind jünger als fünf Jahre alt und relativ gesund ist, heilen die Masern normalerweise relativ schnell. Manchmal beginnt der Heilungsprozess innerhalb weniger Stunden nach der ersten Einnahme der Kräuter. Innerhalb von 24 Stunden kann das Exanthem fast verschwinden. Wenn das Kind schon vorher keine sehr stabile

Gesundheit hatte, kann es entsprechend länger dauern.
Bei Kindern über sieben Jahren tritt die Wirkung langsamer ein. Der Kampf gegen die Krankheit ist hier viel ausgeprägter und die Kräuter haben nicht die gleiche kurative Wirkung. Dies bedeutet aber nicht, dass man sie nicht geben sollte. Auch wenn es nicht zu einer offensichtlichen Heilung kommt, profitieren die Kinder von der Therapie. Sie führt dazu, dass das Fieber nicht zu sehr ansteigt und kürzen den Krankheitsverlauf ab.
Ist das Kind über sieben Jahre alt und hat zudem noch eine schwache Konstitution mit vielen Krankheiten in der Vorgeschichte, besteht echter Anlass zur Sorge. Ziehen Sie einen Therapeuten hinzu, der Erfahrung in der Therapie schwerer Masernverläufe hat.

Genesungsphase

Geben Sie die Kräuter, die das Exanthem reduzieren, noch einige Tage weiter, wenn der Ausschlag verschwunden ist und fügen Sie dann nach und nach tonisierende Kräuter hinzu. Sobald kein Fieber mehr vorhanden ist, können die fiebersenkenden Pflanzen wie Schwarzer Holunder, Pfefferminze und Sonnenhut abgesetzt werden. Schafgarbe kann als gutes tonisierendes Mittel weiter gegeben werden. Falls das Kind Husten hat, sollte er wie ein gewöhnlicher akuter Husten behandelt werden (☞ Kapitel 19). Falls der Appetit schlecht ist, sollte auch dieser therapiert werden (☞ Kapitel 14).
Ansonsten stellen Sie sicher, dass das Kind nahrhafte Speisen bekommt und Bettruhe einhält (für gewöhnlich ist die Bettruhe länger sinnvoll, als das Kind sie für nötig hält). Manche Therapeuten geben in diesem Stadium Vitaminpräparate. Solange das Kind gut isst und Nahrungsmittel aus biologischem Anbau erhält, ist dies jedoch eigentlich nicht nötig.

Erholungsphase

Während des letzten Stadiums sind normalerweise keine Kräuter mehr nötig. Wenn in der Genesungsphase richtig therapiert wurde, sollte eigentlich jetzt nichts anderes nötig sein als Ruhe. Gelegentlich hat das Kind noch einen schlechten Appetit oder etwas Husten verbleibt. In diesem Fall sollten die Kräuter der dritten Phase weitergegeben werden, bis die Symptome verschwinden.

Therapie der Komplikationen

Masernpneumonie

Einzelheiten der Therapie von Lungenbeschwerden sind in Kapitel 19 beschrieben. Wenn sich eine Pneumonie entwickelt, muss ein Arzt hinzugezogen werden. Bei einer schweren Pneumonie müssen unverzüglich Antibiotika eingesetzt werden. Dennoch können gleichzeitig weiter Kräuter verabreicht werden. Betrachten Sie einen derartigen Verlauf nicht als Versagen Ihrerseits. Wenn Sie sowohl Antibiotika als auch Kräuter geben, wird das Kind wesentlich rascher genesen.

Masernenzephalitis

Das Kind muss unverzüglich stationär aufgenommen werden. Dennoch können die Kräuter gegen Fieber evtl. weiter verabreicht werden. Auch die Massagetechnik des Wirbelsäulenstrichs kann jetzt sinnvoll sein. Die Kräuter, die das Exanthem hervorbringen sollen, sollten ebenfalls weiter gegeben werden.

Diarrhö

Eine leichte Diarrhö ist kein Anlass zu Sorge. Wenn die Beschwerden schlimmer werden, muss jedoch ein Arzt hinzugezogen werden. Ggf. ist eine stationäre Aufnahme zur Rehydratation nötig.

Folgekrankheiten

Nach einem schweren Masernverlauf kann ein Echomuster zurückbleiben. Einige häufige Symptome dieses Echomusters sollen hier beschrieben werden:

Alpträume

Statt nach den Masern ruhiger und friedlicher zu sein, ist das Kind weinerlich und schüchtern. Der Schlaf ist beeinträchtigt und das Kind wacht nachts mit Angstzuständen auf. Es handelt sich dabei oft um eine Kombination des Furcht-Musters der Schlaflosigkeit und Hitze. Therapie ☞ Kapitel 25.

Ekzem

Ein leichtes Ekzem kann zurückbleiben, das sich verschlechtert, wenn das Kind müde ist. Therapie ☞ Kapitel 26.

Sehstörung

Die Giftstoffe, die das System beeinträchtigen und die Hirnströme stören, können auch die Funktion des Sehnervs stören. In schweren Fällen kann der N. opticus geschädigt werden, so dass das ganze Auge weniger Energie hat und schlechter arbeitet. Wenn man dies früh genug bemerkt (innerhalb von drei Monaten nach der Erkrankung), kann eine langfristige Schädigung der Netzhaut vermieden werden. Unserem Wissen nach hat die Schulmedizin hier wenig zu bieten, und leider gibt es auch nur wenig naturheilkundliche Therapeuten, die Augenkrankheiten behandeln, es lohnt sich jedoch, einen Therapeuten zu suchen, der hierin Erfahrung hat. Zu den infrage kommenden Therapien gehören Akupunktur, chinesische Kräuter und die Bates Technik.

Schwerhörigkeit

Die Giftstoffe können das Innenohr belasten und dort ernsthafte Schäden hinterlassen. Wie auch bei Sehstörungen, sollte man unverzüglich Hilfe suchen. Die einzigen Therapien, die helfen können, sind unserer Ansicht nach Elektroakupunktur und kraniosakrale Osteopathie. Wird die Behandlung frühzeitig begonnen, so kann ein Teil des Hörvermögens wieder hergestellt werden.

Schulmedizinische Therapieoptionen

Soweit wir wissen, stehen in der Schulmedizin lediglich prophylaktische Antibiotikagaben zur Vermeidung einer Masernpneumonie und einer sekundären bakteriellen Otitis media zur Verfügung.

20.5 Allgemeine Empfehlungen bei Masern

Allgemeine Maßnahmen

Sobald die Verdachtsdiagnose Masern besteht, sollte das Kind in einem abgedunkelten Raum Bettruhe einhalten. Auch wenn die Augen nicht beeinträchtigt erscheinen, kann man durch diese einfache Maßnahme bleibenden Schaden an den Augen vermeiden.

Die Eltern sollten so viel Zeit wie möglich mit ihrem Kind verbringen und es trösten, wenn es Zuwendung braucht. Liebevolle Pflege spielt für die Genesung bei Masern eine wichtige Rolle. Das Kind braucht Ruhe; man sollte lieber Geschichten vorlesen, statt den Fernseher einzuschalten oder Computerspiele zu erlauben, die Augen oder Gehirn zusätzlich anstrengen können.

Ernährung

Mit der abfallenden Temperatur kehrt nach und nach auch der Appetit zurück. Zunächst sollten nur einfache Speisen in geringen Mengen angeboten werden. Haferschleim oder Babynahrung sind als erste Nahrung sinnvoll (selbst für Teenager). Wenn der Appetit wieder hergestellt ist und die Verdauung stärker wird, kann man abwechslungsreichere Nahrung geben. Bei ausgeprägter Schwäche können Rinderbrühe und Vitamin- und Mineralstoffpräparate sinnvoll sein.

Erholungsphase

Ein Kind mit Masern lebt oft noch eine Woche oder länger nachdem das Fieber abgefallen ist in einer Art Traumwelt. Oft geht das Kind mit einem erstaunten Blick in den Augen ziellos herum. Es wirkt wie jemand, der aus einem tiefen Schlaf erwacht ist oder eine mystische Erfahrung gemacht hat. Wenn Sie bedenken, welche Veränderungen stattgefunden haben, ist dies nicht weiter erstaunlich. Nicht immer ist man sich bewusst, wie empfindlich die Kinder während dieser wichtigen Phase sind. Das Kind ist völlig schutzlos. Wenn es jetzt starken oder brutalen Eindrücken ausgesetzt wird, kann dies einen bleibenden Effekt haben. Daher kann es sinnvoll sein, das Kind zur Erholung für eine Weile auf das ruhige Land zu schicken, falls dies möglich ist.

Vermeiden von Komplikationen

Selbst geimpfte Kinder haben ein kleines Risiko, sich mit Masern anzustecken. Bei nicht geimpften Kindern ist das Risiko größer und die Eltern sollten darüber informiert werden, wie man Komplikationen vermeiden kann, wenn ein Kind Masern bekommt.

Ernährung

Wichtigster Rat ist, das Kind gesund zu halten und die Ansammlung von Giftstoffen im Körper zu vermeiden. Dies spiegelt sich in folgenden Ernährungsempfehlungen wider:

- Meiden Sie künstliche Farb- und Geschmacksstoffe, die so weit wie möglich aus der Nahrung des Kindes herausgehalten werden sollten.
- Meiden Sie Fleisch, insbesondere rote Fleischsorten. Die Verdauung eines Kindes ist noch nicht so stark wie die eines Erwachsenen, daher können Kinder Fleisch nur schwer verdauen, ohne dass Giftstoffe entstehen. Unserer Ansicht nach sollten Kinder bis zum Alter von sieben Jahren möglichst vegetarisch ernährt werden, außer in bestimmten Situationen, wie beispielsweise während der Rekonvaleszenz nach einer Erkrankung. Für die meisten Eltern ist dies in der Praxis nicht umsetzbar, aber es lohnt sich, Fleisch auf ein Minimum zu reduzieren.
- Lassen Sie Meeresfrüchte wie Krabben, Muscheln oder Hummer ganz weg. Gemäß der chinesischen Medizin enthalten Meeresfrüchte alle eine gewisse Menge an Giftstoffen, die zur Entstehung von Masern beitragen können.
- Meiden Sie Orangen, inklusive Orangensaft oder Orangen aus biologischem Anbau. Kinder sollten nicht mehr als eine Orange oder die entsprechende Menge an Saft pro Woche zu sich nehmen. Gemäß der chinesischen Medizin enthalten auch Orangen Giftstoffe, die bei manchen Kindern das Gehirn reizen können.

Vermeiden der Masernpneumonie

Hier muss man besonders auf Schleim achten. Stellen Sie sicher, dass sich kein Schleim sammelt und dass das Kind nicht häufig Husten oder Erkältungen bekommt. Es gelten die gleichen Ernährungsempfehlungen wie bei chronischem Husten, insbesondere das Meiden von Kuhmilch.

Vermeiden der Masernenzephalitis

Jede Masernerkrankung beeinträchtigt das Gehirn und die freigesetzten Giftstoffe stören die Hirnaktivität. Zu dem normalen Krankheitsverlauf gehört vorübergehend auch eine leichte Bewusstseinstrübung, die verschwindet, sobald die Spiegel der Giftstoffe absinken. Werden die Toxinspiegel und die Temperatur zu hoch, so kann die resultierende Entzündung des Gehirns zu bleibenden Schäden führen. Dies geschieht jedoch nur dann, wenn das Gehirn schon zuvor zu aktiv und überstimuliert ist. Ein Kind, das schon immer ein „Hitzkopf" war, ist wesentlich anfälliger für eine Enzephalitis und deren Folgen. Die beste Art, das Risiko zu senken, ist es daher, das Gehirn so „kühl" wie möglich zu halten. Dies bedeutet, das Kind so ruhig und friedlich wie möglich zu erziehen. Vor allem sollte eine Stimulation des Gehirns durch Fernsehen, Computerspiele oder Early Learning Methoden vermieden werden.

Man sollte die Phantasie des Kindes hingegen durch Vorlesen fördern und das Kind dazu ermutigen, zu malen, draußen zu spielen oder einfach seinen Tagträumen nachzugeben.

Vermeiden der Diarrhö

Auch hier sollte man auf die Ernährung achten. Das Kind sollte regelmäßige Mahlzeiten einnehmen. Bei jüngeren Kindern sollte man sicherstellen, dass sich keine Nahrungsstagnation entwickeln kann.

20.6 Andere Therapieformen

Homöopathie

Homöopathie kann bei Masern gute Erfolge zeigen. Sie kann besonders gut das Ausbrechen des Exanthems unterstützen und so das Enzephalitisrisiko senken. Einige Erklärungen hierzu finden Sie in Kapitel 16. Neben fiebersenkenden Mitteln werden besonders Aconitum und Pulsatilla zur Linderung des Exanthems eingesetzt.

Ätherische Öle

Waschen Sie die Haut mit folgenden Ölen:

Ätherische Öle bei Masern

Kamille *(Chamomilla matricaria)*	5 Tr.
Lavendel *(Lavandula officinalis)*	5 Tr.

Geben Sie das Öl in 500 ml Wasser und waschen Sie den Körper damit.

Dies wirkt lindernd auf den Ausschlag und beruhigt das Kind.
Abwandlung: Bei einem Risiko von Sekundärinfektionen geben Sie 5 Tr. Teebaum Öl *(Melaleuca alternifolia)* hinzu.
Sie können ätherischen Öle auch im Vernebler einsetzen:

Ätherische Öle im Vernebler

Eukalyptus *(Eucalyptus globulus)*	10 Tr. *oder*
Ysop *(Hyssopus officinalis)*	10 Tr.

20.7 Positiver Effekt der Masern

Wenn Masern gut überstanden werden (also keine Komplikationen auftreten und das Kind ausreichend Zeit zur Erholung hat), ist das Kind anschließend verändert. Die offensichtlichsten Veränderungen treten auf emotionaler Ebene ein. Viele Eltern und Lehrer beobachten, wie ein Kind durch die Masern viel offener, großzügiger und freundlicher wird. Wenn dem Kind ausreichend Zeit zur Erholung gegeben wird, zeigt sich auch auf physischer Ebene mehr Ausdauer und eine bessere Widerstandsfähigkeit gegenüber Krankheiten.
Wenn ein Kind hingegen die Masern erst nach dem Alter von zehn Jahren bekommt, sind die Verläufe oft viel schwerer und es besteht ein erhöhtes Risiko von Komplikationen.
Masern sind zwar der sicherste Weg, Giftstoffe aus dem Körper zu eliminieren, man muss aber nicht Masern gehabt haben, um gesund zu sein. Es gibt Kinder, die Masern ausgesetzt werden, sich aber trotzdem nicht anstecken oder nur sehr leichte Symptome haben. Diese Kinder haben sich an ihre Entwicklung angepasst, ohne dass sie dramatische Erkrankungen benötigen.
In der Pubertät bietet sich eine weitere Gelegenheit, die Giftstoffe zu eliminieren, die normalerweise durch die Masern geklärt werden. In dieser wichtigen Übergangsphase kann man Gleichgewichtsstörungen ausgleichen, seit der Kindheit bestehen. Die Giftstoffe werden im Alter zwischen zwölf und 14 Jahren oft in Form von unerklärlichen Ausschlägen freigesetzt, die dem Masernexanthem manchmal ein bisschen ähneln, da sie zwar rot, aber normalerweise nicht erhaben sind. Hier wird oft die Diagnose „Ekzem“ gestellt, auch wenn der Ausschlag ein ganz anderes Aussehen und eine völlig andere Funktion hat als ein gewöhnliches Ekzem.

21 Mumps

Von allen klassischen Kinderkrankheiten – Mumps, Masern, Keuchhusten – ist Mumps die am wenigsten gefürchtete. Die Krankheit ist so gut wie nie lebensbedrohlich und für die Kinder auch mit weniger Beschwerden verbunden als andere Krankheiten, die jedes Jahr wieder im Frühling auftreten. Einige Kinder verspüren dennoch starke Schmerzen und fühlen sich sehr unwohl. Mumps kann bei Kindern zu Müdigkeit und einer länger andauernden Traurigkeit führen (sechs bis acht Wochen während der Erkrankung plus weitere sechs bis acht Wochen danach). Die Kräutertherapie kann die Energiereserven sehr effektiv wieder herstellen und das Kind aufheitern.

21.1 Mumps aus komplementärer Sicht

Ursachen

Auch unterscheidet sich die komplementäre Sichtweise wieder von der schulmedizinischen. Für die Schulmedizin ist Mumps eine reine Virusinfektion. Wir hingegen gehen wie bei Masern davon aus, dass das Virus die Freisetzung von Giftstoffen auslöst, die schon lange im Körper vorhanden sind. Sind diese Giftstoffe erst aus dem Körper geklärt, wird das Kind gesünder sein als zuvor. Bei Mumps werden speziell Giftstoffe aus den Drüsen eliminiert.

Positive Einflüsse der Erkrankung

So wie Masern sehr belastende Giftstoffe aus dem System entfernen, entfernt Mumps etwas weniger belastende Giftstoffe, vor allem aus dem Bereich der Drüsen. Wenn ein Kind nicht an Mumps erkrankt (entweder, wegen fehlender Exposition oder wegen vorhandenem Impfschutz), wird es später ein höheres Risiko haben, Pfeiffersches Drüsenfieber zu bekommen, oder – wenn Mumps erst in höherem Alter auftritt – an einer Mumpsorchitis oder -adnexitis zu erkranken.

Impfung

Mumps ist eine relativ harmlose Erkrankung, die sogar positiven Einfluss auf den Körper haben kann. Wir halten die Impfung daher für relativ unnötig. Diese Ansicht wird durch neuere Beobachtungen gestützt, die besagen, dass der Impfschutz nach einigen Jahren abnehmen kann. Durch die Impfung wird daher möglicherweise eine harmlose Erkrankung in der Kindheit vermieden, aber eine wesentlich schwerere Erkrankung in der Pubertät oder danach riskiert, bei der Komplikationen wie die Orchitis viel häufiger auftreten.

21.2 Klinik und Befunde

Die Beschwerden bei Mumps sind ganz unterschiedlich. Man kann grob drei Verläufe unterscheiden:

- Milder Verlauf
- Mittlerer Verlauf
- Schwerer Verlauf

Der milde Verlauf ist heute viel häufiger zu beobachten als früher. Laut der Schätzung einer Krankenschwester in einem schwedischen Krankenhaus macht er fast 30% der Mumps-Fälle aus. Der schwere Verlauf kommt nur selten vor.

Milder Verlauf

Bei einem leichten Verlauf ist man sich oft zunächst gar nicht sicher, ob es sich um Mumps handelt. Folgende Symptome können auftreten:

- Das Kind ist müde.
- Das Kind ist evtl. etwas schlecht gelaunt.
- Die Stirn fühlt sich heiß an.

Bei der Untersuchung zeigen sich geschwollene Ohrspeicheldrüsen. Der Verdacht auf Mumps entsteht, wenn das Kind ca. zwei Wochen zuvor Kontakt mit einem anderen, an Mumps erkrankten Kind hatte.

Mittlerer Verlauf

Hier handelt es sich um den typischen Verlauf der Erkrankung. Die Inkubationszeit beträgt ca. zwei Wochen. Dann bekommt das Kind leichtes

Fieber und die Ohrspeicheldrüsen schwellen an. Zusätzliche Symptome:
- Das Kind hat Schwierigkeiten, den Mund zu öffnen.
- Die Ohrspeicheldrüsen sind (druck)schmerzhaft.
- Das Kind ist lethargisch, müde und reizbar.
- Der Appetit ist vermindert.

Die Schwellung der Ohrspeicheldrüse auf einer Seite hält ca. 10–14 Tage an, danach schwillt fast immer die andere Seite für weitere 10–14 Tage an. Nach Rückgang der Schwellung fühlt sich das Kind normalerweise noch ca. zwei Wochen lang müde.

Schwerer Verlauf

Beim schweren Verlauf sind die Basissymptome die gleichen, sie sind jedoch stärker ausgeprägt:
- Das Kind hat hohes Fieber.
- Die Ohrspeicheldrüse ist permanent heiß und schmerzt.
- Das Kind kann den Mund nicht öffnen und nur flüssige Nahrung zu sich nehmen.
- Das Kind liegt im Bett.
- Die Schwellung hält länger als 14 Tage an.

Nach Rückgang der Symptome ist das Kind oft noch drei bis vier Wochen lang müde.

Komplikationen

Orchitis/Adnexitis

Wenn Mumps erst nach der Pubertät auftritt, besteht ein kleines Risiko für Komplikationen, v. a. für eine Orchitis oder Adnexitis. Eine Orchitis ist nicht nur sehr unangenehm, sondern auch Anlass zur Sorge, da sie zu Impotenz oder Sterilität des Mannes führen kann. Normalerweise verursachen aber sogar schwere Formen der Orchitis nur selten wirklich eine Impotenz oder Sterilität.

Erschöpfung

In den meisten medizinischen Fachbüchern endet die Beschreibung von Mumps mit der aktiven Phase der Erkrankung. Dabei wird ganz übersehen, dass die Auswirkungen der Erkrankung noch lange Zeit danach anhalten können. Grund für das Auslassen dieser Informationen ist möglicherweise, dass zu der Zeit, als die Bücher geschrieben wurden, der Verlauf der Erkrankung noch wesentlich geradliniger war – ein Kind wurde krank und erholte sich dann wieder. Dieses Muster hat sich mit der Zeit verändert. Heute findet man oft folgenden Verlauf: Kinder sind nie wirklich gesund. Wenn sie krank werden, sind sie nie schwer krank, sie erholen sich aber auch nie völlig. Dieses Muster ist auch für Mumps erkennbar. Oft werden die Kinder lange, bevor sie wieder ganz gesund sind, zurück zur Schule geschickt, oder sie verpassen sogar während der aktiven Phase der Erkrankung keinen Tag in der Schule. Die Drüsen bleiben dann viel länger geschwollen, und nach Rückgang der Schwellung ist das Kind noch lange erschöpft, ganz ähnlich wie nach Pfeifferschem Drüsenfieber.

21.3 Kräutertherapie

> **! Dosierungen**
>
> Alle angegebenen Dosierungen gelten für dreijährige Kinder. Umrechnung für andere Altersgruppen ☞ Tabelle auf der vorderen Umschlagsseite. Die vorgeschlagenen Dosierungen sind lediglich Empfehlungen, sie müssen individuell an das Kind angepasst werden.

Milder Verlauf

In leichten Fällen ist keine Behandlung erforderlich, außer dass das Kind zu Hause bleibt und ausreichend ruht. Letzteres ist oft schwer durchzusetzen, da sich das Kind nicht sehr krank fühlt und die schulfreie Zeit ausnutzen möchte.

Mittlerer Verlauf

Rezeptur

Rezeptur

Schafgarbe *(Achillea millefolium)*	20 Tr. Tinktur
Kermesbeere *(Phytolacca decandra)*	10 Tr. Tinktur

3–4-mal tgl. in warmem Wasser verabreichen.

Abwandlung: Wenn das Kind gar nichts mehr isst, fügen Sie 5 Tr. Gelber Enzian Tinktur *(Gentiana lutea)* hinzu.

Erklärung

- Schafgarbe ist eine Allzweck-Pflanze bei Fieber und wirkt tonisierend. Wenn das Fieber sehr niedrig ist, kann man Schafgarbe weglassen.
- Kermesbeere ist speziell bei Mumps indiziert. Es klärt die Drüsen und lindert Schwellung und Schmerzen.
- Eine gewisse Minderung des Appetits ist ganz normal und muss nicht behandelt werden. Hört das Kind jedoch ganz auf zu essen, kann Gelber Enzian den Appetit anregen.

Wirkung

Wenn das Kind während des Fiebers fröstelt, sollte Schafgarbe diese Symptomatik innerhalb von 12 Stunden beseitigen. Nach Normalisierung der Temperatur ist die Pflanze nicht länger nötig. Kermesbeere hingegen muss mindestens eine Woche lang, möglicherweise auch länger, verabreicht werden. Zeitweise kann sie weichen Stuhlgang hervorrufen, wenn überschüssiger Schleim ausgeschieden wird.

Schwerer Verlauf

Rezeptur

Rezeptur

Schwarzer Holunder *(Sambucus nigra)*	Als Tee (Zubereitung s. u.)
Pfefferminze *(Mentha piperita)*	Als Tee (Zubereitung s. u.)
Kermesbeere *(Phytolacca decandra)*	10 Tr. Tinktur, 3–4-mal tgl.

Zubereitung des Tees: Schwarzer Holunder und Pfefferminze werden am besten als Tee verabreicht (1 TL pro Tasse, bei Bedarf süßen). Geben Sie alle 2 h die Hälfte der Mischung, während sie noch warm ist und bereiten Sie dann wieder neuen Tee zu.

Erklärung

Die Rezeptur ist die gleiche wie beim milden Verlauf, man ersetzt jedoch Schafgarbe durch Schwarzen Holunder und Pfefferminze, da das Fieber beim schweren Verlauf höher ist und gesenkt werden sollte.

Wirkung

Die Therapie senkt das Fieber und mildert den Verlauf der Erkrankung ab.

Äußere Anwendungen

Wenn die Schwellung sehr schmerzhaft ist und das Kind sich sehr unwohl fühlt, können bestimmte Kräuter in Form von äußeren Anwendungen eingesetzt werden:

- Kermesbeere *(Phytolacca decandra)*: kann bei allen Arten von Beschwerden verwendet werden. Am besten macht man einen Breiumschlag aus angefeuchteter geriebener Wurzel. Eine gute Alternative ist es auch, ein Tuch mit Tinktur zu tränken und auf die Schwellung aufzulegen. Belassen Sie das Tuch so lange wie möglich auf diesem Bereich. Der Breiumschlag sollte abgenommenw erden, wenn Hautverfärbungen oder Pusteln auftreten.
- Ingwer *(Zingiber officinalis):* Hacken oder zerdrücken Sie frische Ingwerwurzel und legen Sie sie als Breiumschlag auf die Schwellung. Entfernen Sie die Auflage, bevor die Haut sich zu stark rötet. Ingwer ist bei nicht entzündlichen Schwellungen gut wirksam. Ein weiterer Vorteil ist, dass Ingwer überall gut erhältlich ist.
- Johanniskraut *(Hypericum perfoliatum):* Verwenden Sie Öl oder Salbe und reiben Sie sie in die Schwellung ein.

Komplikationen

Orchitis/Adnexitis

Rezeptur

Kermesbeere *(Phytolacca decandra)*
Dosis für Erwachsene: 20–40 Tr. Tinktur, 3–4-mal tgl.

Abwandlung: Geben Sie zusätzlich ggf. Kräuter gegen Fieber.

Erschöpfung

Wenn das Kind nach Abklingen der Erkrankung weiter erschöpft ist, wurden die Giftstoffe möglicherweise nicht vollständig eliminiert. Geben Sie sie Kräuter daher noch weiter. In dieser Phase können Sie evtl. auch Kräuter zur Appetitanregung hinzufügen (☞ Kapitel 14).

21.4 Andere Therapieformen

Ätherische Öle

Ätherische Öle bei Mumps

Teebaum *(Melaleuca alternifolia)*	2 Tr.
Lavendel *(Lavandula officinalis)*	2 Tr.
Zitrone *(Citrus limonus)*	2 Tr.

Vermengen Sie das Öl mit ca. 30 ml Trägeröl, wie z. B. Mandelöl oder Olivenöl und legen Sie eine mit der Mischung getränkte Kompresse auf die Schwellung auf.

22 Keuchhusten

Keuchhusten ist eine sehr gefürchtete Erkrankung. Der Grund ist leicht verständlich: Der Anblick eines Kindes mit dem typischen krampfartigen, bellenden Husten ist selbst für erfahrene Therapeuten Angst einflößend. Die hervorstehenden Halsvenen, die bläuliche Gesichtsfarbe und das nach Luft Schnappen vermitteln den Eindruck, das Kind schwebe in Lebensgefahr. Dieser Eindruck täuscht jedoch: heute sterben Kinder nur noch in den seltensten Fällen an Keuchhusten. Selbst früher starben die Kinder meist nicht an der Erkrankung selbst, sondern an Sekundärinfektionen, wie z.B. Pneumonien, die im Verlauf des Keuchhustens auftraten. Auch wenn man diese Fakten im Hinterkopf hat, bleibt der Eindruck eines Keuchhusten-Kindes erschreckend.

Wer ist am stärksten gefährdet?

Für Säuglinge und Kleinkinder birgt die Erkrankung das größte Risiko. Kinder mit Energiemangel und Lungenschwäche sind besonders gefährdet. Ab einem Alter von drei Jahren sind die Beschwerden oft noch sehr unangenehm, stellen aber in der Regel keine Gefahr mehr dar.

> ! Für Kinder unter einem Jahr und Kinder mit Energiemangel oder Lungenschwäche kann die Erkrankung sehr gefährlich sein.

22.1 Krankheitsverlauf

Keuchhusten verläuft in drei klassischen Phasen:

Stadium catarrhale

Dauer: 7–14 Tage

In der ersten Phase besteht lediglich Husten. Bei manchen Kindern ist der Husten rau, normalerweise aber nicht besonders ernst. In dieser Phase ist es oft noch unklar, ob ein Kind tatsächlich Keuchhusten hat, außer andere Kinder in seiner Umgebung sind bereits daran erkrankt.

Stadium convulsivum

Dauer: 40–60 Tage

In der zweiten Phase zeigt sich die eindeutige Symptomatik. Der Husten hat jetzt wie der Name sagt einen keuchenden Charakter. In dieser Phase ist das Sputum so zäh, dass es kaum abgehustet werden kann.

Stadium decrementi

Dauer: 20–30 Tage

In der dritten Phase erholt sich das Kind zunehmend. Es wird von Woche zu Woche stärker. Der Appetit bessert sich erheblich.

22.2 Krankheitsmuster bei Keuchhusten

Ursachen der Erkrankung

Viele Kinder werden mit sehr viel Schleim im System geboren. Diese Neigung können sie entweder von ihren Eltern geerbt haben oder sie kann auch einfach eine persönliche Eigenschaft sein. Wenn ein Kind Keuchhusten bekommt, so macht der Körper einen Prozess durch, während dem der überschüssige Schleim aus dem Körper eliminiert wird. Die Krankheit wird zwar von dem Bakterium Bordetella pertussis verursacht, der entscheidende Vorgang im Körper ist jedoch die Eliminierung des Schleims. Keuchhusten ähnelt somit dem „Übergangstyp" des akuten Hustens (☞ Kapitel 19). Wie auch Masern kann er der Gesundheit des Kindes sehr stark nutzen. Wie bereits in Kapitel 2 erläutert, ist die Verdauung bei Husten oft gestört. Dies gilt für Keuchhusten ganz besonders. Keuchhusten ist ebenso eine Erkrankung des Verdauungstrakts wie der Lungen. Dementsprechend werden durch einen komplikationsfreien Verlauf der Erkrankung sowohl die Lungen als auch die Verdauung langfristig gestärkt. Das Kind wird so insgesamt viel energiereicher und stärker. Man kann dies auch an dem Appetit sehen, der sich nach durchgemachtem Keuchhusten oft sehr verbessert.

Krankheitsmuster im Stadium convulsivum

Die zweite Phase ist die längste des Keuchhustens (die Chinesen nennen die Erkrankung auch 100-Tage-Husten). In diesem Stadium scheint es zum Stillstand zu kommen, da sich wochenlang nichts zu verändern scheint. In vielen Büchern wird der Husten einfach als stakkatoartig beschrieben, unserer Erfahrung nach kann er sich aber auf drei Arten äußern. Aus Sicht der Kräutertherapie sollte man zwischen den drei Typen genau unterscheiden, da jeder Typ auf ein unterschiedliches zugrunde liegendes Krankheitsmuster hindeutet, das jeweils anders behandelt werden muss.
Die drei Muster sind:

- Zäher Schleim
- Große Mengen Schleim
- Erschöpfung

22.3 Klinik und Befunde

Zäher Schleim

Hier handelt es sich um den klassischen Keuchhusten:

- Das Kind ist energiereich.
- Wenn das Kind nicht hustet, sieht es gesund aus und hat rosige Wangen.
- Phasenweise hustet das Kind nicht, dazwischen gibt es aber Anfälle von krampfartigem Husten, die bis zu fünf Minuten anhalten können. Während dieser Phasen leidet das Kind zunehmend. Die Halsvenen treten hervor, das Gesicht wird rot oder sogar bläulich und es scheint als würde das Kind ersticken.
- Sogar während der Anfälle wird nur wenig Schleim hoch gehustet, vielleicht lediglich einige dünne Fäden.
- Das Kind erbricht während der Anfälle häufig. Das Erbrochene kann aus kürzlich verzehrter Nahrung oder aber auch nur aus Schleim bestehen.

Große Mengen Schleim

Diese Variation findet sich bei Kindern, die schon immer viel Schleim im Körper hatten:

- Das Kind wirkt weniger gesund und energiereich.
- Das Gesicht ist blass.
- Anzeichen von überschüssigem Schleim sind klar erkennbar. Das Kind hustet fast permanent – leichtes gurgelndes Husten wird unterbrochen von heftigen krampfartigen Keuchhusten-Anfällen. Das Keuchen ist bei dieser Form weniger ausgeprägt.
- Oft besteht eine laufende Nase.
- In der Vorgeschichte hatte das Kind meist schon Lungenprobleme.

Erschöpfung

Bei Erschöpfung hat das Kind den Großteil seiner Energiereserven schon vor dem Keuchhusten verbraucht. Es gibt zwei Formen der Erschöpfung: reinen Energiemangel oder Energiemangel mit nervösem Energieüberschuss.

Reiner Energiemangel

- Das Kind ist blass, fast fahl.
- Es ist sehr dünn.
- Sein Appetit ist schon immer schlecht.
- Es wirkt lethargisch.
- Das Kind kann Hustenanfälle haben, sie sind aber schwächer als bei energiereichen Kindern.
- Das Keuchen nach den krampfartigen Hustenanfällen bleibt fast ganz aus.

Sonderform: Erschöpfung mit nervösem Energieüberschuss

Die Symptome sind sehr ähnlich, Hauptunterschied ist:

- Das Kind ist immer in Bewegung.
- Es möchte sich nie ausruhen.
- Während der Hustenanfälle weint das Kind verzweifelt.

22.4 Allgemeine Hinweise

Allgemeine Empfehlungen

- Das Kind sollte warm gehalten werden.
- Frische Luft tut prinzipiell gut, das Kind sollte dazu aber passend gekleidet sein und Zugluft vermeiden.
- Das Kind sollte tagsüber ausreichend ruhen, um nachts verpassten Schlaf auszugleichen.

Konventionelle Therapie

Das Antibiotikum Erythromycin kann zwar Bordetella pertussis abtöten, verkürzt aber nicht den Verlauf der Erkrankung. Man geht davon aus, dass die Antibiotika-Therapie die Ansteckung anderer Familienmitglieder verhindern kann.
Viele Ärzte raten zur prophylaktischen Antibiotikaeinnahme in geringen Dosen, um opportunistische Infektionen zu vermeiden. Andere Ärzte geben die Antibiotika erst, wenn tatsächlich eine Infektion eingetreten ist. Dies vermindert das Risiko einer Ausbildung von Resistenzen.

Wann ist ein Kind infektiös?

Das Bakterium Bordetella pertussis ist in der Regel nur während des ersten Stadiums der Erkrankung, dem Stadium catarrhale, nachweisbar, wenn sich der eigentliche Keuchhusten noch gar nicht entwickelt hat. Sobald der typische Keuchhusten auftritt, ist das Kind nicht länger infektiös.

Wann kann das Kind wieder zur Schule gehen?

Kinder sollten während der ersten Phase, wenn sie infektiös sind, und während es ersten Teils der zweiten Phase zu Hause bleiben, wenn der Husten sehr stark ist und sie nachts nur wenig schlafen. Sobald sie wieder mehr Energie haben, können Sie wieder in den Kindergarten oder zur Schule gehen – falls sie sich nicht überanstrengen.

Elternberatung

- Eine der Hauptgefahren bei Keuchhusten ist, dass das Kind aufgrund des wiederholten Erbrechens erschöpft und unterernährt wird. Eine Art, dies zu vermeiden, ist es, die Hauptmahlzeit des Tages schon vormittags zu geben. Je später am Tag man Nahrung gibt, umso wahrscheinlicher ist es, dass sie wieder erbrochen wird.
- Dr. Bach Rescue Tropfen können bei Nagst und Panik während der Hustenattacken sehr hilfreich sein. Stellen Sie nachts ein Glas Wasser mit einigen Tropfen des Mittels neben das Bett des Kindes, so dass das Kind alleine einige Schlucke nehmen kann, wenn es sie benötigt. Wenn auch die Mutter unter Angstzuständen leidet, kann dieses Mittel auch für sie hilfreich sein.

Gefahren

Die wichtigsten Risiken bei Keuchhusten sind Erschöpfung und opportunistische Infektionen. Es gibt auch eine weitere Gefahr: dass das Kind erstickt; dies tritt jedoch extrem selten auf.

Erschöpfung

Am meisten gefährdet durch den Keuchhusten sind erschöpfte Kinder. Gerade Kinder unter einem Jahr werden leicht erschöpft. Auch von vornherein schwache Kinder oder Kinder, bei denen der lang andauernde Husten zu Schwäche und Gewichtsverlust führt, können erschöpft werden. Erschöpfte Kinder können leicht eine andere Infektion bekommen, oder sogar den Lebenswillen verlieren und aufhören zu atmen. Gerade erschöpfte Kinder müssen bei Keuchhusten sorgfältig überwacht werden. Bei Anzeichen von Zyanose, schwacher Atmung oder Atempausen muss das Kind sofort stationär eingewiesen werden.

Opportunistische bakterielle Infektionen

Wenn das Kind früh genug mit der Einnahme der Kräuter beginnt, ist eine bakterielle Superinfektion unwahrscheinlich. Opportunistische Infektionen treten eher bei erschöpften Kindern in späteren Phasen der Erkrankung auf. Die Symptome können anfangs einer akuten Bronchitis ähneln. Der Unterschied ist jedoch, dass die Infektion noch zusätzlich zum Keuchhusten auftritt. Durch diese Kombination kann sich schneller eine Pneumonie entwickeln. Typische Symptome:

- Rotes Gesicht
- Fieber
- Schmerzhafter Husten

Treten diese Symptome auf, so ist eine schnelle Therapie erforderlich, um eine Pneumonie zu verhindern. Prinzipiell kann man die Beschwerden auch mit Kräutern behandeln, wir haben darin jedoch keine Erfahrung. Kräuter der Wahl wären hier diejenigen, die bei akutem Husten vom Hitze-Muster eingesetzt werden. Wenn diese nicht wirken oder Sie unsicher sind, was Sie tun sollen, sollten Sie dem Kind Antibiotika verabreichen.

Langfristige Probleme

Wenn bei Keuchhusten die Komplikationen überhand nehmen, kann die Erkrankung einen ungünstigen Verlauf nehmen und zu langfristigen Gesundheitsproblemen führen. Am häufigsten entsteht eine Schwäche der Lungen. Nach schwerem Keuchhusten kann es Jahre dauern, bis sich die Lungen vollständig erholt haben. Wir hatten sogar erwachsene Patienten, die mit über 50 Jahren noch Asthma entwickelten und bei denen das Asthma auf Keuchhusten in der Jugend zurückgeführt werden konnte.

Dennoch haben wir die Erfahrung gemacht, dass man derartige Probleme durch sorgfältige Betreuung und Kräutertherapie fast immer vermeiden kann.

Langfristiger Nutzen

Wenn der Keuchhusten überwunden wird, ohne dass sich das Kind dabei zu sehr erschöpft oder die Lungen durch den starken Husten geschädigt werden, kann sich die Gesundheit des Kindes anschließend verbessert haben. Vor allem der Appetit ist oft deutlich besser. Schon bevor der Husten ganz vorbei ist, isst das Kind mehr und akzeptiert ein breiteres Spektrum an Nahrungsmitteln. Der verbesserte Appetit spiegelt sich auch in anderen Bereichen wider: das Kind wird begeisterungsfähiger und robuster.

Prävention

Wie oben erläutert, ermöglicht Keuchhusten es dem Körper, zähen Schleim aus dem Verdauungstrakt loszuwerden. Dies kann langfristig einen positiven Effekt auf die Gesundheit haben. Wir sollten uns daher fragen, ob wir eine Erkrankung an Keuchhusten wirklich vermeiden wollen. Die Antwort ist vermutlich „ja“, oder zumindest sollten wir versuchen, die Schwere der Erkrankung zu lindern. Unserer Ansicht nach sollte man dies jedoch nicht über die Flächenimpfung erreichen. Der Impfschutz beträgt nur 80–90%, man hat also trotz Impfung ein relevantes Risiko, an Keuchhusten zu erkranken. Zudem hat die Impfung viele Nebenwirkungen, die die Gesundheit des Kindes schädigen und sogar Asthma – eine wesentlich ernstere Erkrankung – auslösen können. Unserer Erfahrung nach bekommen geimpfte Kinder oft einen Husten, der Keuchhusten von den Symptomen her sehr ähnelt, aber viel schwieriger zu behandeln ist.

Ein wesentlich günstigerer Ansatz ist es daher, eine eingetretene Erkrankung so zu behandeln, dass sie nicht so schwer verläuft. Es ist nicht überall bekannt, dass früher die meisten Menschen an Keuchhusten erkrankten, aber nur wenige die typischen Symptome zeigten. Die meisten Kinder hatten lediglich einen schweren Husten, d.h., die Krankheit entwickelte sich nie über die erste Phase hinaus. Hier handelte es sich um Kinder, die von Anfang an nicht viel Schleim im Körper hatten. Das zweite Stadium konnte sich nicht entwickeln, da die Kinder einfach keine Ansammlungen von zähem Schleim hatten.

Dies zeigt einen sinnvollen Weg der Keuchhusten-Prävention auf: man sollte nicht versuchen, die bakterielle Infektion zu verhindern, sondern stattdessen so viel zähen Schleim wie möglich aus dem Körper zu eliminieren. So kann eine Infektion nur zu leichten Symptomen führen.

Schleim kann mit Kräutern sehr gut geklärt werden. Einige Rezepturen hierzu werden in Kapitel 23 angegeben. Eine Alternative ist eine konstitutionelle homöopathische Behandlung, für die man einen erfahrenen Homöopathen hinzuziehen sollte.

22.5 Kräutertherapie

! Dosierungen

Alle angegebenen Dosierungen gelten für dreijährige Kinder. Umrechnung für andere Altersgruppen ☞ Tabelle auf der vorderen

Umschlagsseite. Die vorgeschlagenen Dosierungen sind lediglich Empfehlungen, sie müssen individuell an das Kind angepasst werden.

Therapieprinzipien

Die Therapiegrundregeln bei Keuchhusten ähneln denen bei chronischem Husten. Dies ist zunächst überraschend, da Keuchhusten ganz plötzlich auftritt, von einem Bakterium verursacht wird und eigentlich wie akuter Husten wirkt. Keuchhusten muss jedoch wie ein chronischer Husten behandelt werden, da die Symptome nicht einfach durch die Bekämpfung des Bakteriums geheilt werden können. Sie werden erst vollständig verschwinden, wenn der überschüssige Schleim letztlich aus dem System entfernt wurde. Hauptziel der Therapie ist es, die ernsten Symptome zu lindern, also die Schwere der Hustenanfälle zu mindern und das Erbrechen zu beseitigen, so dass das Kind durch die Erkrankung nicht zu sehr geschwächt wird. Der Unterschied zwischen Keuchhusten und chronischem Husten ist, dass bei Keuchhusten die Verdauung stärker in Mitleidenschaft gezogen ist und Erbrechen sehr häufig auftritt. Man benötigt also unterschiedliche Kräuter zur Therapie des Verdauungstrakts. Diese Kräuter unterstützen die Ausscheidung des Schleims über den Stuhlgang und kürzen so bis zu einem gewissen Grad den Verlauf der Erkrankung ab.

Therapie der unterschiedlichen Krankheitsmuster

Zäher Schleim

Rezeptur

Rezeptur	
Sonnentau *(Drosera rotundifolia)*	4 Tr. Tinktur
Thymian *(Thymus vulgaris)*	4 Tr. Tinktur
Lobelie *(Lobelia inflata)*	2 Tr. Tinktur
Virgianischer Ehrenpreis *(Leptandra virginica)*	2 Tr. Tinktur

Abwandlungen:
- Als gute Alternative zu Sonnentau können auch 4 Tr. Grindelia Tinktur *(Grindelia camporum)* eingesetzt werden.
- Bei krampfartigem Erbrechen: ergänzen Sie 2 Tr. Gemeiner Schneeball Tinktur *(Viburnum opulus)*.

Erklärung

Sonnentau, Thymian und Lobelie sind in gewisser Weise austauschbar. Wenn nicht alle drei erhältlich sind, kann man eine davon weglassen.
- Sonnentau ist eine der beliebtesten Pflanzen bei Keuchhusten und hat hier eine spezielle Indikation. Da es sich jedoch um eine bedrohte Pflanze handelt, ist sie oft nicht verfügbar. Selbst um kultivierte Pflanzen zu verkaufen benötigt man eine spezielle Lizenz. Aus diesem Grund nennen wir die beiden Ersatzkräuter.
- Thymian wirkt mehr krampflösend als entspannend. Zusätzlich tonisiert er die Verdauung.
- Lobelie wirkt schleimlösend und entspannt den ganzen Körper.
- Virgianischer Ehrenpreis wirkt nicht spezifisch auf die Lungen, ist aber wichtiger Bestandteil der Rezeptur, da er Schleim aus dem Verdauungstrakt klärt. Wenn er nicht erhältlich ist, kann als Ersatz beispielsweise Mahonie *(Berberis aquifolium)* verwendet werden.
- Grindelia wirkt schleimlösend und entspannend, besonders bei Engegefühl in der Brust.
- Gemeiner Schneeball entspannt den gesamten Verdauungstrakt.

Wirkung

Bei einem vorher relativ gesunden Kind sind die Therapieergebnisse sehr gut. Innerhalb von wenigen Tagen reduzieren sich die Frequenz und der Schweregrad der Hustenanfälle deutlich. Nach sieben bis zehn Tagen kann der Husten nur noch so leicht sein, dass die Eltern glauben, die Rezeptur absetzen zu können. Davon ist jedoch unbedingt abzuraten. Die Kräuter müssen mindestens einen Monat lang eingenommen werden: werden sie zu schnell abgesetzt, so kann der Husten zurückkommen. Die Rezeptur muss eingenommen werden, bis der Schleim komplett eliminiert wurde.

Bei anderen Kindern, insbesondere bei Kindern mit Lungeninfektionen in der Vorgeschichte, sind die Therapieerfolge nicht ganz so deutlich. Durch die Einnahme der Kräuter wird zwar die Stärke der Hustenanfälle deutlich reduziert und das Erbrechen kann nahezu verschwinden, die Kräuter können die Symptome jedoch nicht vollständig beseitigen. Stattdessen ändern sie den Zustand des Kindes von „schwer krank" zu „leicht krank".
Wenn keine Veränderungen erkennbar sind, sollte im nächsten Schritt die Dosis der Kräuter erhöht werden – bis hin zu dem Vierfachen der ursprünglichen Rezeptur.

Große Mengen Schleim

Rezeptur

Rezeptur	
Andorn *(Marrubium vulgaris)*	3 Tr. Tinktur
Kleinblütige Königskerze *(Verbascum thapsus)*	3 Tr. Tinktur
Alant *(Inula helenium)*	3 Tr. Tinktur
Anis *(Pimpinella anisum)*	2 Tr. Tinktur
Kanadische Gelbwurzel *(Hydrastis canadensis)*	2 Tr. Tinktur

Abwandlungen: Bei sehr viel Schleim: ergänzen Sie 2 Tr. Tinktur von einer der folgenden Pflanzen:
- Grindelia *(Grindelia camporum)* oder
- Lobelie *(Lobelia inflata)* oder
- Sonnentau *(Drosera rotundifolia)*

Erklärung

Die Rezeptur konzentriert sich mehr auf die Eliminierung von Schleim aus den Lungen als auf die Linderung der Symptome.
- Andorn, Kleinblütige Königskerze und Alant sind schleimlösende, tonisierende Mittel. Alant wird zudem aufgrund seiner antiseptischen und krampflösenden Eigenschaften eingesetzt.
- Anis tonisiert die Verdauung.
- Kanadische Gelbwurzel entfernt Schleim aus dem gesamten System. Sie wird hier gegenüber Virgianischem Ehrenpreis bevorzugt, da sie eine stärker stimulierende Wirkung hat. Genau diese benötigen die Kinder in der Regel.
- Bei sehr starken Krämpfen können Grindelia, Lobelie oder Sonnentau als krampflösende Pflanze hinzu gegeben werden.

Wirkung

Bei diesem Krankheitsmuster zeigen sich Fortschritte erst langsamer, da man zwei Dinge gleichzeitig behandeln muss. Der Körper muss von zähem Schleim befreit werden, während gleichzeitig große Mengen an flüssigem Schleim aus den Lungen geklärt werden müssen. Während der ersten sieben bis zehn Tage werden die Lungen deutlich freier und das Kind wird wieder mehr Energie haben. Auch der Appetit sollte sich in dieser Zeit leicht verbessern. Nachdem der Schleim aus den Lungen entfernt ist, kann sich der Charakter des Hustens ändern und stärker dem klassischen Keuchhusten annähern. Zu diesem Zeitpunkt kann es sinnvoll sein, zur Rezeptur bei zähem Schleim zu wechseln.

Erschöpfung

Rezeptur

Rezeptur	
Thymian *(Thymus vulgaris)*	3 Tr. Tinktur
Alant *(Inula helenium)*	3 Tr. Tinktur
Anis *(Pimpinella anisum)*	2 Tr. Tinktur
Angelikawurzel *(Angelica archangelica)*	2 Tr. Tinktur
Süßholz *(Glycyrrhiza glabra)*	2 Tr. Tinktur

Abwandlungen:
- Wenn das Kind starke krampfartige Hustenanfälle hat, ergänzen Sie 2 Tr. Grindelia Tinktur *(Grindelia camporum)* oder 2 Tr. Sonnentau Tinktur *(Drosera rotundifolia)*.
- Wenn das Kind kühl und blass ist, fügen Sie 2 Tr. Ingwer Tinktur *(Zingiber officinalis)* hinzu.

Erklärung

Die Betonung der Rezeptur liegt auf der Tonisierung:
- Thymian, Alant, Anis und Angelikawurzel tonisieren alle die Verdauung. Thymian und Alant klären gleichzeitig Schleim aus den Lungen.

- Grindelia und Sonnentau wirken krampflösend auf die Atemwege.
- Ingwer wärmt die Verdauung und den ganzen Körper.

Wirkung

Es kann schwierig sein, die Kinder zur Einnahme der Rezeptur zu bewegen. Wenn sie sie verweigern, kann man entsprechend größere Mengen als Badezusatz verwenden, so dass die Kräuter über die Haut resorbiert werden. Alternativ kann man auch ätherische Öle äußerlich anwenden.

Werden die Kräuter eingenommen, so bemerkt man in der Regel schon nach wenigen Tagen einige Veränderungen. Zeigt sich nach zehn Tagen immer noch keine Wirkung, sollten Sie eine andere Therapie versuchen. Auch wenn zehn Tage nach einer kurzen Spanne klingen, ist es eine sehr lange Zeit für Eltern eines energiearmen Kindes mit Keuchhusten.

22.6 Andere Therapieformen

Thymian

Thymian ist eine der wichtigsten Pflanzen bei der Behandlung von Keuchhusten. Darüber hinaus ist er fast in jedem Supermarkt erhältlich. Wenn keine anderen Kräuter verfügbar sind, machen Sie einen Tee aus 1 TL der getrockneten Pflanze. Lassen Sie den Tee ziehen, bis er nur noch lauwarm ist und süßen Sie ihn anschließend. Geben Sie dem Kind davon so oft wie möglich so viel es will, mindestens aber 3-mal tgl. und auch nachts, wenn die Hustenkrämpfe beginnen.

Je länger der Tee zieht, desto bitterer und gummiartiger schmeckt er. Dieser Geschmack macht es zwar schwieriger, das Kind dazu zu bringen, den Tee zu trinken, aber der starke Tee hat eine bessere Wirkung auf die Verdauung. Die Eltern müssen versuchen, hier einen Mittelweg zu finden.

Thymian kann auch als Badezusatz verwendet werden. Man verwendet dann ca. 1–2 TL auf 10 l Wasser. Diese Therapie ist sehr effektiv bei Säuglingen, die noch nicht so viel Badewasser brauchen. Badet man den Säugling mehrmals täglich in Thymian, so ist dies viel einfacher als die Kräuter oral zu verabreichen, wirkt aber genauso effektiv.

Knoblauchauflagen

Ein altes Hausmittel ist es, eine ganze Knoblauchzehe zu zerdrücken, in ein Taschentuch einzuwickeln und über Nacht unter die Fußsohlen zu binden. Knoblauch unterstützt das Lösen des Schleims und lindert die Schwere der Hustenanfälle. Diese Behandlung ist nur nötig, wenn die oben genannten Kräuter nicht verfügbar sind.

> ! Testen Sie zuvor, wie empfindlich das Kind gegenüber auf Knoblauch ist. Einige Kinder bilden Blasen aus, wenn der Knoblauch mehr als zwei Stunden an der Haut belassen wird.

Ätherische Öle

Ätherische Öle zur Massage

Lavendel *(Lavandula officinalis)*	5 Tr.
Ysop *(Hyssopus officinalis)*	5 Tr.
Thymian *(Thymus vulgaris)*	5 Tr.
Zypresse *(Cupressus sempervirens)*	5 Tr.

Geben Sie die Rezeptur in 30 ml Mandel- oder Olivenöl. Reiben Sie die Mischung auf dem Brustkorb des Kindes ein.

Das Öl kann als einfache Brusteinreibung verabreicht werden, aber auch im Rahmen einer Massage (☞ Kapitel 18).

Abwandlungen:

- Bei Energiemangel: Ergänzen Sie 5 Tr. Fenchel Öl *(Foeniculum vulgaris)*.
- Bei viel Schleim: Fügen Sie 5 Tr. Eukalyptus Öl *(Eucalyptus globulus)* hinzu.

Ätherische Öle im Vernebler

Thymian *(Thymus vulgaris)*	10 Tr.
Ysop *(Hyssopus officinalis)*	10 Tr.
Eukalyptus *(Eucalyptus globulus)*	10 Tr.

Geben Sie das Öl in einen Vernebler oder tropfen Sie es in sehr heißes Wasser und erlauben Sie dem Dampf, sich im Raum zu verteilen.

23 Impfungen

In diesem Kapitel möchten wir einige der kurz- und langfristigen Folgen von Impfungen beschreiben. Wir zeigen, wie man ein Kind vor einer Impfung stärken kann, um das Risiko von Nebenwirkungen zu reduzieren und wie man Folgeschäden behandeln kann.

23.1 Die Impfdiskussion

Schon seit Jenner die Pockenimpfung entwickelte, gab es immer wieder scharfe Diskussionen über das Thema Impfungen. Impfbefürworter geben nur selten zu, dass Impfungen Nebenwirkungen, welcher Art auch immer, haben können, weder auf kurze, noch auf lange Sicht. Impfgegner hingegen geben nur selten dass Impfungen auch Vorteile haben. Jegliche Argumentation scheint von der Schlussfolgerung auszugehen und dann nur die Fakten anzuführen, die die eigene Position unterstützen. Beide Seiten nutzen dabei erschreckende Taktiken, um Unterstützer für ihre Meinung zu finden.

Diese Situation ist sehr ungut. Auf diese Art und Weise mit den Ängsten der Menschen zu spielen, verhindert eine rationale Debatte. Wir möchten hier nicht in allen Einzelheiten Pro und Kontra der Impfungen diskutieren, da das Thema zu komplex ist, um im Rahmen dieses Buches angemessen dargestellt zu werden. Unser Ziel ist einfach nur die beste Therapie für Kinder anzubieten.

Unserer persönlichen Meinung nach überwiegen für die meisten Kinder die Gefahren der Impfungen bei weitem deren Nutzen. Diese Meinung hat für sich genommen jedoch wenig Bedeutung, da letztlich die Eltern entscheiden müssen, welchen Weg sie mit ihren Kindern gehen möchten. Sie müssen schließlich ihre Kinder pflegen, wenn sie krank werden – ob dies durch die Impfung oder die Krankheitserreger selbst verursacht ist. Eltern haben ganz unterschiedliche Ansichten zu dem Thema, abhängig von ihren eigenen Ängsten und Erfahrungen und ihrer Fähigkeit, mit akuten Erkrankungen umzugehen.

Wir empfehlen, dass sich Eltern und Therapeuten intensiv über die Vor- und Nachteile der Impfungen informieren sollten und auch lernen sollten, wie man Kinderkrankheiten behandelt, wenn sie auftreten. Wir halten es für unethisch, den Eltern von Impfungen abzuraten, wenn man ihnen nicht gleichzeitig zeigt, wie sie mit den Krankheiten umgehen müssen, wenn ihr Kind sich ansteckt. Eltern sollten Zugang zu so vielen objektiven Informationen wie möglich haben, um eine bewusste Entscheidung treffen zu können.

Was passiert bei der Impfung?

Das Prinzip der Impfungen ist, bei den Kindern eine milde Version der Krankheit zu erzeugen, vor der die Impfung schützen soll. Bei der Keuchhusten-Impfung beispielsweise wird das abgetötete Bakterium Bordetella pertussis injiziert. Das Immunsystem erkennt den Erreger und entwickelt Antikörper gegen ihn, die dann auch gegen die lebenden Bakterien wirken. Bei der Poliomyelitis-Impfung wird das Virus abgeschwächt, indem es zunächst Affen injiziert wird. Das abgeschwächte Virus ist für Menschen weniger schädlich.

Wenn man ein Baby also impft, setzt man es also im Prinzip der Krankheit selbst aus und hofft, dass die provozierte Erkrankung einen milden Verlauf nimmt und vom Immunsystem schnell überwunden wird. Dies erklärt die Impfreaktionen, die von der Symptomatik her oft einer akuten Infektion ähneln. Die Beschwerden treten meist innerhalb von ein bis zwei Tagen nach der Impfung auf. Auch langfristige Effekte lassen sich beobachten.

Wer ist anfällig für unerwünschte Impfreaktionen?

Einer unserer Kollegen fasste seine Interpretation der vorhandenen Literatur zum Thema Impfungen folgendermaßen zusammen: „Es sind die schwachen, energiearmen Kinder, bei denen Kinderkrankheiten oft einen schweren Verlauf nehmen, aber es sind auch genau diese Kinder, die durch die Impfungen gefährdet sind.“ Wir halten diese Aussage für sehr wahr. Unser Ansatz im Umgang mit Kinderkrankheiten hat daher zum Ziel, die Kinder zu stärken. Die Eltern müssen dann entscheiden, ob sie ihr Kind impfen möchten oder nicht.

Warum führen Impfungen zu Echomustern?

Impfungen sind heute die häufigste Ursache von Echomustern. Hierfür gibt es viele mögliche Gründe. Viele naturheilkundliche Therapeuten vermuten, dies könne zum einen daran liegen, dass Impfungen auf einem unnatürlichen Weg verabreicht werden. Wenn ein Kind Masern oder Keuchhusten bekommt, steckt es sich über Nase und Mund an. Wenn man die Erreger hingegen direkt in die Blutbahn injiziert, ist das Ergebnis ein ganz anderes. Unserer Erfahrung nach nehmen dadurch Entzündungsreaktionen und Schleim im Körper zu, beides Schlüsselsymptome von Echomustern.

Ein anderer Grund könnte sein, dass Impfungen heute schon intensiv im Säuglingsalter verabreicht werden. Meist beginnt man mit zwei Monaten, weitere Impfungen finden mit vier, sechs und zwölf Monaten statt. In den meisten Teilen Europas und der USA hat ein Kind mit zwölf Monaten gemäß der offiziellen Empfehlungen mindestens 16 Impfungen bekommen, davon oft mehrere gleichzeitig. Eine derartige Überflutung des Immunsystems können vermutlich nur die Kinder mit der stärksten Konstitution verkraften, alle anderen werden davon überfordert.

> ! Die Frage nach dem Sinn der Impfungen ist sehr komplex. Sie sollten das Problem aus allen Perspektiven betrachten, bevor Sie eine Entscheidung treffen. Finden Sie heraus, was die wirklichen Gefahren der Kinderkrankheiten in Ihrer Region sind. Vor allem aber raten wir allen Therapeuten und Eltern, zu lernen, wie man Kinderkrankheiten behandelt, wenn sie auftreten.

Impfungen und Kräutertherapie

Obwohl Impfungen auf unnatürlichem Weg verabreicht werden, verursachen sie die gleichen Störungen, die in Form eines Echomusters auch nach einer schweren Erkrankung auftreten können. Wenn man dies verstanden hat, eröffnet sich ein Weg, die durch die Impfungen entstandenen Gleichgewichtsstörungen auszugleichen. Impfungen hinterlassen klar erkennbare Krankheitsmuster, die man mit Kräutern behandeln kann.

23.2 Wichtige Krankheitsmuster vor Impfungen

Viele Kinder vertragen ihre Impfungen ohne größere akute Folgen. Nur eine Minderheit hat schwere Nebenwirkungen, die bis hin zu Hirnschäden gehen können.

Bei anderen Kindern haben Impfungen sowohl kurz- als auch langfristige Folgen. Wir betonen in diesem Buch immer wieder die Bedeutung des Gesamtzustandes des Kindes bei der Bekämpfung von Krankheiten. Wenn ein Kind sich einigermaßen im Gleichgewicht befindet, verlaufen Kinderkrankheiten milder und das Kind wird schneller wieder gesund als ein Kind, das schon vor Beginn der Erkrankung im Ungleichgewicht war. Das gleiche gilt auch für Impfungen. Ziel der Vorbereitung auf eine Impfung ist es daher, das Kind zu stärken und die wichtigsten Gleichgewichtsstörungen auszugleichen.

Ein Kind kann viele Gleichgewichtsstörungen haben, es gibt jedoch drei Hauptmuster, nach denen man vor und nach einer Impfung Ausschau halten sollte. Kinder mit einem dieser Muster haben ein höheres Risiko, eine ungünstige Impfreaktion zu entwickeln. Auch nach der Impfung wird das jeweilige Muster vermutlich weiter bestehen. Wenn ein Kind vor der Impfung die Symptome eines dieser Muster zeigt, sollte man den Eltern empfehlen, die Impfung zu verschieben, bis die deutlichsten Symptome aufgehoben sind. Dies dauert in der Regel ca. einen Monat.

Die drei wichtigsten Muster sind:

- Schleim
- Hitze
- Energiemangel

Auch wenn diese Darstellung stark vereinfacht ist, bietet sie dennoch einen guten Ausgangspunkt.

Wir konzentrieren uns auf diese drei Muster, da sie nach Impfungen die größten Probleme bereiten. Die genannten Störungen neigen dazu, durch jede Infektionskrankheit und demnach auch durch Impfungen verschlimmert zu werden.

Die Praxis bestätigt diese Beobachtung. Manche Kinder leiden unter schlimmen Nebenwirkungen der Impfungen, auch wenn die überwiegende Mehrheit der Kinder sie gut verträgt. Andererseits bekommt ein Großteil der Kinder nach einer Impfung tatsächlich Fieber, produziert tatsächlich große Mengen an Schleim in Form von Husten, einer Erkältung oder zumindest einer laufenden Nase und ist tatsächlich müde und erschöpft und hat eine Zeit lang einen schlechten Appetit. Auch andere Veränderungen können auftreten, die genannten drei Muster sind jedoch sehr verbreitet. Wenn ein Kind bereits vor der Impfung eines dieser Muster zeigt, wird es durch die Impfung weiter verschlimmert werden, und dies kann aus einem gesunden Kind mit einer leichten Gleichgewichtsstörung ein krankes Kind machen. Wenn beispielsweise schon vorher viel Schleim vorhanden ist, und dies durch die Impfung noch verstärkt wird, kann ein Kind leicht einen schweren Husten entwickeln, der später vielleicht sogar zu Asthma wird. Wenn das Kind bereits vorher ein Hitze-Muster zeigt, kann die durch das Impffieber entstehende zusätzliche Hitze Fieberkrämpfe entstehen lassen.

23.3 Klinik und Befunde

Die charakteristischen Symptome und Befunde der drei Muster wurden weiter vorne schon erläutert, wir möchten sie daher hier nur kurz wiederholen:

Schleim

- Wiederholter Husten
- Laufende Nase
- Geschwollene Lymphknoten
- Graue Gesichtsfarbe

Hitze

- Rotes Gesicht und Lippen
- Neigung zu Zornausbrüchen, dazwischen aber sehr liebenswert
- Abneigung gegen heißes Wetter
- Rastlosigkeit
- Schwitzt leicht
- Abneigung gegen warme Bekleidung
- Leichter Schlaf
- Deckt sich nachts auf
- Schläft auf dem Rücken mit ausgestreckten Extremitäten

Sonderform: Hitze mit Nahrungsstagnation

Das Kind hat zusätzlich:

- Geblähtes Abdomen
- Rote Wangen
- Unregelmäßiger Stuhlgang (Obstipation oder Diarrhö)
- Übel riechender Stuhl

Sonderform: Echomuster

Das Kind hat zusätzlich:

- Geschwollene Lymphknoten
- Trockene, raue Haut
- Helle Flecken auf den Wangen
- Wiederholt Krankheiten wie Tonsillitis oder Husten

Energiemangel

- Blasse Gesichtsfarbe, evtl. leicht gelbliche Färbung
- Relativ schlaff
- Oft schüchtern
- Nicht sehr kräftig
- Schlechter Appetit, sehr wählerisch beim Essen
- Oft Obstipation, gelegentlich weicher Stuhl
- Weint leicht
- Dünne Arme und Beine oder auch leicht aufgedunsene Extremitäten mit schlaffem Tonus
- Ermüdet leicht
- Schläft tagsüber oft

Sonderform: Energiemangel mit nervösem Energieüberschuss

Die Symptome sind die gleichen wie beim reinen Energiemangel, abgesehen von folgenden Charakteristika:

- Das Kind hat scheinbar unendlich viel Energie.
- Es will nicht ins Bett gehen.
- Es scheint immer seinen Willen durchzusetzen.

23.4 Kräutertherapie vor der Impfung

Dosierungen

Wie auch in den anderen Kapiteln, gelten alle angegebenen Dosierungen für dreijährige Kinder, auch wenn die meisten Impfungen bereits viel jüngeren Kindern verabreicht werden. Umrechnung für andere Altersgruppen ☞ Tabelle auf der vorderen Umschlagsseite. Die vorgeschlagenen Dosierungen und Rezepturen sind lediglich Empfehlungen, sie müssen individuell an das Kind angepasst werden.

Schleim

Rezeptur

Rezeptur	
Ysop *(Hyssopus officinalis)*	3 Tr. Tinktur
Alant *(Inula helenium)*	3 Tr. Tinktur
Kanadische Gelbwurzel *(Hydrastis canadensis)*	2 Tr. Tinktur

Abwandlungen: Die folgenden Pflanzen können die Eliminierung des Schleims unterstützen oder wenn die anderen Kräuter nicht verfügbar sind, alleine gegeben werden:

- Schwarzer Holunder *(Sambucus nigra)*
  ¼ TL der getrockneten Pflanze als Tee oder 3 Tr. Tinktur
- Anis *(Pimpinella anisum)* ¼ TL der getrockneten Pflanze als Tee oder 3 Tr. Tinktur

Erklärung

- Ysop ist ein tonisierendes Allzweckmittel für die Lungen.
- Alant klärt Schleim aus den Lungen und regt die Verdauung an.
- Kanadische Gelbwurzel vertreibt Schleim aus dem gesamten Körper und wirkt leicht stimulierend.
- Schwarzer Holunder klärt chronischen Schleim aus den Lungen.
- Anis tonisiert die Verdauung.

Wirkung

Zunächst kann das Kind Zeichen einer verstärkten Schleim-Sekretion aufweisen. Es kann so aussehen, als hätte das Kind aufgrund der Kräuter eine Erkältung entwickelt. Diese Symptome können eine Woche lang anhalten und sollten dann allmählich abklingen und das Kind mit wesentlich weniger Schleim zurücklassen. Die Zeit, die das Kind braucht, um den Schleim vollständig loszuwerden, variiert. Es kann ein oder zwei Monate dauern, daher sollte man nicht zu sehr in Eile sein. Nachdem der Schleim ausgetrieben wurde, kann das Kind geimpft werden.

Hitze

Rezeptur

Rezeptur	
Küchenschellenkraut *(Anemone pulsatilla)*	1 Tr. Tinktur
Gewöhnliche Katzenminze *(Nepeta cataria)*	2 Tr. Tinktur

Abwandlungen:

- Bei Hitze mit Nahrungsstagnation: Fügen Sie 3 Tr. Virgianischer Ehrenpreis Tinktur *(Leptandra virginica)* hinzu. Beachten Sie zudem die Ernährungsempfehlungen. Wenn das Kind unter Schlaflosigkeit hat, geben Sie geeignete Kräuter (☞ Kapitel 25).
- Bei Echomuster: Geben Sie 2 Tr. Kermesbeeren Tinktur *(Phytolacca decandra)* und 2 Tr. Verschiedenfarbige Schwertlilien Tinktur *(Iris versicolor)* hinzu.

Erklärung

- Küchenschellenkraut kühlt und bringt Hitze an die Oberfläche.
- Gewöhnliche Katzenminze ist ebenfalls kühlend.
- Virgianischer Ehrenpreis ist speziell bei Nahrungsstagnation indiziert.
- Kermesbeere und Verschiedenfarbige Schwertlilie wirken gemeinsam sehr gut bei Echomustern, indem sie zähen Schleim verflüssigen.

Wirkung

Das Kind sollte sich nach und nach beruhigen. Küchenschellenkraut führt gelegentlich vorübergehend für zwei bis drei Tage zu verstärkter Unruhe.

Wenn das Kind eine Nahrungsstagnation hat, wird sich der Stuhlgang deutlich verändern. Die Dosierung des Virgianischen Ehrenpreis muss entsprechend angepasst werden (☞ Kapitel 10 und 11).

Wenn Kermesbeere und Verschiedenfarbige Schwertlilie gegeben werden, sollte man auf eine Zunahme des Schleims achten. Manchmal ist der einzige Hinweis auf die Wirkung der Kräuter, dass sich das Kind morgens nach dem Aufstehen ein paar Mal räuspern muss. Wenn die Kräuter dann im Laufe der folgenden Wochen die volle Wirkung entfalten, sollte raue Haut verschwinden und das Verhalten sich ändern. Für manche Kinder ist die empfohlene Startdosierung zu hoch und sie erfahren eine zu heftige Schleimausscheidung, die wie eine Diarrhö wirkt. In diesem Fall sollte man die Kräuter pausieren und in einer niedrigeren Dosierung wieder ansetzen, wenn sich der Stuhl normalisiert hat.

Wenn sich die Hitze-Symptomatik deutlich reduziert hat, kann das Kind geimpft werden.

Energiemangel

Rezeptur

Rezeptur	
Fenchel *(Foeniculum vulgaris)*	4 Tr. Tinktur
Kalmuswurzelstock *(Acorus calamus)*	2 Tr. Tinktur
Süßholz *(Glycyrrhiza glabra)*	2 Tr. Tinktur

Abwandlungen:

- Wenn das Kind es akzeptiert, geben Sie 2 Tr. Gelber Enzian Tinktur *(Gentiana lutea)* hinzu.
- Bei Erbrechen, Obstipation, Diarrhö oder schlechtem Appetit wählen Sie passende Kräuter aus (☞ entsprechende Kapitel).
- Bei nervösem Energieüberschuss sind die Kräuter die gleichen, es ist jedoch schwieriger, das Kind zur Einnahme zu bewegen. Wenn das Kind die Rezeptur absolut verweigert, kann eine Massage mit ätherischen Ölen eine geeignete Alternative sein (☞ Kapitel 14).

Erklärung

- Fenchel wirkt allgemein tonisierend auf die Verdauung.
- Kalmuswurzelstock ist ein bitteres tonisierendes Mittel und verbessert den Appetit. Einige Kinder lehnen den bitteren Geschmack ab, aber viele nehmen es auch problemlos ein.
- Süßholz ist ein weiteres Tonikum, das den ganzen Körper beeinflusst.
- Gelber Enzian ist sehr bitter, dafür aber ein ausgezeichnetes tonisierendes Mittel für den Magen und zur Stärkung des ganzen Körpers.

Wirkung

Das Kind sollte durch die Kräuter mehr Energie bekommen und insgesamt begeisterungsfähiger wirken. Der Appetit sollte sich verbessern und das Interesse am Essen zunehmen. Das wichtigste Entscheidungskriterium für den Zeitpunkt der Impfung ist jedoch die Zunahme der Lebensfreude und der Energie. Man muss nicht unbedingt auf die Verbesserung des Appetits warten. Andere Merkmale, wie beispielsweise Stimmung und Gesichtsfarbe, entscheiden dann später über den Zeitpunkt der Auffrischungsimpfung.

23.5 Die Impfung selbst

Häufige Impfreaktionen

In der Regel beobachtet man nach fast jeder Impfung eine Reaktion des Kindes. Während der ersten Tage danach zeigen sich häufig die folgenden Symptome:

- Geschwollene Lymphknoten in der Nähe der Injektionsstelle
- Husten, Erkältungssymptome oder laufende Nase
- Fieber, Unruhe oder Weinen
- Nächtliches Schreien oder Schlaflosigkeit
- Diarrhö (grünlicher oder anders verfärbter Stuhl, oft übel riechend oder Schleimklumpen enthaltend)
- Schlechter Appetit

Weniger häufig treten die folgenden ernsteren Beschwerden auf:

- Krampfanfälle, Epilepsie oder Fieberkrämpfe
- Enzephalitis
- Einseitige Lähmungen
- Schmerzende Gelenke
- Thrombozytopenische Purpura oder hämolytische Anämien
- Diabetes und Hypoglykämie
- Plötzlicher Kindstod

Kontraindikationen der Impfung aus schulmedizinischer Sicht

Stellen Sie sicher, dass keine Kontraindikationen gegen eine Impfung vorliegen. Auch wenn die Entscheidung immer individuell getroffen werden muss, gelten für Impfungen im Allgemeinen die folgenden Kontraindikationen:

- Krampfanfälle
- Epilepsie in der Familienanamnese
- Bereits durchgemachte Erkrankung
- Hyperaktivität.

Wenn Kinder trotz der genannten Kontraindikationen geimpft werden, kann eine sehr heftige Impfreaktion auftreten, die möglicherweise Krampfanfälle, die Ausbildung einer Epilepsie, eine Halbseitenlähmung oder Hirnschäden beinhaltet. Beachten Sie auch, dass bei Kindern mit Hühnereiweißallergie ein spezieller Impfstoff nötig sein kann, da die konventionellen Impfstoffe Hühnereiweiß enthalten können.

Andere Punkte, die beachtet werden sollten

- Hat das Kind Zuckungen? Wenn ja, kann dies ein Hinweis darauf sein, dass es mit Krampfanfällen auf die Impfung reagieren kann.
- Zahnt das Kind gerade? Wenn ja, sollte man abwarten, bis das Zahnen vorüber ist.

23.6 Nach der Impfung

Während der ersten Woche nach der Impfung kann das Kind viele Symptome zeigen, wie z. B. Fieber oder ein akuter Husten. Diese Beschwerden sollten wie in den entsprechenden Kapiteln beschrieben behandelt werden.

Nach der ersten Woche sollten die wesentlichsten Nebenwirkungen abgeklungen sein. Dennoch fühlen sich manche Kinder nicht ganz wohl. Die drei wichtigsten Muster, die sich jetzt zeigen können, sind die unter 23.2 beschriebenen: Schleim, Hitze und Energiemangel. Sie werden genauso behandelt, wie vor der Impfung (☞ 23.4). Besonders häufig tritt ein Echomuster auf. Neben diesen Mustern oder manchmal auch zusätzlich können je nach Impfung unterschiedliche Beschwerden auftreten. Symptome, die wir häufig beobachten, sollen in den folgenden Abschnitten näher beschrieben werden.

Masern-Impfung

Die Beschwerden treten sehr plötzlich auf. Das Kind ist oft extrem heiß. Die Haut ist rot und das Kind wirkt, als hätte es Fieber. Oft zeigt sich gelbliches Nasensekret und das Kind hat einen produktiven Husten. Gelegentlich beobachtet man ein trockenes, schuppiges Ekzem. Behandlung der Symptome ☞ entsprechende Kapitel.

Poliomyelitis-Impfung

Ca. drei bis vier Wochen nach der Impfung entwickelt das Kind schlimmen Husten, oft mit weißem, trübem Nasensekret. Dies kann bei Kindern auftreten, die noch nie Husten hatten und da der Husten mit so großer Verzögerung auftritt, wird oft gar keine Verbindung mehr zur Impfung hergestellt.

Man behandelt die Beschwerden wie einen chronischen Husten (☞ Kapitel 17). Manchmal scheinen die Kräuter zunächst zu wirken, können dann aber den Schleim nicht vollständig beseitigen. Unserer Erfahrung nach sollte man jetzt als nächsten Schritt eine homöopathische Behandlung versuchen. Das Mittel, das am besten wirkt ist die Polio-Nosode in einer C30-Potenz. Ein oder zwei Gaben dieses Mittels können oft innerhalb von einer Woche die Reste des Schleims klären.

> ! Geben Sie das homöopathische Mittel nicht unmittelbar nach der Impfung, außer Sie sind ein erfahrener Homöopath. Es sollte erst in den letzten Stadien der Therapie eingesetzt werden, wenn bereits mit Kräutern therapiert wurde, aber die Wirkung zum Stillstand gekommen zu sein scheint und der Zustand des Kindes nicht mehr besser wird. Am besten sollte ein Homöopath hinzugezogen werden, bevor man homöopathische Mittel verabreicht.

Keuchhusten-Impfung

Die Reaktion auf die Keuchhusten-Impfung ist eigenartig. Neben einem trockenen Husten, der ein Echo der tatsächlichen Erkrankung darstellt, entwickeln viele Kinder nach der Impfung einmal pro Monat eine fieberhafte Erkrankung. Oft haben die Kinder alle 30 Tage entweder Fieber allein oder eine Otitis media. Auch wenn wir den Grund dafür nicht kennen, haben wir die Erfahrung gemacht, dass ein derartig zyklisches Krankheitsmuster oft auf eine Keuchhusten-Impfung zurückzuführen ist. Auch hier sollte zunächst der Husten mit Kräutern behandelt werden. Wenn mit dieser Therapie ein Plateau erreicht ist, sollte man wieder eine homöopathische Nosode geben, in diesem Fall Pertussin C30. Die Reaktion auf das homöopathische Mittel kann heftig ausfallen, mit Fieber und einer Verschlimmerung des Hustens während der ersten Woche. Auch hier raten wir dazu, einen erfahrenen Homöopathen hinzuzuziehen.

23.7 Andere Therapieformen

Auch viele andere Therapieformen können bei der Vorbereitung auf eine Impfung sinnvoll sein. Besonders hervorheben möchten wir hier die kraniosakrale Osteopathie. Sie ist in zwei Situationen besonders sinnvoll:

- Nach einem schweren Geburtsverlauf oder einem Schädeltrauma
- Nach Wirbelsäulenverletzungen

Wenn ein Kind eine schwere Geburt oder ein Schädeltrauma durchgemacht hat, können Störungen der kranialen Rhythmen zurückbleiben. Wird ein Kind in diesem Zustand geimpft, so besteht das Risiko einer Hirnschädigung. Kraniosakrale Osteopathie kann die kranialen Rhythmen normalisieren und so das Impfrisiko vermindern.

Wenn ein Kind eine Wirbelsäulenverletzung hat, so kommt es zu einer Blockade der Energie innerhalb der Wirbelsäule. Erhält das Kind dann eine Poliomyelitis-Impfung (oder erkrankt an Poliomyelitis), besteht ein höheres Risiko von Lähmungen im Bereich der Läsion. Die Osteopathie kann dieses Risiko mindern.

> ! **Zusammenfassung**
>
> - Ein gesundes Kind hat ein geringeres Risiko für Impfschäden und profitiert eher von einer Impfung.
> - Warten Sie mit dem Impfen, bis das Kind gesund ist. Lassen Sie sich nicht dazu drängen, ein Kind zu impfen, so lange es krank ist.

24 Ohrinfektionen (Otitis media)

Ohrinfektionen sind bei Säuglingen und kleinen Kindern sehr häufig. Die meisten Kinder haben irgendwann einmal Ohrenschmerzen, einige Kinder jedoch leiden immer wieder darunter. Wieder andere Kinder haben fast permanent Schmerzen, die zwischendurch zusätzlich immer wieder schlimmer aufflammen. Bei den meisten Familien sind Ohrenschmerzen sehr gefürchtet. Dies liegt zum einen daran, dass die heftigen Schmerzen leicht Panik bei Eltern und Kind auslösen können. Ein weiterer Grund ist die Angst vor Komplikationen, obwohl sie bei den meisten Kindern unbegründet ist: Die Mehrheit der Ohrinfektionen heilt von alleine folgenlos aus. Die Mastoiditis, die früher die häufigste Komplikation war, ist heute fast verschwunden. Auch ein Hörverlust tritt nach einer Otitis media nur noch sehr selten auf.

Einteilung der Ohrinfektionen

Anatomisch gliedert sich das Ohr in drei Teile, die mehr oder weniger voneinander getrennt sind und unabhängig voneinander Probleme verursachen können (☞ Abb. 24-1). Es gibt drei Arten von Ohrinfektionen:

- Otitis externa: Entzündung des Gehörgangs
- Otitis media: häufigster Typ: Entzündung des Mittelohrs
- Otitis interna: extrem selten: Entzündung des Innenohrs und in der Regel auch des Mastoids

Der Gehörgang bis zum Trommelfell kann mit einem Otoskop betrachtet werden. Die Inspektion des Trommelfells liefert eine Menge wichtiger Informationen.

In diesem Kapitel möchten wir uns auf die Otitis media konzentrieren, die die häufigste Ohrinfektion bei Kindern ist. Wir geben Empfehlungen zur Schmerztherapie während einer akuten Infektion und leiten zur Therapie der zugrunde liegenden Störungen an, um Rezidive zu verhindern.

24.1 Allgemeine Hinweise

Schulmedizinische Therapie

Die Behandlung ist stark von den Vorlieben des jeweiligen Arztes abhängig. Manche Ärzte empfehlen eine konservative Therapie mit abschwellenden Nasentropfen, während andere immer Antibiotika verschreiben.

Es wird viel über den Nutzen der Antibiotikatherapie bei Otitis media diskutiert. Viele halten sie für wenig sinnvoll, da die Infektionen häufig viralen Ursprungs sind. Zudem fördern

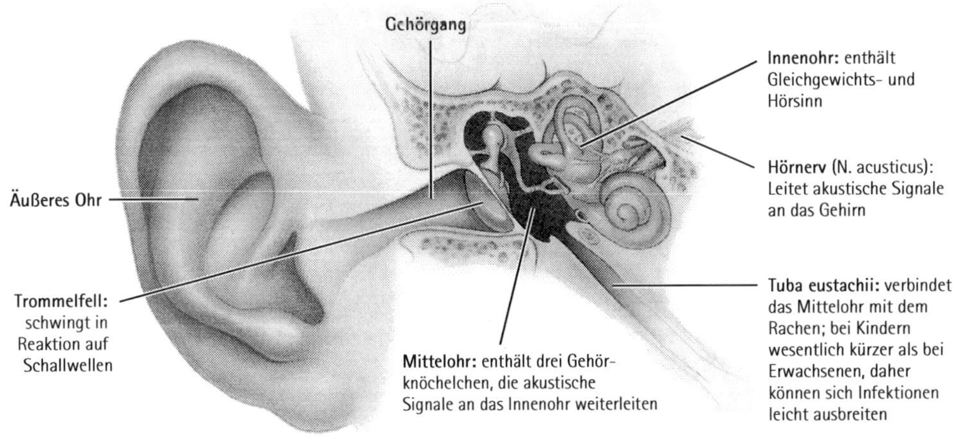

Abb. 24-1: Anatomie des Ohres (modifiziert nach: Thibodeau GA, Patton KT: Anatomy & physiology, ed 4, St. Louis, 1999, Mosby)

Antibiotika die Vermehrung von Hefepilzen, tragen zur Resistenzbildung bei Bakterien bei und prädisponieren das Kind für weitere Ohrinfektionen.
Die Naturheilkunde hingegen unterstützt das Immunsystem des Kindes und kann auch die Schmerzen schnell lindern. Daher macht es Sinn, Ohrinfektionen zunächst mit Kräutern zu behandeln. Wenn ein Kind eine Ohrinfektion ohne Antibiose überwunden hat, ist es ein bisschen stärker und wird die nächste Infektion noch besser überstehen. Nach und nach werden die gefürchteten Ohrenschmerzen dadurch immer seltener und verschwinden schließlich ganz.

Allgemeine Maßnahmen während einer akuten Otitis media

- Wenn das Kind Fieber hat, sollte es im Bett bleiben und so warm gehalten werden, dass es weiter schwitzt (☞ Kapitel 16). Das Kind sollte viel Flüssigkeit zu sich nehmen, um den Flüssigkeitsverlust durch das Schwitzen auszugleichen. Am besten eignet sich ein Honig-Zitronen-Getränk (für Kinder unter einem Jahr muss der Honig pasteurisiert werden), aber jedes süße Getränk kommt infrage. Alle Getränke sollten mindestens Raumtemperatur haben.
- Bei Ohrenschmerzen sollte das Kind keiner Zugluft ausgesetzt sein. Selbst wenn es kein Fieber hat, sollte es daher zu Hause bleiben und sich ausruhen, um die Heilung der Infektion zu unterstützen.

Falsche Diagnose

Die Mittelohrentzündung ist eine der häufigsten Diagnosen bei Kindern. Wenn ein Kind sich nicht wohl fühlt und gerade krank genug ist, um einen Arztbesuch zu rechtfertigen, werden fast immer auch die Ohren untersucht. Oft ist das Trommelfell leicht entzündet und die Diagnose „Mittelohrentzündung" wird gestellt – als Quelle aller anderen Beschwerden des Kindes. Vor ein oder zwei Generationen galt das gleiche für die Tonsillitis, die damals als Quelle allen Übels betrachtet wurde. Unserer Erfahrung nach bekommen Kinder bei allen Entzündungen im Kopfbereich leichtes Fieber. Wo auch immer sie schauen – Rachen, Gaumen, Ohren oder Nase – zeigen sich dann Entzündungsprozesse.
Wenn sich daher ein Kind mit der Diagnose „Mittelohrentzündung" in Ihrer Praxis vorstellt, kann es sich genauso gut um eine leichte generalisierte Entzündung im Kopfbereich handeln.

Allgemeine Empfehlungen

Wenn bei dem Kind Anzeichen von Schleim vorliegen (die in der Regel vorhanden sind), sollten Schleim-produzierende Nahrungsmittel gemieden werden. Dies kann gar nicht genug betont werden. Studien der Georgetown University Medical School zeigten einen starken Zusammenhang zwischen Ohrinfektionen und Nahrungsmittelallergien. Bei einigen Kindern reicht eine leichte Ernährungsumstellung aus, um sie dauerhaft von den rezidivierenden Ohrenschmerzen zu befreien (☞ Kapitel 15).
Folgende Nahrungsmittel sollten gemieden werden:

- Kuhmilchprodukte aller Art
- Erdnüsse
- Orangen
- Bananen

Zudem gilt:

- Stellen Sie sicher, dass das Kind genug Schlaf bekommt.
- Das Kind sollte Schwimmen und Zugluft vermeiden.

Osteopathie

Ohreninfektionen sind im ersten Lebensjahr besonders häufig, wenn das Kind eine schwere Geburt hinter sich hat. Während der Geburt kann der Kopf stark deformiert werden. Dies kann Blockaden des Energieflusses zum Kopf hin verursachen. Während der ersten Lebensjahre kann es immer wieder zu Ohreninfektionen kommen, während dieses Geburtstrauma ausheilt. Wenn rezidivierende Infektionen nicht auf die Kräutertherapie reagieren, sollte man als nächsten Schritt die kraniosakrale Osteopathie versuchen, die bei der Auflösung von Geburtstraumata sehr gute Erfolge zeigt.

24.2 Akute Otitis media

Ursachen und Krankheitsmuster bei Otitis media

Man geht davon aus, dass Mittelohrentzündungen von Viren oder Bakterien verursacht werden, die aus den oberen Atemwegen über die Tuba eustachii in das Mittelohr gelangen. Die erhöhte Anfälligkeit von Kindern hat mehrere Gründe. Einerseits sind die Tuben im Vergleich zum Ohr noch sehr eng, so dass es leichter zu Belüftungsstörungen kommen kann. Andererseits kann bei Säuglingen, die in Rückenlage gefüttert werden, Milch in die Tuben zurückfließen und so das Risiko einer Infektion erhöhen.

Ohrinfektionen treten oft in Verbindung mit einer Infektion des Rachens oder der Atemwege auf. Die Tuba eustachii verbindet den Rachen – und damit die Atemwege – mit dem Mittelohr, daher können sich Infektionen leicht von einem Ort zum anderen ausbreiten.

Diese einfachen anatomischen Fakten können jedoch noch nicht erklären, warum manche Kinder so anfällig gegenüber Ohrenschmerzen sind. Der Grund ist der gleiche, den wir in diesem Buch schon oft erklärt haben: Die Art und Weise, wie ein Kind auf einen Krankheitserreger reagiert, ist abhängig von dem zugrunde liegenden Gesundheitszustand des Kindes. Um die Ohrinfektionen zu verstehen, müssen wir daher über die externen Ursachen hinaus die inneren Gleichgewichtsstörungen des Körpers betrachten. Wenn wir dies tun, finden wir klar definierte Krankheitsmuster. Werden diese adäquat behandelt, so kann man das Kind dauerhaft von Ohrenschmerzen befreien.

Innere Faktoren

Die inneren Faktoren, die zu einer Otitis media Neigung führen können, sind:

- Übermäßiger Schleim
- Innere Hitze
- Lokaler oder allgemeiner Energiemangel

Erklärung

- **Übermäßiger Schleim:** Wenn sich große Mengen an Schleim im Körper sammeln, füllen sich auch die Tuben mit Schleim. Durch die entstehende Minderbelüftung des Mittelohrs bildet sich dort ein idealer Nährboden für Bakterien und Viren aus.
- **Innere Hitze:** Hitze im Körper beeinträchtigt vor allem Kopf uns Ohren. Wenn ein Kind heiß ist, findet man oft eine subakute Entzündung in den Ohren. Schon der geringste Auslöser kann das zu einer heftigen akuten Entzündungsreaktion mit starken Schmerzen führen.
- **Lokaler oder allgemeiner Energiemangel:** Bei zu schwachen Energiereserven ist auch das Immunsystem geschwächt, daher kann das Kind Infektionen schlechter bekämpfen.

Ursachen

Ernährung

Die Ernährung hat direkten Einfluss auf die Verdauung, und wenn die Verdauung nicht gut arbeitet, kann sich im ganzen Körper Schleim ansammeln oder ein Hitze- oder Energiemangel-Zustand ausbilden. Häufige diätetische Ursachen einer Anfälligkeit gegenüber Ohrenschmerzen sind Kuhmilchintoleranz, fettige Nahrungsmittel und Erdnüsse. Bei Kindern unter drei Jahren spielen auch Faktoren wie unregelmäßiges Füttern oder übermäßiges Essen, die zu einer Nahrungsstagnation führen können, eine Rolle.

Impfungen und Echomuster

Impfungen können als akute Impfreaktion Ohrenschmerzen hervorrufen, sie können aber auch längerfristig ein Echomuster mit zähem Schleim und Hitze auslösen, das eine Prädisposition für Ohreninfektionen schafft. Die Pertussis-Impfung ist eine häufige Ursache einer monatlich rezidivierenden Otitis media.

Echomuster bilden sich auch dann aus, wenn eine Erkrankung nicht vollständig ausheilt. Dies ist häufig der Fall, wenn man eine Otitis media mit Antibiotika behandelt. Die Krankheitserreger werden so nie komplett aus dem Ohr vertrieben. Mit jeder Otitis wird das Ohr weiter geschwächt und wird noch anfälliger für die nächste Episode.

Energiemangel

Ursachen eines Energiemangels ☞ Kapitel 2

Stress und Emotionen

Stress und Emotionen werden zwar im Zusammenhang mit Ohrenentzündungen nur selten erwähnt, wir haben aber beobachtet, dass das Zurückhalten starker Emotionen Kinder anfälliger für Ohrenschmerzen macht. Die unterdrückten Gefühle scheinen Hitze im Kind hervorzurufen. In der heutigen Gesellschaft wird Kindern oft vermittelt, dass es unpassend ist, Ärger offen zu zeigen. In der Folge „glühen" die Kinder innerlich vor Wut. Die Hitze verursacht subakute Entzündungsprozesse, von denen die Ohren besonders stark betroffen sind. In der chinesischen Medizin ist dieser Zusammenhang seit langer Zeit anerkannt, dort gelten unterdrückte Emotionen seit Jahrhunderten als Ursache von Ohrinfektionen.

Äußere Auslöser

Bei Vorliegen der genannten inneren Faktoren können schon kleine äußere Auslöser zu akuten Ohrenschmerzen führen. Einige häufige Auslöser sind beispielsweise:

- Kalte Zugluft
- Infektionen der oberen Atemwege
- Wasser in den Ohren (z.B. durch Schwimmen oder Haare Waschen)
- Zahnen
- Impfungen

Wenn ein Kind zu Ohrenschmerzen neigt, empfehlen Sie vor Impfungen eine stärkende Kräutertherapie (☞ Kapitel 23).

Klinik und Befunde

Die Symptome einer akuten Otitis media variieren stark, können aber die folgenden Beschwerden umfassen:

- Schmerzen, die in der Stärke von mild bis extrem stark reichen können
- Weinen, Reiben und Ziehen an den Ohren
- Allgemeines Krankheitsgefühl, Appetitlosigkeit, Reizbarkeit, schlechter Schlaf
- Panik (bei schweren Verläufen)
- Erhöhte Temperatur
- Schwerhörigkeit
- Aus den Ohren austretendes Sekret
- Geschwollene Lymphknoten

Die schulmedizinische Diagnose ist oft nicht leicht zu stellen. Die wichtigsten Fragen hinsichtlich der Diagnose und Therapie sind:

- Ist das Trommelfell gerötet und vorgewölbt?
- Hat das Kind Schmerzen?
- Tritt Sekret aus dem Ohr aus? Falls ja, ist es klar oder gelblich?
- Ist das Mittelohr dauerhaft blockiert?

24.3 Kräutertherapie bei akuter Otitis media

Die Kräutertherapie bietet hier wertvolle Therapieoptionen, während die Schulmedizin nur Analgetika und Antibiotika entgegensetzen kann.

Beruhigung des Kindes

Starke Schmerzen können bei Kindern und ihren Eltern oft Panik hervorrufen. Durch diese Panik wird Energie in den Kopf geleitet. Während das Kind panisch ist, kann man die Schmerzen nur schwer lindern. Die Panik wird dann zum Teil der Erkrankung. Oft reicht es schon aus, Mutter und Kind zu beruhigen, damit die Ohrinfektion beginnen kann zu heilen.

Rezeptur

Dr. Bach Rescue Tropfen

Geben Sie alle 5 Minuten 1–2 Tr. unter die Zunge oder auf die Lippen des Kindes, bis sich die Panik gelegt hat.

Innerhalb von 15–20 Minuten sollte die Panik abklingen. Falls dies nicht der Fall ist, sollte man eine andere komplementäre Therapie versuchen. Wenn auch die Mutter panisch wirkt, kann sie ebenfalls Rescue-Tropfen einnehmen.

Homöopathie

Aconitum D6/C6 oder Arnica D6/C6

Geben Sie alle 5 Minuten 5 Globuli unter die Zunge des Kindes, bis sich die Panik gelegt hat.

Normalerweise sollten nicht mehr als drei Gaben nötig sein. Wenn die Panik abgeklungen ist, kann das Kind immer noch sehr leiden, da die Schmerzen ja weiterhin vorhanden sind. Dennoch wird das ganze Verhalten des Kindes anders sein.

Schmerzlinderung

Ohrentropfen

Am effektivsten lassen sich Schmerzen oft durch warme Ohrentropfen lindern, normalerweise auf Öl-Basis. Man kann die Tropfen leicht auf die geeignete Temperatur erwärmen, indem man zunächst einen Teelöffel in heißes Wasser stellt und dann das Öl auf den angewärmten Löffel gießt. Achten Sie darauf, das Ohr nicht durch heißes Öl oder den heißen Löffel zu verbrennen.

! Warnhinweise

Verwenden Sie keine zu heißen Ohrentropfen! Wenden Sie Ohrentropfen nie bei einem perforierten Trommelfell an, da sonst die Gefahr einer Infektion im Mittelohr besteht.

Folgende Ohrentropfen können verwendet werden:

- **Reines Olivenöl:** Die einfachste Rezeptur besteht aus Olivenöl allein. Wärmen Sie dazu einen Löffel an und tropfen Sie das Öl ins Ohr.
- **Olivenöl mit Knoblauch und Gemeiner Königskerze:** Man kann die Rezeptur verfeinern, indem man Knoblauch *(Allium sativum)* und Gemeine Königskerze *(Verbascum thapsus)* hinzufügt (Rezeptur ☞ Kapitel 8). Knoblauch heilt und enthält natürliche antimikrobielle Wirkstoffe. Gemeine Königskerze wirkt beruhigend auf das Trommelfell.
- **Spitzwegerich Tinktur:** Geben Sie einige Tropfen der Tinktur (möglichst 1:10 verdünnt und angewärmt) in das Ohr. Wie Knoblauch enthält auch Spitzwegerich antimikrobielle Substanzen, daher lindert er nicht nur Entzündungen, sondern wirkt auch gegen bakterielle Infektionen.
- **Olivenöl mit ätherischen Ölen:** Lavendel, Kamille und Teebaum (Rezeptur siehe unten) lindern effektiv die Schmerzen und dämmen die Infektion ein. Alle drei wirken antibakteriell, Teebaum zusätzlich antiviral.

Ätherische Öle bei Ohrenschmerzen

Lavendel *(Lavandula officinalis)*	3 Tr.
Kamille *(Chamomilla matricaria)*	3 Tr.
Teebaum *(Melaleuca alternifolia)*	6 Tr.

Vermengen Sie das Öl mit ca. 30 ml Trägeröl, wie z.B. Mandelöl oder Olivenöl und träufeln Sie einige Tropfen in das betroffene Ohr.

Notfall-Medikation

Wenn keines der oben genannten Mittel verfügbar ist, können Sie auch alle Augentropfen gegen Konjunktivitis verwenden. Obwohl sie eigentlich gegen Entzündungen der Bindehaut gedacht sind, können sie auch die Entzündung des Trommelfells wirksam lindern.

Neben der Kräutertherapie ist auch die einfache Erwärmung des Ohres oft schon sehr hilfreich. Nutzen Sie dazu entweder eine Wärmflasche oder stellen Sie eine heiße Auflage her, indem Sie einen Socken mit Reis füllen und ihn für ein bis zwei Minuten in die Mikrowelle legen. Testen Sie die Temperatur zuerst an sich selbst, um zu sehen, dass sie nicht zu heiß ist. Babys haben eine sehr empfindliche Haut, die leicht verbrennt.

Wirkung

Die schlimmsten Schmerzen sollten innerhalb von ca. 30 Minuten abgeklungen sein. Die zurückbleibenden Schmerzen sollten erträglich sein. Bei gesunden Kindern heilt eine Ohrinfektion dann in der Regel aus, ohne dass eine weitere Therapie nötig wäre.

Wenn das Kind gleichzeitig Fieber, Husten oder eine Erkältung hat, sollte es entsprechend behandelt werden (☞ Kapitel 16, 19).

Komplikationen und Gefahren

- **Hörverlust:** Hörverlust tritt in der Regel erst nach rezidivierenden Ohrinfektionen auf und ist dann Folge einer Sekretansammlung im Mittelohr.

- **Perforation des Trommelfells:** Wenn der Druck im Mittelohr ansteigt, kann das Trommelfell platzen. Dies ist initial sehr schmerzhaft. Zunächst tritt Blut aus dem Ohr aus, später dann die Flüssigkeit – Serum oder Eiter –, die die Ruptur verursacht hat. Bei akuter Otitis media kann dies sehr schnell passieren. Bei chronischer Otitis media kann mehr oder weniger kontinuierlich Sekret aus dem Ohr austreten. Wenn das Trommelfell ein- oder zweimal reißt, ist das in der Regel kein Grund zur Sorge, da es normalerweie von selbst wieder heilt. Lediglich rezidivierende Trommelfellperforationen führen normalerweise zu einer Beeinträchtigung des Hörens.
- **Mastoiditis:** Seltene, aber ernste Probleme entstehen, wenn sich die Entzündung in den Processus mastoideus ausbreitet, da sich dann eine Meningitis entwickeln kann. Diese Komplikationen sind extrem selten, müssen aber bei Auftreten unverzüglich stationär behandelt werden.

24.4 Rezidivierende Otitis media und Paukenerguss

Wenn ein Kind in den ersten sieben Lebensjahren ein- oder zweimal pro Jahr eine Otitis media hat, so ist dies völlig normal. Häufigere Infektionen hingegen sind nicht normal und deuten auf eine Gleichgewichtsstörung hin, die behandelt werden sollte. Wir haben bereits die inneren Faktoren besprochen, die zu einer Otitis-Neigung führen können. Sie manifestieren sich oft in Form eines der folgenden Krankheitsmuster. Nach Behandlung dieser Muster treten nicht länger Ohrinfektionen auf.

Bei einem Paukenerguss sammelt sich eine zähe, leimartige Flüssigkeit im Mittelohr. Das Kind hat ein Druckgefühl im Ohr und hört schlechter. In schweren Fällen kann der Hörverlust gravierend sein und das Kind beginnt später zu sprechen oder hat Schwierigkeiten in der Schule, einfach weil es nicht gut hören kann.

Kräuter können bei der Therapie eines Paukenergusses mit Hörverlust sehr hilfreich sein. Bei dieser Erkrankung ist immer Schleim vorhanden, so dass man denken könnte, man sollte mit Kräutern beginnen, die Schleim klären. In der Praxis erzielt man jedoch bessere Ergebnisse, wenn man sich bei der Therapie an dem vorhandenen Krankheitsmuster orientiert. Wenn ein Kind schwach ist, sollte man zunächst seine Energie aufbauen, bevor man eine Chance hat, den Schleim im Mittelohr zu eliminieren.

Krankheitsmuster

Die folgenden Muster können einer chronisch rezidivierenden Otitis media oder einem Paukenerguss zugrunde liegen:

- Übermäßiger Schleim
- Nahrungsstagnation (Kinder unter drei Jahren)
- Energiemangel
- Energiemangel mit nervösem Energieüberschuss
- Echomuster

Jedes dieser Muster kann einen der inneren Faktoren hervorrufen – übermäßigen Schleim, Hitze oder Energiemangel – die Kinder zu Infektionen prädisponieren.

Klinik und Befunde

Übermäßiger Schleim

- Das Kind hat viel Schleim in Lungen und im Ohr.
- Wenn das Trommelfell perforiert ist, kann Sekret aus dem Ohr austreten.
- Häufig kommt zu Hörverlust, da die Ohren voller Flüssigkeit oder Schleim sind.
- Das Kind hat oft rasselnden Husten oder eine laufende Nase.
- Die Nasennebenhöhlen sind verstopft.
- Der Schleim kann klar, gelblich oder grünlich sein.
- Das Kind atmet oft durch den Mund, da die Nase durch Schleim verstopft ist.

In schweren Fällen können Kinder Probleme in der Schule haben, da sie schlecht hören.

Nahrungsstagnation (Kinder unter drei Jahren)

- Das Kind ist kräftig und hat rote Wangen.
- Der Appetit ist gut.
- Der Stuhl riecht säuerlich oder faulig, der Stuhlgang ist unregelmäßig.
- Das Abdomen ist oft gebläht.
- Das Verhalten des Kindes ist oft ungestüm, es neigt zu Reizbarkeit und Wutanfällen.
- Das Kind ist in der Regel warm oder heiß.
- Die Ohrentzündung kann parallel zum Zahnen auftreten.

Energiemangel

- Das Kind ist dünn und blass.
- Es hat einen schlechten Appetit und ist wählerisch beim Essen.
- Es bekommt oft eine Infektion nach der anderen.

Energiemangel mit nervösem Energieüberschuss

Die Symptome sind die gleichen wie beim reinen Energiemangel. Zusätzlich kommen folgende Symptome hinzu:

- Das Kind scheint viel Energie zu haben, was nicht zu der Menge der aufgenommenen Nahrung passt.
- Es geht ungern ins Bett.
- Das Kind setzt immer seinen Willen durch, ist fordernd und überschreitet immer wieder Grenzen.

Echomuster

- In der Vorgeschichte hat das Kind oft rezidivierenden Husten oder Antibiotikagaben.
- Auf der Wange zeigen sich depigmentierte Flecken.
- An manchen Körperstellen findet sich raue Haut.
- Das Kind hat leicht glasige Augen.
- Die Lymphknoten sind geschwollen.

24.5 Kräutertherapie bei rezidivierender Otitis media und Paukenerguss

> **! Dosierungen**
> Alle angegebenen Dosierungen gelten für dreijährige Kinder. Umrechnung für andere Altersgruppen ☞ Tabelle auf der vorderen Umschlagsseite. Die vorgeschlagenen Dosierungen sind lediglich Empfehlungen, sie müssen individuell an das Kind angepasst werden.

Übermäßiger Schleim

Rezeptur

Die folgenden drei Kräuter sind in der Regel sehr gut wirksam:

Rezeptur	
Alant *(Inula helenium)*	4 Tr. Tinktur
Kanadische Gelbwurzel *(Hydrastis canadensis)*	2 Tr. Tinktur
Ysop *(Hyssopus officinalis)*	2 Tr. Tinktur

Abwandlung: Statt Ysop – oder auch zusätzlich – können auch Gemeine Königskerze *(Verbascum thapsus)* oder Schwarzer Holunder *(Sambucus nigra)* eingesetzt werden.

Erklärung

- Alant entfernt Schleim aus dem Verdauungstrakt und den Lungen.
- Kanadische Gelbwurzel stimuliert den ganzen Körper und befreit ihn von Schleim.
- Ysop wirkt vor allem auf die Lungenschleimhäute.
- Gemeine Königskerze wirkt entzündungshemmend auf die Schleimhäute der oberen Atemwege.
- Schwarzer Holunder klärt Schleim aus den oberen Atemwegen.

Wirkung

Wenn sie diese Rezeptur erstmals verabreichen, kann es zu einer großen Schleimfreisetzung kommen. Die Nase beginnt zu laufen und das Kind kann Husten entwickeln. In den ersten Wochen sollte sich eine leicht verbesserte Energie des Kindes zeigen. Nach zwei bis drei Wochen kann sich diese Energie dann in Sturheit verwandeln. Wieder einige Wochen später wird sich das Kind wesentlich besser fühlen. Während dieses Prozesses kann das Kind erneut eine Ohrinfektion bekommen. Vermeiden Sie möglichst eine Antibiotikagabe, da dies die Therapie beeinträchtigen würde.

Nahrungsstagnation (Kinder unter drei Jahren)

Die Regulation des Essverhaltens ist von größter Bedeutung (☞ Kapitel 2 und 3).

Rezeptur

Rezeptur	
Virgianischer Ehrenpreis *(Leptandra virginica)*	3 Tr. Tinktur
Butternuss *(Juglans cinerea)*	2 Tr. Tinktur
Ysop *(Hyssopus officinalis)*	2 Tr. Tinktur

Erklärung

Die genannten Kräuter stellen die Funktion der Verdauung wieder her:

- Virgianischer Ehrenpreis reguliert die Leber und wirkt leicht abführend.
- Butternuss wirkt ebenfalls abführend. Beide Kräuter können selbst bei leichter Diarrhö eingesetzt werden, solange man sie niedrig dosiert (☞ Kapitel 9).
- Ysop wirkt auf die Schleimhäute. Er kann wie oben beschrieben durch Gemeine Königskerze oder Schwarzen Holunder ersetzt werden.

Wirkung

Nach Einnahme der Kräuter kann es zu massiven Stuhlentleerungen kommen. Dies ist nicht gefährlich, muss aber unter Kontrolle gehalten werden. Während dieser Phase ist das Kind oft sehr reizbar und kann unter Schlafstörungen leiden. Sobald die Mengen an unverdauter Nahrung ausgeschieden sind, wird es dem Kind viel besser gehen. Dies wird in der Regel nach ein bis zwei Wochen der Fall sein.

Energiemangel

Kinder mit Energiemangel sind am schwierigsten zu therapieren. Sie verweigern oft die Einnahme der Kräuter. Daher muss man evtl. einige der besten Kräuter weglassen und nur die mit dem besten Geschmack auswählen.

Rezeptur

Rezeptur 1	
Angelikawurzel *(Angelica archangelica)*	4 Tr. Tinktur
Gelber Enzian *(Gentiana lutea)*	2 Tr. Tinktur
Anis *(Pimpinella anisum)*	2 Tr. Tinktur
Süßholz *(Glycyrrhiza glabra)*	2 Tr. Tinktur

Rezeptur 2	
Schwarzer Holunder *(Sambucus nigra)*	4 Tr. Tinktur
Gemeine Königskerze *(Verbascum thapsus)*	3 Tr. Tinktur
Fenchel *(Foeniculum vulgaris)*	2 Tr. Tinktur
Süßholz *(Glycyrrhiza glabra)*	2 Tr. Tinktur

Abwandlung: Wenn das Kind Obstipation hat (weniger als einmal täglich Stuhlgang), geben Sie 2 Tr. Butternuss Tinktur *(Juglans cinerea)* dazu.

Erklärung

Rezeptur 1

Die Rezeptur schmeckt relativ bitter, ist aber stark tonisierend:

- Angelikawurzel entfernt Schleim aus den oberen Atemwegen.
- Gelber Enzian tonisiert den Magen.
- Anis tonisiert den ganzen Verdauungstrakt.
- Süßholz ist eine süß schmeckende Pflanze, die den ganzen Körper tonisiert.

Rezeptur 2

- Schwarzer Holunder klärt Schleim aus den oberen Atemwegen.

- Gemeine Königskerze vertreibt Schleim und lindert Entzündungen der oberen Atemwege.
- Fenchel wirkt stärker tonisierend als Anis.
- Süßholz tonisiert den ganzen Körper.
- Butternuss wirkt leicht abführend und tonisierend.

Wirkung

Es dauert eine Weile, die Energie des Kindes wieder aufzubauen. Während der ersten ein oder zwei Monate ist es nicht ungewöhnlich, wenn das Kind erneut eine Infektion bekommt. Die Eltern lassen sich davon oft entmutigen und müssen motiviert werden, die Behandlung fortzusetzen. Es kann hilfreich sein, ihnen zu zeigen, welche Symptome sich dafür tatsächlich schon verbessert haben (z. B. Appetit, Stimmung, Schlaf).

Energiemangel mit nervösem Energieüberschuss

Die Kräuter sind die gleichen wie beim reinen Energiemangel, aber oft ist viel Einfallsreichtum gefragt, um die Kinder zur Einnahme zu bewegen. Ein Kind kann starke Präferenzen für eine bestimmte Pflanze haben und andere ganz ablehnen. In diesem Fall können Sie Pflanzen entsprechend hinzunehmen oder weglassen. Die Rezeptur sollte am Ende mindestens eine Pflanze für den Verdauungstrakt und eine Pflanze für die oberen Atemwege beinhalten. Alternativ kann man das Kind wie in Kapitel 14 beschrieben mit ätherischen Ölen massieren.

Echomuster

Rezeptur

Rezeptur	
Kermesbeere *(Phytolacca decandra)*	2 Tr. Tinktur
Verschiedenfarbige Schwertlilie *(Iris versicolor)*	2 Tr. Tinktur
Alant *(Inula helenium)*	2 Tr. Tinktur
Kanadische Gelbwurzel *(Hydrastis canadensis)*	2 Tr. Tinktur

Erklärung

- Kermesbeere und Verschiedenfarbige Schwertlilie sind die zwei wichtigsten Kräuter zur Verflüssigung von zähem Schleim beim Echomuster.
- Alant wird hinzugefügt, um die Lungen und die übrigen Schleimhäute der oberen Atemwege von dem Schleim zu befreien, den Kermesbeere und Verschiedenfarbige Schwertlilie freisetzen.
- Kanadische Gelbwurzel stimuliert die Verdauung und klärt Schleim aus dem ganzen Körper.

Wirkung

Die Kräuter müssen normalerweise einige Monate lang eingenommen werden. Wenn Kermesbeere und Verschiedenfarbige Schwertlilie gegeben werden, muss man auf übermäßige Schleimfreisetzung achten. Manchmal ist der einzige Hinweis darauf, dass die Kräuter wirken, dass sich die Kinder morgens nach dem Aufstehen einige Male räuspern. Während die Kräuter während der nächsten ein bis drei Monate weiter arbeiten, sollte raue Haut verschwinden und sich das Verhalten des Kindes langsam ändern.

Für einige Kinder ist die empfohlene Startdosierung zu hoch und sie scheiden so viel Schleim aus, dass man den Eindruck einer Diarrhö bekommt. In diesem Fall sollten Sie die Kräuter pausieren und in einer niedrigeren Dosis wieder ansetzen, sobald sich der Stuhl normalisiert hat.

Obwohl das Kind gesünder wird, kann es immer wieder zu Rückschlägen kommen. Lassen Sie sich daher nicht entmutigen, wenn das Kind nach einigen Wochen erneut eine Infektion bekommt. Dies bedeutet nicht, dass die Kräuter nicht wirken, sondern lediglich, dass sie noch nicht genug Zeit hatten, ihre volle Wirkung zu entfalten. Einzelheiten, auf welche Veränderungen man wann achten sollte ☞ Kapitel 17.

Wenn die rezidivierenden Infektionen auf eine Impfung zurückzuführen sind, sollten die oben genannten Kräuter ausreichend wirken. Zusätzliche Therapievorschläge ☞ Kapitel 23.

25 Schlafstörungen

Schlafstörungen sind keine Erkrankung, sie stellen aber dennoch oft ein großes Problem dar. Dieses Problem betrifft meist nicht das Kind, das in der Regel einfach tagsüber den Schlaf nachholt, sondern eher den Rest der Familie. Für die Eltern ist es sehr Kräfte zehrend, wenn ihr Schlaf Nacht für Nacht unterbrochen wird. Der Schlafmangel beeinträchtigt ihre Lebensqualität und macht sie permanent reizbar. In extremen Fällen kann dies bis hin zu Gewaltanwendung und Verletzung der Kinder führen.

Die Schulmedizin wendet gegen Schlafstörungen Schlafmittel, wie z.B. Diazepam, an. Diese Medikamente haben zwar ihr berechtigtes Einsatzgebiet in der Notfallmedizin, sind aber für die Langzeitanwendung bei Kindern ungeeignet.

In diesem Kapitel möchten wir die Ursachen für Schlafstörungen bei Kindern vorstellen und zeigen, wie man sie mit Kräutern behandeln kann.

Was sind Schlafstörungen?

Dies ist eine berechtigte Frage. Viele Eltern kennen nicht das Alter, in dem sie erwarten können, dass ihr Kind durchschläft. In England halten es viele Eltern für selbstverständlich, dass ihr Kind nachts schreit, daher ist es für viele Eltern überraschend, dass es Mittel gibt, mit denen man das Durchschlafen unterstützen kann. Andere Eltern wiederum erwarten von ihren zweijährigen Kindern jede Nacht bis 8 h morgens durchzuschlafen und sind wütend, wenn sie um 6 h geweckt werden.

Der folgende Kasten zeigt einige Richtlinien für normale Schlafmuster. Trotzdem wird jedes Kind seinen eigenen Rhythmus entwickeln. Gesunde Kinder können nachts durchschlafen (20 h bis 6 h), wenn sie ca. 7–8 kg wiegen.

! Normale Schlafmuster für Kinder unter zwei Jahren

- **3–6 Monate:** Das Kind wacht nachts alle 4 h zum Füttern auf.
- **6–12 Monate:** Das Kind wacht einmal in der Nacht zum Füttern auf.
- **12–24 Monate:** Das Kind wacht zwei- oder dreimal pro Woche einmal in der Nacht auf.
- Kinder unter 6 Jahren wachen normalerweise um 6 h oder mit der Dämmerung auf: zu diesem Zeitpunkt beginnt die natürliche Energie sich zu bewegen, und nur die Trägheit (oder Erschöpfung) der Erwachsenen hält sie davon ab, ebenfalls aufzustehen.

Das richtige Alter zur Behandlung

In der Regel sollten Schlafstörungen während der ersten drei Lebensmonate nicht behandelt werden. Das Baby braucht Zeit, sich zu erholen und nach der Geburt seinen Rhythmus zu finden. Wenn ein Kind über drei Monate offensichtlich Probleme mit dem Schlafen hat, kann man hingegen mit der Therapie beginnen.

25.1 Ursachen für Schlafstörungen

Einige häufige Ursachen für Schlafstörungen bei Kindern sind:

- Hitze
- Bauchschmerzen
- Emotionaler oder physischer Schock
- Energiemangel
- Überaktives Gehirn
- Kopfschmerzen als Folge einer schweren Geburt
- Gewohnheit

Hitze

Wenn im Körper oder in der Umgebung zu viel Hitze vorhanden ist, ist der Schlaf erschwert. Jeder hat schon mal die Erfahrung gemacht, dass man bei hoher Lufttemperatur schlechter schlafen kann. Für innere Hitze gilt genau das gleiche (Bedeutung des Begriffes „innere Hitze" ☞ Kapitel 1). Die Hitze in Gehirn und Nervensystem führt zu einer leichten Reizung und in der Folge erhöht sich die Hirnaktivität.

Bauchschmerzen

In diesem Fall wird das Kind durch Schmerzen geweckt. Tagsüber ist es leicht zu erkennen, wenn ein Kind wegen Bauchschmerzen aufwacht. Bauchschmerzen oder Koliken, die nur nachts auftreten, werden hingegen leicht übersehen. Sie kommen nachts vermehrt vor, da zu diesem Zeitpunkt der Stoffwechsel weniger aktiv ist, so dass alle Probleme, die mit einer Verdauungsträgheit in Verbindung stehen, sich gerade jetzt manifestieren.

Emotionaler oder physischer Schock

Das Kind schläft schlecht, da es unter dem Eindruck eines plötzlichen erschreckenden Erlebnisses leidet, wie z.B. eines Autounfalls. Es wacht nachts häufig wegen Alpträumen auf. Auch ein Schockerlebnis der Mutter während der späten Schwangerschaft kann sich auf das ungeborene Baby übertragen.

Eine andere Art, wie sich ein Schockerlebnis festsetzen kann, ist, wenn ein Kind eine plötzliche, unangenehme Erfahrung macht, aber nicht zu weinen beginnt. Ein Beispiel hierfür ist ein Patient, der sich mit elf Monaten das Bein brach, aber zum Zeitpunkt des Unfalls nicht in der Lage war zu weinen. So konnte sich der Schreck im Körper des Kindes einbetten.

Energiemangel

Bei Kindern mit Energiemangel sind die Schlafstörungen auf die nächtliche Verlangsamung des Stoffwechsels zurückzuführen. Der Stoffwechsel kann so langsam werden, dass das Kind davon aufwacht. Charakteristisch für diese Art von Schlafstörungen ist, dass oft schon etwas zu trinken – evtl. nur heißes Wasser – ausreicht, damit die Kinder wieder einschlafen. Das Getränk regt den Stoffwechsel wieder ausreichend an, um den Schlaf zu ermöglichen. Bei älteren Leuten in England beobachtet man das gleiche Muster: Viele alte Menschen haben die Erfahrung gemacht, dass das einzige Mittel, um wieder schlafen zu können, wenn sie nachts aufwachen, die stimulierende Wirkung einer heißen Tasse Tee ist.

Überaktives Gehirn

Einige Kinder schaffen es nachts einfach nicht, ihr Gehirn abzuschalten. Bei manchen Kindern ist dieses Problem angeboren, während andere es durch die heutzutage übliche übermäßige Stimulation des Gehirns erwerben. Erwachsene können sich besser gegen die stimulierende Wirkung der heutigen Lebensweise abhärten, aber ein kleines Kind hat diese Abwehrmöglichkeiten noch nicht. Selbst eine einfache Fahrt im Auto zum Supermarkt kann zur enorme Reizüberflutung für ein Kind sein, das allen Eindrücken gegen über noch so offen ist.

Kopfschmerzen als Folge einer schweren Geburt

Bei diesen Kindern ist die Ursache der Schlafstörungen ein Geburtstrauma. Wenn sich die Gebärmutter zu heftig kontrahiert, bevor der Muttermund eröffnet ist, wird auf den Kopf des Kindes starker Druck ausgeübt. Dieser Druck kann zu Kopfschmerzen führen, die noch Jahre nach der Geburt anhalten, wenn sie nicht behandelt werden. Das Problem ist besonders häufig, wenn die Geburt eingeleitet wird, da die künstlich hervorgerufenen Wehen manchmal sehr stark sind.

Gewohnheit

Sobald sich ein bestimmtes Schlafmuster ausgebildet hat, kann es rein aus Gewohnheit beibehalten werden. Viele Eltern stellen sich in der Praxis vor und klagen darüber, dass sie jede Nacht davon aufwachen, dass ihr Kind zu ihnen ins Bett kommt, und sie fragen, ob es dagegen eine Kräutertherapie gibt. Manchmal gibt es diese, aber oft sind die Schlafstörungen des Kindes einfach eine Gewohnheit, die sich entwickelt hat.

25.2 Typische Schlafmuster

Jede der genannten Ursachen hat ein typisches Schlafmuster zur Folge (☞ Tab. 25-1). Das Hinterfragen des Schlafmusters liefert oft alle Infor-

Tab. 25-1: Typische Schlafmuster in Abhängigkeit von der zugrunde liegenden Ursache

Ursache	Schlafmuster
Hitze	▪ Schwierigkeiten beim Einschlafen ▪ Leichter Schlaf, wacht während der Nacht auf ▪ Hat Angst vor dem Dunkeln
Bauchschmerzen	▪ Windet sich vor Schmerzen und ist ruhelos, schon bevor es aufwacht ▪ Wacht schreiend auf
Emotionaler oder physischer Schock	▪ Alpträume ▪ Wacht verängstigt auf
Energiemangel	▪ Wacht regelmäßig während der Nacht auf, evtl. jede Stunde ▪ Schläft wieder ein, wenn es etwas getrunken hat
Überaktives Gehirn	▪ Schwierigkeiten beim Einschlafen ▪ Wenn es einmal schläft, schläft es gut
Kopfschmerzen als Folge einer schweren Geburt	▪ Muss stark geschaukelt werden, um einschlafen zu können ▪ Schlägt den Kopf gegen das Kissen oder das Kopfende des Bettes, um einschlafen zu können
Gewohnheit	▪ Kommt im Halbschlaf ins Bett der Eltern ▪ Protestiert lautstark, wenn es im eigenen Bett bleiben soll

mationen, die man braucht, um eine geeignete Rezeptur zusammenzustellen.

Hitze

Es gibt drei charakteristische Zeichen für das Hitze-Muster. Eines oder alle davon können erkennbar sein:

- Schwierigkeiten beim Einschlafen
- Leichter Schlaf, wacht während der Nacht auf
- Hat Angst vor dem Dunkeln

Die betroffenen Kinder können schlecht einschlafen. Evtl. liegen sie ein bis zwei Stunden wach und wälzen sich hin und her, während sie versuchen, wieder einzuschlafen. Sind sie erst eingeschlafen, so haben sie einen leichten Schlaf und wachen beim geringsten Geräusch auf.

Wenn sie nachts aufwachen, sind diese Kinder meist gut gelaunt. Schlafen sie in einem anderen Raum, so rufen sie oft nur nach ihren Eltern und fangen erst an zu weinen, wenn diese nicht kommen. Wenn die Eltern sich letztlich um sie kümmern, freuen sich die Kinder und möchten manchmal zwei Stunden lang spielen. Dem Baby gefällt es ganz gut, mitten in der Nacht wach zu sein, solange jemand mit ihm spielt.

Hitze-Kinder haben oft Angst im Dunkeln. Wenn sie in völliger Dunkelheit aufwachen, fürchten sie sich und sind desorientiert und es kann lange dauern, bis man sie beruhigt hat. Was dieses Muster von dem emotionalen Schock-Muster unterscheidet, ist, dass die Kinder keine Angst haben, solange ein Nachtlicht brennt.

Diese Muster war früher das häufigste. Es spricht gut auf Schlafmittel wie Hopfen *(Humulus lupulus)*, Gift-Lattich *(Lactuca virosa)* und sogar konventionelle Schlaftabletten an.

Bauchschmerzen

Die betroffenen Kinder werden von den Schmerzen geweckt. Schon vor dem Aufwachen wälzen sie sich hin und her und beginnen zu wimmern, wenn die Schmerzen stärker werden. Wenn sie letztlich aufwachen, schreien sie dabei oft erbärmlich.

Die Schlaflosigkeit kann auf Schlafmittel reagieren, die den Schmerz abtöten, aber bei manchen

Kindern machen Schlafmittel die Schlafstörungen sogar schlimmer.

Emotionaler oder physischer Schock

Typisch für dieses Schlafmuster sind Alpträume. Man hat den Eindruck, dass das Kind im Schlaf immer wieder das Schockerlebnis durchmacht. Weder die Eltern noch der Therapeut können oft sicher wissen, ob das Kind Alpträume hat. Im Zweifelsfall sollten die Eltern das Kind nachts beobachten. Es gibt einige offensichtliche Hinweise auf lebhafte Träume, wie z. B. ruhelose Bewegungen und Sprechen im Schlaf. Beim Aufwachen ist das Kind oft sehr verängstigt und „wie in einer anderen Welt". Ein Nachtlicht macht dabei keinen Unterschied. Manchmal versucht das Kind aus Angst vor den Träumen nicht einzuschlafen.
Auch wenn dieses Schlafmuster manchmal etwas auf konventionelle Schlafmittel anspricht, hält die Wirkung meist nicht lange an.

Energiemangel

Typisch für Schlafstörungen bei Energiemangel ist, dass das Kind leicht wieder einschläft, sobald es etwas Warmes zu essen oder zu trinken bekommen hat. Es muss sich dabei gar nicht um ein nahrhaftes Lebensmittel handeln, oft reicht schon warmes Wasser aus. Gestillte Babys schlafen häufig nach wenigen Schlucken an der Brust schon wieder ein.
Wenn das Kind nur Wasser oder etwas Milch zu sich nimmt, so ist das nicht genug, um den Stoffwechsel längere Zeit in Gang zu halten. Sobald die Wirkung nachlässt, wacht das Kind erneut auf. In schweren Fällen kann das Kind die Nacht über fast stündlich aufwachen. Dieses Schlafmuster kann Eltern zur Verzweiflung bringen.

Überaktives Gehirn

Die Kinder haben Schwierigkeiten beim Einschlafen, da ihr Gehirn ständig arbeitet. Nachdem sie einige Minuten, oder manchmal auch eine Stunde im Bett gelegen haben, wird ihnen langweilig und sie wollen wieder aufstehen. Dann kommen sie oft und suchen ihre Eltern, manchmal reicht es ihnen aber auch aus, in ihrem Bett zu bleiben und zu lesen. Wenn sie erstmal eingeschlafen sind, schlafen sie meist fest.

Kopfschmerzen als Folge einer schweren Geburt

Die betroffenen Säuglinge haben besondere Probleme beim Einschlafen. Zum Zeitpunkt des Einschlafens, steigt bei Babys ca. 15 Sekunden lang der intrakranielle Druck leicht an. Dieser Druckanstieg macht aus den leichten permanenten Kopfschmerzen plötzlich sehr starke Schmerzen, so dass das fast schon eingeschlafene Kind wieder aufwacht und schreit. Man kann diese Kinder nur zum Einschlafen bringen, wenn man sie heftig schaukelt, um sie von den Schmerzen abzulenken. Ältere Kinder hauen ihren Kopf gegen das Kissen oder das Kopfende ihres Bettes.

Gewohnheit

Säuglinge wachen häufig zum Füttern auf, vor allem, wenn sie gestillt werden. Im Halbschlaf spüren die Kinder die Nähe der Muttermilch und verlangen eher aus Lust danach, als aus wirklichem Hunger. Wenn das Kind bei dem Vater schläft, kann das Muster ganz plötzlich aufhören. Kinder, die alt genug sind, um alleine aufzustehen, wachen meist gar nicht ganz auf, sondern laufen im Halbschlaf ins Schlafzimmer der Eltern und kuscheln sich zu ihnen ins Bett.

25.3 Sonstige Klinik und Befunde

Hitze

Symptomatik

- Das Kind schläft schlecht ein.
- Ein Nachtlicht hilft beim Schlafen.
- Das Kind weint eher nach Aufmerksamkeit und nicht, weil es leidet.
- Es schläft meist auf dem Rücken.
- Es deckt sich beim Schlafen auf.
- Der Schlaf ist leicht.
- Das Kind wacht oft früh auf.

- Beim Aufwachen ist das Kind sofort hellwach und möchte spielen.
- Das Verhalten ist häufig fast hyperaktiv.
- Gesicht, Lippen oder Zunge sind gerötet.

Sonderform: Hitze und Nahrungsstagnation

- Die Wangen sind rot.
- Oft hat das Kind grünliches Nasensekret.
- Das Abdomen ist gebläht.
- Der Stuhlgang ist unregelmäßig und übel riechend.
- Das Kind ist reizbar.

Sonderform: Hitze aufgrund eines Echomusters

- In der Vorgeschichte gibt es Impfungen oder hohes Fieber.
- Das Kind hat häufig rezidivierende Infektionen.
- Die Halslymphknoten sind geschwollen.

Ursachen

Das Kind kann bereits mit dieser Störung auf die Welt kommen, vor allem, wenn das Wetter in der Endphase der Schwangerschaft sehr heiß war. Häufiger sieht man jedoch Hitze aufgrund einer Nahrungsstagnation oder eines Echomusters.

Wenn die Hitze im Verdauungstrakt entsteht, sind die typischen Zeichen der Nahrungsstagnation erkennbar. Übermäßiges Essen, unregelmäßiges Füttern oder ungeeignete Nahrung führen zu Gärungsprozessen im Darm, bei denen Hitze entsteht (☞ Kapitel 2).

Wenn die Hitze im Rahmen eines Echomusters auftritt, gibt es in der Vorgeschichte oft fieberhafte Erkrankungen, wiederholte Lungeninfektionen oder Impfungen, die alle Hitze im Körper zurücklassen können. Viele Eltern berichten, dass die Schlafstörungen unmittelbar nach einer Impfung begannen.

Bauchschmerzen

Symptomatik

- Das Kind wacht schreiend vor Schmerzen auf.
- Oft schon vor dem Aufwachen Wimmern und Stöhnen.
- Das Baby ballt die Fäuste und macht ein Hohlkreuz.
- Das Gesicht erscheint weiß, evtl. bläulich über den Lippen.
- Das Kind schläft lieber auf dem Bauch.
- Der Appetit kann schlecht sein.
- Das Kind kann gesund und stark aussehen.

Ursachen

Die häufigsten Ursachen für Bauchschmerzen sind Nahrungsmittel, die reicht an Kälte-Energie sind, wie z.B. Gurken oder Joghurt (☞ Kapitel 3). Andere Nahrungsmittel, die Bauchschmerzen hervorrufen können, werden in Kapitel 12 besprochen, so z.B. ballaststoffreiche Kost wie Vollkornbrot oder Bohnen. Das Muster kann auch auftreten, wenn das Baby erstmals neue Nahrungsmittel zu sich nimmt, wie z.B. eine neue Sorte Säuglingsmilch oder erstmals feste Nahrung.

Weitere häufige Ursachen von Koliken sind Ängste der stillenden Mutter, Anästhetikaeinsatz während der Geburt und übermäßiger Genuss von Kälte-Energie-reichen Nahrungsmitteln in der Schwangerschaft. Manchmal kann auch eine Impfung, vor allem die Poliomyelitis-Impfung dieses Muster hervorrufen. Gelegentlich sind Bauchschmerzen das Hauptsymptom eines Geburtstraumas. Dann muss man die Störung ganz anders behandeln (s.u.).

Emotionaler oder physischer Schock

Symptomatik

- Beim Aufwachen ist das Kind verängstigt und lässt sich nur schwer trösten.
- Es hat oft Alpträume.
- Es fürchtet sich davor, ins Bett zu gehen.
- Der Nasenrücken oder die Haut unter den Augen können einen bläulichen Stich haben.
- Das Gesicht ist weiß oder bläulich-grau.
- Das Kind ist anhänglich.
- Es ist oft nervös und angespannt.
- In der Vorgeschichte gibt es Ängste oder schlimme Erlebnisse.

Ursachen
Wie oben erklärt, entsteht dieses Muster als Folge einer schlimmen Erfahrung. Besonders häufig tritt es auf, wenn das Kind zum Zeitpunkt des Erlebnisses nicht weint. Das Muster kann auch durch ein Schockerlebnis der Mutter in der Schwangerschaft verursacht werden.

Energiemangel

Symptomatik
- Das Gesicht ist blass.
- Das Kind ist oft sehr dünn.
- Der Appetit ist schlecht oder das Kind ist sehr wählerisch beim Essen.
- Das Kind kann klein für sein Alter sein.
- Man sieht das Muster oft nach einer Erkrankung.
- In der Vorgeschichte kann es häufige Infekte geben.
- Bei manchen Kindern gibt es in der Anamnese einen Blutverlust oder eine Anämie während der Schwangerschaft.

Ursachen
Die Ursachen dieses Musters werden in Kapitel 2 ausführlich erläutert. Hier nochmals die wichtigsten Punkte:
- Anämie oder Erschöpfung während der Schwangerschaft
- Erschöpfung der stillenden Mutter
- Lang anhaltende Erkrankungen
- Impfungen
- Unstrukturiertes Füttern
- Häufiges Naschen

Überaktives Gehirn

Symptomatik
- Das Gesicht ist blass.
- Oft hat das Kind dunkle Ringe unter den Augen.
- Das Kind ist unruhig.
- Es ist sehr wissbegierig.
- Der Kopf kann relativ groß sein.

Ursachen
Bei manchen Kindern liegt die Ursache der Schlafstörungen in ihnen selbst: ein überaktives Gehirn. Früher war dieses Muster so selten, dass es gar nicht erwähnt wurde. Heute tritt es aus verschiedenen Gründen viel häufiger auf. Wichtigster Grund ist, dass das Gehirn der Kinder heute oft schon sehr früh im Rahmen von Frühförderprogrammen (Early Learning) stimuliert wird. Diese Tendenz wird von der Computerindustrie unterstützt, die schon Computerprogramme für Dreijährige anbietet. Auch andere Erlebnisse können das Gehirn übermäßig aktivieren, wie z. B. ein Besuch im Supermarkt oder auch der Fernseher, der in vielen Familien den ganzen Tag läuft.

Kopfschmerzen als Folge einer schweren Geburt

Symptomatik
- Der Kopf ist sehr empfindlich: Das Baby oder Kleinkind weint mehr als man erwarten würde, wenn es sich irgendwo den Kopf stößt.
- Das Kind möchte vor dem Einschlafen heftig geschaukelt werden.
- Es schlägt seinen Kopf gegen das Kissen oder das Kopfende des Bettes.
- Evtl. leidet es unter Bauchschmerzen.

Ursachen
Ursache ist häufig der Geburtsvorgang. Der starke Druck, der bei der Geburt auf den Schädel einwirkt, kann später zu Kopfschmerzen führen. Der Druck ist besonders groß, wenn die Wehen vor Eröffnung des Muttermundes angeregt werden.

Gewohnheit

Symptomatik
Für diese Art der Störung gibt es keine charakteristischen Befunde, außer dass das Kind die Nähe der Eltern in deren Bett sucht. In der Tat weist gerade die Abwesenheit sonstiger Symptome auf diese Störung hin.

Ursachen
Wenn sich ein Schlafmuster einmal zufällig entwickelt hat, kann es aus purer Gewohnheit chronisch werden.

25.4 Kräutertherapie

! Dosierungen

Alle angegebenen Dosierungen gelten für dreijährige Kinder. Umrechnung für andere Altersgruppen ☞ Tabelle auf der vorderen Umschlagsseite. Die vorgeschlagenen Dosierungen sind lediglich Empfehlungen, sie müssen individuell an das Kind angepasst werden. Die Tinkturen werden in 25–50 ml warmem Wasser verabreicht. Bei Bedarf süßen.

Hitze

Rezeptur

Wie oben erklärt, führen vor allem zwei Muster zu Hitze im Körper: Nahrungsstagnation und Echomuster. Die Kräuter zur Therapie von Schlafstörungen aufgrund des Hitze-Musters sind dabei die gleichen, aber um die Beschwerden dauerhaft zu heilen, muss man auch das zugrunde liegende Muster behandeln.

Zur Therapie des Hitze-Musters eignen sich folgende Rezepturen:

Rezeptur 1

Hopfen *(Humulus lupulus)*	3 Tr. Tinktur
Passionsblume *(Passiflora incarnata)*	2 Tr. Tinktur
Kamille *(Chamomilla matricaria)*	2 Tr. Tinktur

Die Kräuter können als Tinktur in gesüßtem warmem Wasser verabreicht werden, oder auch als gesüßter Tee. Sie sollten ca. 30 Minuten bevor das Kind ins Bett geht, gegeben werden. Bei manchen Kindern ist es sinnvoll, einige zusätzliche Gaben über den Nachmittag zu verteilen. Alle genannten Pflanzen unterstützen das Einschlafen. Wenn das Kind nachts aufwacht, kann man ihm diese Rezeptur immer wieder geben, ohne dass ein Sucht-Risiko besteht.

Rezeptur 2

Lindenblüten *(Tilea europea)*	1 TL getrocknete Pflanze
Gewöhnliches Eisenkraut *(Verbena officinalis)*	1 TL getrocknete Pflanze
Melisse *(Melissa officinalis)*	1 TL getrocknete Pflanze

Eine oder alle diese Pflanzen können verwendet werden. Bereiten Sie einen Tee zu, indem Sie die Kräuter mit einer Tasse kochendem Wasser übergießen, bei Bedarf süßen.

Erklärung

Rezeptur 1

- Hopfen wirkt allgemein sedierend.
- Passionsblume beruhigt phantasiereiche Kinder, die überstimuliert sind – sie neigen dazu, sehr aufgedreht zu sein, fast bis hin zur Hyperaktivität.
- Kamille wird eingesetzt, wenn das Kind sehr aufgeregt ist, wie z. B. nach einer Party, und bei allgemeiner Hitze.

Die drei Kräuter zusammen decken daher fast jede Situation ab.

Rezeptur 2

Gewöhnliches Eisenkraut ist besonders gut wirksam bei Kindern, die Schwierigkeiten haben, ihre jeweilige Tätigkeit zu beenden.

Wirkung

Die Kräuter erleichtern das Einschlafen sehr effektiv. Die Wirkung wird jedoch abgeschwächt, wenn das zugrunde liegende Muster – Nahrungsstagnation oder Echomuster – nicht behandelt wird.

Sonderform: Hitze und Nahrungsstagnation

Rezeptur

Geben Sie zusätzlich zu Rezeptur 1 die folgenden Kräuter:

Rezeptur

Virgianischer Ehrenpreis *(Leptandra virginica)*	2 Tr. Tinktur
Anis *(Pimpinella anisum)*	2 Tr. Tinktur

Erklärung

- Virgianischer Ehrenpreis wirkt speziell gegen die Nahrungsstagnation.
- Anis vermindert Blähungen und Bauchschmerzen, die auftreten können, wenn die Verdauung in Gang kommt.

Wirkung

Wenn nur die beruhigenden Kräuter aus Rezeptur 1 gegeben werden, wird sich der Schlaf des Kindes schon leicht verbessern. Dann kann man mit Virgianischem Ehrenpreis beginnen, um die Nahrungsstagnation zu behandeln. Zu Beginn kann dadurch der Schlaf wieder schlechter werden. Wie viel schlechter, hängt davon ab, wie das Kind auf die Pflanze reagiert. Wenn die festsitzende Nahrung sehr schnell ausgeschieden wird, kann das Kind evtl. eine Nacht gar nicht schlafen. Wenn sich die Blockade langsamer löst, Wird der Schlaf nicht so sehr beeinträchtigt sein, die geringere Störung dafür aber länger anhalten. Typischerweise dauert es ein bis drei Wochen, bis das Muster ganz aufgelöst wurde. Wenn die Eltern Schwierigkeiten bei der Nahrungsumstellung haben (☞ Kapitel 2 und 3) kann es auch noch länger dauern.

Sonderform: Hitze aufgrund eines Echomusters

Rezeptur

Wenn Hitze in den Lungen vorliegt und das Kind Husten hat, behandeln Sie es wie in Kapitel 17 beschrieben. Wenn die Hitze die Lungen beeinträchtigt, aber kein Husten vorliegt, sollten Sie zusäzlich zu Rezeptur 1 die folgenden Kräuter geben:

Rezeptur

Küchenschellenkraut *(Anemone pulsatilla)*	1 Tr. Tinktur
Kermesbeere *(Phytolacca decandra)*	2 Tr. Tinktur
Verschiedenfarbige Schwertlilie *(Iris versicolor)*	2 Tr. Tinktur
Alant *(Inula helenium)*	2 Tr. Tinktur

Erklärung

- Küchenschellenkraut bringt die Hitze an die Oberfläche. Sobald die Hitze an der Oberfläche ist, kann Hopfen sie austreiben.
- Kermesbeere und Verschiedenfarbige Schwertlilie verflüssigen zähen Schleim unterstützen dadurch die Freisetzung von Hitze, die darin gefangen ist.
- Alant eliminiert überschüssigen Schleim über den Verdauungstrakt.

Wirkung

Auch hier gilt: Wenn nur die beruhigenden Kräuter aus Rezeptur 1 gegeben werden, wird sich der Schlaf des Kindes schon leicht verbessern, die Beschwerden kommen aber wieder, sobald man die Kräuter absetzt. Kermesbeere und Verschiedenfarbige Schwertlilie können die Schlafstörungen vorübergehend beeinträchtigen, während die Hitze aus dem Körper vertrieben wird.
Bei manchen Kindern sitzt die Hitze sehr hartnäckig fest. Bei diesen Kindern muss man auf kleine Veränderungen achten, um beurteilen zu können, ob die Kräuter überhaupt wirken. Häufig wird die Hitze in Form eines Fiebers einige Monate nach Behandlungsbeginn ausgetrieben. Wenn dieses Fieber richtig behandelt wird, wird sich der Schlaf des Kindes verbessern. Beim Echomuster ist es evtl. sinnvoll, die Kräutertherapie mit Homöopathie zu kombinieren.
Generelle Anzeichen dafür, dass ein Echomuster gerade ausgelöscht wird, sind in Kapitel 17 beschrieben.

Allgemeine Empfehlungen

- Achten Sie darauf, dass das Kind ausreichend Wasser trinkt.
- Wenn Obstipation vorliegt, muss diese unbedingt behandelt werden.

Bauchschmerzen

Rezeptur

Geben Sie Kräuter, die wärmen und die Verdauung in Gang bringen:

Rezeptur	
Baldrian *(Valeriana officinalis)*	4 Tr. Tinktur
Anis *(Pimpinella anisum)*	4 Tr. Tinktur
Ingwer *(Zingiber officinalis)*	2 Tr. Tinktur
Gelbholz *(Xanthoxylum americanum)*	2 Tr. Tinktur

Die Kräuter werden drei- bis viermal tgl. vor oder nach dem Füttern in warmem Wasser gegeben. Sie können auch nachts verabreicht werden, wenn das Kind aufwacht.
In leichten Fällen ist auch ein mit Honig (bei Kindern unter einem Jahr muss der Honig pasteurisiert werden) gesüßter Tee aus folgenden Bestandteilen hilfreich:

Rezeptur	
Fenchel *(Foeniculum vulgaris)*	2 Tr. Tinktur
Ingwer *(Zingiber officinalis)*	2 Tr. Tinktur
Dill *(Anethum graveolens)*	2 Tr. Tinktur
Melisse *(Melissa officinalis)*	2 Tr. Tinktur

Erklärung

- Baldrian ist ein entspannendes, krampflösendes Mittel, das den Schlaf unterstützt.
- Anis wärmt die Verdauung und lindert Blähungen.
- Ingwer wärmt den Verdauungstrakt.
- Gelbholz wärmt das ganze System und verbessert den allgemeinen Kreislauf.

Wirkung

Die Wirkung ist unterschiedlich. Manche Kinder haben sofort weniger Schmerzen, während bei anderen erst nach mehreren Tagen ein Effekt bemerkbar ist. Innerhalb von zehn Tagen sollte es jedoch zu einer deutlichen Verbesserung kommen. Wenn bis dahin keine Wirkung sichtbar ist, hilft die Rezeptur nicht. Das Problem taucht manchmal erneut auf, wenn neue Nahrungsmittel eingeführt werden oder das Kind einen Wachstumsschub hat.

Allgemeine Empfehlungen

Das Kind sollte Bananen, Joghurt und ballaststoffreiche Nahrung meiden. Wenn die Beschwerden nach der Einführung eines neuen Nahrungsmittels auftreten (z. B. eine neue Sorte Säuglingsmilch oder erstmals feste Nahrung), vermindern Sie die Menge des neuen Nahrungsmittels. Eine Obstipation sollte behandelt werden (☞ Kapitel 10). Weitere Therapievorschläge und Ernährungsempfehlungen ☞ Kapitel 12.

Emotionaler oder physischer Schock

Therapie

Therapie der Wahl ist das homöopathische Mittel Arnica. Wir empfehlen, einen Homöopathen hinzuzuziehen. Wenn das nicht möglich ist, geben Sie drei Nächte hintereinander vor dem Einschlafen fünf Globuli Arnica C30 und dann mindestens einen Monat lang keine weitere Medikation. Wenn die Ängste schon lange bestehen oder auf einem Schockerlebnis der Mutter in der Schwangerschaft beruhen, kann eine höhere Potenz nötig sein.
Alternativ kann man auch Dr. Bach Rescue Tropfen probieren. Geben Sie 4 Tr. in ein Glas Wasser und geben Sie dem Kind davon während der Nacht einige Schlucke. Feuchten Sie zusätzlich die Lippen des Kindes tagsüber mindestens viermal mit dem Wasser an.

Wirkung

Die Therapie kann erstaunliche Wirkung zeigen. Manchmal lebt das Kind das traumatisierende Ereignis tagsüber erneut durch und ist einige Tage lang sehr anhänglich und ängstlich. Wenn der Schock schon mehrere Monate in dem Kind vorhanden ist, kann er den ganzen Körper beeinträchtigen und zu einer Hitze-Ansammlung führen. Wird dann der Schock beseitigt, wird gleichzeitig auch die Hitze frei und das Kind kann während der nächsten Woche Hitze-Symptome zeigen, z. B.:

- Fieber
- Reizbarkeit
- Übel riechender Stuhlgang
- Wunder Anus oder wunde Harnwege

Bei einem sehr schlimmen Schockerlebnis kann die gesamte Energie des Kindes durch den Schlafmangel und die Verwirrung aufgebraucht werden. Das Kind hat dann nicht mehr ausreichend Kraft, um Fieber zu entwickeln oder den Schock auszutreiben. Für diese Kinder braucht man eine Rezeptur, die den Körper stärkt. Nach ein paar Wochen wird das Kind dann wieder ausreichend Energie haben, damit die Heilung einsetzen kann. Dies kann sich in Form von wiederholtem leichtem Fieber zeigen.

Energiemangel

Rezeptur

Die wichtigsten Kräuter zur Therapie eines Energiemangels sind die folgenden:

Rezeptur

Weißdorn *(Crataegus oxyacantha)*	4 Tr. Tinktur
Süßholz *(Glycyrrhiza glabra)*	2 Tr. Tinktur
Fenchel *(Foeniculum vulgaris)*	2 Tr. Tinktur

Abwandlung: ebenfalls eingesetzt werden können 2 Tr. Gelber Enzian Tinktur *(Gentiana lutea)*. Ein Nachteil ist der bittere Geschmack.

Manche Kinder, vor allem schreckhafte, sehr empfindliche Kinder, profitieren von zusätzlichen Kräutern, die das Nervensystem stärken. Hier eignet sich die folgende Rezeptur:

Rezeptur

Gewöhnliches Eisenkraut *(Verbena officinalis)*	3 Tr. Tinktur
Hafer *(Avena sativa)*	3 Tr. Tinktur
Passionsblume *(Passiflora incarnata)*	3 Tr. Tinktur

Erklärung

- Weißdorn regt den Kreislauf an und verbessert den Stoffwechsel.
- Süßholz hat eine allgemein positive Wirkung auf den Energiehaushalt.
- Fenchel tonisiert die Verdauung.
- Gelber Enzian verbessert den Appetit.

Wirkung

Wie bei allen Energiemangel-Zuständen, dauert es einige Wochen oder sogar Monate, bis eine vollständige Heilung eintritt. Dennoch sollten bereits während der ersten Woche einige positive Veränderungen zu sehen sein.

Überaktives Gehirn

Dieser Typ von Schlafstörungen kann sehr schwer zu behandeln sein, da viele Kinder heute in ihrem Leben sehr starken Reizen ausgesetzt sind. Es gibt nur noch wenig Haushalte ohne Fernseher und Elektronikgeräte. Typisch für die betroffenen Kinder ist, dass sie sich gerne geistig beschäftigen, auf Kosten der körperlichen Aktivität. Hier zeigt sich der Weg zur Therapie: Das Kind sollte dazu angeregt werden, körperlich aktiver zu werden. Hierzu eignen sich Aktivitäten wie Reiten, Schwimmen oder jede andere Art von körperlicher Bewegung.

Es gibt auch ein anthroposophisches Mittel gegen diese Art von Schlafstörungen: Fragador (Fa. Weleda).

Kopfschmerzen als Folge einer schweren Geburt

Die Therapie der Wahl ist die kraniosakrale Osteopathie.

In manchen Fällen können dreimal täglich 2 Tr. Johanniskraut Tinktur *(Hypericum perfoliatum)* helfen.

Gewohnheit

Ein angewöhntes Schlafmuster ist eher ein Erziehungsproblem als ein medizinisches Problem. Es gibt viele Ratgeber zu diesem Thema, die zur Problemlösung anleiten, ohne Kind oder Eltern zu sehr zu traumatisieren.

25.5 Andere Therapieformen

Ätherische Öle

Ätherische Öle helfen sehr gut gegen Schlafstörungen und können ein Kind beruhigen, bevor es ins Bett geht. Sie wirken besonders gut, wenn sie mit einer allgemeinen Massage kombiniert werden. Folgende Rezepturen sind geeignet:

Rezeptur 1

Kamille *(Chamomilla matricaria)*	5 Tr.
Lavendel *(Lavandula officinalis)*	5 Tr.

Geben Sie das Öl in 30 ml Trägeröl und reiben Sie die Mischung als Massageöl in die Haut ein.

Rezeptur 2

Lavendel *(Lavandula officinalis)*	5 Tr.
Kamille *(Chamomilla matricaria)*	5 Tr.
Muskateller-Salbei *(Salvia sclarea)*	2 Tr.

Geben Sie das Öl in 30 ml Trägeröl und reiben Sie die Mischung als Massageöl in die Haut ein.

Auch als Badezusatz können ätherische Öle verwendet werden:

Kamillenbad bei Schlafstörungen

Kamille *(Chamomilla matricaria)*	1 Tr. pro Lebensjahr

Geben Sie das Öl in das Badewasser und baden Sie das Kind vor dem Schlafengehen.

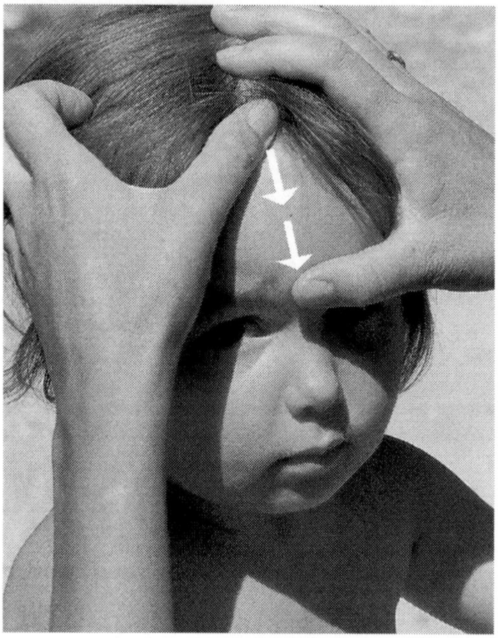

Abb. 25-1: Abwärtsstriche auf der Stirn unterstützen das Einschlafen.

Sonstige Therapien

Massage

Bei Schlafstörungen helfen Abwärtsstriche auf der Stirn (Technik ☞ 9.4, Abb. 25-1).

Beseitigung von Magnetfeldern

Einige Kinder reagieren sehr empfindlich auf Magnetfelder. Die Richtung, in die ihr Kopf zeigt, bestimmt dann, ob sie friedlich schlafen oder nicht.

Bleimatratze

Manche Kinder schlafen besser, wenn man eine Bleimatte unter ihr Bett legt. Der Wirkmechanismus solcher Matten ist noch unbekannt, einigen Kindern helfen sie aber sehr.

Hopfenkissen

Hopfen *(Humulus lupulus)* kann auch eingesetzt werden, indem man damit ein Kissen füllt und es in das Bett des Kindes legt. Die daraus austretenden Aromastoffe unterstützen den Schlaf des Kindes.

26 Ekzeme

Ein Ekzem ist sehr unangenehm. Das kontinuierliche Jucken kann dazu führen, dass das Kind so lange kratzt, bis die Haut blutet. Es kann den Schlaf stören und Beziehungen beeinträchtigen. Ekzeme bei Kindern sind heute viel häufiger als früher. Ihre Häufigkeit ist parallel zu der von Asthma angestiegen. Aus komplementärer Sicht ist dies nicht erstaunlich, da Haut und Lungen in enger Verbindung stehen (☞ Kapitel 2).

Die Schulmedizin behandelt Ekzeme normalerweise, mit Cremes oder Salben, die auf die Haut aufgetragen werden. Davon abgesehen gibt es derzeit nur wenige Therapieoptionen. Diese äußerliche Therapie ist jedoch unserer Ansicht nach ungeeignet, da sie wieder nur die Symptome lindert, statt die zugrunde liegende Ursache zu behandeln. Wie bei Asthma liegen auch bei Ekzemen innere Ursachen für die Erkrankung vor. Es kann zwar äußere Auslöser geben, wie z. B. Seife, aber die Ursache der Überempfindlichkeit ist eine innere Gleichgewichtsstörung des Energiehaushalts.

! Ein Ekzem kann gefährlich werden, wenn es offene Wunden beinhaltet. Offene Hautstellen müssen sehr sorgfältig sauber gehalten werden, da sie sonst Eintrittspforte von Infektionen sein können.

26.1 Zugrunde liegende Faktoren

Auch wenn das Ekzem ein Hautsymptom ist, sind es innere Störungen, die zu diesen äußerlichen Beschwerden führen, z. B.:

- Haut- und Lungenschwäche
- Schlechte Flüssigkeitszirkulation
- Schleim-Ansammlungen
- Hitze und leichte Entzündungen.

Haut- und Lungenschwäche

Oft findet man eine erbliche Neigung zu Ekzemen, wenn z. B. die ganze Familie Hautprobleme hat. Ekzeme treten oft in Verbindung mit Asthma auf. Die Haut- und Lungenschwäche muss nicht erblich bedingt sein, sondern kann auch durch eine Reihe schlimmer Infektionen erworben sein.

Schlechte Flüssigkeitszirkulation

Wenn die normale Zirkulation und Elimination von Flüssigkeiten gestört wird, kann sich unter der Haut überschüssige Flüssigkeit sammeln. Die Haut wirkt dann aufgedunsen und feucht. Diese Symptomatik sieht man häufig, wenn die Verdauung nicht richtig funktioniert.

Schleim-Ansammlungen

Schleim-Ansammlungen behindern die Nährstoffzufuhr der Haut. Die Haut wird dadurch trocken und schuppig. Oft liegen gleichzeitig Störungen des Flüssigkeitshaushaltes vor, dann ist die Haut zwar schuppig, setzt aber trotzdem Flüssigkeit ab.

Schleim tritt oft bei Blockaden des Lymphsystems auf, z. B. im Rahmen von Echomustern. Er kann auch aufgrund von übermäßigem Genuss Schleim-bildender Nahrungsmittel oder aufgrund einer Nahrungsmittelallergie entstehen.

Hitze und leichte Entzündungen

Wenn Hitze sich im System gesammelt hat, wird der gesamte Körper inklusive der Haut gereizt. Die Haut juckt und wird überempfindlich. Diese Symptome können auch bei Echomustern auftreten und durch eine Nahrungsmittelallergie verursacht werden.

26.2 Unterstützende Faktoren und resultierende Krankheitsmuster

Unterstützende Faktoren

Ekzeme haben nur selten eine ganz eindeutige Symptomatik, daher ist es nicht überraschend, dass es eine ganze Reihe von Faktoren gibt, die zur Entstehung eines Ekzems beitragen können. Jede dieser Ursachen unterstützt die Ausbildung eines der Krankheitsmuster, die weiter unten besprochen werden. Die Behandlung dieser Muster ist der Ausgangspunkt für die Ekzemtherapie.

In unserer Praxis haben wir beobachtet, dass es einige innere Ursachen gibt, die im Körper eine bestimmte Gleichgewichtsstörung verursachen. Zusätzlich gibt es äußere Faktoren, die wie bei Asthma einen Schub der Erkrankung auslösen können. Bei manchen Patienten reicht auch allein die innere Ursache aus, ein äußerer Triggerfaktor wird gar nicht mehr benötigt.

Innere Ursachen

Folgende innere Ursachen kommen infrage:

- Verdauungsstörungen
- Unregelmäßiges oder übermäßiges Essen
- Nahrungsmittelintoleranzen oder -allergien
- Qualitativ minderwertige Nahrung
- Wiederholte Infektionen mit Antibiotikatherapie
- Impfungen
- Umweltgifte
- Stress und verborgene emotionale Konflikte

Verdauungsstörungen

Die Verdauung steht im Zentrum der Gesundheit eines Kindes. Wenn sie gestört ist, können sich Hitze oder Flüssigkeit ansammeln. Bei Verdauungsschwäche steht dem Kind nicht ausreichend Energie zur Verfügung, so dass es anfällig für rezidivierende Infektionen werden kann. All diese Störungen können zu einem Ekzem beitragen.

Unregelmäßiges oder übermäßiges Essen

Unregelmäßiges oder übermäßiges Essen können die Verdauung beeinträchtigen (☞ Kapitel 2). Sie können sowohl eine Nahrungsstagnation als auch das Muster der schwachen Verdauung hervorrufen.

Nahrungsmittelintoleranzen oder -allergien

Nahrungsmittelunverträglichkeiten oder -allergien sind eine der häufigsten Ursachen von Ekzemen. Durch die Allergie sammelt sich Hitze, Schleim oder Flüssigkeit im Körper. Bei vielen Patienten reicht es schon aus, die Ernährung umzustellen, und das Ekzem verschwindet. Besonders häufig sind Kuhmilch-, Orangen-, Erdnuss oder Hühnereiweißallergien. Zur Therapie der Nahrungsmittelunverträglichkeiten oder -allergien ☞ Kapitel 15,

Qualitativ minderwertige Nahrung

Viele heute übliche Nahrungsmittel enthalten eine Vielzahl unterschiedlicher Giftstoffe, von wie z. B. Unkraut- oder Insektenvernichtungsmittel. Manche Kinder vertragen diese Toxine im Körper nicht. So kann sich Hitze bilden und ein Reizzustand entwickeln. Zudem sind Nahrungsmittel aus industrieller Produktion oft arm an Mineralien und Nährstoffen, die für die Gesundheit der Haut unerlässlich sind.

Wiederholte Infektionen mit Antibiotikatherapie

Antibiotika werden Kindern oft sorglos ohne Rücksicht auf Nebenwirkungen verschrieben. Naturheilkundlich orientierte Therapeuten machen oft die Erfahrung, dass Antibiotika zur Entstehung eines Ekzems beitragen können. Eine Ursache kann sein, dass die Antibiotika auch die physiologische Darmflora abtöten können. Dadurch kommt es zu einer Verdauungsstörung und evtl. auch zu einem Leaky Gut Syndrom. Auch Nahrungsmittelunverträglichkeiten können so verstärkt werden.

Impfungen

Wie in Kapitel 5 beschrieben, können Impfungen Echomuster auslösen und so den Lymphkreislauf blockieren. Bei manchen Kindern führen Sie auch zu einer Hitze-Ansammlung im Körper.

Umweltgifte

Schadstoffe können auf vielen Wegen in den Körper eindringen. Viele Baumaterialien und Möbel, Seifen und Schaumbäder enthalten gesundheitsschädliche Chemikalien. Über vielen Städten hängt dichter Smog. All diese Giftstoffe können eine Reihe von Störungen hervorrufen, u.a. Störungen des Flüssigkeitshaushalts, Schleim-Muster und Hitze-Muster.

Stress und verborgene emotionale Konflikte

Einer der wichtigsten Grundsätze der ganzheitlichen Medizin ist, dass jeder Störung des Energiehaushalts mit einer emotionalen Störung assoziiert ist. Für Ekzeme gilt dies ganz besonders. Stress und emotionale Konflikte spielen oft eine Rolle bei der Entstehung von Ekzemen, sind aber nur selten die einzige Ursache. Oft sind sie Faktoren, die die Beschwerden verschlimmern. Sie sind im Hinblick auf die Therapie sehr wichtig, da sie die Wirkung der Kräuter blockieren können und einer der wichtigsten Gründe dafür sind, warum Ekzeme so scher zu behandeln sind.

Die emotionale Ursache kann ganz offensichtlich sein, sie kann aber auch versteckt sein. So kann beispielsweise Stress der Eltern unterbewusst auch vom Kind wahrgenommen werden. Auch jedes Schockerlebnis oder Trauma des Kindes oder der Eltern kann ein auslösender Faktor sein. Emotionaler Stress während der Schwangerschaft (z.B. Trennung vom Vater des Kindes) kann zu besonders frühem Auftreten des Ekzems, möglicherweise sogar schon von Geburt an, sein. Sehr früh auftretende Ekzeme kommen besonders im Rahmen von Echomustern vor, wenn negative Gefühle verdrängt werden und keinen Ausdruck finden. Das folgende Fallbeispiel verdeutlicht diesen Zusammenhang.

Fallbeispiel

Einer unserer ersten Patienten war ein sehr hübsches, 18 Monate altes Mädchen. Sie war nicht nur hübsch, sondern hatte gleichzeitig auch ein sehr leibenswertes Wesen und beschwerte sich nie, obwohl sie an der Rückseite der Knie und in den Ellenbogen einen schlimmen Ausschlag hatte. Die Mutter hatte schon einiges ausprobiert, um den Ausschlag loszuwerden, z.B. hatte sie ein Nahrungsmittel nach dem anderen weggelassen. So war sie zu dem Schluss gekommen, dass ihre Tochter unter einer Hühnchenallergie litt.

Das Kind zeigte die Symptomatik eines Echomusters. Mithilfe der geeigneten Therapie heilte der Ausschlag völlig aus und auch die Hühnchen-Allergie verschwand.

Zu unserer Überraschung war die Mutter jedoch nicht sehr erfreut. Ihrer Ansicht nach hatte die Therapie einige unerwünschte Nebenwirkungen. Ihr süßes, braves Kind mit den niedlichen braunen Locken hatte sich zu einem sehr durchsetzungsstarken Mädchen entwickelt. Sie wusste genau, was sie wollte und schrie, wenn sie es nicht bekam. Die arme Mutter fragte mich sogar eines Tages: „Können Sie das Ekzem zurückbringen? Ich weiß, dass meine Tochter jetzt viel gesünder ist und dass sie eine starke Persönlichkeit geworden ist, aber vorher war sie so ein *süßes* Mädchen!“.

Äußere Auslöser

Wie oben erwähnt sind die äußeren Triggerfaktoren oft nur von sekundärer Bedeutung. Dennoch sollte man die Kinder so lange von diesen Auslösern fernhalten, bis sie in der Lage sind, damit fertig zu werden. Unserer Erfahrung nachvertragen die meisten Kinder die auslösenden Substanzen, die vorher die Beschwerden verursacht haben, plötzlich ohne Probleme, sobald die zugrunde liegende Störung ausgeglichen ist. Häufige Auslöser sind:

- Tierhaare
- Pollen
- Seife und Waschmittel
- Nahrungsmittelallergien

Krankheitsmuster bei Ekzemen

Der beste Ausgangspunkt für die Therapie ist es, das Krankheitsmuster zu bestimmen, das am besten zu der Symptomatik des Kindes passt.

Häufige Muster bei Ekzemen sind beispielsweise:

- Störung des Flüssigkeitshaushalts mit Schleim
- Hitze
- Energiemangel
- Echomuster
- Nahrungsstagnation (bei Kindern unter drei Jahren)

26.3 Klinik und Befunde

Ein Ekzem ist eine komplizierte Erkrankung. Diese Tatsache spiegelt sich in den vielen möglichen Krankheitsmustern, die dahinter stecken können. In diesem Kapitel beschreiben wir nur die häufigsten Muster. Man sieht in der Praxis häufig Kinder, deren Symptomatik zu mehr als einem Muster passen würde, evtl. auch zu einem Muster, das wir hier gar nicht erwähnen. Wenn dies der Fall ist, dann behandeln Sie das Muster, das sie sehen, und versuchen Sie nicht, die Symptomatik an eines der von uns beschriebenen Muster anzupassen.

Die vielen unterschiedlichen Faktoren, die bei der Entstehung eines Ekzems eine Rolle spielen, erklären auch, warum die Therapieergebnisse so schwer vorherzusagen sind. Einige Kinder reagieren viel schneller als wir erwarten würden, während andere wenig oder fast gar nicht auf die Therapie ansprechen.

Störung des Flüssigkeitshaushalts mit Schleim

Wichtigste Ursache ist eine Flüssigkeitsansammlung unter der Haut. Wenn das Kind viel kratzt, kann die Haut heiß werden, ansonsten dominieren aber Kälte-Zeichen.

- Der Ausschlag nässt häufig, in schweren Fällen kann er auch eitern.
- Die Haut wirkt aufgedunsen, in der Umgebung des Ekzems ist Flüssigkeit eingelagert.
- Es ist reichlich Nasensekret vorhanden.
- Das Kind hat einen produktiven Husten.
- Evtl. hat das Kind Rasselgeräusche über der Lunge.
- Das Gesicht hat einen gelblich-fahlen Teint.

Hitze

Wichtigste Ursache ist ein Reizzustand im Körper. Selbst wenn das Kind gerade keinen Ausschlag hat, sind viele Anzeichen eines Hitze-Musters erkennbar.

- Das Gesicht ist gerötet.
- Der Ausschlag ist häufig sehr rot.
- Das Kind fühlt sich heiß an und ihm ist immer warm.
- Es zieht tagsüber gerne seine Kleider aus und deckt sich nachts beim Schlafen auf.
- Das Kind ist nachts unruhig.
- Es hat viel Durst und einen guten Appetit.

Energiemangel

Bei Energiemangel können viele Funktionen gestört sein, wie z. B. die Verdauung, das Immunsystem und der Flüssigkeitshaushalt. Statt all diese Störungen einzeln zu therapieren, sollte man lieber den Gesamtenergiezustand behandeln.

- Der Ausschlag ist weniger schwer und weniger rot.
- Das Kind ermüdet leicht.
- Der Schlaf ist gestört, das Kind wacht nachts häufig auf.
- Die Beine sind eher dünn.
- Das Gesicht ist blass oder weißlich.
- Dem Kind ist oft kalt.
- Häufig hat es Ringe unter den Augen.
- Der Appetit ist schlecht.
- Der Stuhlgang kann weich oder normal sein.
- In der Vorgeschichte gibt es evtl. häufige Infekte.
- Falls Nasensekret vorhanden ist, ist es klar oder weißlich.

Echomuster

Bei dem Echomuster wird die Haut nicht richtig ernährt, da der zähe Schleim den Transport von Nährstoffen zur Haut blockiert. Im Gegensatz zu den bisher genannten Mustern haben die betroffenen Kinder keine offensichtlichen Anzeichen für Schleim.

- Die Halslymphknoten sind geschwollen.
- Die Haut ist trocken und schuppig, und der Ausschlag nässt nur selten.

- Das Kind ist relativ stark und hat ausreichend Energie.
- Das Energielevel sackt manchmal aus unerfindlichen Gründen plötzlich ab.
- Der Appetit ist angemessen bis sehr gut.
- Die Extremitäten sind kräftig.
- Das Gesicht ist gelblich, manchmal mit einer weißen Stirn.
- Der Stuhlgang ist weich oder normal, evtl. glänzend.
- Falls Nasensekret vorhanden ist, ist es grünlich oder gelblich und zäh.
- Die Augen können leicht glasig sein.

Nahrungsstagnation (bei Kindern unter drei Jahren)

Kinder unter drei Jahren, die ein Echomuster haben, haben oft zusätzlich eine Nahrungsstagnation. Bei diesen Kindern muss man die Verdauung regulieren, bevor man sich der Therapie des Echomusters widmet. Theoretisch kann die Nahrungsstagnation auch die einzige Ursache des Ekzems sein, und sobald man sie aufgelöst hat, kann das Ekzem verschwinden. Der Grund hierfür sind die Folgen der Nahrungsstagnation – Schleim und Hitze im Körper. Trotzdem: unserer Erfahrung nach ist unter der Nahrungsstagnation bei fast allen Patienten auch ein Echomuster verborgen.

- Der Ausschlag ist rot und nässt.
- Das Kind ist energiereich.
- Die Wangen sind gerötet, um den Mund herum wirkt die Haut grünlich.
- Das Kind hat grünliches Nasensekret.
- Das Abdomen ist geschwollen.
- Der Stuhlgang ist unregelmäßig und riecht faulig oder nach Äpfeln.

26.4 Kräutertherapie

Die Therapie umfasst mehrere Schritte. Bevor man mit der Kräutertherapie beginnt, sollte man sich den folgenden Punkten widmen.

> **! Behandlungsschritte bei der Ekzemtherapie**
> - Umstellung auf Nahrung aus biologischem Anbau
> - Abklären, ob eine Nahrungsmittelallergie vorliegt
> - Falls nötig, Nahrungsergänzungsmittel empfehlen
> - Identifizierung des Haupt-Krankheitsmusters
> - Kräutertherapie

Ernährung

Es besteht wenig Aussicht auf einen Therapieerfolg, wenn das Kind falsch ernährt wird oder Giftstoffe zu sich nimmt. Aus diesem Grund gelten die folgenden Empfehlungen:

Umstellung auf Nahrung aus biologischem Anbau

Wir sehen in der Praxis viele Kinder, bei denen sich ein Ekzem ausbildet, wenn sie industriell hergestellte Nahrung essen. All diese Lebensmittel, egal ob Fleisch, Gemüse oder Früchte, enthalten Pestizide. Kinder mit einer starken Verdauung können damit fertig werden. Wenn die Verdauung jedoch geschwächt ist, können diese Giftstoffe ein Ekzem verursachen. Wir raten daher vehement dazu, Kindern Lebensmittel aus biologischer Landwirtschaft zu geben, die von gesunden Tieren stammen und deren Nährstoffgehalt den Bedürfnissen der Kinder entspricht (☞ Kapitel 3).

Abklären, ob eine Nahrungsmittelallergie vorliegt

Häufige Nahrungsmittelunverträglichkeiten, die ein Ekzem provozieren können, sind Allergien gegen Milch, Erdnüsse, Orangen und Hühnchen. Während der Behandlung sollten die Nahrungsmittel weggelassen werden, auch wenn sich dadurch zunächst keine wesentliche Veränderung bemerkbar macht. Es gibt viele andere Nahrungsmittel, auf die ein Kind allergisch sein kann. Ein Allergietest kann daher sinnvoll sein (☞ Kapitel 15).

Falls nötig, Nahrungsergänzungsmittel empfehlen

Wenn das Kind sich bislang von nicht-biologischen Lebensmitteln ernährt hat, hat es wahrscheinlich einen Mangel an Spurenelementen und einigen anderen, für die Gesundheit unerlässlichen Nährstoffen, wie z. B. Omega-Fettsäuren. Selbst wenn das Kind biologisch ernährt wird, können Nahrungsergänzungsmittel jedoch hilfreich sein. Wir empfehlen vor allem:

- Leinsamenöl oder andere Öle, wie z. B. Nachtkerzenöl, Mandelöl oder Borretschöl, die reicht an Omega-3-Fettsäuren sind
- Biologische Mineralstoff- und Vitaminpräparate
- Zink und Selen (am besten auch in Form eines Kombi-Präparates)

Zusammenstellung einer Rezeptur

Ein Ekzem kann so viele Ursachen haben, dass es unmöglich ist, für jede denkbare Situation die passende Rezeptur zu empfehlen. Wir möchten daher einige Therapieprinzipien vorstellen, die man bei der Auswahl der Kräuter berücksichtigen sollte. Im Anschluss zeigen wir einige Beispiel-Rezepturen für jedes Muster sowie einige weitere Kräuter, die zum Einsatz kommen können.

Die wichtigsten Prinzipien bei der Therapie des Ekzems sind:

- Behandeln Sie das energetische Muster.
- Behandeln Sie die Symptome.
- Geben Sie ein Umstimmungsmittel hinzu.
- Verwenden Sie nicht mehr als sieben Kräuter pro Rezeptur.
- Suchen Sie eine Haupt-Pflanze aus.

Behandeln Sie das energetische Muster

Das Energiemuster, das dem Ekzem zugrunde liegt, ist von Kind zu Kind unterschiedlich. Verunreinigungen im Blut können bei einem Kind dazu führen, dass es sich schwach und müde fühlt, bei einem anderen hingegen eine übermäßige Schleim-Produktion auslösen und sich bei dem dritten als Hitze und Hyperaktivität äußern. Man sollte die Kräuter gemäß den in Kapitel 2 erläuterten Prinzipien auf das vorherrschende Energiemuster abstimmen.

Behandeln Sie die Symptome

In der Schulmedizin werden immer erst die Symptome behandelt. Hier betrachten wir die Behandlung der Beschwerden als sekundär, da in vielen Fällen das Erscheinungsbild des Ekzems viel weniger wichtig ist als das zugrunde liegende Muster. Wenn die Ursachen beseitigt werden, verschwinden häufig auch die Symptome. Wir möchten damit aber nicht sagen, dass die Symptome gar keine Rolle spielen – letztlich sind sie es, die das Kind quälen. Wir schließen daher in die Rezeptur für das jeweilige Energiemuster immer auch Kräuter zur Behandlung des Ekzems und eventueller zusätzlicher Symptome mit ein.

Geben Sie ein Umstimmungsmittel hinzu

Der Begriff „Umstimmungsmittel" war im 19. und frühen 20. Jahrhundert weit verbreitet. Er basiert auf der Vorstellung, dass das Blut verunreinigt werden kann. Wenn dies passiert, werden Anzeichen dafür, dass der Körper versucht, die Verunreinigungen loszuwerden, sichtbar, wie z. B. Pickel, Geschwüre, Eiter oder Ekzeme. Die Patienten haben oft Stimmungsschwankungen mit depressiven Phasen und Wutausbrüchen. Ein „Umstimmungsmittel" ist eine Pflanze, die „das Blut reinigt".

Diese Vorstellung der „Blutreinigung" ist seit 200 Jahren traditionell Teil der Phytotherapie. Seit der Erfindung der Antibiotika konzentriert sich die Aufmerksamkeit jedoch mehr auf das Immunsystem als auf den Zustand des Blutes. Mit der Entdeckung des Leaky Gut Syndroms (☞ Kapitel2), bei dem vermutlich durch eine Fehlfunktion der Darmschleimhaut kleine Partikel in die Blutbahn geraten, wird das Konzept jedoch wieder mehr beachtet. Bei der Therapie von Ekzemen ist es besonders nützlich. Nicht nur sehen offene Ausschläge so aus, als würde der Körper versuchen, etwas loszuwerden, sondern gleichzeitig haben auch all die Kräuter, die als Umstimmungsmittel bekannt sind, eine sehr gute Wirkung auf die Haut.

Schließen Sie daher in jede Rezeptur auch ein Umstimmungsmittel mit ein. Dies ist nicht schwer, da zu dem Zeitpunkt, zu dem das Krankheitsmuster und das führende Symptom be-

Tab. 26-1: Wichtige Umstimmungsmittel bei Hauterkrankungen

Pflanze	Zusätzliche Wirkung
Verschiedenfarbige Schwertlilie *(Iris versicolor)*	Verflüssigt zähen Schleim
Große Klette *(Arctium lappa)*	Verbessert die Verdauung, regt die Leber an
Labkraut *(Galium aparine)*	Diuretische Wirkung
Knotige Bruanwurz *(Scrophularia nodosa)*	Lindert urogenitale Reizzustände, tonisiert das Herz
Wohlriechendes Veilchen *(Viola odorata)*	Lindert Husten, wirkt kühlend und abführend
Kermesbeere *(Phytolacca decandra)*	Verflüssigt zähen Schleim
Kanadische Gelbwurzel *(Hydrastis canadensis)*	Eliminiert Schleim aus dem ganzen Körper, wirkt stimulierend
Mahonie *(Berberis aquifolium)*	Eliminiert Schleim aus dem ganzen Körper, wirkt abführend
Rotklee *(Trifoilum pratensis)*	Klärt Husten
Krauser Ampfer *(Rumex crispus)*	Wirkt abführend

handelt wurden, meist auch schon ein Umstimmungsmittel verabreicht wurde.
Wichtige Umstimmungsmittel ☞ Tab. 26-1

Verwenden Sie nicht mehr als sieben Kräuter pro Rezeptur

Diese Regel ist nicht allgemein gültig. Gelegentlich haben wir auch schon mehr Kräuter verschrieben. Grund für diese Richtlinie ist jedoch, dass man sich wenn man versucht, die Anzahl der Kräuter zu begrenzen, oft besser auf das Wesentliche konzentrieren kann, was in dem Kind vorgeht. Dadurch ist die Rezeptur besser auf das individuelle Kind abgestimmt.

Suchen Sie eine Haupt-Pflanze aus

Auch die Übung, die Haupt-Pflanze auszuwählen (oder auch das wichtigste Paar, das oft in Kombination eingesetzt wird), fokussiert den Geist noch zusätzlich. Was ist die wichtigste Veränderung, die das Kind bräuchte? Wenn Sie diese Frage erst beantwortet haben, wird Ihnen auch klar sein, welches die wichtigste Pflanze ist. Geben Sie proportional in der Rezeptur etwas mehr von dieser Pflanze als von den anderen Kräutern (☞ Kapitel 8).

Rezepturen für die unterschiedlichen Krankheitsmuster

! Dosierungen

Alle angegebenen Dosierungen gelten für dreijährige Kinder. Umrechnung für andere Altersgruppen ☞ Tabelle auf der vorderen Umschlagsseite. Die vorgeschlagenen Dosierungen sind lediglich Empfehlungen, sie müssen individuell an das Kind angepasst werden. Die Tinkturen werden in 25–50 ml warmem Wasser verabreicht. Bei Bedarf süßen.

Alle hier empfohlenen Rezepturen sind lediglich Beipsiele. Sie zielen jeweils auf die Therapie des Musters ab und enthalten gleichzeitig ein Umstimmungsmittel.

Störung des Flüssigkeitshaushalts mit Schleim

Rezeptur

Rezeptur	
Brennnessel *(Urtica dioica)*	4 Tr. Tinktur
Labkraut *(Galium aparine)*	4 Tr. Tinktur
Odermenningkraut *(Agrimonia eupatoria)*	2 Tr. Tinktur
Mahonie *(Berberis aquifolium)*	4 Tr. Tinktur
Rotklee *(Trifoilum pratensis)*	3 Tr. Tinktur
Große Klette *(Arctium lappa)*	2 Tr. Tinktur

Abwandlungen:

- Wenn die Haut sehr feucht ist und nässt, nehmen Sie die ersten drei Kräuter und eines der letzten drei.
- Ist die Haut nur leicht feucht, ohne dass An-

zeichen von Schleim sichtbar sind, nehmen Sie die letzten drei Kräuter und eines der ersten drei.

Erklärung

- Brennnessel, Labkraut und Odermenningkraut wirken alle auf den Flüssigkeitskreislauf. Die regen die Urinausscheidung an und haben eine austrocknende Wirkung.
- Mahonie, Rotklee und Große Klette klären Schleim.
- Labkraut, Rotklee und Große Klette sind gleichzeitig Umstimmungsmittel und wirken auf Haut und Lymphsystem.

Wirkung

Wenn die Flüssigkeiten zu zirkulieren beginnen, kann die Urinausscheidung zunehmen und das Kind Durst bekommen. Husten oder Schnupfen sollten nach und nach verschwinden. Einige Veränderungen sind schon in der ersten Woche erkennbar, es kann jedoch zwei oder mehr Wochen dauern, bis sich auch das Hautbild verbessert. Mnachmal verschlechtert sich der Ausschlag auch vorübergehend.

Hitze

Rezeptur

Rezeptur	
Wohlriechendes Veilchen *(Viola odorata)*	4 Tr. Tinktur
Eibisch *(Althea officinalis)*	4 Tr. Tinktur
Küchenschellenkraut *(Anemone pulsatilla)*	1 Tr. Tinktur
Süßholz *(Glycyrrhiza glabra)*	3 Tr. Tinktur

Erklärung

- Wohlriechendes Veilchen ist die Haupt-Pflanze der Rezeptur, da sie ein Umstimmungsmittel ist, kühlt und gute Wirkung bei Hautbeschwerden hat.
- Eibisch wirkt leicht kühlend.
- Küchenschellenkraut mobilisiert die Hitze.
- Süßholz wirkt kühlend und harmonisiert die anderen Kräuter.

Wirkung

Die brennende Hitze sollte schon innerhalb der ersten Woche ausgetrieben werden. Die Therapie sollte mindestens einen Monat weitergeführt werden, möglicherweise auch länger. Zeigt sich nach zwei Wochen keine Wirkung, sollte man einen anderen Ansatz wählen.

Energiemangel

Rezeptur

Rezeptur	
Große Klette *(Arctium lappa)*	3 Tr. Tinktur
Labkraut *(Galium aparine)*	3 Tr. Tinktur
Brennnessel *(Urtica dioica)*	3 Tr. Tinktur
Fenchel *(Foeniculum vulgaris)*	3 Tr. Tinktur
Süßholz *(Glycyrrhiza glabra)*	3 Tr. Tinktur

Erklärung

- Große Klette, Brennnessel, Fenchel und Süßholz wirken alle tonisierend.
- Große Klette und Labkraut sind Umstimmungsmittel mit spezieller Wirkung auf Haut und Lymphsystem.
- Brennnessel wirkt austrocknend und ist bei Hautbeschwerden sehr nützlich.
- Süßholz harmonisiert die übrigen Kräuter.

Wirkung

Die Energiereserven wieder aufzubauen, kann lange dauern, daher zeigt sich während der ersten zwei oder drei Wochen oft keine Veränderung. Erste Anzeichen, nach denen man Ausschau halten sollte, sind eine verbesserte Stimmung und zunehmendes Interesse am Essen. Wenn die Verdauung in Gang kommt, kann sich das Hautbild vorübergehend etwas verschlechtern. Nach ein paar Wochen oder Monaten sollten sich jedoch mit dem Appetit und der verbesserten Ausscheidung auch die Hautprobleme deutlich bessern.

Echomuster

Rezeptur

Rezeptur	
Kermesbeere *(Phytolacca decandra)*	4 Tr. Tinktur
Verschiedenfarbige Schwertlilie *(Iris versicolor)*	4 Tr. Tinktur
Alant *(Inula helenium)*	2 Tr. Tinktur
Ysop *(Hyssopus officinalis)*	2 Tr. Tinktur

Erklärung

- Kermesbeere und Verschiedenfarbige Schwertlilie verflüssigen den zähen Schleim bei Echomustern. Gleichzeitig sind sie Umstimmungsmittel und haben eine positive Wirkung auf die Haut.
- Alant eliminiert den Schleim, der von den beiden ersten Kräutern gelöst wurde.
- Ysop tonisiert die Lungen und wird eingesetzt, um Husten zu verhindern, wenn der Schleim gelöst wird.

Wirkung

Alle Kräuter gegen Echomuster lösen den zähen Schleim. Die ersten Anzeichen für eine Wirkung sind daher weicher Stuhlgang oder andere Zeichen, die auf Schleim hindeuten, wie z.B. Räuspern morgens nach dem Aufstehen. Nach zwei bis drei Wochen kann sich die Stimmung des Kindes ändern. Es kann einen Monat dauern, bevor sich auch erstmals eine Verbesserung des Hautbilds zeigt. Die Haut sollte weicher und weniger trocken werden. Bei manchen Kindern wird die raue, schuppige Haut allmählich feuchter. Dies kann zunächst so wirken als hätte sich das Ekzem verschlechtert.

Nahrungsstagnation (bei Kindern unter drei Jahren)

Rezeptur

Rezeptur	
Virgianischer Ehrenpreis *(Leptandra virginica)*	4 Tr. Tinktur
Große Klette *(Arctium lappa)*	2 Tr. Tinktur
Krauser Ampfer *(Rumex crispus)*	2 Tr. Tinktur

Erklärung

- Virgianischer Ehrenpreis ist die wichtigste Pflanze zur Therapie einer Nahrungsstagnation.
- Große Klette und Krauser Ampfer wirken ebenfalls leicht anregend auf die Verdauung. Sie sind beide auch Umstimmungsmittel mit starker Wirkung auf die Haut und das Lymphsystem.

Wirkung

Die Wirkung ist manchmal ziemlich dramatisch: Wenn die Nahrungsstagnation aufgelöst wird, werden in den ersten Tagen große Mengen übel riechenden Stuhls ausgeschieden. Die Dosis der Kräuter muss so angepasst werden, dass der Stuhlgang nicht zu heftig wird. Oft wird auch das Ekzem während dieser ersten Phase vorübergehen schlechter. Nach ein oder zwei Wochen sollten sich jedoch die Hautbeschwerden bessern.

Abwandlungen

- Wenn zusätzlich zu irgendeinem der oben beschriebenen Muster Schlafstörungen vorliegen, fügen Sie 3 Tr. Passionsblumen Tinktur *(Passiflora incarnata)* hinzu.
- Wenn das Kind bei irgendeinem der Muster zusätzlich Kälte-Symptome zeigt, wie z.B. ein weißes Gesicht oder eine Neigung zu Bauchschmerzen, sollten Sie 3 Tr. Ingwer Tinktur *(Zingiber officinalis)* und 3 Tr. Cayennepfeffer Tinktur *(Capsicum minimum)* hinzugeben.

Symptomatische Therapie

Heiße Haut

Geben Sie Kräuter zum Klären der Hitze. Äußerlich kann auch Ringelblumen-Salbe die Beschwerden lindern.

Nässende Ekzeme

Geben Sie Kräuter zur Regulation des Flüssigkeitshaushalts.

Trockene oder raue Haut

Geben Sie Kräuter gegen Echomuster.

Trockene Haut mit weißem, durchscheinend wirkendem Gesicht

Dies kann auf eine Anämie hindeuten.

Schuppige Haut

Geben Sie Kräuter gegen Schleim-Muster.

Juckreiz

Hier eignen sich beispielsweise folgende Kräuter:

- Ringelblume *(Calendula officinalis)*
- Eibisch *(Althea officinalis)*
- Sternmiere *(Stellaria media)*
- Johanniskraut *(Hypericum perfoliatum)*

Die Kräuter können innerlich eingenommen oder äußerlich als Waschung oder Badezusatz angewendet werden. Alternativ hilft auch ein Kamillenbad (15g Kamillentee für ein flaches Bad).

Offene Haut

Ringelblume *(Calendula officinalis)* wirkt antibakteriell und reduziert den Juckreiz. Ringelblumentee kann auch auf offener Haut sicher angewendet werden.

Eitrige oder infizierte Ekzeme

Zur innerlichen Anwendung eignet sich:

Rezeptur

Sonnenhut *(Echinacea angustifolia)*	4 Tr. Tinktur
Knoblauch *(Allium sativum)*	½ bis 1 Kapsel pro Tag

Ekzeme bei emotional gestressten Kindern

Ekzeme sind oft schlimmer bei emotional aufgewühlten Kindern. Die folgende Rezeptur zur inneren Anwendung kann ergänzend zur Therapie des Krankheitsmusters hilfreich sein:

Rezeptur

Baldrian *(Valeriana officinalis)*	3 Tr. Tinktur
Helmkraut *(Scutellaria lateriflora)*	3 Tr. Tinktur
Passionsblume *(Passiflora incarnata)*	3 Tr. Tinktur

Auch wenn diese Kräuter die Symptome lindern können, sollte man das zugrunde liegende emotionale Problem identifizieren und behandeln.

Wenn das emotionale Probleme, das die Beschwerden verursacht, klar erkennbar ist, ist die Behandlung einfach. Oft handelt es sich jedoch um versteckte Konflikte. Die Therapie ist dann viel schwieriger, da man nicht weiß, wo man ansetzen soll und die Betroffenen das Problem auch oft leugnen. Unter diesen Umständen kann das folgende Vorgehen sinnvoll sein:

- Diagnostizieren und behandeln Sie zunächst die physischen Symptome (s.o.). Durch die Therapie der Gleichgewichtsstörung erreicht man oft schon eine positivere Lebenseinstellung. Wie bei der Therapie des Echomusters beschrieben (☞ Kapitel 5) durchläuft das Kind während der Kräutertherapie oft eine Reihe von emotionalen Veränderungen. Sobald das energetische Gleichgewicht wieder hergestellt ist, kann es auch mit schwierigen Situationen im Leben besser fertig werden.
- Offensichtliche emotionale Beschwerden sollten dennoch behandelt werden, evtl. mit Kräutern, oder aber auch mit Bach-Blüten oder einer Psychotherapie.

Behandlung sekundärer Symptome

Hier möchten wir nur jeweils eine zusätzliche Pflanze bei bestimmten Symptomen empfehlen, die der Rezeptur beigegeben werden sollte. Wenn das sekundäre Symptom stark ausgeprägt ist, sollte es gemäß dem jeweiligen Kapitel behandelt werden.

- **Diarrhö:** Odermenningkraut *(Agrimonia eupatoria)*
- **Obstipation:** Butternuss *(Juglans cinerea)*
- **Husten:** Alant *(Inula helenium)*
- **Schlafstörungen:** Passionsblume *(Passiflora incarnata)*

26.5 Andere Therapieformen

Ätherische Öle

Warnhinweis

Bei einigen Kindern können ätherische Öle die Hautbeschwerden verschlimmern.

Ätherische Öle zur Verbesserung des Hautbilds

- Kamille (Chamomilla matricaria) 3 Tr.
- Melisse *(Melissa officinalis)* 3 Tr.
- Geranie *(Pelargonium spp.)* 3 Tr.

Die Öle können kombiniert oder einzeln verwendet werden. Wenn sie einzeln eingesetzt werden, nimmt man 6 Tr. des jeweiligen Öls. Vermengen Sie das Öl mit ca. 30 ml Trägeröl, wie z. B. Mandelöl oder Olivenöl, und verwenden Sie es als Massageöl oder Badezusatz.

Ätherische Öle bei Juckreiz

Kamille *(Chamomilla matricaria)* 4 Tr.
Lavendel *(Lavandula officinalis)* 4 Tr
Melisse *(Melissa officinalis)* 2 Tr.

Vermengen Sie das Öl mit ca. 30 ml Trägeröl, wie z. B. Mandelöl oder Olivenöl, und tragen Sie es auf die Haut auf.

Omega-Fettsäuren

Omega-Fettsäuren sind in vielen Nahrungsmitteln enthalten. Die beiden wichtigsten Vertreter sind Omega-3-Fettsäuren und Omega-6-Fettsäuren. Auch wenn sich die Stoffe chemisch sehr ähnlich sind, führen Omega-6-Fettsäuren zu Reizzuständen im Körper, während Omega-3-Fettsäuren reizlindernd wirken. Beide sind jedoch wichtig für die Gesundheit und müssen im richtigen Verhältnis zueinander aufgenommen werden.

Das beste Verhältnis von Omega-3-Fettsäuren zu Omega-6-Fettsäuren beträgt ca. 1 : 3. Diese Relation findet sich in vielen Lebensmitteln, so z. B. in Milch, Eiern und Butter aus biologischer Landwirtschaft. In Eiern aus Legebatterien hingegen liegt das Verhältnis bei 1 : 30, in nicht-biologisch erzeugter Milch sogar bei über 1 : 100. Margarine, die man eine Zeit lang für gesünder als Butter hielt, enthält so gut wie keine Omega-3-Fettsäuren. Somit enthält eine Ernährung aus Lebensmitteln, die man im Supermarkt kauft, und bei der Butter auch noch durch Margarine ersetzt wird, fast keine reizlindernden Omega-3-Fettsäuren, während Bio-Nahrung ein vernünftiges Verhältnis zwischen Omega-3-Fettsäuren und Omega-6-Fettsäuren enthält. Wir empfehlen dringend, bei allen Kindern mit Ekzemen die Zufuhr von Omega-3-Fettsäuren zu erhöhren.

Kortikosteroid-Salben

Die Schulmedizin wendet bei Ekzemen häufig Kortikosteroid-haltige Salben an. Bei vielen Kindern können diese die Beschwerden sehr rasch beseitigen. Man muss sich jedoch der Tatsache bewusst sein, dass man nur die Symptome unterdrückt, nicht aber die Erkrankung heilt. Wenn die Salben monatelang aufgetragen werden, schwächen und reizen sie die Haut. Wenn man die Salbe dann absetzt, flammt das Ekzem oft schlimmer als zuvor wieder auf. Das Kind wird also quasi abhängig von der Salbe.

In manchen Situationen raten auch wir zur Anwendung von Kortikosteroid-Salben. Wenn ein Kind mehrere Nächte nicht geschlafen hat, weil die Haut so sehr juckt, kann der kurzzeitige Einsatz einer Kortikosteroid-Salbe dem Kind ermöglichen, seinen Schlaf nachzuholen.

Sonstige Therapien

Wie oben erwähnt, benötigt man oft mehr als ein Therapieverfahren, um ein Ekzem zu heilen. Wenn Kräuter für mehr als sechs Monate probiert wurden und sich keine Veränderung zeigt, sollte man eine andere Therapie in Erwägung ziehen. Verschiedene Therapieverfahren arbeiten oft auf ganz unterschiedlichen Ebenen, und ein kompliziertes Krankheitsbild wie das Ekzem muss oft auf unterschiedlichen Ebenen angegriffen werden, um heilen zu können. Wir empfehlen besonders die folgenden Verfahren:

- Homöopathie
- Akupunktur
- Kraniosakrale Osteopathie
- Entspannungsverfahren oder Meditation für ältere Kinder

Register

A

ABC-Kombination 113
Abstillen s.a. Stillen
Acetylsalizylsäure 9
Achillea millefolium 34, 73
– s.a. Schafgarbe
Aconitum 114
– Fieber 188
– Masern 242
– Otitis media 264
Aconitum napellus 12
– s.a. Eisenhut
Acorus calamus 74
– s.a. Kalmuswurzelstock
Adnexitis 244
Adrenalin 4, 28
Adstringens, Arnika 79
– Brennnessel 110
– Ginkgo 90
– Herbstkirsche 104
– Johanniskraut 92
– Katzenminze, Gewöhnliche 99
– Labkraut 89
– Mädesüß 87
– Odermennigkraut 75, 140
– Schisandra 107
– Spitzwegerich 102
– Storchschnabel, Gefleckter 90, 141
– Thymian 108
– Tormentill, Gemeiner 103
– Wachsmyrte 98
– Zypresse 84
Aggressivität s. Reizbarkeit
Agrimonia eupatoria 75
– s.a. Odermennigkraut
Akne, Klette, Große 78
Alant (Inula helenium) 93–94
– Asthma 212, 214
– Bronchitis 227
– Ekzem 289, 291
– Expektorans 195, 224
– Fieber 184
– Husten, chronischer 196–197, 199, 230
– Impfung 257
– Keuchhusten 252
– Klette, Große 94
– Nahrungsmittelallergie 174
– Otitis media 267, 269
– Schlafstörung 277
– Schleim 155
Allergie 44
– Asthma 86, 210
– Diarrhö 142
– Ekzem 166
– Impfung 259
– Leaky Gut Syndrom 19
– Meerträubel 86
– Nahrungsmittel 164–177
Allium sativum 75
– s.a. Knoblauch
Alptraum 239, 271, 273
Althea officinalis 12, 76
– s.a. Eibisch
Aluminium 132
Ampfer, Krauser (Rumex crispus) 105
– Appetitmangel 162
– Asthma 212
– Belastung, emotionale 133
– Dünndarmmotilität 133
– Ekzem 289
– Erbrechen 154
– Gallenfluss 156
– Leber 132
– Nahrungsmittelallergie 175–176
– Obstipation 129
– Umstimmungsmittel 287
– Verdauung 134
Anästhetikum s. Narkosenachwirkung
Andorn (Marrubium vulgaris) 97
– Asthma 207, 212
– Huflattich 110
– Husten 71, 233–234
– Husten, akuter 224, 226
– Husten, chronischer 195–196, 230
– Immunstärkung 230
– Keuchhusten 252
– Nahrungsmittelallergie 176
Anemone pulsatilla 76
– s.a. Küchenschelle
Anethum graveolens 77
– Foeniculum vulgaris 88
– Pimpinella anisum 102
– s.a. Dill 77
Anfälligkeit 26–27
– Echomuster 42
– Entwicklungsphase 49
– Wachstumsschub 52
Angelikawurzel (Angelica archangelica) 78
– Asthma 213, 216
– Bronchitis 227
– Husten 234
– Husten, akuter 224, 226
– Husten, chronischer 195, 230
– Keuchhusten 252
– Nahrungsmittelallergie 174, 176
– Otitis media 268
Angst 114
– Asthma 203
– Baldrian 111
– Bergamotte 83
– Fieber 180, 183
– Husten, chronischer 194
– Kamille 82
– Keuchhusten 249
– Lindenblüten 109
– Masern 240
– Obstipation 132
– Schlafstörung 272
– Ysop 93
Anis (Pimpinella anisum) 101
– Blähungen 134
– Dill 77, 102
– Fenchel 88, 102
– Husten 71, 233
– Husten, akuter 226
– Husten, chronischer 196, 230
– Immunstärkung 230
– Impfung 257
– Keuchhusten 252
– Leber 132
– Nahrungsmittelallergie 173, 175
– Obstipation 129
– Otitis media 268
– Schlafstörung 276, 278
– Verdauung, schwache 130
Anspannung 13, 156
– Asthma 202, 211
– Baldrian 111
– Bergamotte 83
– Hopfen 91
– Johanniskraut 92
– Kamille 82
– Muskateller-Salbei 105
Anthelminthikum, Thymian 109
– Wermut 89
– s.a. Darmparasit
Anthemis nobilis s. Chamomilla matricaria
Antheum graveolens 24
– s.a. Dill
Antibiotika-Einnahme 35, 39
– Asthma 204, 232
– Diarrhö 138, 142

– Echomuster 47
– Ekzem 282
– Husten, akuter 222
– Infektanfälligkeit 33
– Kandida-Infektion 176
– Keuchhusten 249–250
– Leaky Gut Syndrom 19
– Masern 239
– Nahrungsmittelallergie 167
– Nebenwirkung 40
– Otitis media 261, 267
– Schleim, Erbrechen 152
Antibiotikum, pflanzliches 39
– Alant 93
– Spitzwegerich 39, 103
– Wegerich 65
Antitussivum 224
– s.a. Expektorans
Anwendung, äußere s. Auflage
Apfelgeruch 62
Appendizitis, Erbrechen 149
– Obstipation 126
Appetit 3, 6–7, 17–18
– Nahrungsstagnation 16
– Saft 30
Appetitmangel 159–163
– Ampfer, Krauser 105
– Angelikawurzel 78
– Bergamotte 83
– Diarrhö 139
– Enzian, Gelber 89
– Espe, Amerikanische 103
– Husten, chronischer 193, 197
– Kalmuswurzelstock 74
– Massage 119
– Mumps 244
– Obstipation 128
– Otitis media 264
– Schafgarbe 74
– Schneeflockenstrauch 82
– Vitaminpräparat 38
– Zitrone 83
Arctium lappa 65, 78
– Inula helenium 94
– s.a. Klette, Große
Ärger s. Reizbarkeit
Arnika (Arnica montana) 79, 114
– Johanniskraut 92
– Otitis media 264
– Schlafstörung 278
– Schockzustand 146
– Warnhinweis 79
Arsenicum album 114
Artemisia absinthium, Acorus calamus 74
– Juglans cinerea 95
Artemisia vulgaris, Gentiana lutea 89
Arzneimittelbild 113–114
Asperula odorata, Acorus calamus 74
Aspirin® 9
Asthma 53, 55, 201–220
– Alant 93
– Antibiotika-Einnahme 204
– Appetitmangel 159
– Bettnässen 215
– Blutwurz, Kanadische 106
– Cimicifugawurzelstock 83
– Echomuster 42, 214–215
– Ekzem 281
– Energiestagnation 59
– Eukalyptus 87
– Familiendynamik 46
– Fernsehen 205
– Fieber 186
– Ginkgo 90
– Grindelia 91
– Herbstkirsche 104, 212
– Huflattich 110
– Husten, akuter 231–232
– Impfung 204
– Kuhmilch 29
– Laktose-Intoleranz 165
– Lobelie 96, 215–216
– Majoran 99
– Massage 117–118
– Medikamentenabhängigkeit 219
– Meerträubel 86
– Melisse 98, 214, 216
– Nahrungsmittelallergie 164
– Nahrungsstagnation 209
– Obstipation 126
– Passionsblume 100,
– Schisandra 107, 214
– Teebaum 97
– Traurigkeit 205, 214
– Verhaltensänderung 218
– Wachstumsschub 52
– Weihrauch 81
– Wolfsmilch, Behaarte 87
– Ysop 93, 212, 215
– Zypresse 84
Asthmaanfall 206–208
– Baldrian 207
– Butyeko-Methode 208
– Eibisch 207
– Grindelia 207–208
– Herbstkirsche 207
– Huflattich 207
– Immunstärkung 232
– Lavendelöl 208
– Lobelie 207, 220
– Massage 118, 208
– Meerträubel 86, 207
– Nahrungsmittelallergie 165
– Rezeptur 207
– Teebaumöl 208
– Trigger 203
– Wasserdampf 208
– Weihrauchöl 208
– Wolfsmilch, Behaarte 207
– Ysop 207
– Zypressenöl 208
Asthma-Spray 217, 220
Atemnot 190, 228
Atemwegsinfektion 32
– Alant 93
– Andorn 97
– Asthma 204
– Eukalyptus 86
– Königskerze, Kleinblütige 111
– Lobelie 96
– Öl, ätherisches 67
– Otitis media 263
– Säugling 14
– Spitzwegerich 102
– Süßholz 90
– Teebaum 97
– Thymian 109
– Ysop 93
Atmung 53, 56
– Keuchhusten 249
– Massage 115
– Säugling 14
– Weihrauch 80
Auflage 67
– Husten, akuter 228
– Mumps 245
Aufmerksamkeits-Defizit-Syndrom 20
– Fallbeispiel 187
– Kind, zartes mit Energieüberschuss 4
– Lebensbedingung 53
Aufstoßen 62
– s.a. Reflux, gastroösophagealer
– s.a. Sabbern
Aufwärtsstrich 116, 121
Augenbeschwerden, Augentrost (Euphrasia officinalis) 176
– Gelbwurzel, Kanadische 92
– Masern 240
– Massage 117, 120, 123
– Nahrungsmittelallergie 176
– Otitis media 265
Ausheilung 39, 42

Auskultation, Husten 62
Ausleitung 45, 221
Ausscheidung s. Defäkation
– s. Obstipation
– s. Schleim
Ausschlag s. Exanthem
– s. Ekzem
Autismus 20

B

Baby, Anis 102
– Fenchel 88
– Impfung 255
– Kommunikation 54
– Massage 115
– Palpation 60
– Rizinusöl-Einreibung 135
– Schreien 61
– Spucken 149, 152
– Teebaum 97
Bach-Blüten 8–9
– Ekzem 290
– Erbrechen 157
– Fieber 183
– Keuchhusten 249
– Otitis media 264
– Schlafstörung 278
– Schockzustand 146
Badezusatz, Fenchel 88
– Fieber 188
– Husten, chronischer 197
– Ingwer 113
– Juckreiz 290
– Keuchhusten 253
– Kräuterzubereitung 65
– Öl, ätherisches 68
– Schlafstörung 280
Bakteriostase s. Wirkung, antibakterielle
Baldrian (Valeriana officinalis) 110
– Asthma 215
– Asthmaanfall 207
– Ekzem 290
– Nahrungsmittelallergie 174
– Schlafstörung 278
– Tinktur 64
– Warnhinweis 111
Ballaststoff 29, 135
Ballota nigra 79
– s.a. Andorn
Banane 28
– Bauchschmerzen 29
– Husten, chronischer 191
– Otitis media 262
– Säuglingskolik 144
Bauch 59–60
– Massage 119
Bauchschmerzen 7, 44, 56
– Angelikawurzel 78
– Anis 102
– Baldrian 111
– Benzoë-Storaxbaum 108
– Cayennepfeffer 81
– Chamomilla 114
– Diarrhö 139
– Dill 77
– Erbrechen 150
– Fenchel 88
– Gewürznelke 87
– Gluten-Intoleranz 168
– Husten, chronischer 194
– Ingwer 112
– Joghurt 29
– Kalmuswurzelstock 75
– Kamille 81
– Katzenminze, Gewöhnliche 99
– Lavendel 95
– Melisse 98
– Obstipation 126
– Pfeffer, Schwarzer 102
– Pfefferminze 98
– Säuglingskolik 144
– Schildblume 82
– Schlafstörung 271–272
– Yamswurzel 85
– Ysop 93
Behaarung, Rücken 59
Beifuß (Artemisia vulgaris), Asthma 217
Belastung, emotionale 132, 156
– Ampfer, Krauser 133
– Lobelie 132
– Schildblume 133
– Yamswurzel 132
– Asthma 211
– Ekzem 283
– Erbrechen 153
– Obstipation 131
– Otitis media 264
Belastungsasthma 207
– Eukalyptusöl 208
– s.a. Asthma
Belladonna 114
– Fieber 188
Benuron® 10
Benzoë-Storaxbaum 108
– Husten, chronischer 200
Beratung, Eltern 40
– s.a. Elternberatung
Berberis aquifolium 80
– s.a. Mahonie 80
Berberitze (Berberis vulgaris) 11–12, 80
– Asthma 213
– Dünndarmmotilität 133
– Verdauung 129–130
Bergamotte (Citrus bergamia) 83
– Appetitmangel 163
Berglorbeer, Asthma 217
Beruhigung, Arnika 79
– Baldrian 110
– Benzoë-Storaxbaum 108
– Cimicifugawurzelstock 83
– Eibisch 76
– Enzian, Gelber 157
– Ginkgo 90
– Hopfen 91
– Ingwer 112
– Kamille 81
– Katzenminze, Gewöhnliche 99
– Lavendel 95
– Lindenblüten 109
– Mädesüß 87
– Majoran 99
– Melisse 98
– Passionsblume 100
– Schisandra 107
– Weihrauch 80
– Weißdorn 84
– Ysop 93
Bettnässen 15, 57
– Appetitmangel 159
– Grieswurzel, Kanadische 84
– Johanniskraut 92
– Massage 119
– Storchschnabel, Gefleckter 90
– Thymian 109
Bewegung 52
– Obstipation 135
– Verdauung, schwache 18
Bewegungsmangel, Asthma 204
– Schildblume 82
Blähungen 16, 60
– Anis 102, 134
– Baldrian 111
– Cayennepfeffer 81
– Chamomilla 114
– Diarrhö 139
– Dill 77
– Fenchel 88, 134
– Gelbholz 112
– Gewürznelke 87
– Ingwer 112
– Kalmuswurzelstock 74
– Katzenminze, Gewöhnliche 99
– Pfefferminze 98

– Säuglingskolik 145
– Yamswurzel 85
– Ysop 93
Blässe 55
– Appetitmangel 160
– Diarrhö 139
– Fieber 180
– Gelbholz 112
– Kältetyp 7
Bleimatratze 280
Blut, Diarrhö 137
– Erbrechen 149
– Stuhl 126
Blutreinigung, Ampfer, Krauser 105
– Brennnessel 110
– Ekzem 286
– Sonnenhut 85
Blutstillung, Brennnessel 110
– Schafgarbe 74
– Storchschnabel, Gefleckter 90
Blutwurz, Kanadische (Sanguinaria canadensis) 106
– Asthmaanfall 207
– Bronchitis 227
– Husten, akuter 225
– Warnhinweis 106
Bohnen 28
– Gewürznelke 87
– Schlafstörung 274
– Stillen 24, 26
Borretsch, Ekzem 286
– Omega-3-Fettsäuren 30
– Stimmungsaufhellung 8
Boswellia carteri 80
– s. a. Weihrauch
Botschafterpflanze 71
Botulismus 66
Braunwurz, Knotige (Scrophularia nodosa) 107
– Appetitmangel 163
– Asthma 214
– Stillingie 107
– Umstimmungsmittel 287
Breitwegerich (Plantago major) 103
– Husten 233
Brennnessel (Urtica dioica) 110
– Ekzem 287–288
– Nahrungsmittelallergie 176
Bronchien, Blutwurz, Kanadische 106
– Johanniskraut 92
– Meerträubel 86
– Muskateller-Salbei 105
Bronchitis 227
– Alant 93, 227
– Andorn 97
– Angelikawurzel 227
– Blutwurz, Kanadische 106, 227
– Eibisch 227
– Eukalyptus 87
– Huflattich 227
– Husten, akuter 221
– Keuchhusten 249
– Knoblauch 76
– Königskerze, Kleinblütige 111
– Majoran 99
– Spitzwegerich 76
– Stillingie 107
– Veilchen, Wohlriechendes 112, 227
– Wermut 227
– Wolfsmilch, Behaarte 87
Bronchodilatator 217, 219
Brot 28
– Allergie/Intoleranz 170–171
Brusteinreibung, Husten, akuter 229
– Husten, chronischer 200
– Keuchhusten 253
Butternuss (Juglans cinerea) 94–95
– Asthma 212
– Dünndarmmotilität 133
– Ehrenpreis, Virgianischer 95
– Ekzem 291
– Husten, akuter 227
– Husten, chronischer 195
– Nahrungsmittelallergie 176
– Obstipation 129
– Otitis media 268
– Schleim, Erbrechen 156
– Wermut 95
Butyeko-Methode 208

C

Candida albicans 176
– Leaky Gut Syndrom 19
– s. a. Kandida-Infektion
Capsicum minimum 12, 81
– s. a. Cayennepfeffer
Cassia angustifolia 10, 12, 126
– Gentiana lutea 89
– Hinweis 135
– Obstipation 126
– s. a. Sennesblätter
Cayennepfeffer (Capsicum minimum) 81
– Ekzem 289
– Fieber 181
– Husten, akuter 225
– Obstipation 133
Centaurium erythreae 9
– s. a. Tausendgüldenkraut
Chamomilla 114
– Fieber 188
Chamomilla matricaria 65, 71, 81
– Leptandra virginica 96
– s. a. Kamille
Chelone glabra 82
– s. a. Schildblume
Chemikalienwirkung 283
Chilli 12
– s. a. Cayennepfeffer
Chionanthus virginicus 82
– s. a. Schneeflockenstrauch
Chlor-Allergie 171
– Fallbeispiel 169
Chronic Fatigue Syndrom 43
Cimicifugawurzelstock (Cimicifuga racemosa) 83
– Asthma 215
Cinchona calisaya 129
– s. a. Königschinarinde
Cinnamomum cassia 12
– Phytolacca decandra 101
– s. a. Zimt
Cinnamomum zeylandica 67
Citrus bergamia 83
– s. a. Bergamotte
Citrus limonum 83
– s. a. Zitrone
Clostridium botulinum 66
Cochlearia armoracia 39
– s. a. Meerrettich
Collinsonia canadensis 84
– s. a. Grieswurzel, Kanadische
Computerspiel 275
– s. a. Fernsehen
Crataegus s. Weißdorn
– monogyna 73, 84
– Achillea millefolium 74
Cucumis sativa 11
– s. a. Gurke
Cupressus sempervirens 84
– s.a Zypresse

D

Darm, durchlässiger 19
– Erbrechen 149
– Espe, Amerikanische 103
– Katzenminze, Gewöhnliche 99
– Lungenbeteiligung 15
– Massage 120
– s. a. Leaky Gut Syndrom

Darmmotilität, Alant 93
– Butternuss 94
– Erbrechen 151
– Schneeflockenstrauch 82
– Schwertlilie, Verschiedenfarbige 94
Darmparasit 55
– Butternuss 94
– Enzian, Gelber 89
– Erbrechen 149
– Thymian 108
Defäkation, Ehrenpreis, Virgianischer 96
– Faulbaum, Amerikanischer 104
– Grieswurzel, Kanadische 84
– Obstipation 127
– s. a. Laxans
– s. a. Obstipation
Dehydratation, Diarrhö 137
– Erbrechen 149
– Laxans 129
Dekokt 65
Depression, Gluten-Intoleranz 168
– Johanniskraut 93
– Nahrungszusatzstoff 168
Diarrhö 14, 17, 42, 137–143
– Arsenicum album 114
– Ehrenpreis, Virgianischer 96
– Ekzem 291
– Espe, Amerikanische 103
– Gluten-Intoleranz 168
– Katzenminze, Gewöhnliche 99
– Kermesbeere 101
– Löwenzahn 108
– Mädesüß 88
– Masern 237
– Massage 119, 121–123
– Nahrungsmittelintoleranz 167
– Nahrungsstagnation 16
– Odermennigkraut 75, 140
– s. a. Gastroenteritis
– Saft 30
– Schneeflockenstrauch 82
– Storchschnabel, Gefleckter 90
– Thymian 109
– Tormentill, Gemeiner 103
– Wachsmyrte 99
Diazepam 13, 270
Dickdarm 134
– Grieswurzel, Kanadische 84
– Obstipation 131–132
Digitalis purpurea 10
– s. a. Fingerhut
Dill (Anethum graveolens) 77
– Anis 77, 102
– Fenchel 77, 88
– Kälte, innere 148
– Säuglingskolik 145
– Schlafstörung 278
– Spucken 155
– Stillen 24
Dinatriumcromoglycat (DNCG) 217
Dinkel 27
– Nahrungsmittelallergie 164
Dioscorea villosa 85
– s. a. Yamswurzel
Diurese, Braunwurz, Knotige 107
– Brennnessel 110
– Grieswurzel, Kanadische 84
– Kalmuswurzelstock 75
– Klette, Große 78
– Labkraut 89
– Löwenzahn 108
– Mais 76
– Odermennigkraut 75
– Schneeflockenstrauch 82
– Schwertlilie, Verschiedenfarbige 94
– Spitzwegerich 102
– Umstimmungsmittel 73
DNCG s. Dinatriumcromoglycat
Dosierung, altersabhängige 64, 68–70
Drosera rotundifolia 85
– s. a. Sonnentau 85
Drüsenfieber, Pfeiffersches 243
– Echomuster 42
– Pubertät 52
Dünndarm 131–133
– Ampfer, Krauser 133
– Berberitze 133
– Butternuss 133
Durchblutung 112
Durst, Diarrhö 139
– Erbrechen 153
– Hitzetyp 6
– Nahrungsmittelallergie 173
– s. a. Trinken

E

Ebola-Virus 36
Echinacea angustifolia 11, 38, 85
– s. a. Sonnenhut
Echinacea purpurea 85
– s. a. Sonnenhut 85
Echomuster 42
– Allergie/Intoleranz 170
– Anfälligkeit 42
– Asthma 202, 210
– Braunwurz, Knotige 107
– Bronchitis 227
– Ekzem 281, 283
– Erbrechen 153
– Fallbeispiel 50, 187, 283
– Fieber 185
– Gesichtsfarbe 55
– Husten, chronischer 192, 195, 197, 229
– Immunstärkung 230
– Impfung 255
– Kermesbeere 101
– Labkraut 89
– Masern 239
– Mundatmung 56
– Nachtschweiß 56
– Nahrungsmittelallergie 167, 174
– Otitis media 263, 267
– Schleim, Erbrechen 152
– Schwertlilie, Verschiedenfarbige 94
– Stillingie 107
– Umstimmungsmittel 73
– Veilchen, Wohlriechendes 112
Ehrenpreis, Virgianischer (Leptandra virginica) 95–96
– Appetitmangel 163
– Asthma 212
– Butternuss 95
– Diarrhö 140
– Ekzem 289
– Enzian, Gelber 89
– Fieber 184
– Gelbwurzel, Kanadische 96
– Husten, chronischer 195
– Impfung 257
– Kamille 96
– Keuchhusten 251
– Kreuzdorn, Gemeiner 96
– Laxans 140
– Nahrungsmittelallergie 175
– Nahrungsstagnation 153
– Obstipation 129
– Otitis media 268
– Säuglingskolik 146
– Schlafstörung 276
Ei 30
– Allergie/Intoleranz 168, 170
Eibisch (Althea officinalis) 76
– Asthmaanfall 207
– Bronchitis 227
– Ekzem 288
– Erbrechen 156
– Husten, akuter 225–226
– Juckreiz 290
– Kühlung 12

– Nahrungsmittelallergie 174–176
– Warnhinweis 76
Eichenrinde (Quercus robur) 141
Einreibung 67
Einschlaf-Ritual 5
Eis 28, 67
– Diarrhö 139
– Husten, akuter 222
– Ingwer 67
– Zimt 67
Eisenhut (Aconitum napellus) 12
Eisenkraut (Verbena officinalis) 156
– Erbrechen 156
– Schlafstörung 276, 279
Eiter 286
Ekzem 281–292
– Ampfer, Krauser 105, 289
– Antibiotika-Einnahme 282
– Brennnessel 110, 287–288
– Diarrhö 291
– Echomuster 42, 44, 281, 289
– Geranie 101, 291
– Juckreiz 281
– Klette, Große 78, 287–289
– Kortikosteroid-Salbe 291
– Küchenschelle 77, 288
– Kuhmilch 168
– Lungenschwäche 281
– Masern 240
– Masern-Impfung 259
– Nahrungsmittelallergie 281, 283, 285
– Nahrungsmittelintoleranz 167
– Omega-3-Fettsäuren 291
– Pollen 283
– Pubertät 242
– Schlafstörung 281, 289, 291
– Schock 283
– Triggerfaktor 283
– Umstimmungsmittel 286–287
– Veilchen, Wohlriechendes 112, 288
Eleutherococcus quinquefolium 100
– s.a. Ginseng, Sibirischer
Eliminationsdiät 167
Elternberatung 40
– Diarrhö 141
– Fieber 178, 181
– Keuchhusten 249
– Obstipation 134
– Säuglingskolik 146–147
– Spucken 156
Emetikum, Lobelie 97
Emotion 8, 49
– s.a. Belastung, emotionale
– s.a. Gefühl
Energie 2–4, 13
– Nahrungsmittel 28
– Pflanze 8
Energiemangel, Asthma 202
– Blässe 55
– Echomuster 44
– Husten 62
– Husten, chronischer 191, 196
– Impfung 256
– Kandida-Infektion 176
– Otitis media 263, 267
– Schisandra 107
– Schlafstörung 271, 273
– Schüchternheit 54
– Sinusitis 57
– Sitzhaltung 58
– Stimme 61
– Verdauung 18
Energiestatus 19, 54
– Baby 60
– Schwangerschaft 23
Energieüberschuss, nervöser, Aggressivität 54
– Appetitmangel 160, 162
– Asthma 210
– Diarrhö 137
– Husten, chronischer 191
– Impfung 257
– Keuchhusten 248
– Otitis media 267
– Verdauung, schwache 130
Enkopresis, Obstipation 131
– s.a. Defäkation
Entgiftung s. Umstimmungsmittel
Entspannung, Andorn 97
– Baldrian 111
– Ehrenpreis, Virgianischer 95
– Ekzem 292
– Geranie 101
– Grindelia 91
– Katzenminze, Gewöhnliche 99
– Königskerze, Kleinblütige 111
– Küchenschelle 77
– Lavendel 95
– Lobelie 96
– Majoran 99
– Melisse 98
– Muskateller-Salbei 105
– Passionsblume 100
– s.a. Ableitung
– Schildblume 82
– Weihrauch 80
Entwicklungsphase 48–50
Entzündung, Ekzem 281
– Huflattich 110
– Königskerze, Kleinblütige 111
– Rezeptur bei Nahrungsmittelallergie 176
– s.a. Kühlung
– Spitzwegerich 102
– Süßholz 90
Enzephalitis, Masern 237
Enzian, Gelber (Gentiana lutea) 9, 89
– Appetitmangel 161–162
– Beruhigung 157
– Ehrenpreis, Virgianischer 89
– Erbrechen 16, 153
– Husten, chronischer 196
– Impfung 258
– Kühlung 12
– Magentonisierung 154
– Mumps 245
– Otitis media 268
– Schlafstörung 279
– Schleim 155
– Verdauung, schwache 130
Ephedra sinensis 86
– s.a. Meerträubel
Epidemie, Antibiotika-Einnahme 36
Epilepsie, Impfung 259
Erbrechen 15, 149–158
– Andorn 79
– Enzian, Gelber 89
– Keuchhusten 248
– Mädesüß 88
– Massage 123
– Meningitis 179
– Nahrungsmittelintoleranz 167
– Pfefferminze 98
– Zitrone 83
Erdbeeren-Allergie 166
Erdnuss-Allergie 165, 168, 170–171
– Asthma 210
Erdnüsse, Ekzem 282
– Husten, chronischer 191
– Otitis media 262
– Schleimproduktion 29
– Stillen 24
Erholung 33
– s. Rekonvaleszenz
Erkältung, Angelikawurzel 78
– Arsenicum album 114
– Eukalyptus 86
– Impfung 259
– Knoblauch 75
– Labkraut 89
– Lobelie 96
– Majoran 99

– Süßholz 90
– Wachsmyrte 99
Ernährung 21–22, 29
– Appetitmangel 160
– Asthma 204
– Ekzem 285
– Fieber 185
– Masern 240
– Nahrung, feste 27
– Nahrungsumstellung 31
– Vitaminpräparat 38
Erschöpfung, Appetitmangel 159
– Arsenicum album 114
– Asthma 210
– Eltern 19
– Entwicklungsphase 48
– Fieber 185
– Husten, chronischer 191
– Keuchhusten 248
– Krankheitsentstehung 13
– Schafgarbe 185
Erstverschlimmerung, Asthma 218
– Ekzem 288
– Husten, akuter 225
– Husten, chronischer 196–197, 199
Erythromycin 249
Espe, Amerikanische (Populus tremuloides) 103
– Verdauung, schwache 130
Essverhalten 21
– Diarrhö 138
– Nahrungsstagnation 17
– Obstipation 127
– Rhythmus 22
– Umstellung 163
Eucalyptus globulus 86
– s. a. Eukalyptus
Eugenia caryophyllata 87
– s. a. Gewürznelke
Eukalyptus (Eucalyptus globulus) 86
– Belastungsasthma 208
– Diarrhö 143
– Fieber 188
– Husten, akuter 229
– Husten, chronischer 200
– Keuchhusten 253
– Masern 242
Euphorbia pilulifera 87
– s. a. Wolfsmilch, Behaarte
Exanthem 236
Expektorans, Alant 195, 224
– Angelikawurzel 78
– Fenchel 9
– Thymian 195, 224

F

Fastfood 151
– s. a. Ernährung
Faulbaum, Amerikanischer (Rhamnus purshiana) 104–105
– Erbrechen 154
– Husten, chronischer 195
– Kreuzdorn, Gemeiner 104
– Laxans 134
– Leber 132
– Nahrungsmittelallergie 176
– Obstipation 129
– Warnhinweis 105
Feigensirup 134
Fenchel (Foeniculum officinalis) 88
– Anis 88, 102
– Appetitmangel 161–163
– Asthma 213
– Blähungen 134
– Diarrhö 143
– Dill 77, 88
– Ekzem 288
– Husten, chronischer 196
– Impfung 258
– Kälte, innere 148
– Keuchhusten 253
– Medizinalrhabarber 135
– Nahrungsmittelallergie 175
– Obstipation 136
– Otitis media 268
– Schlafstörung 278–279
– Spucken 155
– Süßholz 88
– Tonisierung 11, 155
– Verdauung 8, 129–130, 141
Fernsehen 5
– Asthma 205
– Schlafstörung 275
Fettsäuren, essenzielle 30
Fettunverträglichkeit, Kalmuswurzelstock 75
– Obstipation 131
– Otitis media 263
– Schildblume 82
– Schneeflockenstrauch 82
Feuchtigkeit, Husten 222
Fieber 32–34, 41–42, 178-189
– ABC-Kombination 113
– Aconitum 114
– Appetitmangel 159
– Baldrian 111
– Belladonna 114
– Bergamotte 83
– Bronchitis 227
– Ehrenpreis, Virgianischer 95
– Erbrechen 150
– Eukalyptus 87
– Fallbeispiel 34, 181, 187
– Gelbholz 112
– Gelsemium 114
– Holunder, Schwarzer 106
– Impfung 256
– Ingwer 112
– Kamille 81
– Katzenminze, Gewöhnliche 99
– Keuchhusten-Impfung 260
– Knoblauch 75
– Lindenblüten 109
– Lobelie 96
– Mädesüß 88
– Masern 236
– Massage 115–117, 120, 123, 188
– Melisse 98
– Mercurius solubilis 114
– Mumps 244–245
– Muskateller-Salbei 105
– Otitis media 262
– Pfefferminze 98, 182, 188
– Pneumonie 228
– Schafgarbe 34, 74, 181
– Schlafstörung 278
– Trinken 183
– Trotzphase 51
– Wachsmyrte 98
– Ysop 93, 184
– Zitrone 83, 180
Fieberkrampf 186–187
Filipendula ulmaria 9, 87
– s. a. Mädesüß
Fingerhut (Digitalis purpurea) 10
Flaum, Rücken 59
Fleisch 29
Flohsamenschalen (Psyllium semen) 135
Flüssigkeitshaushalt 15
– Allergie/Intoleranz 170
– Ekzem 281
– Husten, akuter 222
– Kandida-Infektion 176
– Nahrungsmittelallergie 173
Foeniculum vulgaris 8, 11, 88
– Anethum graveolens 77
– Pimpinella anisum 102
– s. a. Fenchel
Fragador 279
Frösteln, Aconitum 114
– Massage 122
– Schafgarbe 74
Früchte 28
– Allergie/Intoleranz 171

Fruchtsaft, Allergie/Intoleranz 170–171
– Diarrhö 139
– Erbrechen 151
Furunkel, Kermesbeere 101
– Klette, Große 78
– Schafgarbe 74
– Sonnenhut 38, 86
Füttern, Erbrechen 151
– Säuglingskolik 145
– Schwitzen 56

G

Galium aparine 88
– s.a. Labkraut
Gallenfluss 132
– Ampfer, Krauser 105, 156
– Berberitze 80
– Enzian, Gelber 89
– Kalmuswurzelstock 74
– Klette, Große 78
– Mahonie 80
– Odermennigkraut 75
– Schildblume 82
Gärung 16
Gastroenteritis 138
– Erbrechen 149
– Storchschnabel, Gefleckter 90
Geburt, protrahierte 18
Geburtstrauma 51
– Osteopathie, kraniosakrale 147
– Otitis media 262
– Säuglingskolik 145
– Schlafstörung 271, 273
Gefühl 48
– s.a. Belastung, emotionale
Gehirnentzündung s. Enzephalitis
Gehirnerschütterung, Arnika 79, 114
Gehirnhautentzündung s. Meningitis
Gelbholz (Xanthaxylum americanum) 112
– Fieber 181
– Nahrungsmittelallergie 175
– Schlafstörung 278
– Spucken 155
Gelbwurzel, Kanadische (Hydrastis canadensis) 91
– Asthma 211–214, 216
– Botschafterpflanze 71
– Ehrenpreis, Virgianischer 96
– Huflattich 92
– Husten, akuter 226
– Husten, chronischer 195, 197, 199–200, 230
– Impfung 257
– Keuchhusten 252
– Mahonie 80
– Nahrungsmittelallergie 173–174
– Otitis media 267, 269
– Schleim 155
– Tinktur 64
– Tonisierung 11
– Umstimmungsmittel 287
– Verdauung 76
– Warnhinweis 92
Gelsemium 114
– Erbrechen 157
– Fieber 188
Gentiana amarella 9
– s.a. Enzian, Gelber
Gentiana glabra 12
Gentiana lutea 9, 16, 89
– s.a. Enzian, Gelber
Geranie (Pelargonium spp.) 100–101
– Ekzem 291
Geranium maculatum 89
– s.a. Storchschnabel, Gefleckter
Geranium robertianum s. Geranium maculatum
Geschwür, Ei-Intoleranz 168
– Sonnenhut 86
– Tormentill, Gemeiner 103
– Umstimmungsmittel 286
Gesicht 6, 15, 55–56
– Husten, chronischer 191, 193, 198
– Nahrungsstagnation 55
Gesundheit, Echomuster 42
– Ernährung 21
– Krankheitsprozess 33
– Lebensbedingung 52
Getränk, kohlensäurehaltiges 28
Gewichtsverlust, Warnsignal 159
Gewohnheit, Schlafstörung 273
– Tagesablauf 5
Gewürznelke (Eugenia caryophyllata) 87
– Säuglingskolik 145
Giftlattich (Lactuna virosa) 224
– Antitussivum 224
– Schlafstörung 272
Giftstoff, Ekzem 282
– Nahrungsmittelallergie 165
Giftstoffelimination, Masern 235, 236
– Mumps 243
Ginkgo (Ginkgo biloba) 90
– Asthmaanfall 207
Ginseng 13, 100
– Schwäche 157
– Tonisierung 11
Ginseng, Sibirischer 100
– Asthma 214
Gleichgewichtsstörung 46, 48, 51, 53
– Asthma 217
– Echomuster 42
– Ekzem 282
– Fallbeispiel 187
– Husten, akuter 221
– Impfung 255
– Kamille 81
– Nahrungsmittelallergie 164
– Otitis media 263
Gluten-Intoleranz 168, 170
– Diarrhö 138
– Fallbeispiel 165
– Kleinkind 29
– Nahrung, feste 27
Glycyrrhiza glabra 11, 90
– Foeniculum vulgaris 88
– s.a. Süßholz
– Tussilago farfara 110
Grieswurzel, Kanadische (Collinsonia canadensis) 84
– Obstipation 129
– Verdauung, schwache 130
Grindelia (Grindelia camporum) 91
– Asthmaanfall 207, 208
– Husten, akuter 225, 226
– Husten, chronischer 197
– Keuchhusten 251, 252
Grippe, Fallbeispiel 34
– Holunder, Schwarzer 106
– Ysop 93
Gurke 11
– Schlafstörung 274

H

Hafer (Avena sativa) 279
Haferschleim 26
Halslymphknoten 60
– Husten, chronischer 198
Halsschmerzen 61
– Rotklee 109
– Thymian 109
– Tormentill, Gemeiner 103
Haltung 58
– Asthma 204
Hämatom 79
Hamburger 28, 171

Harmonisierung 72, 90
Harnwegsbeschwerden 119–120
Harnwegsinfekt 42
– Erbrechen 149
– Spitzwegerich 102
Haut 3, 15, 44, 50
– Ampfer, Krauser 105
– Asthma 205
– Braunwurz, Knotige 107
– Brennnessel 110
– Butternuss 94
– Ekzem 281, 284
– Fettsäuren, essenzielle 30
– Geranie 101
– Husten, chronischer 198
– Klette, Große 78, 94
– Labkraut 89
– Mahonie 80
– Nahrungsmittelallergie 176
– Rotklee 109
– Schwertlilie, Verschiedenfarbige 94
– Sonnenhut 86
– Stillingie 107
– Tormentill, Gemeiner 103
– Umstimmungsmittel 287
Hefepilz-Infektion 176
– Leaky Gut Syndrom 19
Heilkraut 8–11
Helenenkraut (Inula helenium) 39
Helmkraut (Scutellaria lateriflora) 290
Herbstkirsche (Prunus serotina) 104
– Antitussivum 224
– Asthma 212
– Asthmaanfall 207
– Husten 233
Herz, Schafgarbe 73
– Weißdorn 84
Heuschnupfen 44
– Fettsäuren, essenzielle 30
– s.a Pollenallergie
Hirse 27
Hitze 6, 8, 44, 54–55
– Allergie/Intoleranz 171
– Asthma 210
– Belladonna 114
– Ekzem 281, 284
– Erbrechen 150, 152
– Fallbeispiel 37
– Holunder, Schwarzer 106
– Husten, akuter 222
– Husten, chronischer 192, 194
– Impfung 256
– Kamille 81
– Küchenschelle 77
– Lindenblüten 109
– Mädesüß 88
– Nahrungsmittelallergie 174
– Otitis media 263
– Schlafstörung 270, 272
– Spitzwegerich 102
Holunder, Schwarzer (Sambucus niger) 105
– Fieber 182
– Husten, chronischer 230
– Impfung 257
– Masern 238
– Mumps 245
– Nahrungsmittelallergie 173, 176
– Otitis media 267, 268
– Pfefferminze 106
Homöopathie 113–114
– Appetitmangel 161
– Ekzem 292
– Erbrechen 157
– Fieber 188
– Keuchhusten 250
– Masern 241
– Otitis media 264
– Zahnen 186
Honig 66
– Fieber 180
– Husten 233
– Ingwer 112
– Obstipation 134
– Otitis media 262
– Schlafstörung 278
– Verdauung, schwache 130
Hopfen (Humulus lupulus) 91
– Schlafstörung 272, 276
Hopfenkissen 280
Hörverlust 265
– s.a. Otitis media
Huflattich (Tussilago farfara) 10, 110
– Andorn 110
– Asthma 211–214, 216–217
– Asthmaanfall 207
– Botschafterpflanze 71
– Bronchitis 227
– Gelbwurzel, Kanadische 92
– Husten 234
– Husten, akuter 225–226
– Husten, chronischer 199, 230
– Immunstärkung 230
– Schleim 155
– Sonnenhut 85
– Süßholz 110
Hühnereiweißallergie 259, 282
Humulus lupulus 91
– s.a. Hopfen
Husten 42, 62, 71, 190, 221
– Alant 93
– Allzweckrezeptur 233
– Andorn 71, 97
– Angelikawurzel 78
– Anis 71
– Appetitmangel 161
– Benzoë-Storaxbaum 108
– Blutwurz, Kanadische 106
– Cimicifugawurzelstock 83
– Ekzem 284, 291
– Eukalyptus 86
– Fallbeispiel 34, 46
– Fieber 184
– Gelbwurzel, Kanadische 92
– Ginkgo 90
– Grindelia 91
– Herbstkirsche 104
– Holunder, Schwarzer 106
– Huflattich 110
– Impfung 256, 259–260
– Ingwer 112
– Johanniskraut 92
– Keuchhusten 247, 260
– Königskerze, Kleinblütige 111
– Küchenschelle 77
– Laktose-Intoleranz 165
– Lobelie 96
– Mahonie 80
– Masern 236
– Massage 115, 117, 118
– Nahrungsmittelallergie 176
– Pneumonie 249
– Poliomyelitis-Impfung 259
– Rotklee 109
– s.a. Husten, akuter
– s.a. Husten, chronischer
– Säugling 14
– Schlafstörung 277
– Schleim 152
– Schwertlilie, Verschiedenfarbige 94
– Sonnenhut 85
– Spitzwegerich 102
– Thymian 108
– Veilchen, Wohlriechendes 112
– Wolfsmilch, Behaarte 87
– Ysop 93
– Zitronensaft 83
Husten, akuter 221–234
– Husten, krampfartiger 225
– Infektion, bakterielle 226
– Zahnen 226
Husten, chronischer 14–15, 190–200
– Anis 230
– Antibiotika-Einnahme 199

– Asthma 202
– Holunder, Schwarzer 230
– Huflattich 199, 230
– Immunstärkung 230
– Ingwer 197, 230
– Milchprodukt 29, 234
– Schlafstörung 231
– Schwertlilie, Verschiedenfarbige 197, 229
– Thymian 200, 230
Husten, kruppartiger 225
Hydrastis canadensis 11, 71, 64, 91
– Althea officinalis 76
– Berberis aquifolium 80
– Leptandra virginica 96
– s. a. Gelbwurzel, Kanadische
Hyperaktivität 4, 20, 44, 53, 55
– Asthma 210
– Bronchodilatator 217
– Impfung 259
– Kamille 81
– Körperhaltung 59
– Küchenschelle 77
– Nahrungszusatzstoff 168
– Obstipation 128
– Orange 30
– Schlafstörung 271, 276
– Schwangerschaft 23
– Zucker 168
Hypericum perforatum 92
– s. a. Johanniskraut
Hyssopus officinalis 10, 93
– s. a. Ysop

I

Immunsystem 3, 33–34, 230
– Andorn 230
– Anis 230
– Asthma 232
– Fieber 32
– Huflattich 230
– Impfung 254
– Knoblauch 230, 232
– Leaky Gut Syndrom 19
– Nahrungsmittelallergie 166
– Säugling 13
– Sonnenhut 37, 85, 230, 232
– Stillen 25
– Stimulation 37
– Teebaum 97
Impfung 254–260
– Appetitmangel 160
– Asthma 204
– Baby 255
– Diarrhö 139
– Echomuster 42, 255
– Ekzem 282
– Erbrechen 151
– Fieber 256, 259
– Hühnereiweißallergie 259
– Husten, akuter 222
– Husten, chronischer 190
– Infektanfälligkeit 32
– Keuchhusten 254
– Krampfneigung 259
– Masern 235, 259
– Mumps 243
– Nahrungsmittelallergie 167
– Otitis media 263
– Poliomyelitis 254
– Säuglingskolik 144
– Schlafstörung 274
– Sekret 56
– Verdauung, schwache 18
– Zahnen 259
Infektanfälligkeit 32, 34–36
Infektion 14, 32, 199
– Appetitmangel 160–161
– Diarrhö 139
– Husten, akuter 221
– Knoblauch 75, 227
– Masern 235
– Otitis media 263
– Sekret 56
– Sonnenhut 85, 227
– Teebaum 97
Influenza 36
– s. a. Grippe
Infus 65
Ingwer (Zingiber officinalis) 11–12, 67, 71, 112
– Appetitmangel 163
– Asthma 213
– Diarrhö 143
– Ekzem 289
– Erbrechen 158
– Fieber 181
– Honig 112
– Husten 234
– Husten, akuter 224–225
– Husten, chronischer 197, 230
– Kälte, innere 148
– Keuchhusten 252
– Magentonisierung 155
– Medizinalrhabarber 135
– Mumps 245
– Nahrungsmittelallergie 173–175
– Obstipation 129, 133
– Säuglingskolik 145
– Schlafstörung 278
– Spucken 155
– Verdauung, schwache 141
– Warnhinweis 113
– Zitrone 112
Inhalation 68
Inkontinenz 90
Insektenstich 76
Inula helenium 39, 93
– s. a. Alant
Iris versicolor 94
– Phytolacca decandra 101
– s. a. Schwertlilie, Verschiedenfarbige

J

Jahreszeit, Husten 192
Jamaican dogwood 12
Joghurt 28
– Antibiotika-Einnahme 40
– Bauchschmerzen 29
– Diarrhö 142
– Säuglingskolik 144
– Schlafstörung 274
Johanniskraut (Hypericum perforatum) 92
– Arnika 92
– Asthma 214
– Juckreiz 290
– Mumps 245
– Öl 66
– Schlafstörung 279
Juckreiz, Brennnessel 110
– Eibisch 290
– Ekzem 281
– Johanniskraut 290
– Kamille 290–291
– Kandida-Infektion 176
– Lavendelöl 291
– Melissenöl 291
– Ringelblume 290
– Sternmiere 290
Juglans cinerea 94
– s. a. Butternuss
Junk-Food 30

K

Kaffee, Allergie 169
– Stillen 24
Kalmuswurzelstock (Acorus calamus) 74
– Appetitmangel 161–163
– Erbrechen 154

– Impfung 258
– Obstipation 133–134
– Wermut 74
Kälte 7–8, 13, 55, 148
– Aconitum 114
– Allergie/Intoleranz 171
– Angelikawurzel 78
– Benzoë-Storaxbaum 108
– Blutwurz, Kanadische 106
– Cayennepfeffer 81
– Ekzem 284
– Erbrechen 151
– Flaum 59
– Gelbholz 112
– Husten, akuter 222
– Husten, chronischer 192, 194
– Ingwer 112
– Nahrungsmittelallergie 175
– Obstipation 131
– Pfeffer, Schwarzer 102
– Säuglingskolik 145
– Spucken 155
– Thymian 109
– Wachsmyrte 99
Kalzium 25
Kamille (Chamomilla matricaria) 81–82
– Diarrhö 143
– Ehrenpreis, Virgianischer 96
– Ekzem 291
– Erbrechen 154, 156–157
– Fieber 184, 188
– Infus 65
– Juckreiz 290–291
– Masern 238, 242
– Nahrungsblockade 148
– Nahrungsmittelallergie 176
– Otitis media 265
– Säuglingskolik 145
– Schlafstörung 70, 276, 280
– Verdauung 71
– Zahnen 186
Kandida-Infektion 176
Käse 28
– Husten, akuter 222
– s. a. Milchprodukt
Katzenminze, Gewöhnliche (Nepeta cataria) 99
– Fieber 181–182
– Impfung 257
– Warnhinweis 99
Kava-Kava 11
Kermesbeere (Phytolacca decandra) 44, 101
– Appetitmangel 163
– Asthma 214
– Ekzem 289
– Husten, chronischer 197, 229
– Impfung 257
– Mumps 244–245
– Nahrungsmittelallergie 174
– Otitis media 269
– Schlafstörung 277
– Schwertlilie, Verschiedenfarbige 101
– Umstimmungsmittel 287
– Warnhinweis 101
Keuchhusten 35, 37, 42, 247–253
– Andorn 97, 252
– Angst 249
– Antibiotika-Einnahme 249–250
– Asthma 202, 204, 250
– Blutwurz, Kanadische 106
– Cimicifugawurzelstock 83
– Ehrenpreis, Virgianischer 95, 251
– Erbrechen 248, 251
– Grindelia 91, 251–252
– Impfung 254, 260
– Knoblauch 76, 253
– Lobelie 96, 251–252
– Pneumonie 249
– Prävention 250
– Rotklee 109
– Sonnentau 85
– Thymian 65, 85, 108, 253
Kinderkrankheit 37
– Masern 235
– Mumps 243
– Meeresfrüchte 168
Kindheit 48, 52–53
Kinesiologie 169
Kleinkind 13
– Erbrechen 151
Klette, Große 65, 78
– Alant 94
– Ekzem 287–289
– Masern 238
– Nahrungsmittelallergie 174–175
– Umstimmungsmittel 287
Knoblauch 75–76
– Ekzem 290
– Husten, akuter 227
– Immunstärkung 230, 232
– Keuchhusten 253
– Ohrentropfen 66, 265
Knochenwachstum 25
Kodein 224
Kommunikation 54
Kompresse 67
– Mumps 246
Königschinarinde (Cinchona calisaya) 129, 141
Königskerze, Gemeine 66
– Ohrentropfen 265
– Otitis media 267–268
Königskerze, Kleinblütige 111
– Husten 234
– Husten, akuter 225–226
– Husten, chronischer 196–197, 230
– Keuchhusten 252
– Warnhinweis 111
Konjunktivitis 168
Konstitutionstyp 3, 6–7
Kopf, Massage 120, 122–123
Kopfschmerzen, Belladonna 114
– Hopfen 91
– Katzenminze, Gewöhnliche 99
– Lavendel 95
– Lindenblüten 109
– Massage 116–117, 120
– Meningitis 179
– Schlafstörung 271
Kopfverletzung 79
Koplik-Flecken 236
Körpertemperatur s. Temperatur
Kortikosteroid, Asthma 217–219
– Ekzem 291
Kräftigung, Ginseng 100
Krampfneigung, Anis 101
– Baldrian 110
– Cimicifugawurzelstock 83
– Fenchel 9, 88
– Fieber 179
– Gelbholz 112
– Gewürznelke 87
– Grindelia 91
– Impfung 259
– Katzenminze, Gewöhnliche 99
– Küchenschelle 77
– Lavendel 95
– Lindenblüten 109
– Meerträubel 86
– Passionsblume 100
– Pfeffer, Schwarzer 102
– Rotklee 109
– Schafgarbe 74
– Sonnentau 85
– Stillingie 107
– Thymian 108
– Wermut 133
– Wolfsmilch, Behaarte 87
– Yamswurzel 85, 133
– Zypresse 84
Krankheit 18, 23, 33
– Echomuster 42
Krankheitsanfälligkeit s. Anfälligkeit

Krankheitsmuster 16
– Appetitmangel 159
– Asthma 209
– Diarrhö 137
– Ekzem 282
– Erbrechen 149
– Fieber 179
– Husten 191, 221
– Impfung 255
– Keuchhusten 248
– Nahrungsmittelintoleranz 170
– Obstipation 126, 131
– Otitis media 263
– Säuglingskolik 144
Kräutertherapie, Anspannung 132
– Appetitmangel 161
– Asthma 211
– Diarrhö 140
– Echomuster 50
– Ekzem 285
– Erbrechen 153
– Husten, akuter 223
– Husten, chronischer 194
– Impfung 257
– Juckreiz 290
– Keuchhusten 250
– Masern 237
– Mumps 244
– Nahrungsmittelallergie 172
– Obstipation 128
– Otitis media 264, 267
– Rezeptur 71
– Säuglingskolik 145
– Schlafstörung 276
– Tinktur 64
– Verabreichung 66, 68
– Warnhinweis 173
Kreislaufstärkung, Brennnessel 110
– Gelbholz 112
– Meerträubel 86
– Wachsmyrte 98
– Weißdorn 84
Kreuzdorn, Gemeiner (Rhamnus cathartica) 104
– Asthma 213
– Ehrenpreis, Virgianischer 96
– Faulbaum, Amerikanischer 104
– Verdauung, schwache 130
Krupp, Andorn 97
– Blutwurz, Kanadische 106
– Eukalyptus 87
– Lobelie 96
Küchenschelle (Anemone pulsatilla) 76
– Ekzem 288
– Erbrechen 156
– Impfung 257
– Labilität 77
– Masern 238
– Nahrungsmittelallergie 174
– Schlafstörung 277
– Warnhinweis 77
Kühlung, Berberitze 12
– Eibisch 12, 76
– Enzian, Gelber 89
– Eukalyptus 86
– Holunder, Schwarzer 106
– Katzenminze, Gewöhnliche 99
– Kermesbeere 101
– Königskerze, Kleinblütige 111
– Küchenschelle 77
– Mädesüß 87
– Öl, ätherisches 188
– Spitzwegerich 102
– Veilchen, Wohlriechendes 111
Kuhmilch 25
– Ekzem 282
– Husten, akuter 222
– Otitis media 262
– Pasteurisierung 25
– Stillen 24
Kuhmilchunverträglichkeit 127, 171
– Allergie/Intoleranz 168
– Diarrhö 138
– Husten, chronischer 190
– Nahrungsmittelallergie 165
– Säuglingskolik 146
Kümmel (Carum carvi), Säuglingskolik 145
Kürbiskernöl 30

L

Labilität 77
Labkraut (Galium aparine) 88
– Asthma 214
– Ekzem 287–288
– Husten, chronischer 195
– Nahrungsmittelallergie 173
– Umstimmungsmittel 287
Laktose-Intoleranz 165
– s. a. Kuhmilchunverträglichkeit
Lammfleisch-Allergie 166
Laryngitis, Kermesbeere 101
– Thymian 109
Lavendel (Lavandula officinalis) 95
– Asthmaanfall 208
– Diarrhö 143
– Erbrechen 157
– Fieber 188
– Husten, chronischer 200
– Juckreiz 291
– Keuchhusten 253
– Masern 242
– Mumps 246
– Nahrungsmittelallergie 176
– Otitis media 265
– Reizhusten 229
– Schlafstörung 280
Laxans, Ampfer, Krauser 105
– Berberitze 80
– Braunwurz, Knotige 107
– Ehrenpreis, Virgianischer 95, 140
– Faulbaum, Amerikanischer 104, 134
– Gelbwurzel, Kanadische 92
– Kermesbeere 101
– Löwenzahn 108
– Mahonie 80
– Schildblume 82
– Schwertlilie, Verschiedenfarbige 94
– Süßholz 134
Leaky Gut Syndrom 19
– Ekzem 282, 286
– Nahrungsmittelallergie 167
– Umstimmungsmittel 73
Lebensführung, Appetitmangel 161
– Asthma 203
– Husten, chronischer 198
Lebensmittelvergiftung 114
Leber, Ampfer, Krauser 132
– Anis 132
– Berberitze 80
– Faulbaum, Amerikanischer 132
– Kermesbeere 101
– Klette, Große 78
– Löwenzahn 132
– Mahonie 80
– Melisse 132
– Obstipation 131
– Odermennigkraut 75
– Schildblume 132
– Schneeflockenstrauch 82
– Schwertlilie, Verschiedenfarbige 94
– Umstimmungsmittel 73
– Yamswurzel 85, 132
Leinsamen 30
– Ekzem 286
Leptandra virginica 95
– Gentiana lutea 89
– Juglans cinerea 95
– s. a. Ehrenpreis, Virgianischer
Lethargie, Appetitmangel 160
– Erbrechen 149
– Gelbholz 112
– Gelsemium 114

– Meningitis 179
– Nahrungsmittelintoleranz 167
– Nahrungszusatzstoff 168
– Obstipation 126
– Schwertlilie, Verschiedenfarbige 94
– Stillingie 107
Lichtempfindlichkeit, Belladonna 114
– Johanniskraut 92
– Masern 236, 240
Lindenblüten (Tilia europaea) 109
– Erbrechen 156
– Masern 238
– Schlafstörung 276
Lobelie (Lobelia inflata) 12, 96
– Asthma 215–216
– Asthmaanfall 207, 220
– Belastung emotionale 132
– Husten, akuter 224, 226
– Husten, chronischer 197
– Keuchhusten 251–252
– Warnhinweis 96
Löwenzahn (Taraxum officinalis) 108
– Leber 132
– Stimulation 71
Luftverschmutzung 205
Lunge, Andorn 97
– Anis 101
– Asthma 202
– Blutwurz, Kanadische 106
– Eibisch 76
– Ekzem 281
– Ernährung 14
– Fenchel 88
– Gesichtsfarbe 55
– Ginkgo 90
– Grindelia 91
– Holunder, Schwarzer 106
– Huflattich 110
– Husten, akuter 221
– Ingwer 112
– Johanniskraut 92
– Keuchhusten 247
– Knoblauch 75
– Königskerze, Kleinblütige 111
– Lobelie 96
– Massage 117–118
– Rotklee 109
– Spitzwegerich 76, 102
– Süßholz 90
– Thymian 108
– Veilchen, Wohlriechendes 111
– Wolfsmilch, Behaarte 87
– Ysop 93
Lymphknoten 43
– Ekzem 284
– Husten, chronischer 193, 198
– Impfung 259
– Schlafstörung 274
Lymphsystem
– Ampfer, Krauser 105
– Braunwurz, Knotige 107
– Brennnessel 110
– Geranie 101
– Kermesbeere 44, 101
– Klette, Große 78
– Labkraut 89
– Mahonie 80
– Rotklee 109
– Schwertlilie, Verschiedenfarbige 94
– Stillingie 107
– Umstimmungsmittel 73
– Veilchen, Wohlriechendes 111

M

Mädesüß (Filipendula ulmaria) 87
– Acetylsalizylsäure 9
– Diarrhö 140
– Erbrechen 154, 156
– Nahrungsmittelallergie 174
Magen, Berberitze 80
– Enzian, Gelber 89, 154
– Fenchel 155
– Gelbholz 112
– Hopfen 91
– Ingwer 155
– Katzenminze, Gewöhnliche 99
– Leitbahnmassage 123
– Lindenblüten 109
– Mädesüß 87
Magnetfeld 280
Mahlzeit, gemeinsame 5, 21
Mahonie (Mahonia aquifolia) 80
– Asthma 212
– Ekzem 287
– Gelbwurzel, Kanadische 80
– Husten, chronischer 195
– Keuchhusten 251
– Umstimmungsmittel 287
Mais 76
Majoran (Origanum majorana) 99
– Asthmaanfall 208
– Husten 200
– Obstipation 136
– Verdauung 67
– Verstimmung, depressive 67
Mama-Kind 46
Mandelöl, Appetitmangel 163
– Ekzem 286
– Massage 115
Marrubium vulgaris 71, 97
– s.a. Andorn
– Tussilago farfara 110
Masern 37, 235-242
– Diarrhö 237, 239
– Ekzem 240
– Enzephalitis 237, 239
– Eukalyptus 87, 242
– Impfung 259
– Klette, Große 78, 238
– Küchenschelle 77, 238
– Pneumonie 236, 239
– Schafgarbe 74, 237–238
– Schwerhörigkeit 240
– Sehstörung 240
– Sonnenhut 86, 237–238
Massage 115–123
– Appetitmangel 163
– Asthmaanfall 208
– Diarrhö 142
– Erbrechen 157
– Fieber 188
– Obstipation 135
– Öl, ätherisches 68
– Säuglingskolik 147
– Schlafstörung 280
Mastoiditis 261, 266
Materia medica 69, 73
Medikamentenabhängigkeit 217
Medizinalrhabarber (Rheum palmatum) 135
Meeresfrüchte 168, 241
Meerrettich 39
Meerträubel (Ephedra sinensis) 86
– Asthmaanfall 207
Meerzwiebel 10
Melaleuca alternifolia 40, 97
– s.a. Teebaum
Melasse 105
Melisse (Melissa officinalis) 98
– Asthma 214, 216
– Ekzem 291
– Erbrechen 156
– Juckreiz 291
– Leber 132
– Nahrungsmittelallergie 176
– Schlafstörung 276, 278
Melone 144
Meningitis 53
– Erbrechen 149
– Schreien 62
– Warnsignal 179

Mentha piperita 98
– Nepeta cataria 99
– s. a. Pfefferminze
– Sambucus niger 106
Mercurius solubilis 114
– Fieber 188
Migräne 100, 111
Milchfluss 9
– s. a. Stillen
Milchprodukt 28–29, 152, 170–171, 234
Mineralstoffgehalt 29, 38
Mittelohrentzündung s. Otitis media
Mittelpunktsverhalten 4, 18, 128
Moderatorpflanze 71
Mononukleose, infektiöse 43
Morbus Hirschsprung 126
Müdigkeit 44, 48
– Erbrechen 151
– Fallbeispiel 50
– Kandida-Infektion 176
– s. a. Lethargie
– Schwangerschaft 23
Mumps 243–246
– Adnexitis 243
– Fieber 244–245
– Johanniskraut 92, 245
– Kermesbeere 101, 244–245
– Kinderkrankheit 37
– Orchitis 243
Mundgeruch 62
– Diarrhö 139
– Erbrechen 150
Mundsoor 19
– Teebaum 97
Mundwasser 76
Muschelverzehr 171
– s. a. Meeresfrüchte
– Stillen 24
Muskatellersalbei (Salvia sclarea) 105
– Schlafstörung 280
Muskelkrampf s. Krampfneigung
Mutterbindung 6
Myrica cerifera 98
– s. a. Wachsmyrte

N

Nachtkerzenöl 30
– Ekzem 286
Nachtschweiß 56
Nackensteife 179
Nahrungsaufnahme 3
– Säugling 14
– Verdauung, schwache 18
Nahrungsblockade 146
– Kamillenöl 148
– Säuglingskolik 144, 146
Nahrungsergänzung 38
Nahrungsmittelallergie 164–177
– Allergen-Liste 168
– Antibiotika-Einnahme 167
– Echomuster 44
– Ekzem 281, 283
– Otitis media 262
– Verdauung 169
Nahrungsmittelintoleranz 165, 167
– Diarrhö 138
– Erbrechen 150
– Leaky Gut Syndrom 19
– s. a. Nahrungsmittelallergie
– Sabbern 56
– Stillen 24
– Weizen 134
Nahrungsmittelzusatz 168
Nahrungsstagnation 16–17, 21, 59
– Alant 93
– Allergie/Intoleranz 171
– Ampfer, Krauser 105
– Asthma 209
– Aufstoßen 62
– Butternuss 94
– Chamomilla 114
– Diarrhö 138–139
– Ehrenpreis, Virgianischer 95, 153
– Ekzem 282, 285
– Enzian, Gelber 89
– Erbrechen 150, 153
– Fieber 184
– Fleisch 29
– Husten, chronischer 191
– Kamille 81
– Klette, Große 78
– Massage 119–120
– Nahrungsmittelallergie 175
– Obstipation 127
– Ohrengeruch 62
– Otitis media 267
– Rezeptur 129, 140
– Schildblume 82
– Sekret 56
– Sulfur 114
– Symptomatik 16
Nahrungsumstellung 31
– Diarrhö 141
Narkosenachwirkung, Appetit 159
– Erbrechen 151
– Schlafstörung 274
Naschen 21
Nasenbluten, Brennnessel 110
– Schafgarbe 74
– Tormentill, Gemeiner 103
Nasenlaufen 14, 56
– Diarrhö 139
– Ekzem 284
– Erbrechen 152
– Gluten-Intoleranz 168, 170
– Husten, chronischer 191, 193
– Impfung 256, 259
– Katzenminze, Gewöhnliche 99
– Keuchhusten 248
– Labkraut 89
– Laktose-Intoleranz 165
– Nahrungsmittelallergie 176
– Wachsmyrte 99
– Zucker 168
Nedocromil-Natrium 217
Nelkenöl 186
Nepeta cataria 99
– s. a. Katzenminze, Gewöhnliche
Nervenstärkung, Arnika 79
– Baldrian 110
– Ginkgo 90
– Hopfen 91
– Katzenminze, Gewöhnliche 99
– Küchenschelle 77
– Lindenblüten 109
– Melisse 98
– Passionsblume 100, 157
– Ysop 93
Nervosität 55
– Appetitmangel 160
– Erbrechen 150, 153, 156
– Katzenminze, Gewöhnliche 99
– Lindenblüten 109
– Obstipation 128
Nierenfunktion 15
Notfallsituation 41
Nux vomica, Appetitmangel 161
– Erbrechen 161

O

Obstipation 15–18, 126–136
– Butternuss 94
– Ehrenpreis, Virgianischer 95
– Eibisch 76, 291
– Impfung 256
– Mahonie 80
– Massage 119, 121, 135
– Nahrungsmittelintoleranz 167, 176
– Schlafstörung 277

Odermennigkraut (Agrimonia eupatoria) 75
– Appetitmangel 162
– Asthma 213
– Diarrhö 140
– Ekzem 287, 291
– Husten, akuter 227
– Husten, chronischer 197
– Nahrungsmittelallergie 173
– Verdauung, schwache 141
Ohnmacht 41
Ohrenbeschwerden s. Otitis media
Öl 66, 265
Öl, ätherisches 67–69
– Appetitmangel 163
– Asthmaanfall 208
– Diarrhö 143
– Ekzem 291
– Erbrechen 157
– Fieber 188
– Husten, akuter 228
– Husten, chronischer 200
– Juckreiz 291
– Keuchhusten 253
– Masern 242
– Massage 115
– Mumps 246
– Nahrungsmittelallergie 176
– Obstipation 136
– Otitis media 265
– Säuglingskolik 147
– Schlafstörung 279
Omega-Fettsäuren 30
– Ekzem 286, 291
Operation, Arnika 79, 114
– Johanniskraut 92
Orange 30
– Ekzem 282
– Husten, chronischer 191
– Masern 241
– Otitis media 262
– Schwangerschaft 23
– Stillen 24
Orchitis 244
Ordnungstherapie 161
– s.a. Lebensführung
Origanum majorana 99
– s.a. Majoran
Osteopathie, kraniosakrale 260, 292
Otitis media 261–269
– Echomuster 42, 263, 267
– Erbrechen 152
– Hörverlust 265
– Impfung 260, 263
– Kamille 82, 265
– Knoblauch 66, 76, 265
– Königskerze 66, 111, 265, 267–268
– Nahrungsmittelintoleranz 167, 262
– Paukenerguss 266
– Spitzwegerich 102, 265
– Trommelfellperforation 266

P

Palpation 60–61
Panax ginseng 11, 100
– s.a. Ginseng
Panik, Asthma 203
– Massage 122
– Notfallsituation 41
– Otitis media 264
– Fieber 183
Pappel 11
Paracetamol 10, 178, 186
Passionsblume (Passiflora incarnata) 100
– Asthma 214–216
– Asthmaanfall 207
– Ekzem 289–291
– Erbrechen 157
– Fieber 183
– Nahrungsmittelallergie 174
– Nervenstärkung 157
– Schlafstörung 276, 279
– Warnhinweis 100
Paukenerguss 266
Pelargonium odoratissimum 101
Pelargonium species 100
– s.a. Geranie
Pfeffer, Schwarzer 102
– Erbrechen 158
Pfefferminze (Mentha piperita) 98
– Erbrechen 153, 158
– Fieber 182, 188
– Holunder, Schwarzer 106
– Husten, akuter 226
– Katzenminze, Gewöhnliche 99
– Masern 238
– Mumps 245
– Warnhinweis 98
Pflaster 67
Pflaumensaft 134
Phytolacca americana s. Phytolacca decandra
Phytolacca decandra 44, 101
– s.a. Kermesbeere
Pickel, Ei-Intoleranz 168
– Kermesbeere 101
– Schafgarbe 74
– Umstimmungsmittel 286
– Zucker 168
Pimpinella anisum 71, 101
– Anethum graveolens 77
– Foeniculum vulgaris 88
– s.a. Anis
Piper methisticum (Kava-Kava) 11
Piper nigrum 102
– s.a. Pfeffer, Schwarzer
Piscicida erythrina 12
– s.a. Jamaican dogwood
Plantago lanceolata 39, 102
– Althea officinalis 76
– s.a. Spitzwegerich
Plantago major 103
Pneumokokken 85
Pneumonie 221, 227–228
– Keuchhusten 249
– Masern 236
Poliomyelitis-Impfung 254
– Homöopathie 259
Pollen, Allergie 171
– Asthma 201
– Ekzem 283
Pommes Frites 171
Populus tremuloides 11, 103
– s.a. Espe, Amerikanische
Potentilla tormentilla 103
– s.a. Tormentill, Gemeiner
Prävention 48
– Infektanfälligkeit 33, 37, 52
Prellung 95
Pricktest 169
Prüfungsangst, Erbrechen 153
– Melisse 98
Prunus serotina 104
– s.a. Herbstkirsche
Psyllium semen 135
– s.a. Flohsamenschalen
Pulsatilla, Masern 242
Pylorusstenose 152

Q

Quaddel 168
Quellmittel 135
Querstrich 116

R

Raps 30
Reaktion, allergische s. Allergie
Reflux, gastroösophagealer 88

Reinigung, Brennnessel 110
– Tormentill, Gemeiner 103
Reis 26–27
Reisekrankheit, Arnika 79
– Kalmuswurzelstock 74
– Pfefferminze 98
Reizbarkeit 44–55
– Asthma 215, 218
– Chamomilla 114
– Ekzem 290
– Erbrechen 150, 152
– Hopfen 91
– Husten, chronischer 198
– Kamille 81
– Lavendel 95
– Lindenblüten 109
– Nahrungsstagnation 16
– Obstipation 127, 131–132
– Otitis media 264–267
– Schneeflockenstrauch 82
– Sulfur 114, 222
Reizhusten 43
– Bronchitis 227
– Huflattich 110
– Lavendelöl 229
– s.a. Husten
– Sandelholz 106, 229
– Thymianöl 229
Rekonvaleszenz, Angelikawurzel 78
– Arsenicum album 114
– Enzian, Gelber 89
– Gelbholz 112
– Ginseng 100
– Muskateller-Salbei 105
Rescue-Tropfen, Fieber 183
– Keuchhusten 249
– Otitis media 264
– Säuglingskolik 146
– Schlafstörung 278
Rhamnus cathartica 104
– Leptandra virginica 96
– s.a. Kreuzdorn, Gemeiner
Rhamnus purshiana 104
– s.a. Faulbaum, Amerikanischer
Rheum palmatum 135
Ringelblume (Calendula officinalis), Juckreiz 290
– Masern 238
– Nahrungsmittelallergie 176
Ringwürmer 76
Rizinusöl 135
Rohkost 132
Rosenblüten 8
Rosmarin (Rosmarinus officinalis), Stimmungsaufhellung 8
– Obstipation 136
Rotklee (Trifolium pratensis) 109
– Ekzem 287
Rötung s. Hitze
Rückenflaum 59–60
Ruhelosigkeit 54
– Erbrechen 156
– Husten, chronischer 194
– Mercurius solubilis 114
– s.a. Reizbarkeit
Rumex crispus 105
– s.a. Ampfer, Krauser

S

Sabbern 56
– Husten, chronischer 194
– Wachsmyrte 99
Salbutamol 217
Salvia sclarea 105
– s.a. Muskatellersalbei
Sambucus nigra 105
– s.a. Holunder, Schwarzer
Sandelholz (Santalum album) 106
– Husten, chronischer 200
– Reizhusten 229
Sanguinaria canadensis 106
– s.a. Blutwurz, Kanadische
Säugling 13, 22, 24, 31
– s.a. Baby
Säuglingskolik 144–148
Schafgarbe 74
– Erschöpfung 185
– Fieber 34, 181
– Herzerkrankung 73
– Husten, akuter 224
– Masern 237–238
– Mumps 244
Schafmilch 26
Schielen 51
Schildblume (Chelone glabra) 82
– Belastung emotionale 133
– Leber 132
Schilddrüsenunterfunktion 70
Schimmelpilz 170–171
Schisandra (Schisandra sinensis) 107
– Asthma 214
Schlaf 6–7, 270
Schlafstörung 17, 270–280
– Asthma 205
– Baldrian 111, 278
– Bronchodilatator 217
– Ekzem 281, 289, 291
– Fallbeispiel 70
– Fieber 278
– Fragador 279
– Geburtstrauma 51, 271
– Hopfen 91, 272, 276
– Husten 194, 277
– Impfung 257, 274
– Kamille 70, 81, 276, 280
– Katzenminze, Gewöhnliche 99
– Küchenschelle 77, 277
– Lavendel 95, 280
– Lindenblüten 109, 276
– Majoran 99
– Masern 239
– Massage 116, 119, 280
– Meeresfrüchte 168
– Melisse 276, 278
– Otitis media 262
– Passionsblume 100, 276, 279
– Schisandra 107
– Schock 271, 274
– Trinken 277
– Weißdorn 84
Schlangen-Knöterich (Poygonum bistoria) 141
Schleim 43, 45, 55–56
– Alant 93, 155
– Allergie/Intoleranz 170
– Andorn 97
– Angelikawurzel 78
– Anis 101
– Appetitmangel 161, 163
– Asthma 202, 209, 211
– Benzoë-Storaxbaum 108
– Blutwurz, Kanadische 106
– Butternuss 94, 156
– Ehrenpreis, Virgianischer 95
– Ekzem 281
– Enzian, Gelber 155
– Erbrechen 150, 156
– Eukalyptus 86
– Fenchel 88
– Gelbwurzel, Kanadische 92, 155
– Gelsemium 114
– Ginkgo 90
– Grindelia 91
– Halslymphknoten 60
– Holunder, Schwarzer 106
– Huflattich 110, 155
– Husten, akuter 222
– Husten, chronischer 190–192, 195
– Impfung 256
– Ingwer 112
– Kermesbeere 101
– Keuchhusten 247
– Knoblauch 75
– Königskerze, Kleinblütige 111
– Küchenschelle 77

– Lobelie 96
– Mahonie 80
– Nahrungsmittelallergie 173, 176
– Öl, ätherisches 67
– Otitis media 263, 266
– Rotklee 109
– Sonnenhut 85
– Sonnentau 85
– Spitzwegerich 102
– Süßholz 90
– Thymian 108
– Veilchen, Wohlriechendes 111
– Wolfsmilch, Behaarte 87
– Ysop 71, 93
– Zitrone 83, 158
– Zypresse 84
Schleimhaut, Eibisch 76
– Gelbwurzel, Kanadische 92
Schmerz, Arsenicum album 114
– Arnika 79
– Grieswurzel, Kanadische 84
– Johanniskraut 92
– Katzenminze, Gewöhnliche 99
– Lavendel 95
Schneeball, Gemeiner (Viburnum opulus) 251
Schneeflockenstrauch (Chionanthus virginicus) 82–83
– Verdauung 129
Schnupfen s. Nasenlaufen
Schock 55
– Aconitum 114
– Appetitmangel 160
– Arnika 114, 146
– Bach-Blüten 146
– Ekzem 283
– Nahrungsmittelallergie 165
– Säuglingskolik 145
– Schlafstörung 271
Schokolade 29
Schüchternheit 54
– Appetitmangel 160
– Asthma 202
Schwäche 45, 51
– Angelikawurzel 78
– Appetitmangel 159
– Enzian, Gelber 89
– Espe, Amerikanische 103
– Gelbholz 112
– Gelbwurzel, Kanadische 92
– Ginseng 100, 157
– Huflattich 110
– Ingwer 112
– Mahonie 80
– Massage 118–119, 120, 123
– Schafgarbe 74
– Schisandra 107
– Stillingie 107
– Weißdorn 84
Schwangerschaft 23, 51
– s.a. Geburt
Schwellung, Arnika 79
– Johanniskraut 92
Schwerhörigkeit, Masern 240
– Otitis media 264
– s.a. Hörverlust
Schwertlilie, Verschiedenfarbige (Iris versicolor) 94
– Appetitmangel 163
– Asthma 214
– Ekzem 289
– Husten, chronischer 197, 229
– Impfung 257
– Kermesbeere 101
– Nahrungsmittelallergie 174
– Otitis media 269
– Schlafstörung 277
– Umstimmungsmittel 287
– Warnhinweis 94
Schwitzen 6
– Bergamotte 83
– Ehrenpreis, Virgianischer 95
– Fieber 182
– Füttern 56
– Gelbholz 112
– Grieswurzel, Kanadische 84
– Holunder, Schwarzer 106
– Husten, akuter 225
– Ingwer 112
– Kamille 81
– Katzenminze, Gewöhnliche 99
– Knoblauch 75
– Lindenblüten 109
– Lobelie 96
– Melisse 98
– Mercurius solubilis 114
– Pfefferminze 98
– Schafgarbe 74
– Wachsmyrte 98
– Ysop 93
Scrophularia nodosa 107
– s.a. Braunwurz, Knotige
Sedierung, Herbstkirsche 104
– s.a. Beruhigung
Sekret, Gelsemium 114
– Herbstkirsche 104
– s.a. Nasenlaufen
Selen, Ekzem 286
Sennesblätter (Cassia angustifolia) 10, 12
– Hinweis 135
– Husten, akuter 227
– Obstipation 126
Sesamöl 116
Sinusitis 42, 56
– Holunder, Schwarzer 106
– Katzenminze, Gewöhnliche 99
Sirup 65
– Husten, akuter 224
Sitzhaltung 58
Sojamilch 26, 127
– Säuglingskolik 144
Sonnenhut (Echinacea purpurea) 11, 37–38, 85
– Asthmaanfall 207
– Ekzem 290
– Fieber 181
– Huflattich 85
– Husten, akuter 226–227
– Immunstärkung 230, 232
– Masern 237–238
Sonnentau (Droserea rotundifolia) 85
– Asthmaanfall 207
– Keuchhusten 251–252
Spannungskopfschmerz 48
– Baldrian 111
– Küchenschelle 77
Speichel 198
Speiseöl 30
Spitzwegerich (Plantago lanceolata) 102
– Antibiotikum, pflanzliches 39, 65
– Husten 233
– Lunge 76
– Ohrentropfen 265
– Sirup 65
Spucken 155
– s.a. Erbrechen
Staphylokokken 85–86
Stauballergie 201
Sternmiere (Stellaria media) 290
Stillen 22–24, 26
– Dill 24, 77
– Fenchel 88
– Meeresfrüchte 168
– Säuglingskolik 146
Stillingie (Stillingia sylvatica) 107
– Appetitmangel 163
– Asthma 214
– Braunwurz, Knotige 107
– Husten, chronischer 197
Stimme 61
Stimmung, Aufhellung 8
– Verschlechterung 16
Stimulation, Berberitze 80
– Braunwurz, Knotige 107
– Brennnessel 110
– Cayennepfeffer 81
– Espe, Amerikanische 103
– Gelbwurzel, Kanadische 92

- Geranie 101
- Ginseng 100
- Löwenzahn 71
- Meerträubel 86
- Pfeffer, Schwarzer 102
- Pfefferminze 98
- Schafgarbe 74
- Schildblume 82
- Schwertlilie, Verschiedenfarbige 94
- Sonnenhut 85
- Stillingie 107
- Yamswurzel 85

Storchschnabel, Gefleckter (Geranium maculatum) 89
- Diarrhö 140
- Verdauung, schwache 141

Streptokokken, Sonnentau 85
Stress 13
- Asthma 203, 211
- Ekzem 282–283
- Melisse 98
- Muskateller-Salbei 105

Stuhlgang 16, 62, 137
- Eibisch 76
- s. a. Defäkation

Styrax benzoides 108
- s. a. Benzoë-Storaxbaum 108

Sulfur 114
- Fieber 188

Süßholz (Glycyrrhiza glabra) 11, 90
- Appetitmangel 162
- Asthma 213
- Asthmaanfall 207
- Ekzem 288
- Fenchel 88
- Harmonisierung 72
- Huflattich 110
- Husten 234
- Husten, akuter 226
- Husten, chronischer 196
- Impfung 258
- Keuchhusten 252
- Laxans 134
- Nahrungsmittelallergie 175
- Otitis media 268
- Schlafstörung 279
- Verdauung, schwache 130
- Warnhinweis 91

T

Taraxacum officinalis 108
- s. a. Löwenzahn

Tee 64–65

Teebaumöl (Melaleuca alternifolia) 40, 97
- Asthmaanfall 208
- Fieber 188
- Masern 242
- Mumps 246
- Otitis media 265

Temperatur 11, 179
- Säugling 14
- Husten, akuter 222
- Fieber 178, 185

Terbutalin 217

Thymian (Thymus vulgaris) 12, 108
- Asthma 212
- Drosera rotundifolia 85
- Expektorans 195, 224
- Husten, akuter 225, 229
- Husten, chronischer 200, 230
- Keuchhusten 65, 251–253
- Reizhusten 229
- Stimmungsaufhellung 8
- Wärmung 12

Tierhaare, Allergie 171
- Ekzem 283

Tilia europaea 109
- s. a. Lindenblüten

Tinktur 64
- Arzneimittel, homöopathisches 113
- Einreibung 67

Toilettentraining 135
Tomate 171
Tonisierung 11, 45
- Andorn 97
- Angelikawurzel 78
- Anis 101
- Berberitze 11
- Brennnessel 110
- Butternuss 94
- Dill 77
- Enzian, Gelber 89
- Espe, Amerikanische 103
- Faulbaum, Amerikanischer 104
- Fenchel 11, 88
- Gelbholz 112
- Gelbwurzel, Kanadische 11, 92
- Ginkgo 90
- Ginseng 11, 100
- Grieswurzel, Kanadische 84
- Huflattich 110
- Kamille 81
- Klette, Große 78
- Mahonie 80
- Massage 119
- Muskatellersalbei 105
- Odermennigkraut 75
- Schafgarbe 74
- Schisandra 107
- Schneeflockenstrauch 82
- Süßholz 11, 90
- Thymian 108
- Wermut 134
- Ysop 93

Tonsillitis 42
- Kermesbeere 101
- Sonnenhut 38
- Thymian 109

Tormentill, Gemeiner (Potentilla tormentilla) 103
- Verdauung, schwache 141
- Warnhinweis 103

Trägheit s. Lethargie
Trauma, Arnika 114
- Ekzem 283

Traurigkeit, Asthma 205, 214
- Mumps 243

Trifolium pratensis 109
- s. a. Rotklee

Trinken 15
- Ekzem 284
- Fieber 183
- Husten, akuter 222
- Obstipation 134
- Schlafstörung 277

Trommelfellperforation 266
Trotzphase 46, 51
Tussilago farfara 10, 71, 110
- Hydrastis canadensis 92
- s. a. Huflattich

U

Übelkeit, Erbrechen 149
- Ingwer 112
- Pfefferminze 98

Übereifer 9
Überfütterung 21
Übergangsphase 46, 48
- Husten, akuter 232
- Wachstum 51

Übermüdung 100
Umstimmungsmittel 73
- Ampfer, Krauser 105, 287
- Braunwurz, Knotige 107, 287
- Brennnessel 110
- Ekzem 286
- Gelbwurzel, Kanadische 287
- Kermesbeere 287
- Klette, Große 78, 175, 287
- Labkraut 89, 173, 287
- Mahonie 80, 287

– Rotklee 109, 287
– Schwertlilie, Verschiedenfarbige 287
– Stillingie 107
– Veilchen, Wohlriechendes 111, 287
Ungeduld 114
Unruhe s. Reizbarkeit
Urginea maritima 10
– s. a. Meerzwiebel
Urtica dioica 110
– s. a. Brennnessel

V

Valeriana officinalis 64, 110
– s. a. Baldrian
Veilchen, Wohlriechendes (Viola odorata) 11–12, 111
– Bronchitis 227
– Ekzem 288
– Umstimmungsmittel 287
Verärgerung s. Reizbarkeit
Verbascum thapsus 66, 111
– s. a. Königskerze
Verbrennung, Lavendel 95
– Tormentill, Gemeiner 103
Verdauung 13–18, 26, 55–57
– Alant 93
– Ampfer, Krauser 105, 134
– Andorn 97
– Angelikawurzel 78
– Anis 101, 130
– Appetitmangel 160, 162
– Asthma 201, 210, 213
– Baldrian 110
– Benzoë-Storaxbaum 108
– Berberitze 80, 129–130
– Bergamotte 83
– Cayennepfeffer 81
– Diarrhö 137, 139, 141
– Dill 77
– Ehrenpreis, Virgianischer 95
– Eibisch 76
– Eichenrinde 141
– Ekzem 281
– Enzian, Gelber 89, 130
– Erbrechen 150, 154
– Espe, Amerikanische 103, 130
– Faulbaum, Amerikanischer 104
– Fenchel 8, 88, 129–130, 141
– Gelbholz 112
– Gelbwurzel, Kanadische 76, 92
– Grieswurzel, Kanadische 130
– Herbstkirsche 104
– Honig 130
– Husten, akuter 224
– Ingwer 112, 141
– Kalmuswurzelstock 74
– Kamille 71, 81
– Katzenminze, Gewöhnliche 99
– Klette, Große 78
– Königschinarinde 129, 141
– Kreuzdorn, Gemeiner 130
– Löwenzahn 108
– Majoran 67
– Massage 119–120, 122–123
– Melisse 98
– Muskatellersalbei 105
– Nahrungsmittelallergie 165, 171, 175
– Nierenfunktion 15
– Obstipation 127
– Odermennigkraut 75, 141
– Pfeffer, Schwarzer 102
– Pfefferminze 98
– Schildblume 82
– Schlangen-Knöterich 141
– Schneeflockenstrauch 82, 129
– Schwertlilie, Verschiedenfarbige 94
– Storchschnabel, Gefleckter 141
– Süßholz 130
– Thymian 108
– Tormentill, Gemeiner 141
– Wachsmyrte 141
– Weißdorn 84
– Ysop 93
– Zimt 141
Verhaltensänderung s. Reizbarkeit
Verhaltensauffälligkeit 44–45, 54
Verletzung, Arnika 79, 114
– Johanniskraut 92
Vernebler, Eukalyptus 86
– Fieber 188
– Husten, akuter 229
– Keuchhusten 253
– Masern 242
– Öl, ätherisches 69
Veronicastrum virginicum s. Leptandra virginica
Verstimmung, depressive 67, 70
– Meeresfrüchte 168
Verstopfung s. Obstipation
Viola odorata 11–12, 111
– s. a. Veilchen, Wohlriechendes
Virostatikum, pflanzliches 39–40
Vitaminpräparat 38
– Diarrhö 142
– Ekzem 286
– Masern 239–240
– Schwangerschaft 23
Völlegefühl, Ingwer 112
– Massage 119
– Pfefferminze 98
– s. a. Blähungen

W

Wachsmyrte (Myrica cerifera) 98
– Nahrungsmittelallergie 173
– Verdauung, schwache 141
Wachstum 51–52
– Fieber 186
– Husten, akuter 232
– Stillingie 107
– Thymian 109
Wärmung 12
– Angelikawurzel 78
– Anis 101
– Benzoë-Storaxbaum 108
– Blutwurz, Kanadische 106
– Cayennepfeffer 81
– Fieber 181
– Ingwer 112
– Knoblauch 75
– Öl, ätherisches 188
– Otitis media 265
– Pfeffer 102, 158
– Schafgarbe 74
– Thymian 108
Warze 76
Waschung 86
Wasserretention, Allergie/Intoleranz 170
– Ekzem 281
– Klette, Große 78
– Labkraut 89
– Löwenzahn 108
– Odermennigkraut 75
– Schneeflockenstrauch 82
– Süßholz 91
– Verdauung, schwache 130
– Wachsmyrte 99
Wegerich (Plantago spp.)
– s. a. Breitwegerich
– s. a. Spitzwegerich
Weihrauch (Boswellia carteri) 80
– Asthmaanfall 208
– Warnhinweis 81

Weißdorn (Crataegus spp.) 84
- Herzerkrankung 73
- Schafgarbe 74
- Schlafstörung 279
Weizen 27
- Allergie/Intoleranz 171
- Nahrungsmittelallergie 164
- Stillen 24
Wermut (Artemisia absinthium) 133
- Appetitmangel 161
- Bronchitis 227
- Butternuss 95
- Husten, chronischer 196
- Kalmuswurzelstock 74
- Krampflösung 133
- Tonisierung 134
Wetter, Asthma 203
- Husten, akuter 222
- Infektanfälligkeit 36
Wildkirsche (Prunus serotina), Fieber 184
- Husten, chronischer 199
Windpocken, Eukalyptus 87
- Klette, Große 78
- Sonnenhut 86
Winter, Kräutertherapie 200
Wirbelsäule 57
- Arnika 79
- Massage 115, 120
- Osteopathie, kraniosakrale 260
Wirkung, antibakterielle, Alant 93
- Eukalyptus 86
- Knoblauch 75
- Lavendel 95
- Sandelholz 106
- Sonnenhut 85
- Sonnentau 85
- Teebaum 97
- Thymian 108
- Weihrauch 80
- Zitrone 83
Wirkung, antimykotische, Teebaum 97
Wirkung, antivirale, Eukalyptus 86
- Knoblauch 75
- Sonnenhut 85
- Teebaum 97
- Weihrauch 80
Wolfsmilch, Behaarte (Euphorbia pilulifera) 87
- Asthma 207, 215
- Husten, akuter 224–226
Wundheilung, Arnika 79, 114
- Johanniskraut 92
- Knoblauch 75
- Schafgarbe 74
- Tormentill, Gemeiner 103
Wurmbefall s. Darmparasit
Wut s. Reizbarkeit

X

Xanthoxylum americanum 112
- s.a. Gelbholz

Y

Yamswurzel (Dioscorea villosa) 85
- Belastung emotionale 132
- Krampflösung 133
- Leber 132
- Nahrungsmittelallergie 175
- Säuglingskolik 146
Ysop (Hyssopus officinalis) 10, 71, 93
- Asthma 212, 215
- Asthmaanfall 207
- Ekzem 289
- Fieber 184
- Husten, akuter 225, 229
- Husten, chronischer 195, 197, 199–200
- Impfung 257
- Keuchhusten 253
- Masern 242
- Nahrungsmittelallergie 176
- Otitis media 267–268
- Warnhinweis 93

Z

Zahnen 51, 55–56
- Chamomilla 114
- Diarrhö 139
- Fieber 186
- Gewürznelke 87
- Impfung 259
- Kalmuswurzelstock 75
- Kamille 81, 186
- Nahrungsstagnation 186
- Nelkenöl 186
- Otitis media 264–267
Ziegenmilch 26
Zimt (Cinnamomum zeylandicum) 12, 67
- Diarrhö 142
- Kermesbeere 101
- Verdauung, schwache 141
Zingiber officinalis 11, 67, 112
- s.a. Ingwer
Zink, Ekzem 286
Zitrone (Citrus limonum) 83
- Appetitmangel 163
- Erbrechen 157
- Fieber 180
- Ingwer 112
- Mumps 246
- Otitis media 262
- Schleim 158
Zöliakie 138
Zorn 10
- s.a. Reizbarkeit
Zucker 28, 30
- Allergie/Intoleranz 168, 170, 172
- Husten, akuter 222
- Husten, chronischer 191
- Kandida-Infektion 176
Zuckung s. Krampfneigung
Zunge 6–7
- Belag, Erbrechen 152
Zypresse (Cupressus sempervirens) 69, 84
- Asthmaanfall 208
- Keuchhusten 253
Zystitis, Eibisch 76
- Massage 119
- Meerrettich 39

6786019R00191

Printed in Germany
by Amazon Distribution
GmbH, Leipzig